妇产科
临床护理手册
Clinical Nursing Manual of Obstetrics and Gynecology

主 审 何 勉

主 编 李绮薇 刘悦新

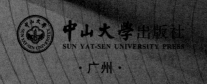
中山大学出版社
SUN YAT-SEN UNIVERSITY PRESS
·广州·

图书在版编目（CIP）数据

妇产科临床护理手册/李绮薇，刘悦新主编 . —广州：中山大学出版社，2022.9
ISBN 978 - 7 - 306 - 07540 - 6

Ⅰ . ①妇…　Ⅱ . ①李…　②刘…　Ⅲ . ①妇产科学—护理学—手册
Ⅳ . ①R473.71 - 62

中国版本图书馆 CIP 数据核字（2022）第 084488 号

出　版　人：王天琪
策划编辑：鲁佳慧
责任编辑：鲁佳慧
封面设计：曾　斌
责任校对：袁双艳
责任技编：靳晓虹
出版发行：中山大学出版社
电　　话：编辑部 020 - 84110283，84113349，84111997，84110779，84110776
　　　　　发行部 020 - 84111998，84111981，84111160
地　　址：广州市新港西路 135 号
邮　　编：510275　　传　真：020 - 84036565
网　　址：http://www.zsup.com.cn　E-mail：zdcbs@ mail.sysu.edu.cn
印　刷　者：佛山市浩文彩色印刷有限公司
规　　格：787mm×1092mm　1/16　27 印张　650 千字
版次印次：2022 年 9 月第 1 版　2022 年 9 月第 1 次印刷
定　　价：108.00 元

· 本书编委会 ·

· 序 ·

　　母婴健康是衡量一个国家、一个地区卫生健康水平的重要指标，《"健康中国 2030"规划纲要》中对孕产妇死亡率、婴儿死亡率、5 岁以下儿童死亡率在现有基础上提出了明确目标，即到 2030 年取得人民健康水平持续提升、主要健康危险因素得到有效控制、健康服务能力大幅提升、健康产业规模显著扩大、促进健康的制度体系更加完善等成果。"共建共享、全民健康"是建设健康中国的战略主题，而护理是与健康事业关系最为密切的工作之一。妇产科护士是保障和促进母婴健康的主力军，在协助诊疗、救治生命、减轻痛苦、促进健康等方面发挥着不可替代的作用。

　　妇产科护理学是一门诊断并处理女性现存和潜在健康问题、为女性健康提供服务的学科，也是现代护理学的重要组成部分。妇产科护理涵盖了女性生殖的基础、孕产妇的护理、妇科疾病患者的护理、健康生育指导及专科操作技术等，以妇产科的系统理论为基础，研究妇女在非妊娠期、妊娠期、分娩期、产褥期的生理与病理变化及社会学角色的转换；同时也研究胎儿宫内发育过程中所涉及的优生、优育等相关内容。其护理对象包括生命各阶段不同健康状态的女性，以及其相关的家庭成员和社会成员。在关注女性健康的同时，护理学也融入了人文关怀，体现以"人的健康"为中心的服务理念。

　　中山大学附属第一医院妇产科护理团队在长期护理实践中形成了科学的护理模式，积累了丰富的专业经验。本书总结最新临床护理实践，按妇产科护理相关制度与规程、妇产科护理常规、妇产科护理技术操作规程三大部分进行介绍，结构清晰，内容全面，实用性和指导性很强，相信此书会对妇产科护理人员能力的提升，妇产科护理工作规范化和标准化的建设，妇产科患者、孕产妇及新生儿健康的促进起到积极的作用。

　　感谢中山大学附属第一医院妇产科护理团队所做的努力和贡献。《妇产科临床护理手册》即将出版，在此表示祝贺。

王子莲

2022 年 2 月

· 前　言 ·

　　妇产科护理学是一门专业性、实践性很强的学科，随着社会的进步和专业技术的不断发展，护理人员需要不断更新和完善专业知识和技术。我们在《妇产科护理指南》（人民军医出版社 2011 年版）一书的基础上，总结了最新临床护理实践经验，编写了本书。

　　本书内容分为妇产科护理相关制度与规程、妇产科护理常规、妇产科护理技术操作规程三大部分。根据妇产科学亚学科分类，按产科、妇科、生育保健、辅助生殖和胎儿医学的顺序进行内容编排。本书突出临床指导作用，妇产科护理相关制度与规程部分与妇产科护理工作密切相关；妇产科护理常规部分结合护理程序介绍护理评估、护理要点和健康教育等内容；妇产科护理技术操作规程部分附评分表，通过扣分细则对操作要点进行提示，方便供临床护理人员培训和考核使用。

　　本书统一使用妇产科学专用名词，文字简练，内容贴近临床，适于各级医院妇产科护理人员阅读参考。

　　在本书编写过程中，承蒙中山大学附属第一医院许多临床专家指导及妇产科全体同仁的支持与帮助，特别是《妇产科护理指南》为本书的编写打下了良好的基础，同时也得到了中山大学出版社的大力支持，在此表示敬意和感谢。

　　由于编者的时间和能力有限，书中可能存在不足之处，恳请读者予以指正。

李绮薇　刘悦新

2022 年 2 月

·目　录·

第一编

妇产科护理相关制度与规程

第一章　妇产科护理相关制度

第一节　环境清洁与消毒管理

一、妇产科门诊环境清洁与消毒管理

（1）保持室内干净、整洁、空气清新。在清洁卫生的基础上，采用空气消毒机或紫外线灯进行房间空气消毒。

（2）各诊室设有洗手专用设施，其设施符合中华人民共和国卫生行业标准中的相关要求。

（3）清洁、无菌物品分柜放置；无菌器具、物品由消毒供应室统一供应，按灭菌日期依次分类放入专柜。

（4）接触完整皮肤、完整黏膜的诊疗器械、器具和物品应进行消毒；进入人体无菌组织、器官、腔隙，或接触人体破损黏膜、组织的诊疗器械、器具和物品应进行灭菌。

（5）医疗废物分类处置，集中处理。严格执行《医疗废物管理条例》和《医疗卫生机构医疗废物管理办法》中的要求。

（6）严格执行无菌操作原则，操作前、操作后实施手卫生操作。在接触患者的血液、体液、黏膜和不完整皮肤时，须戴手套防护。

（7）安尔碘、酒精应密闭保存，每周更换 1 次。盛放消毒液的容器每天灭菌。正确书写消毒液、外用药液的开启日期及有效日期。

（8）使用后的器械用流动水冲洗干净后密闭暂存，后送消毒供应室统一处理。

（9）各诊室每天用 500 mg/L 含氯消毒液拖地至少 2 次，诊室内物体表面每天用 500 mg/L 含氯消毒液擦拭至少 2 次，候诊区座椅每天用 500 mg/L 含氯消毒液擦拭至少 1 次。

（10）保持检查床整洁，每天更换床单、床套并做到随脏随换。每天用 500 mg/L 含氯消毒液擦拭检查床至少 2 次。每次检查后，立即更换检查床上的一次性垫单。

（11）定期检查消毒过的器械及敷料，如有到期，须重新消毒。

（12）对传染性疾病（如念珠菌阴道炎、滴虫性阴道炎、淋病等）患者进行治疗时，应固定床位，尽量使用一次性物品，复用性物品均分开消毒。

（廖文华）

二、普通病房环境清洁与消毒管理

（1）保持室内整齐、清洁、舒适、环境优美。

（2）病房每天早、晚开窗通风 2 次，每次 30 分钟；或启用空气消毒机消毒，每天 2 次，每次不少于 60 分钟。保持室内空气新鲜，室温应保持在 18 ～ 24 ℃，相对湿度不高于 70%。

（3）地面每天干扫 2 次，湿拖 2 次；床头柜每天用消毒液抹布抹 1 次；门、窗每周清洁 1 次，窗帘、床帷、屏风等每季度清洁 1 次。拖把、抹布分区专用，并设有标志。

（4）药柜、治疗车、配剂室和治疗室的桌面等每天用消毒液抹布清洁 1 次。配剂室、治疗室每天用空气消毒机消毒 2 次，污物室每天用紫外线消毒 2 次。紫外线使用设专簿登记使用时间，在使用过程中应保持紫外线灯表面的清洁，一般每周用 75% 酒精棉球擦拭 1 次。每半年测试紫外线灯辐照强度 1 次，强度小于 70 $\mu W/cm^2$ 的要更换新灯管。空气消毒机应定期检测与维护。

（5）消毒物品和非消毒物品应分别放置，并有明显标志。每天检查各室内消毒物品的有效时间。专人负责消毒物品的检查。

（6）床单、被服等每周更换 2 次，必要时随时更换。患者服一用一消毒。出院床单元应及时处理、消毒。

（7）洗手盆、厕所每天至少刷洗、消毒 2 次。便盆一人一盆，用后清洁、浸泡消毒、晾干。

（8）污物按处理原则装入袋内，每天清除 3 次。

（9）控制探视时间和探视人数。在传染性疾病流行期间，禁止探视。

（10）定期对医护人员进行关于无菌技术、消毒隔离制度、手卫生规范的培训。

（11）加强对患者及其家属的卫生宣教工作。

（谢品燕）

三、产房环境清洁与消毒管理

严格执行《医院感染管理规范》《消毒技术规范》《中华人民共和国传染病防治法》等有关规定，落实医院感染防控的各项规章制度和要求。

产房工作人员必须树立严肃、认真的工作态度，以及严格的无菌观念，认真执行各项技术操作规程。

（一）出入人员管理

（1）非工作与医疗需要，不得随意进入产房。

（2）工作人员首次入室，需要接受区长、护士长或指定人员的培训，经工作人员通道，按要求穿入内衣、入内鞋（鞋套）、戴口罩、帽子入内。

（3）孕产妇就诊或入院，需要在医务人员指引下，更换患者服、入内鞋，经患者通道入内。对传染病或疑似传染病、多重耐药菌定植或感染及未进行经血传播疾病筛查的孕产妇、不明原因发热的孕产妇，应在隔离室待产、分娩。

（4）产房禁止探视，除家庭式产房可有家属陪产服务外，其他产房不设陪产服务。进入家庭式产房陪产的家属，需要在医务人员指引下，穿入内衣、入内鞋（鞋套）、戴口罩、帽子，经患者通道入内。

（5）见习、参观人员入内，须经医院同意，在规定时间内，由带教老师或本区工作人员指引入内。有手术、接产操作时，每间手术室、分娩室同时参观的人数不得超过2人。见习、参观结束应立即离开，不得在手术室、分娩室逗留或随意走动。

（6）离室时，将入内衣、入内鞋（鞋套）、口罩等丢弃或放置于指定位置。

（二）环境、物品、仪器管理

（1）每天用消毒液湿式清洁台面、地面2次。每周清洗层流手术室和分娩室的回风口过滤网和墙面、天花板1次。

（2）每天2次在人员密集时间段使用空气消毒机消毒配剂室、入院处理室、候产室、消毒敷料室等区域1小时；每天2次在无人出入时间段使用紫外线灯消毒污物室、清洗间30分钟；保持手术室、分娩室门常闭，层流开启。

（3）每天每班检查各室内无菌物品有效时间；专人负责每周1次进行全区无菌物品检查；临近到期物品应放置于专门区域先用。

（4）手术、接产、检查时应严格遵守无菌操作规程，器械、敷料一人一用一灭菌，一次性耗材一人一用一丢弃。

（5）物品表面消毒。

A. 所有接触孕产妇、新生儿的物品，包括产床、手术床、婴儿床、辐射台、转运车、婴儿秤、器械车、操作台、分娩球、电子胎心监测探头等，使用后用0.05%含氯消毒剂或消毒湿巾擦拭，滞留2～5分钟，待干后，再用清水擦拭1遍。更换新的垫巾、床上用品备用。

B. 未直接接触孕产妇、新生儿的物品，如无影灯、监护仪主机、输液泵等，在无明显污染的情况下，用清水擦拭表面；有可疑污染时，先用0.05%含氯消毒液或消毒湿巾进行处理，再清洁擦拭。

C. T组合管路及新生儿呼吸囊、面罩均为一次性用品，应一人一用一丢弃。

D. 喉镜手柄用清水擦拭，若被污染，则用0.05%含氯消毒液或消毒湿巾擦拭，自然风干后备用。喉镜片用后送消毒供应中心灭菌备用。

（6）手术室、分娩室使用后的器械、敷料、各类垃圾一台一清，不得堆积。手术或分娩结束后即更换吸引瓶内胆。

（7）确诊或疑似传染病的孕产妇，其使用后的物品应有醒目标识，注明传染病类型；器械放入传染病器械专用箱，密封送消毒供应室灭菌处理；其他垃圾、织物等装入双层袋，密封送出；房间做好终末消毒。

（三）质量监控

（1）设感染控制专管员，定期进行感染控制培训及质量检查。

（2）配合医院感染控制部门，每月监测并记录环境卫生、手卫生情况：各手术室、分娩室的空气平均菌落数≤4.0 CFU/（30 min·直径9 cm平皿），物体表面、医务人员手面平均菌落数≤5.0 CFU/cm^2。

（陈志昊）

四、爱婴区环境清洁与消毒管理

（1）保持室内环境整齐、清洁、舒适，室温应维持在22～24 ℃，湿度为55%～65%。

（2）病房每天用空气消毒机进行空气净化，每天2次，每次不少于1小时。每天早、晚各开窗通风1次，每次30分钟。

（3）室内日常清洁消毒，湿式打扫，病房地面与走廊每天上午和下午拖扫。床头柜、桌面使用500 mg/L含氯消毒液擦拭。

（4）洗手池、新生儿沐浴池每天刷洗干净，厕所每天清洗、消毒2次，必要时随时清洁、消毒。

（5）污物、垃圾装入袋内，垃圾袋每天更换2次，污物桶每天清理3次，必要时随时更换。

（6）治疗室、配剂室、清洗室、污物室、污衣室每天用紫外线消毒2次，每次60分钟。

（7）新生儿被服一用一消毒。床单、被服每周更换1次，必要时随时更换。

（8）新生儿沐浴一人一盆一巾，均用一次性盆套、沐浴巾和擦干巾。

（9）人工喂养新生儿所用喂奶用具要求一人一用一消毒。奶瓶、奶杯、奶嘴用后先用清水洗净，然后用电子消毒碗柜烘干和初步消毒，再打包送供应室高温高压消毒。产妇或新生儿患有传染性疾病时，使用一次性喂奶用具。

（10）配奶用水每日更换，恒温奶器手柄每班用消毒湿巾消毒。

（11）新生儿辐射台、暖箱每天用消毒湿巾消毒。

（12）工作人员落实手卫生制度，治疗操作及接触产妇、新生儿前后洗手或用快速手消毒液消毒。

（13）每季度专人负责对空气、物体表面、奶瓶、奶嘴、消毒剂及医护人员手的微生物监测1次，每半年监测紫外线灯辐照强度1次。保存好监测记录，对不合格的以及接近限值的，必须及时分析原因并积极采取措施，重新监测直至合格。

（14）护士分工明确，责任到人，避免多人次接触产妇及新生儿而引起交叉感染。

（15）工作人员如患传染病须及时调离，患有皮肤化脓及其他感染性疾病的工作人员应暂停与新生儿的接触。非本区工作人员不得进入新生儿观察室。

（16）母婴一方患有感染性疾病时，均应及时与其他正常母婴隔离。产妇在传染病急性期应暂停哺乳；新生儿患感染性强的疾病，如脓疱疮、新生儿眼炎、鹅口疮等时应及时隔离。

（17）每季度针对医护人员进行 1 次关于无菌技术、消毒隔离制度、手卫生规范的培训。

（18）控制探视时间和人数，正常情况每天探视时间为 15 时至 20 时，每位产妇每次只能有 1 ～ 2 位家属探视。

（徐敏）

第二节　传染病上报制度

一、传染病分类

传染病分为甲类、乙类和丙类三类。

甲类传染病：鼠疫、霍乱。

乙类传染病：传染性非典型肺炎（即严重急性呼吸综合征）、艾滋病、病毒性肝炎、脊髓灰质炎、人感染高致病性禽流感、麻疹、流行性出血热、狂犬病、流行性乙型脑炎、登革热、炭疽、细菌性和阿米巴性痢疾、肺结核、伤寒和副伤寒、流行性脑脊髓膜炎、百日咳、白喉、新生儿破伤风、猩红热、布鲁氏菌病、淋病、梅毒、钩端螺旋体病、血吸虫病、疟疾、甲型 H1N1 流感（2009 年新增）、新型冠状病毒肺炎（按甲类传染病管理，2020 年新增）。

丙类传染病：流行性感冒、流行性腮腺炎、风疹、急性出血性结膜炎、麻风病、流行性和地方性斑疹伤寒、黑热病、包虫病、丝虫病，除霍乱、细菌性和阿米巴性痢疾、伤寒和副伤寒以外的感染性腹泻病、手足口病（2008 年新增）。

上述规定以外的其他传染病，根据其暴发、流行情况和危害程度，需要列入乙类或丙类传染病的，由国务院卫生行政部门决定并予以公布。

对乙类传染病中传染性非典型肺炎（即严重急性呼吸综合征）、炭疽中的肺炭疽、人感染高致病性禽流感，采取甲类传染病的预防、控制措施。其他乙类传染病和突发原因不明的传染病需要采取甲类传染病的预防、控制措施的，由国务院卫生行政部门及时报经国务院批准后予以公布、实施。

2020 年 1 月，国家卫生健康委员会将新型冠状病毒感染的肺炎纳入乙类传染病，并采取甲类传染病的预防、控制措施。

相 关 链 接

（1）手足口病为丙类传染病。

（2）广州市按照丙类传染病管理的地方性传染病有：水痘、肝吸虫病、恙虫病。

（3）生殖道支原体、衣原体阳性者须上报。

（4）传染病暴发疫情，指发生流行病学相关性的 3 例或 3 例以上的同种传染病。

二、传染病管理制度

为进一步加强传染病疫情管理，规范传染病信息报告工作，提高传染病信息报告质量，根据《中华人民共和国传染病防治法》《传染病信息报告管理规范》《传染病监测信息网络直报工作与技术指南》及《全国法定传染病漏报调查方案》的有关要求，保证疫情报告的及时性、准确性、完整性和传染病的科学管理，特制定如下传染病管理制度。

1. **传染病报告人**

医疗保健人员、卫生防疫人员为传染病责任报告人。

2. **传染病报告病种**

（1）国家法定报告传染病病种（39 种）。

（2）不明原因肺炎病例、克 - 雅病（Crew-Jakob disease，CJD）、急性弛缓性麻痹（acute flaccid paralysis，AFP）和不明原因死亡病例等重点监测疾病。

（3）其他传染病：①国务院卫生行政部门决定列入乙类、丙类传染病管理的其他传染病。②省、市级人民政府决定按照乙类、丙类传染病管理的其他地方性传染病和其他暴发、流行或原因不明的传染病。③结核性胸膜炎（参照"肺结核"进行管理）。④性病，如生殖道沙眼衣原体感染、尖锐湿疣、生殖器疱疹。

3. **传染病报告时限**

（1）甲类传染病和乙类传染病中的肺炭疽、传染性非典型肺炎（即严重急性呼吸综合征）、脊髓灰质炎、人感染高致病性禽流感、不明原因肺炎或发现其他传染病和不明原因疾病暴发时，应于诊断后 2 小时内通过网络报告。

（2）其他乙类、丙类传染病应于诊断后 24 小时内通过网络报告。

4. **报告程序、方式**

（1）主诊医生接诊时发现传染病（包括传染病患者、疑似患者、病原携带者）应如实使用规范的传染病诊断名称进行诊断。不允许为回避传染病报告而有意不诊断，更改实际诊断名称，使用模糊名称（如"肝炎""肠炎"等）进行诊断，或以"症状"替代诊断等情形。主诊医生应在规定时限通过电子报告系统进行疫情报告。

（2）发现以下传染病时，主诊医生在电子报告的同时应电话报告疾病预防科值班人员：鼠疫、霍乱、传染性非典型肺炎（即严重急性呼吸综合征）、肺炭疽、脊髓灰质炎、人感染高致病性禽流感、登革热、流行性脑脊髓膜炎、流行性乙型脑炎、不明原因的肺炎、麻疹、疟疾、狂犬病。

（3）同一患者如同时患有多种传染病或性病，主诊医生应填报多张电子传染病/性病报告卡。

（4）诊治传染病患者时，要按规定做好消毒、隔离措施。

（5）疫情管理人员要做好疫情的收集、报告工作，每月进行 1 次传染病漏报自查，做好门诊日志、疫情旬报、传染病花名册、自查统计、奖惩情况等资料检查并存档。

（6）责任报告人、疫情管理人、医院负责人不履行职责，违反以上规定，按《中华人民共和国传染病防治法》有关规定予以处理。

5. 疫情控制

（1）发现甲类传染病和乙类传染病中的肺炭疽、传染性非典型肺炎（即严重急性呼吸综合征）、脊髓灰质炎、人感染高致病性禽流感患者、疑似患者或病原携带者时，应立即对其采取隔离治疗措施，隔离期根据医学检查结果确定。

（2）发现乙类或丙类传染病患者、疑似患者，应当根据病情采取必要的治疗和控制传播的措施。

（3）为防止医院感染的发生，在传染病患者得到初步处理后，应当尽早将其转至传染病医院进行隔离治疗。重大传染病患者的转院应由专车护送，不得让患者自行离院；不能转院的危重患者应进行隔离治疗。

（4）接诊传染病的科室，以及被传染病病原体污染的场所、物品和医疗废物，必须按有关规定进行消毒和无害化处理。

（5）有关科室应积极配合疾病预防控制机构专业人员进行传染病疫情调查、采样与处理。

相 关 链 接

（1）外院已诊断的传染病，只要该患者为本院首诊病例都应报告。

（2）肺结核或性病等需要转专科治疗的，在转科或转院前应报告。

（王天慈）

第三节　产科质量管理制度

一、家庭式产房陪伴分娩守则与管理制度

（一）家庭式产房家属陪伴分娩服务

（1）家庭式产房家属陪伴分娩服务，需要由产妇或其家属提出申请，经医务人员同意后，由 1 名健康家属入室陪伴。陪伴时间一般从宫口扩张 3 cm 开始，至分娩后 2 小时转出产房止。若因其他原因需要改剖宫产分娩者，家属应离开产房。

（2）陪产者可由产妇的丈夫、母亲，或有分娩经验的家属或朋友担任，陪产人员应身体健康，无疥疮、流感、水痘等经接触、飞沫或空气传播的感染性疾病，遵守产房入室管理规定，在工作人员指引下换鞋、更衣、戴帽。

（3）陪产者须严格遵守分娩室的消毒隔离制度，在规定区域内活动，不得随意出入产房或在产房其他地方走动，以免影响其他产妇及医务人员的医疗工作。

（4）产房工作人员应热情接待陪产者，详细讲解陪产过程中可能出现的情况与配

合方法，指导陪产者给予产妇支持和鼓励，以促进自然分娩。陪产者应与医护人员密切配合，听从医护人员安排，协助医护人员共同促进产妇顺利分娩。

（5）属于产房的室内物品不得带离产房，离开产房前必须物归原处，不得在产房内抽烟、饮酒。

（6）管床助产士应请医生开立"家庭式产房"医嘱并登记。

（二）家庭式产房助产士一对一陪伴分娩服务

（1）家庭式产房助产士陪伴服务，需要由产妇或其家属提出申请，经医务人员同意后，视人力情况安排1名产科医护人员入室陪伴，陪伴时间一般从宫口扩张3 cm开始，至分娩后2小时转出产房止。

（2）陪产者应热情向产妇进行自我介绍，并介绍产房环境、服务内容和责任。针对产妇情况评估并制订个性化的分娩护理计划，给予个性化的健康宣教及指导。

（3）严密观察产程，及时发现产程的异常情况，及时报告医生处理，确保母婴安全。视其情况提供自由体位待产指导、呼吸减痛法指导、热敷、淋浴水疗、按摩等服务，促进自然分娩。

（4）了解产妇情况及心理需求，给予适当的心理护理，并取得产妇及其家属的信任，帮助产妇建立自然分娩的信心。

（5）负责分娩巡回及新生儿护理，分娩后积极协助产妇进行母婴皮肤接触，指导早接触、早吸吮。

（6）陪产者因呼叫医生、记录书写等医疗原因需要临时离开分娩室时，应告知产妇，完成相关工作后立即返回分娩室。因就餐等非医疗原因需要较长时间离开分娩室时，应更换其他医护人员陪伴。

（7）管床助产士应请医生开立"家庭式产房"医嘱并登记。

（三）接产人员管理

（1）病情无特殊者，由来产房工作满3年并具有护理师及以上职称的助产士接产。

（2）因病情需要须由医生接产的，由持有医师执业资格证、母婴保健技术助产资格证且经接生培训考核合格者接产。

（3）未经考核合格的培训期医生、助产士不得参与接产。

（陈志昊）

二、母婴同室安全制度

（1）产科医务人员要树立安全意识，加强病房管理，严格执行陪护和探视制度。发现可疑人员应及时报告保卫科。

（2）护士应按护理级别定时巡视病房。密切观察产妇病情变化，对危重产妇应多加巡视；了解新生儿情况，对新生儿早期症状能够识别并处理。实行床头交接班制度，认真查看，班班交接。

（3）产妇及陪护人员不能将新生儿交给当班医护人员以外的任何人照顾。

（4）住院期间，产妇及其家属未经许可不得擅自抱新生儿离开病房。

（5）因医疗护理等母婴需要分离时，新生儿离开母亲时必须由医护人员全程跟随监督，直到新生儿安全回到病房。

（6）新生儿交接要认真核对产妇姓名、住院号，以及新生儿性别、出生时间、体重，核对腕带信息是否与胸卡信息一致。

（7）新生儿单独用新生儿床，床旁无危险物品存在。

（8）严格执行"三查九对"制度。实习生、进修生应在老师的指导下对新生儿进行治疗和护理。严防错抱新生儿，医护人员为新生儿做任何治疗护理操作时应严格查对腕带和胸卡上的床号、姓名和住院号。

（9）凡接触新生儿的医护人员及产妇不得留长指甲、佩戴戒指等，以防划伤新生儿的皮肤。注意加强新生儿臀部皮肤护理和脐部护理。

（10）新生儿沐浴时水温应控制在 38～40 ℃，防止烫伤。

（11）注意手卫生，医护人员接触产妇和新生儿及做治疗护理操作前后应洗手。

（12）给新生儿喂食应将其抱起或采取头高侧卧位，防止误吸入呼吸道。喂奶后严密观察，防止因呕吐、溢奶引起窒息。

（13）出院时，责任护士应在"新生儿观察记录单"上填写新生儿情况，与产妇核对新生儿腕带、胸卡信息，确认无误后方可离院。

（14）对需要办理转科的新生儿须严格履行转科手续，填写"新生儿转科记录"，由转出科室护士、家属确认后签字，并双人核对新生儿腕带后方可抱离病区。

（15）评估产妇有无跌倒的高危因素，做好防跌倒告知。

（16）对长期卧床的产妇需要评估全身皮肤情况，保持床单元整洁，定时翻身，预防压疮发生。

（17）母婴同床时需要拉上床栏，防止母婴坠床。

（18）加强安全教育，看管好新生儿，防止新生儿被盗等情况发生。

（19）注意用电、用氧、用水安全，制订消防应急预案，定期开展安全隐患排查。

（徐敏）

三、母乳喂养制度

（1）医院以保护、促进和支持母乳喂养为原则，认真贯彻执行世界卫生组织和联合国儿童基金会发布的《促进母乳喂养成功的 10 项措施》和《国际母乳代用品销售守则》，并建立母乳喂养领导小组和院内、院外母乳喂养管理网络。

（2）全院职工必须掌握母乳喂养的基础知识，新职工上岗前都要接受培训，考核合格并保证支持母乳喂养方能上岗。

（3）建立孕妇学校。对产前检查孕妇进行 2 次以上的母乳喂养知识教育，使孕妇及其家属了解母乳喂养的好处及处理方法。

（4）产科和儿科医护人员必须指导母亲如何喂奶及在需要与其婴儿分开的情况下如何保持泌乳。

（5）产科医务人员必须帮助新生儿在娩出后 1 小时内进行早吸吮及母婴皮肤接触，

持续 1 小时以上。

（6）实行母婴同室，让母婴一天 24 小时在一起，如因医疗护理操作需要而分开，母婴分离时间不超过 1 小时。

（7）除母乳外，禁止给婴儿喂任何食物、饮料或水，除非有医疗适应证。

（8）要求做到早哺乳，按需哺乳，禁止使用奶瓶、橡皮奶头。

（9）严格执行《国际母乳代用品销售守则》，不宣传、不接受免费提供的婴儿奶粉及代乳品。

（10）出院后继续支持母乳喂养，设立母乳喂养咨询专线电话及母乳喂养咨询门诊，并把出院的产妇转给其所属的妇幼保健组织。

相 关 链 接

1. 母乳喂养相关概念

（1）母婴同室：指分娩后 24 小时母婴同居一室或一床，这样做可使母亲从一开始便担负起关心、照料婴儿的责任，可以促进母乳喂养，有利于初乳提早分泌。

（2）早接触及早吸吮：指新生儿出生后 1 小时内与母亲进行皮肤接触及吸奶，促进初乳的提早分泌。

（3）按需哺乳：指喂奶不限次数、不限时间，婴儿想吃就喂奶，或母亲感觉奶胀、乳房不适，婴儿哭闹就应给婴儿吸吮。按需哺乳能够满足婴儿的营养需要，保持乳汁分泌的供需平衡，减轻新生儿黄疸，减少乳房胀痛。

2. 世界卫生组织和联合国儿童基金会《促进母乳喂养成功的 10 项措施》关键管理规程

（1）完全遵守《国际母乳代用品销售守则》和世界卫生大会相关决议；制定书面的婴儿喂养政策，并定期与保健人员及家长沟通；建立持续的监控和数据管理系统。

（2）确保保健人员有足够的知识、能力和技能以支持母乳喂养。

（3）与孕妇及其家属讨论母乳喂养的重要性和实现方法。

（4）分娩后即刻开始不间断的肌肤接触，帮助母亲尽快开始母乳喂养。

（5）支持母亲开始并维持母乳喂养及处理常见的困难。

（6）除非有医学上的指征，否则不要为母乳喂养的新生儿提供母乳以外的任何食物或液体。

（7）让母婴共处，并实行 24 小时母婴同室。

（8）帮助母亲识别和回应婴儿需要进食的迹象。

（9）告知母亲使用奶瓶、人工奶嘴和安抚奶嘴的风险。

（10）协调出院，以便父母与其婴儿及时获得持续的支持和照护。

3.《国际母乳代用品销售守则》概要

（1）禁止对公众进行代乳品、奶瓶或橡皮奶头的广告宣传。

（2）禁止向母亲免费提供代乳品样品。

（3）禁止在卫生保健机构中使用上述这些产品。

（4）禁止公司向母亲推销上述这些产品。

（5）禁止向卫生保健工作者赠送礼品或样品。

（6）禁止以文字或图画等形式宣传人工喂养，包括在产品标签上印婴儿的图片。

（7）向卫生保健工作者提供的资料必须具有科学性和真实性。

（8）有关人工喂养的所有资料包括产品标签都应说明母乳喂养的优点及人工喂养的代价与危害。

（9）不适当的产品，如加糖炼乳，不应推销给婴儿。

（10）所有的食品必须是高质量的，同时要考虑到使用这些食品的国家的气候条件及储存条件。

（徐敏）

第四节　护理人员职业安全防护指引

一、护理人员职业防护制度

（1）护理人员在进行护理操作或进行清洁、消毒工作时，应严格执行护理操作规程和护理工作制度，避免发生职业暴露。

（2）护理人员在日常工作中应采取标准防护措施，如穿工作服和工作鞋、戴口罩和帽子、洗手等。

（3）以下情况应戴手套，脱去手套后应认真洗手：①接触患者血液、体液、分泌物、排泄物及其污染物时；②接触患者黏膜和非完整皮肤时；③清理传染性患者用过的物品并进行清洁、消毒时。

（4）当患者的血液、体液、分泌物、排泄物等可能发生喷溅时，应当穿隔离衣、戴眼罩和面罩、穿鞋套等，以防感染。

（5）在护理传染性疾病患者时，根据疾病的主要传播途径采取相应的隔离和防护措施，必要时采取双向防护。

（6）及时清理被污染的被服及各种污染物，防止造成二次污染及微生物传播。

（7）及时处理被污染的医疗用品及设备，重复使用的医疗仪器设备应进行清洁、消毒。

（8）正确处理医疗垃圾，避免造成交叉感染。

（9）若发生职业暴露，应立即采取紧急处理措施，并及时上报，按照医院规定进行相应的身体检查和预防治疗。

二、护理人员职业防护指引

1. 医疗锐器伤的安全防护指引

（1）加强对临床护理人员的教育，提高其对医疗锐器伤的认识及重视，掌握预防医疗锐器伤的方法。

（2）正确处理医疗锐器，避免发生锐器伤。

A. 及时将使用过的针头与注射器分离，若针头带有血液或体液，连同注射器一并弃入锐器盒中。

B. 针头等锐器应放在固定的坚硬的锐器盒内，禁止将针头丢弃在不耐刺的容器中。

C. 禁止将针帽套回用过的针头。

（3）尽量使用安全型针头。

（4）护士发生针刺伤时，应尽快挤出血液，用肥皂水或清水冲洗，伤口用75%酒精或0.2%～0.5%过氧乙酸或0.5%碘附浸泡或涂抹消毒，包扎伤口。报告护士长、护理部、医院感染管理科，按医院感染管理科的指导进一步处理（如确定暴露级别、指导预防性用药等）。

2. 接触患者血液、体液的安全防护指引

（1）操作前戴手套，必要时戴双重手套。

（2）患者血液或体液溅到皮肤、脸部时，应立即用清水冲洗，用消毒液消毒局部。

（3）患者血液或体液溅到眼睛时，应立即用清水冲洗，有条件的用眼睛消毒水冲洗。

（4）患者血液或体液溅入口鼻时，应立即吐出并漱口，有条件的用口腔消毒液含漱口、洗鼻。

3. 配置化疗药品的安全防护指引

（1）环境要求。

A. 最好在安装有层流生物安全柜（biological safety cabinet，BSC）的配置中心（室）实行集中配置和供应。

B. 如无BSC配置，则需要注意：①在通风的环境内避风配置。②在配置药品过程中，操作台面应覆盖一次性防护垫，以免药液溅在工作台面上并蒸发，造成空气污染。③采用软袋包装的全密闭静脉输液系统，避免化疗药物通过排气管与空气相通。④层流病房配置室内应开启空调净化系统进行通风。⑤配药完毕后，用清水冲洗或擦拭操作柜内部及台面。⑥静脉给药时若需要从莫菲氏滴管加入药物，必须先用无菌棉球或纱布围在滴管开口处再进行加药，滴药速度不宜过快，以防药液自管口溢出。

（2）护理人员防护措施。

A. 穿防护衣裤，佩戴一次性口罩、帽子，戴双层手套（一副聚氯乙烯手套，另加一副乳胶手套）。在操作过程中一旦手套破损或被化疗药物污染应立即更换，如果配置时间长，手套需要频繁更换，平均15分钟更换一副。

B. 如果条件允许，最好使用专用的防护面罩或护目镜。

C. 割安瓿前应轻弹其颈部，打开安瓿时应垫纱布，以防割破手套。在打开粉剂安

瓶时，应注意避免产生气雾，用无菌纱布盖住安瓿瓶口再将针头插入瓶内；溶解药物应沿瓶壁缓慢注入，以防粉末溢出。

D. 配瓶装粉剂时，使用大号针头进行配药，注射器内应预留空气，以防药瓶内负压过大，溶解粉剂后难以吸出药液（尽量不要用分离针头的方法进行减压，避免药液外溢到环境中）。

E. 抽取药物时选用一次性注射器，并注意药物量以不超过容器容量的3/4为宜。

F. 静脉推注排气时将针头深埋在无菌方纱里进行排气，勿将含有化疗药的气泡直接排入空气中。

G. 若药液不慎溅到皮肤或眼睛里，应立即用肥皂水刷洗，并用大量清水或生理盐水局部冲洗。配药及操作完毕后，脱去手套，用肥皂及流水彻底洗手。

（3）抗肿瘤药物废弃物的处理。

A. 配完化疗药后，化疗药安瓿或玻璃瓶应置于带盖、防漏、标有"药物性废弃物"的容器中。

B. 护理人员或患者或其家属在48小时内清除患者的各种排泄物（尿、粪便或呕吐物等）时，需要穿隔离衣、戴手套，防止液体溅出。

C. 尽量避免抗肿瘤药物的安瓿或玻璃瓶在使用过程中被打破。

D. 禁止在执行化疗操作时将使用后的针头重新套上针帽。

（4）化疗药物污染应急预案。

A. 当化疗药物外溅时，立即标明污染范围，避免他人接触。

B. 护理人员需要戴一次性口罩、帽子、手套等，做好个人防护后方可处理污染区。

C. 少量溢出（<5 mL）时，用纱布吸附药液；大量溢出（>5 mL）时，使用吸收力强的纱布垫清除；药粉溢出时，用潮湿纱布或纱布垫擦拭；溢出量>150 mL时，应对整个安全柜内表面进行清洁。

D. 溢出区域处理从污染边界开始，逐渐向污染中心收缩，用清洁剂及清水擦洗3次，再用酒精擦拭。

E. 药液溢到桌面或地面上时，应用纱布吸附药液。当药物完全被除去后，被污染的区域先用清水冲洗，再用清洁剂反复清洗3遍。

F. 若为药粉溢出，则用湿纱布轻轻抹擦，以防药粉飞扬污染空气。

G. 若药物不慎溅到工作服上，应立即更换、冲洗。

H. 若药物不慎溅到皮肤上，应立即用大量清水冲洗3分钟，后用洗手液清洗。

I. 若药物不慎溅入眼睛内，应立即用生理盐水反复冲洗。

4. 艾滋病防护指引

（1）加强护理人员对艾滋病预防知识的学习，掌握有效防护措施。

（2）进行可能接触患者血液、体液的护理和治疗工作时必须戴手套，接触被患者血液、体液污染的器具或物体表面时也必须戴手套，接触每个患者后都要更换手套。

（3）脱手套后必须立即洗手，严格按照"六步洗手法"洗手。

（4）护理人员的手部皮肤存在破损时，应先采取措施保护破损伤口，再戴双层手套。

（5）在进行可能出现血液或体液飞溅的操作时要戴口罩、眼罩、面罩，避免口、鼻、眼黏膜接触患者的血液或体液。当可能有大面积飞溅时，还应穿具有防渗功能的隔离衣。

（6）建议采用真空采血，禁止对使用后的一次性针头复帽。

（7）使用后的空针、针头、输液器等应单独存放在密闭、不易刺破的容器内，外套黄色垃圾袋。

（8）处理污物时，严禁用手直接抓取污物，禁止用手接触使用过的针头等锐器。

（9）对于含人类免疫缺陷病毒（human immunodeficiency virus，HIV）的血渍，需要用1 000 mg/L含氯消毒液或0.5%过氧乙酸溶液将血渍全部覆盖，浸泡消毒30分钟，然后进行清洁处理，不能直接用抹布或拖把擦拭。

（10）HIV化验标本应放在带盖试管内，再放入密闭容器内送化验室，防止标本在运送过程中溅洒，标本应遵循有关生物安全管理规定。

（11）在运送阳性标本途中应携带消毒剂，以备意外。

（12）如果不慎被污染的针头刺破皮肤，应按照医疗锐器伤处理措施进行紧急处理：①用肥皂液和流动水清洗污染的皮肤，用生理盐水冲洗黏膜。②如有伤口，应当在伤口旁端轻轻挤压，尽可能挤出损伤处的血液，再用肥皂液和流动水进行冲洗；禁止进行伤口的局部挤压。③受伤部位的伤口冲洗后，应当用消毒液，如75%酒精或0.5%碘附进行消毒，并包扎伤口；被暴露的黏膜应用生理盐水反复冲洗干净。

（13）请感染科专家根据暴露级别和暴露源病毒载量水平对发生HIV职业暴露的医务人员进行评估、处理及预防性用药。

相 关 链 接

1. HIV职业暴露级别（分为三级）

（1）发生以下情形时，确定为一级暴露：①暴露源为体液、血液或含有体液、血液的医疗器械、物品。②暴露类型为暴露源沾染有损伤的皮肤或黏膜，暴露量小且暴露时间较短。

（2）发生以下情形时，确定为二级暴露：①暴露源为体液、血液或含有体液、血液的医疗器械、物品。②暴露类型为暴露源沾染有损伤的皮肤或黏膜，暴露量大且暴露时间较长；或者暴露类型为暴露源刺伤或割伤皮肤，但损伤程度较轻，为表皮擦伤或针刺伤。

（3）发生以下情形时，确定为三级暴露：①暴露源为体液、血液或含有体液、血液的医疗器械、物品。②暴露类型为暴露源刺伤或割伤皮肤，但损伤程度较重，为深部伤口或割伤物上有明显可见的血液。

2. 暴露源种类

根据病毒载量水平，暴露源可分为轻度、重度和暴露源不明三种类型。

（1）经检验，暴露源为HIV阳性，但滴度低、感染者无临床症状、CD4计数正常者，为轻度类型。

（2）经检验，暴露源为HIV阳性，但滴度高、感染者有临床症状、CD4计数低者，为重度类型。

（3）不能确定暴露源是否为 HIV 阳性者，为暴露源不明类型。

3．预防性用药方案

预防性用药方案分为基本用药程序和强化用药程序两种。

（1）基本用药程序为 2 种逆转录酶制剂，使用常规治疗剂量，连续使用 28 天。

（2）强化用药程序是在基本用药程序的基础上，同时增加 1 种蛋白酶抑制剂，使用常规治疗剂量，连续使用 28 天。

4．药物使用方法

（1）预防性用药应当在发生 HIV 职业暴露后尽早开始，最好在 4 小时内实施，最迟不得超过 24 小时；即使超过 24 小时，也应当实施预防性用药。

（2）发生一级暴露且暴露源的病毒载量水平为轻度时，可以不使用预防性用药；发生一级暴露且暴露源的病毒载量水平为重度，或者发生二级暴露且暴露源的病毒载量水平为轻度时，使用基本用药程序。

（3）发生二级暴露且暴露源的病毒载量水平为重度，或者发生三级暴露且暴露源的病毒载量水平为轻度或者重度时，使用强化用药程序。

（4）暴露源的病毒载量水平不明时，可以使用基本用药程序。

5．随访内容

在暴露后的第 4 周、第 8 周、第 12 周及第 6 个月时进行 HIV 抗体检测，对服用药物的毒性进行监控和处理，观察和记录 HIV 感染的早期症状等。

（王天慈）

第五节　安全制度

一、病房安全制度

1．环境安全制度

（1）病区物品固定放置，不影响患者行走，保证患者行动安全。

（2）病房地面清洁、干燥，拖地时应放置防滑标志，防止患者滑倒跌伤。

（3）患者使用的物品合理放置，便于患者取用。

（4）提供足够的照明措施。

（5）洗手间、浴室要有防烫及防滑标识，热水器要有防烫标识及操作指引。

2．患者安全教育

（1）评估患者不安全危险因素，向患者及其家属、陪护人员做好安全教育工作。

（2）对于儿童、老年、意识障碍和需要卧床休息的患者，应向患者及其家属做好解释，设置安全标识，落实安全防护措施，预防坠床、跌倒等意外事件发生。

（3）儿童患者家属应做好安全监管，避免意外事件发生。

（4）告知患者呼叫器的使用方法，保持呼叫器完好，护士及时应铃。

（5）落实患者外出风险告知，做好解释工作。

（6）告知患者不要擅自使用热水袋，如必须使用时应告知护士，由护士执行该项操作，并向患者及其家属交代注意事项。对使用热水袋的患者加强巡视，防止烫伤，做好床边交接班及记录。

3. 防火安全制度

（1）病房内一律不准吸烟，禁止使用电炉、酒精灯及点燃明火，以防失火。

（2）防火通道保持通畅，有明显的标识，不堆放杂物。

（3）消防设施（如灭火器等）应完好齐全。

（4）有火灾应急预案。当遇到火情时，在火势不大的情况下，火情发生区域内的人员首先应在最短时间内，利用就近的灭火器材，以最快的速度在火灾初起阶段将火扑灭。如果认为自己无能力灭火，应立即向医院应急指挥小组报告，并同时组织疏散病区内的患者。

A. 每一位护士均应熟悉本病区的电源总开关、放置灭火器材的位置及走火通道，并将安全走火通道告知每一位新入院患者。

B. 火势较小时，针对失火原因采取适当灭火措施，并报告保卫科。

C. 火势较大时：①情况允许时拉下电闸。②请求帮忙，报告保卫科及拨打"119"报警，同时快速有计划地疏散患者（稳定患者情绪，优先疏散老人、儿童、重症患者及离火源最近的患者，同时让同事指挥能行走、病情稳定的患者到安全的地方，做好患者人数的记录，以防在疏散中走失）。③可能的话，紧急移开易燃易爆物品，注意保护医疗文件及贵重仪器。

D. 注意：火灾时禁止搭乘电梯；撤离时用湿毛巾、湿口罩或湿纱布罩住口鼻，尽可能以最低的姿势或匍匐快速前进，以防窒息。

E. 做好灭火后的善后工作（重点是人员安全情况记录，配合保卫科做好火灾后的各项上报工作）。

4. 停电安全制度

（1）病区固定位置备有手电筒、电池，应急灯处于应急状态。

（2）启动应急灯，电话通知电工人员。

（3）立即查看与用电有关治疗的患者的情况并安慰患者（有心电监护患者详见相关应急措施），做好危重患者的病情观察，检查相关安全措施以防意外，同时通知二值护士及医生，以便其能及时处理病情变化。

（4）贵重仪器应及时断开电源，避免再次来电时引起仪器的损坏。

（5）告诫患者及其家属禁止使用明火以防火灾。

5. 防盗安全制度

（1）做好陪同人员的管理工作，晚上 9 点以后应及时清理病房探视人员，并劝导其按时离开病区。

（2）告知患者保管好贵重物品，贵重物品不要放在病房，做好个人物品上锁保管及防盗措施。

（3）加强巡视，如发现可疑人员，及时报告保卫处。

（4）空病房要及时上锁。

6. 氧气使用安全制度

（1）严格遵守操作规程，注意用氧安全，做好"四防"，即防震、防火、防热、防油。在搬运氧气瓶时，避免倾倒，勿撞击，以防爆炸。氧气瓶应放在阴凉处，氧气瓶的周围严禁烟火、严禁放置易燃品，距火炉至少 5 m，距暖气至少 1 m。氧气表及螺旋口上勿涂油，也不可用带油的手装卸，以免引起燃烧。

（2）用氧时，应先调节氧流量，再插管应用；停用氧时，应先拔管，再关氧气开关；中途改变氧流量时，应先将氧气管与吸氧管分开，调节好氧流量后再接上，避免因开错开关使大量气体突然冲入呼吸道而损伤肺组织。

（3）用氧过程中，应密切观察患者缺氧症状有无改善，定时测量脉搏、血压，观察其精神状态、皮肤颜色及温度、呼吸方式等；还可进行动脉血气分析判断疗效，以便选择适当的用氧浓度。

（4）氧气筒内氧气不可用尽，压力表指针降至 0.5 MPa 时不可再用，以防灰尘进入，再次充气时发生爆炸。

（5）持续鼻导管给氧的患者，鼻导管应每日更换 2 次以上，双侧鼻孔交替插管，以减少对鼻黏膜的刺激，及时清除鼻腔分泌物以防堵塞。

（6）对未用或已用完的氧气瓶，应挂"有氧"或"无氧"标识，以便及时调换氧气瓶。

（7）可重复使用的湿化瓶，在使用期间每 7 天更换 1 次，使用后送消毒供应中心统一灭菌处理。一次性使用的湿化瓶开启后最长使用时间不超过 7 天；使用后丢弃，禁止重复使用。

（8）氧气流量表使用后，应用有效氯（500 mg/L）消毒液抹布或消毒湿纸巾擦拭；备用的氧气流量表接口裸露处需要加盖防尘。

二、患者安全应急程序

1. 患者坠床/摔倒时的应急程序

（1）患者不慎坠床/摔倒时，应立即奔赴现场，同时马上通知医生。

（2）初步判断患者的情况，检查有无骨折及其他损伤，判断患者意识、测量生命体征、观察病情变化。

（3）医生到场后，为医生提供信息，协助医生进行检查及处理。

（4）病情允许时将患者移至抢救室或患者床上。

（5）遵医嘱进行治疗及护理。

（6）必要时给予床栏或适当约束。

（7）必要时应向上级领导汇报（夜间通知院总值班）。

（8）协助医生通知患者家属。

（9）如实记录患者坠床/摔倒的经过及抢救过程，填写意外事故报告表上报。

2．患者外出（或不归）时的应急程序

（1）发现患者擅自外出，立即电话联系患者，请患者及时回病房。

（2）立即通知病室主管医生、病区护士长及保卫科。

（3）如无法联系患者或患者不归时，通知医务处和护理部，夜间通知院总值班及护理部值班。

（4）联系患者家属，告知患者失踪情况，了解患者可能的去向。

（5）组织人员在病房及医院内尽快寻找患者，必要时通知保卫处协助寻找患者。

（6）患者返回后应立即通知院总值班，由主管医生及病区护士长按医院有关规定进行处理。

（7）若确属患者外出不归，须二人共同清理患者用物，贵重物品、钱款应登记并上交领导妥善保存。

（8）做好患者失踪事件及处理经过记录，填写"不良事件报告表"，按程序及时向各级报告（失踪24小时应向当地派出所报案）。

3．患者有自杀倾向时的应急程序

（1）发现患者有自杀倾向时，应多关心患者，准确掌握患者的心理状态，给予心理疏导。

（2）通知主管医生，并向上级领导汇报。

（3）做好必要的防范措施，包括没收锐利的物品、锁好门窗等，防止发生意外。

（4）通知患者家属，要求其24小时陪护，家属需要离开患者时应通知在班的医护人员。

（5）详细交接班。

4．患者自杀后的应急程序

（1）发现患者自杀，应立即通知医生、病区护士长（夜间报二值、三值护士）、保卫科、医务科（夜间分别向行政总值班及保卫科值班报告）。

（2）携带必要的抢救物品及药品与医生一同奔赴现场。

（3）判断患者是否有抢救的可能，如有可能应立即开始抢救工作。

（4）若抢救无效应保护现场（病房内及病房外现场）。

（5）协助主管医生通知患者家属。

（6）配合相关领导及有关部门的调查工作。

（7）做好患者自杀时间及处理经过记录，填写"不良事件报告表"，按程序及时向各级报告。

（8）保证病室常规工作的正常进行，做好其他患者的治疗与心理辅导工作。

（王天慈）

第二章 妇产科护理一般规程

第一节 门 诊 接 诊

一、产科门诊

（1）开诊前检查各类物品及仪器用具是否齐全、处于备用状态；确保诊室信息系统运作正常；检查过期物品。

（2）维持候诊秩序、进行流行病学史询问、有序安排孕妇就诊，对初诊建档孕妇询问病史，指导孕妇填写相关资料、参加产前教育活动等。

（3）有下列情况者应优先安排请医生诊查：①孕妇血压≥140/90 mmHg，或伴有头痛、眼花等自觉症状者；②孕妇有阴道流血，怀疑前置胎盘或胎盘早剥者；③主诉有胎动异常、胎膜早破、临产先兆或有正式临产症状者；④有其他异常情况（严重妊娠合并症）或身体衰弱不能坚持候诊者。

（4）指导孕妇在相应等候区等候就诊。

（5）根据产检医嘱，协助孕妇进行胎儿电子监护、静脉采血，指引超声或其他检查路径等。

（6）产检档案的整理、质控、保管：①孕妇每次产检后及时整理、补充相关资料；②对于未按时回院产检的孕妇，协助医生通知其尽快回院复查；③对于需要住院者指导其进行住院登记；④对于需要转其他门诊者告知就诊方法及注意事项。

（7）注意保持候诊室环境的安静、整洁，保证病区洁净、安全，下班时确保各诊室已整理、无关电源已关闭等。

（关桂梅）

二、妇科门诊

（1）开诊前检查各诊室物品及仪器用具是否齐全并处于备用状态，包括检查电脑、打印机墨盒、纸张、冷光灯电源、阴道放大镜、妇科检查物品等。

（2）询问患者病情；介绍专家诊疗特长、专科门诊特点；指导患者使用医院信息网络和软件，告知如何进行当天挂号、门诊预约、查看排队序列、报告查询等；负责宣教候诊须知、就诊程序，回答患者及其家属的咨询，指导患者按挂号时间段来院就诊以减少在诊区内的等候时间。

（3）观察候诊患者的病情变化，对急危重症患者、阴道流血多者、急腹症患者、行动不便者，主动搀扶其优先看诊。

（4）嘱咐需要做妇科检查的患者诊前先排空膀胱。

（5）宣传妇女卫生保健知识并耐心解答患者提出的疑难问题。

（6）检查并添加各诊室物品，所有消毒物品及标本收集瓶均应在有效期内：①消毒灭菌物品，包括一次性阴道窥器、血管钳、宫颈钳、活检钳、宫颈扩条、子宫探针、小刮匙、剪刀、带线棉球、各种棉签、纱布、灭菌手套、各类门诊治疗小手术包及器械等。②外用或消毒药物，包括75%酒精、安尔碘、安多福、生理盐水、液体石蜡、卷柏粉、复方碘溶液、3%冰醋酸、手快速消毒液等。③其他用品，包括妇检垫、血压计、听诊器、各检验室专用白带采集器、洗手设施、黑色油笔、电脑打印纸等。

（7）诊间巡回：开诊后，做好患者隐私保护工作，诊间做到"一医一患"，医护共同维持就诊秩序，关门就诊，保证就医质量。

（8）门诊小手术、治疗的配合：①输卵管通液术的配合，包括协助患者上妇检床并取膀胱截石位、冲洗会阴部、添加手术包用物及药品、协助医生行输卵管通液术。②阴道放大镜检查的配合，包括协助患者上妇检床并取膀胱截石位、冲洗会阴部，协助医生行醋酸白试验。定期添加打印机墨水以保证打印彩图清晰易辨。③其他小手术、治疗的配合，包括准备物品、协助医生进行门诊小手术、治疗、上药及留取病理标本，以及宫颈息肉摘除术、宫颈电灼术、伤口换药、拆线、起钉术等。

（9）标本交接：①应用 PDA 机进行病理标本、血标本、白带样本的采集、运送、签收工作。②与运送工人进行人工交接白带标本，在送出登记本上记录并签名。

（10）及时处理各种突发情况，协调处理患者提出的问题，无法处理时逐层请示上级处理。

（11）保持诊室清洁、安静，落实环境消毒。

（廖文华）

三、生育保健门诊

（1）同妇科门诊护理常规。

（2）宣传妇女保健知识及晚婚、生育保健的重要意义（尤其是高效避孕方法的宣教）。

（3）生育保健咨询：①热情接待要求落实生育保健措施的妇女及其家属。②根据具体情况，指导其各种避孕、绝育、流产的方法。③解答有关生育保健技术上的问题。

（4）药物流产第三天观察。

A. 热情接待药物流产第三天来院观察的患者，在药物流产登记本上记录其姓名、年龄、宫内妊娠时间（注意：停经时间超过 49 天者根据 B 超结果确认孕周并登记）、第三天服药时间。

B. 指导患者识别绒毛病理样本，指引药物流产专用洗手间、药物流产观察室位置及洗手间钥匙放置地点。

C. 宣教：①阴道排出组织物时应保留，交护士检查。②出现腹痛、呕吐、腹泻、子宫收缩痛时，安慰患者，告知是药物的副反应。③若 10 点仍未排出则补加药，护士在药流登记本上记录补加药时间。④建议患者在家属陪同下，多走动并轻揉下腹部，有助于药物吸收、妊娠囊剥离。

D. 检查阴道排出物有无绒毛、胚胎，并注意检查其是否完整。

E. 在药流登记本上记录排出时间、开始出血时间、妊娠囊大小、腹痛情况、阴道流血情况、呕吐情况、腹泻情况、留观时间等，并签名。

F. 在药物流产观察纸上记录排出时间、开始出血时间、妊娠囊大小、腹痛情况、阴道流血情况、呕吐情况、腹泻情况，交医生签名。

G. 在门诊病历上做好相关记录，交医生完善后签名。

H. 健康教育：①禁性生活及盆浴 1 个月。②清淡饮食，忌食参茸、生冷食物、辛辣刺激性食物。③出现腹痛（不能忍受），阴道流血多于月经量，或有不适及时就诊。④应立即落实高效避孕措施，避免意外妊娠，尤其要避免流产后半年内的再次人工流产或药物流产。⑤按时服药，其中屈螺酮炔雌醇片应在排胎当晚开始固定时间服用，先服用粉色药片，再服用白色药片，每日 1 片，连服 28 天，无须停药，吃完一盒接着吃下一盒；高效避孕的同时修复子宫内膜，规律月经周期。⑥流产 2 周后回院至生育保健专科复查。⑦患者流产后的 1 个月、3 个月、半年内进行电话随访，了解其身体恢复情况及高效避孕措施落实情况，请患者注意接听电话。

I. 特殊情况处理：①至 11:30 仍未排出胚囊，指引患者到医生处检查。医生行阴检判断胚囊有无嵌顿在宫颈口；如无，必要时行 B 超辅助检查。② B 超检查仍未排出胚囊者，由医生判断是否需要更改流产方式或用药。③患者自诉在家已排出胚囊或排至厕所内，无实物交护士检查者，暂按未排出处理，至 14:30 仍未排出组织物应报告医生处理。④排出胚囊后经检查为胚囊不完整，应报告医生，复查后判断。⑤排出胚囊后经检查为空囊，应报告医生，复查后判断。⑥患者腹痛等副反应严重无法忍受时，报告医生，协助处理。

（廖文华）

第二节　急诊接诊

一、产科急诊

（1）热情、及时接待孕妇，详细询问既往孕产史及本次怀孕经过，查看产前检查记录及各项检查结果。

（2）对来诊孕妇测量血压（如血压偏高，应让孕妇休息后重测）与体重、计算孕周、听取胎心音或胎儿电子监护，并通知医生。孕周小（通常小于20周）、电子胎心监护不能获取连续胎心曲线者，可予多普勒仪听取胎心，然后根据需要监测宫缩曲线。

（3）必要时行阴道检查（胎盘早剥患者禁做阴道检查），了解宫口开张情况，胎先露高低；诉阴道流液者应测pH并判断是否胎膜已破，观察阴道流液的颜色、性状、气味；有阴道出血者暂不做阴道检查并报告医生。

（4）根据来就诊的孕妇的情况，给予专科护理，有下列情况者应紧急请医生诊查：①孕妇血压≥130/90 mmHg，或伴有头痛、眼花等自觉症状者。②孕妇有产前出血、异常腹痛，怀疑胎盘早剥者。③孕妇宫颈口开大或有急产可能者。④胎心异常改变，可疑或确诊胎儿宫内窘迫者。⑤可疑或确诊脐带脱垂者。⑥有其他异常情况者，如严重妊娠合并症者。

（5）对就诊后不需要住院者，指导其回家自我监测的方法与就诊指征。

（6）以下情况应指导其办理入院手续：临产或先兆临产、先兆早产、胎膜早破、产前出血、胎儿窘迫、有病理产科情况或妊娠合并内外科疾病（如妊娠期高血压疾病、羊水过多/过少、死胎、心脏病、糖尿病等或医生诊视后需要收入院的）。

（7）拟入院孕妇：①指导孕妇家属或陪同人员办理入院手续。若病情紧急，予开通绿色通道办理入院。②完成入院护理评估和相关记录，向孕妇及其家属进行健康宣教及住院制度宣教并签名确认。③按医嘱留取尿标本及抽取血标本并送检。紧急情况（包括胎盘早剥、前置胎盘伴出血、重度子痫前期等）标本贴上绿色通道标识，立即安排送检。④为孕妇佩戴腕带，指导其更换衣物、剪指甲、脱掉首饰，其衣服及贵重物品均须交由其家属带回。

（8）入院处理完毕后，根据病情需要将孕妇转入侯产室或分娩室，并做好入室相关介绍与自我监测的专科知识教育，与相关管床护士做好交接班。有下列情况，用车床转送：①先兆早产使用药物安胎、重度子痫前期、胎膜已破。②怀疑脐带脱垂者，应抬高臀部即刻送产房分娩室。③宫口开全即将分娩。④胎盘早剥、胎盘前置状态或合并有严重的内外科疾病。

（陈志昊）

二、妇科急诊

（1）接电话后询问急诊患者情况，准确获取拟入院患者的病情和治疗信息，做好接诊救治准备：病床/车床、患者服、入院护理记录表格1套，视情况准备急救物品，备急救车。

（2）安排床位，告知管床医生、住院总医师、管床责任护士和护士长。

（3）及时接诊，并通知医生诊视患者。

（4）测量生命体征，进行必要的查体。

（5）询问患者或其家属患者的情况，做好入院评估、入院健康宣教，并进行记录。

（6）协助患者更换患者服，与患者或其家属核对患者腕带资料无误后将腕带佩戴

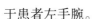

于患者左手腕。

（7）按医嘱及时执行抽血化验、配血、用药等各项治疗，标本及时送检。配合医生进行必要的检查。

（8）追踪化验结果并通知医生。

（9）视情况做好急诊手术的各项准备。

（10）观察患者病情，及时、准确地做好记录。

（谢品燕）

第三节　入院/转入

一、产科入院/转入

（一）孕妇入院处置流程

（1）热情、及时接待孕妇，及时告知主管医生孕妇入院。

（2）根据需要完成信息采集和登记，并进行相关宣教等。

（3）详细询问既往孕产史及本次怀孕经过，查看产前检查记录及各项检查结果。

（4）测量生命体征，监测胎心，了解有无子宫收缩、阴道流血及流液情况，必要时行胎心监护。

（5）向孕妇及其家属进行健康宣教及住院制度宣教，录入产科入院护理病历。

（6）填写"一览表""床头卡""入院登记大本""交班本"，核对腕带姓名，戴上腕带。

（7）将孕妇安置到床位，介绍环境及床边呼叫器的使用方法，指导孕妇更换患者服。

（8）向孕妇介绍管床医生及护士，告知孕妇出现宫缩（阵发性的腹痛、腰部酸胀、腹部紧绷感、肛门坠胀感）、阴道流血或流液、胎动增多或减少，或其他不适时，应及时告知医护人员。

（9）及时执行医嘱。

（二）孕妇转入处置流程

（1）核对孕妇腕带信息，安置孕妇入住床位，监测胎心及测量生命体征，了解子宫收缩、阴道流血及流液等情况。

（2）介绍病区环境、作息和探访制度。

（3）向孕妇介绍管床护士和医生。

（4）填写"一览表""床头卡""入院登记大本""交班本"等，确认孕妇一般

· 25 ·

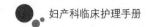

资料。

（5）整理病历，及时记录孕妇转入时的情况及时间。

（6）查看各项记录及转区交接记录单，对于没有护士护送的转科孕妇，若发现孕妇的情况与交班记录不符，联系原病区的护士了解情况。

（7）了解医嘱的执行情况，接孕妇后对医嘱有任何疑问时必须询问清楚再执行。

（8）通知主管医师诊视孕妇。

（三）产妇转入处置流程

1．顺产产妇转入处置流程

（1）了解分娩经过和妊娠期合并症。

（2）检查病历书写是否完整。

（3）合理安排床位。

（4）过床前先了解子宫情况，如宫底高度、子宫收缩等，了解阴道流血、会阴伤口和膀胱充盈情况，无特殊情况方可过床。

（5）进行入室宣教和安全宣教，特别是防跌倒宣教。

（6）执行医嘱和开立护嘱。

（7）进行母乳喂养指导。

（8）指导饮食，督促产妇于产后4小时内排尿。

2．剖宫产产妇转入处置流程

（1）了解麻醉方式、手术经过及妊娠期合并症和并发症。

（2）检查病历书写是否完整。

（3）合理安排床位。

（4）过床前先了解子宫情况，如宫底高度、子宫收缩等，了解阴道流血、腹部伤口渗血和全身皮肤情况，无特殊情况方可过床。

（5）检查输液管、尿管和其他引流管是否通畅及有无贴标识。

（6）遵医嘱予心电监护和血氧饱和度监测，监测心率、呼吸、血压和血氧饱和度6小时。

（7）进行入室宣教。

（8）执行医嘱和开立护嘱。

（9）进行早接触和早吸吮。

（四）院外分娩入院处置流程

院外分娩是指在毫无准备或不合格的环境条件下，如田间、居所、工作间、旅途或非法诊所等处突然分娩。

1．产妇

（1）更换衣服后迅速送入隔离产房。

（2）测量生命体征、了解子宫收缩及阴道流血情况。

（3）了解孕产史、其他病史及分娩过程，书写病历。

（4）遵医嘱采集各类标本并及时送检。

（5）如胎盘未娩出，清洁及消毒会阴后协助胎盘娩出；检查软产道，若有裂伤给予缝合。

（6）注射破伤风抗毒素：皮试阴性后给予注射；若皮试阳性，应先给予脱敏治疗。

（7）于产房观察2小时，内容包括子宫收缩、阴道出血量、生命体征等。若有异常及时报告医生处理。

（8）无异常者转爱婴区或孕妇区观察，也可遵照产妇意愿办理出院手续。

（9）未有检验结果前所有物品按传染病处理。

2．新生儿

（1）在保暖的条件下予脐部消毒及常规检查并记录。

（2）遵医嘱注射破伤风抗毒素。

（3）视新生儿情况遵医嘱转爱婴区或新生儿科观察。

（肖美玲）

二、妇科入院/转入

（1）患者按规定办理入院手续，如病情危重应由急诊科护士及医生护送患者至病区。

（2）危重患者在护送过程中应密切观察其病情，注意保暖，防止输液或用氧中断，注意体位，以保证安全。

（3）为特殊患者（如残疾人、无家属陪护行动不便患者等）入院提供轮椅、护送等便民措施。

（4）病房护士接到收治患者通知，即准备床单元及用物；对急诊手术或危重患者，须立即做好手术或抢救的各项准备工作。

（5）热情接待患者及其家属，介绍住院须知和病房有关制度。

（6）护士主动自我介绍，评估患者病情、心理—社会支持状况和生活习惯（包括民族习惯和宗教信仰）等，对危重患者须密切观察生命体征，对不同民族、种族、国籍及不同宗教信仰的患者的不同习惯应予尊重。

（7）指导或协助患者做好入院处置，包括更换患者衣服、去除首饰，指导贵重物品的保管等。

（8）与患者核对腕带姓名是否正确，协助患者戴上腕带。

（9）填写"一览表"和"床头卡"，电脑上接收、确认患者一般资料。

（10）通知主管医师查看患者，及时执行医嘱。

（王琼娟）

第四节　出院/转出

一、产科出院/转出

（一）孕产妇出院护理

（1）根据医嘱检查孕产妇各种治疗的执行情况，进行电脑医嘱处理，打印出院通知单。

（2）指导孕产妇家属办理出院手续。

（3）指导孕产妇出院后注意事项，包括活动和休息、饮食、用药、随诊/复诊等。孕产妇出院后指导详见第三章第八节中"六、出院健康指导"相关内容。

（4）管床护士负责在床边更换新生儿衣服，和产妇共同检查新生儿全身皮肤、臀部及脐部等情况。

（5）给予必要的离院协助，如提供轮椅等。

（二）孕产妇转出护理

1. 孕妇区转出孕妇的护理

（1）孕妇转区指征：①计划性剖宫产。②足月妊娠按医嘱送产房者。③临产或先兆早产（规律宫缩、胎膜早破、阴道流血或流液）。④怀疑胎儿宫内窘迫通知医师，按医嘱决定转出。⑤畸胎引产已临产。

（2）孕妇转出程序：

A. 查看病历记录是否齐全、长短期医嘱执行情况；了解孕产史、孕周及合并症、有无需要特殊交班的内容。

B. 告知孕妇做好转科准备，协助孕妇更衣（脱去内衣、内裤），天气寒冷时须注意保暖。

C. 签字试产或做催产素激惹试验（oxytocin challenge test，OCT）的孕妇应带上必需物品，如产妇待产包、卷纸、毛巾、水杯和少量食品；签字剖宫产的孕妇仅需要带待产包。

D. 贵重物品交孕妇家属保管或锁在床头柜内。

E. 检查胎心、子宫收缩、阴道流血或流液情况，并记录在候产记录上，写明转区原因和转区时间。

F. 携带备用的药物及病历转出，转出前应有两人核对孕妇姓名、床号、住院号及目标科室和备用药物。

G. 电话通知运送部门的工人协助转送孕妇，并在转区薄上记录床号、孕妇姓名、转出目的地；嘱负责转区的工人在转区薄上签名。

H. 交班方式：①对普通孕妇（OCT、人工破膜、使用卡前列甲酯栓引产者等），打电话向产房助产士交班，内容包括姓名、胎次、孕周、诊断、治疗和转区原因。②对急产、大出血、重症等孕妇，由责任护士送到产房，并与产房助产士交班。③对计划性剖宫产者，接到送手术的电话通知后，给孕妇插尿管后按要求送往产房或手术室，其他同上述护理。

I. 送胎儿医学中心行羊膜腔穿刺或脐带穿刺术者，孕妇需要进食后才可以送胎儿医学中心行羊膜腔穿刺或脐带穿刺术。查看医嘱并签名，听胎心后送孕妇到胎儿医学中心，与中心的护士交班。完善交班本和护理本上的记录，其余同上述处理。

J. 视孕妇情况决定运送方式：①送产房做 OCT、人工破膜、使用卡前列甲酯栓引产者可以步行。②有宫缩或已行剖宫产术前准备的孕妇需要用轮椅转送。③胎膜早破、阴道流血、重度子痫前期和重症的孕妇，需要用车床转送。

2. 产房转出孕妇的护理

孕妇转区可以在产前病房与产房之间流动（遵医嘱）；需要转入手术室行急诊手术者，则由产房转入手术室。

（1）转区前准备：

A. 向目标科室打电话核实床位。

B. 注意皮肤异常的观察；固定好各种管道，观察管道是否通畅及引流液性质；特殊输液者需要调好输液速度，携带输液卡。

C. 听胎心。

D. 转运重症孕妇时，备好氧管、氧袋、急救及消毒药品，按医嘱持续心电监护；若孕妇宫口扩张、可能分娩者，准备接产用的无菌器械、敷料与消毒剂。

E. 书写交接班内容，包括：孕妇目前的胎心、宫缩、宫口扩张、阴道流血与流液等产科情况；重症孕妇除上述产科情况外，应交代生命体征、出入量、主要治疗、皮肤情况及离室时间。

F. 审查医嘱、治疗，将尚未完成的治疗、药物等写在孕妇转运交接单上，并签名，夹在病历首页。

G. 电脑审核医嘱后将孕妇转至目标科室。

（2）护送人员：一般孕妇由临床支持中心的工作人员转送，途中注意安全；重症孕妇由熟悉病情的助产士亲自转送交接班，转运过程中，助产士要注意观察孕妇生命体征、病情变化，发现问题及时处理抢救。

3. 产房转出产妇的护理

产妇转区主要发生在产房与爱婴区、手术室、外科重症监护病房（surgery intensive care unit，SICU）之间。一般情况下，阴道分娩的产妇在产房观察 2 小时后转走，中孕引产者及剖宫产者在术毕书写病历后即可转走。

（1）剖宫产：

A. 术毕，为产妇垫好卫生纸，同时检查产妇的背部皮肤情况。妥善固定各种管道，保持管道通畅。

B. 过车床，帮助产妇穿好衣裤，盖好被子，推出手术室。

C. 完善各种记录，并整理。转出前再次核对新生儿病历、出生资料及"接生大本"。

D. 按压宫底，了解宫缩，阴道流血不多者可转出。

E. 将新生儿放在婴儿车上，盖好被子，告知产妇。

F. 在产房门口向家属交代产妇的所转病区。

G. 与爱婴区的护士一起为产妇过床，做好床边交接班工作，产妇资料包括姓名、住院号、病情、治疗、检查及医嘱处理、病历、腕带信息等；新生儿资料包括腕带及身份牌上母亲姓名、出生时间、性别、身长、体重及全身特殊标志等。

（2）阴道产：

A. 更换会阴垫，测量出血量并在总分娩记录及"接生大本"中登记。

B. 处理医嘱；检查体温单、候产记录、分娩总记录及产程图、"接生大本"、新生儿病历及出生资料；整理病历顺序。

C. 其余护理同剖宫产转出护理。

相 关 链 接

（1）孕妇在妇产科的收治安排情况：①孕妇区主要收治妊娠合并症或并发症的孕妇。②妇科主要收治（先兆）流产的孕妇。③产房主要收治临产、安胎、死胎引产以及产科急诊手术等孕产妇。

（2）产妇分娩后的去向：①正常分娩者产后转往爱婴区。②中孕死胎引产者产后转往孕妇区。③产后出血者可在产房观察并处理，病情稳定后转回一般病区，重症产妇可转入 SICU 观察。

（徐敏）

二、妇科出院/转出

（一）出院患者护理常规

（1）根据医嘱检查患者各项治疗执行情况，进行电脑医嘱处理，打印出院通知单，给患者办理出院手续。

（2）做好出院健康宣教，内容包括活动和休息、饮食、用药、随诊/复诊等，征求患者或其家属对医院、护理工作的意见。

（3）协助患者整理物品，清点被服和其他用物，请主管医生将疾病证明书、门诊病历及出院小结交给患者或其家属。

（4）指导有需要的患者复印相关资料。

（5）对于有带口服药出院的患者，指导其按照医嘱服药。

（6）向特殊出院患者（如残疾人、无家属陪护行动不便患者等）提供轮椅、护送、约车等便民措施。

（二）转出患者护理常规

（1）医生开出转科医嘱，护士确定转出患者的病区、床号、时间，并告知患者或其家属做好转科准备，同时与转入科室联系。

（2）为患者办理转科手续，检查及完善相关治疗护理完成情况及护理文书，电脑审核医嘱后将患者转至目标科室。

（3）书写转科记录，填写相应的护理交接单，对于危重症患者需要填写危重症患者转运交接单，对于手术患者需要填写术前准备单。

（4）通知临床支持中心的工作人员协助患者转运，视患者情况准备相关的设备，选择合适的运送工具，病历由工作人员携带至转入科。

（5）一般患者由临床支持中心的工作人员转送，对重点患者如重症、语言交流障碍、镇静期间患者，应由医务人员护送和床边交接。

（6）交接时做好患者身份识别，患者必须有腕带标识。

（7）与转入科做好交接班，包括病情、治疗、注射、服药、检查及当天医嘱处理情况、核对药物等。检查患者全身皮肤是否清洁、有无压疮、伤口有无渗血、引流管是否通畅与安全等。检查病历资料是否齐全。

（王琼娟）

第五节　新生儿入室/转科/出院

一、新生儿入室

（1）详细了解新生儿出生过程及其母亲妊娠期合并症情况，并参阅新生儿入院病历。

（2）与交班者共同查对新生儿性别及腕带上母亲的姓名与胸卡和入院病历是否相符。

（3）注意新生儿的一般情况，有无呻吟、口吐白沫、呼吸困难、抽搐等。

（4）检查新生儿脐部是否有渗血。

（5）检查新生儿头颅有无异常，有无产瘤、血肿、头皮损伤、唇裂、腭裂等；检查耳郭、肛门、外生殖器、四肢等有无畸形；检查锁骨有无骨折及全身皮肤有无胎记、血管痣及损伤等。

（6）查对及执行医嘱。

（7）其母亲有糖尿病及糖耐量异常的新生儿、巨大儿、早产儿、低体重儿、双胎新生儿按要求监测血糖，并立即喂10%葡萄糖水。

（8）抱新生儿到产妇处并协助新生儿进行早吸吮。

二、新生儿转区/转科

一般新生儿在电话交班后由初级责任护士转送，途中注意安全；病情危重的新生儿由熟悉病情的护士亲自转送和交接班，转运过程中，护士要注意观察新生儿生命体征、病情变化，出现问题及时处理抢救。

（一）新生儿由产房转到爱婴区

（1）一般情况，新生儿与其母亲一同转出。

（2）若其母亲有糖尿病合并妊娠、妊娠期糖尿病（gestational diabetes mellitus, GDM），或新生儿为巨大儿等，分娩后新生儿需要尽早喂10%葡萄糖水。

（3）填好新生儿病历及"产时管理卡"，登记"接生大本"及分娩记录中"新生儿情况"栏。

（4）两人核对新生儿病历及"产时管理卡"。

（5）审核医嘱。

（6）在产房门口与其家属交代新生儿去向。

（7）将新生儿包裹好抱到爱婴区，与爱婴区护士共同核对新生儿病历、腕带信息、母亲姓名及新生儿性别、出生时间、身长、体重、特殊标志等。

（二）新生儿由手术室转到爱婴区

（1）于手术室接新生儿回爱婴区后进行新生儿检查及处理。

（2）填好新生儿病历及"产时管理卡"。

（3）与爱婴区护士核对新生儿病历、"产时管理卡"，做好交班。

（4）在爱婴区录入新生儿资料。

（5）请爱婴区护士跟进医嘱录入并审核。

（6）将"产时管理卡"带回产房，登记"接生大本"。

（三）新生儿由产房或手术室转至新生儿科

（1）电话通知新生儿科预热保温箱，准备床位。

（2）预热运送车的保温箱，检查氧气及新生儿急救用品。

（3）常规新生儿处理（病情危重时按医嘱处理）。

（4）将新生儿放进保温箱，盖好棉被；根据情况或医嘱决定是否吸氧。

（5）填好新生儿病历及"产时管理卡"并两人核对，登记"接生大本"及分娩记录中"新生儿情况"栏。

（6）携带转科记录、治疗同意书，与其家属一起将新生儿转到新生儿科。

（7）新生儿转科后，将"产科新生儿记录"、医嘱等送爱婴区并请爱婴区护士签收归档。

（四）新生儿由爱婴区转至新生儿科

（1）新生儿因病情需要转科者，应先与新生儿科取得联系后才能转科。

（2）转科前先把所需物品准备好，包括转科记录单、转科同意书、新生儿转运交接单、预防接种证、保健手册、婴儿尿片、湿巾等。对于紧急转科的新生儿，医生与其家属交代病情后，管床护士将新生儿转至新生儿科，并将住院通知书交给新生儿家属，家属凭住院通知书在新生儿科登记后到住院处办理入院手续。对于普通转科的新生儿，管床护士把新生儿住院通知书交给产妇家属办理入院手续，办理完入院手续后由熟悉病情的护士与产妇家属一起将新生儿转到新生儿科，并向产妇及其家属做好转科的健康宣教。

（3）根据新生儿情况决定是否需要携带氧气及与医生一起将新生儿转新生儿科。

（4）转科前一定要核对床号、腕带及胸卡上的新生儿姓名和性别。

（5）新生儿转科必须使用婴儿车转运。在运送新生儿过程中应密切观察新生儿的变化，确保运送过程的安全。

（6）转到目标科室后，与该区护士一起核对腕带及胸卡上的新生儿姓名、性别与转科记录单是否相符，并做好交班才能离开。

（7）写好转科记录，整理新生儿病历并夹在母亲病历后面。

三、新生儿出院

（1）医生开出新生儿出院医嘱后，管床护士及时通知产妇，告知新生儿可以出院，让产妇及其家属做好出院准备。

（2）管床护士检查新生儿的各项检查（新生儿疾病筛查、听力筛查）和疫苗接种情况。住院期间未能完成的检查和疫苗接种，应告知产妇并签署告知书，向其交代注意事项。向产妇进行新生儿的出院指导，派发预防接种证、保健手册、出院记录。

（3）出院前给新生儿更衣，更衣时与产妇或其家属一起核对新生儿腕带及胸卡上的新生儿姓名和性别。新生儿巡视记录卡随母出院，护士与产妇签名确认。

（4）当家属抱新生儿出爱婴区门口时，护士要再次核对新生儿和产妇身份信息（姓名、住院号），确认其姓名与出院放行条上的姓名相符。产妇与新生儿须同时离开病区，并准确记录产妇及新生儿离开病区时间。

（徐敏）

第六节　胎盘与引产胎儿处理

一、胎盘处理

产妇分娩后胎盘应当归产妇所有，产妇放弃或者捐献胎盘的由医疗机构进行处置。任何人不得买卖胎盘。如果胎盘可能造成传染病传播的，应当及时告知产妇，按照《中华人民共和国传染病防治法》《医疗废物管理条例》的有关规定进行消毒处理，并按照医疗废物进行处置（图2-1）。

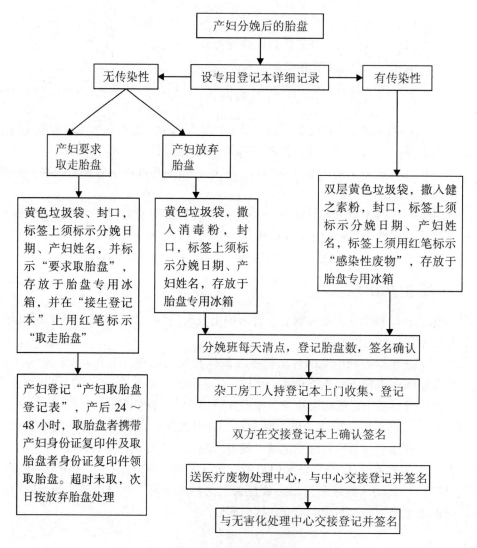

图2-1 胎盘处理流程

（1）产房设立"胎盘点数本"，每天如实登记胎盘（含死胎）产生数量。对送病理检查或在产房外分娩的胎盘等应做好去向登记，杜绝买卖和私人处理胎盘。

（2）设立"胎盘处理交接登记本"，每天清点胎盘（含死胎）的数量并称重，做好登记。胎盘送出要和接收人员当面交接，双方做好交接登记并签名。

（3）有传染性疾病的产妇，其胎盘不可交给产妇，一律按传染性医疗废物处置。胎盘交给产妇的要记录以下内容：日期、产妇姓名、住址、联系电话、产妇身份证号码（及身份证复印件）、产妇签名、经手人签名。

二、引产胎儿处理

（1）根据签字情况，询问产妇及其家属是否看胎儿或尸解，再次签字。

（2）产妇或其家属看胎儿的，应将胎儿用专用被服包裹好，做好产妇哀伤护理。

（3）如需尸解（妊娠满28周才尸解），检查是否有医嘱及病理单，凭医嘱送尸解。

（4）检查胎儿（妊娠满28周以上）送殡仪馆火化单上家属是否已签字。

（5）死胎包装袋上写母亲姓名、出生时间、是否送尸解或送殡仪馆火化等字样，暂时存放于冰箱，并根据签字情况，电话通知杂工房将死胎送尸解或殡仪馆火化，带上尸解病理单及火化同意书。

（6）需要法医尸解的，按以下流程处理：①死胎娩出后写情况说明（××死胎，要求冷冻、尸解，盖病区章）交杂工房。②杂工房领识别卡2张，填写后扣在死胎手腕上。③死胎送殡仪馆后，由产妇家属携带整份复印的病历、身份证至法医鉴定中心填写委托书申请尸解。

（7）病历书写。

A. 记录胎儿的身长、体重、头围、肩围、上肢伸展长、足底长度、性别、外观有无畸形等情况。

B. 记录胎盘长度、宽度、厚度、重量。

C. 妊娠28周及以上或胎儿体重大于1 000 g者上述结果记录于"分娩总记录"，登记于"分娩登记册"；妊娠28周以下者上述结果记录在"引产记录"，并登记于"引产登记册"。各类引产胎儿处理及注意事项详见表2-1。

表2-1　各类引产胎儿处理及注意事项

类别	处理内容	注意事项
产妇妊娠未满28周，宫底平脐或脐下	（1）根据产程适时消毒铺巾，大小便后消毒会阴； （2）等待胎儿自然娩出； （3）死亡胎儿放入冰箱24小时后与胎盘一起交由杂工房送焚化处理	胎盘胎膜应有两人检查核对
产妇妊娠未满28周，宫底在脐上	与上述处理相同，但在胎儿娩出时要保护会阴以防会阴裂伤	——
产妇妊娠28周及以上	（1）须绘制产程图； （2）宫口开全后通知医生上台行穿颅术； （3）死胎处理：根据签字情况和再次询问患者及其家属是否看胎儿或尸解，胎儿写上名字与胎盘分开包装放入冰箱；需要尸解者，在名字标签上注明"尸解"字样	提醒医生开尸解医嘱及病理单

续表 2－1

类别	处理内容	注意事项
胎儿死亡确诊程序	（1）胎儿娩出后须两人核对胎儿是否死亡，由接产者与值班医生核对，检查胎儿无生命体征可诊断为胎儿死亡，并按上述流程进行死胎处理；检查结果须记录在"分娩经过"中，以两人签名为据； （2）若胎儿存活，须产妇本人及其丈夫（或委托人）签字是否进行积极抢救；若放弃抢救的有生机儿，须由产妇本人及其丈夫（或委托人）抱离医院自行监护	于"分娩经过"中记录"胎儿娩出时无生命体征"

　　D. 完善病历记录，整理病历。

（陈志昊）

第二编

妇产科护理常规

第三章 产科护理常规

第一节 妊 娠 期

一、妊娠期监护与管理

妊娠期监护是指对孕妇进行定期产前检查，明确孕妇和胎儿的健康情况，及早发现并干预妊娠期的异常情况，对孕妇进行卫生指导等。妊娠期监护是降低孕产妇死亡率和减少新生儿出生缺陷的重要措施，对母婴健康具有重要意义。

（一）首次产前检查

1. 护理评估

（1）一般情况：孕妇姓名、年龄、职业、结婚年龄、孕产史、丈夫情况。

（2）月经史。

（3）本次妊娠经过。

（4）既往史：有无高血压，心、肺、肝、肾疾病，内分泌疾病，血液疾病，结核病，其他传染病病史及治疗情况，有无手术史及不良孕产史，有无食物或药物过敏史，有无输血史。

（5）家族史：询问家族成员有无高血压、糖尿病、结核病、遗传病病史，以及有无双胎情况。

（6）心理状况：了解孕妇及其家属的心理状况，对妊娠的态度、看法及感受，对婴儿的性别有无期望，是否焦虑、恐惧，家庭经济状况，孕妇的社会支持系统如何。

（7）家庭暴力评估：若孕妇存在特殊情况，如难以解释的外伤、多次意外妊娠、反复性病感染、反复泌尿生殖系统感染、存在抑郁倾向等，应注意是否存在家庭暴力。

（8）丈夫健康状况。

2. 护理要点

（1）观察孕妇全身情况：观察精神状态、营养情况、胎儿发育情况。测量身高、体重、血压。检查全身皮肤、黏膜有无皮疹、黄染，检查脊柱及四肢有无畸形。

（2）推算预产期：方法是以末次月经的第一天算起，预产期的月份加 9 或减 3，日数加 7。

（3）妇科检查：包括窥器检查和双合诊（早孕者）。

（4）产科检查：

A. 视诊：注意腹部的形态，有无瘢痕等。

B. 触诊：通过四步触诊检查胎先露、胎方位，并测量腹围、宫高，注意子宫大小是否与妊娠月份相符，若有瘢痕则检查有无压痛。

C. 听诊：听取胎心音，正常为 110～160 次/分。

（5）检验室检查：血常规和血型、尿常规、快速血清反应素试验、乙肝表面抗原（HBsAg）＋丙型肝炎病毒、地中海贫血常规＋红细胞葡萄糖－6－磷酸脱氢酶、肝功能四项、HIV。

（6）B 超检查：一般分别于发现妊娠时及妊娠 11～13^{+6}周、20～24 周、30～32 周、37 周后各做 1 次。

（7）其他血液检查：如甲胎蛋白定量、人绒毛膜促性腺激素（β-HCG）、糖尿病筛查等。

（8）产检时间：确诊早孕时即可开始做产前检查，妊娠 6～13^{+6}周、14～19^{+6}周、20～24 周、25～28 周、29～32 周、33～36 周、37～41 周各做 1 次，有特殊情况者适当增加产检次数。

（9）分诊：

A. 须转高危门诊者：前置胎盘、胎儿宫内生长受限、母儿血型不合、羊水异常、多胎妊娠及患其他合并症等。

B. 须转优生遗传门诊者：高龄孕妇、习惯性流产史、不良孕产史、遗传性疾病史或染色体异常、孕期"感染五项"异常、夫妇双方患地中海贫血等。

3. 健康教育

（1）妊娠保健知识：告知产前检查的时间，产前检查时间应从确诊早孕时开始。

（2）心理指导：为孕妇及其家属提供相关的心理辅导，以适应孕期的角色转变与孕妇身体的变化。

（3）饮食指导：饮食应多样化，补充叶酸，常吃含铁丰富的食物，选用碘盐，保证热量、蛋白质、维生素、矿物质等的供给；禁烟、禁酒。

（4）体重管理：提供个体化体重增长指导，并指导孕妇根据个人情况进行孕期运动。

（5）作息指导：

A. 健康的孕妇孕早期可照常工作，但避免过重体力劳动；孕 28 周后应适当减轻工作，避免值夜班；平时适当参加活动，以不感到疲惫为原则。

B. 注意休息，保证每天 8～9 小时的睡眠时间，卧床时以侧卧位为宜，有利于维持正常的子宫胎盘血液循环。

（6）用药指导：妊娠期用药必须在医生指导下合理使用。

（7）自数胎动：若胎动计数小于 10 次/2 小时或减少 50% 提示胎儿可能缺氧。

（8）行为指导：衣服应宽松舒适，勤换洗；不应盆浴，以防逆行感染。

（二）复诊产前检查

1. 护理要点

（1）病史评估：询问前次产前检查后有无特殊情况出现。

（2）辅助检查：了解检验与检查结果，尤其注意血红蛋白、空腹血糖、性传播疾病相关检验等的结果，及早发现贫血、糖尿病、乙型肝炎病毒感染、性传播疾病等。

（3）孕期知识：评估孕妇对孕期监护和保健知识的掌握情况。

（4）护理体查：测体重、血压，必要时检查尿蛋白，检查有无水肿，尤其注意下肢有无水肿。

（5）产科检查：测量腹围、宫高、胎位、胎心，了解先露入盆情况。

（6）转诊指导：出现异常时将孕妇转至高危门诊进行相应处理。

2. 健康教育

（1）妊娠期特殊检查（见本节"首次产前检查"相关内容）的时间与配合方法。

（2）督促孕妇参加产前学习，了解妊娠、分娩、母婴护理等相关知识。

（3）进行孕期卫生保健指导，预约下次复诊日期。

（三）孕妇管理

根据国家卫生健康委员会的要求，实行孕产期系统保健的三级管理，推广使用孕产妇系统保健手册。

使用保健手册应从确诊早孕时开始，凭保健手册定期做产前检查。分娩后出院时应在保健手册上将分娩及产后母婴情况填写完整，由社区卫生服务中心进行产后访视，并将保健手册汇总送至县、区妇幼保健机构以进行详细的统计分析。

二、妊娠期营养

妊娠期体重的不适当改变（过度增长或营养不良）可导致多种不良妊娠结局，而孕妇孕期营养的摄入是导致体重改变的关键。妊娠生理的特殊性使母胎对营养的需求在不同孕期不断发生变化，针对母胎的健康状况指导孕妇以食物选择和安排为基础的膳食行为，以达到合理营养、促进健康、优生优育的目的。

（一）护理评估

（1）一般情况：孕妇年龄、身高、孕前体质指数（body mass index，BMI）、饮食及生活习惯。

（2）孕产史：是否有围产儿死亡史、流产史、早产史等不良孕产史。

（3）本次妊娠情况：是否有妊娠剧吐、多胎妊娠、妊娠期高血压疾病、妊娠期糖尿病、胎儿宫内发育迟缓等。

（二）护理要点

（1）妊娠期体重。根据孕妇孕前 BMI 情况，提供个体化的妊娠期增重、饮食、运动指导（表 3 - 1）。

表 3 - 1　妊娠期妇女体重增长范围推荐值

孕前 BMI/（kg/m^2）	< 18.5	18.5 ～ 24.9	25.0 ～ 29.9	≥ 30.0
孕期增重/kg	11.0 ～ 16.0	8.0 ～ 14.0	7.0 ～ 11.0	5.0 ～ 9.0

（2）能量组成。每日能量需要在原基础上增加 200 kcal；能量组成：碳水化合物占供能比 65%，脂肪占供能比 20%，蛋白质占供能比 15%。

根据不同孕期进行膳食指导（表 3 - 2）。

表 3 - 2　不同孕期膳食指导

食物	孕早期	孕中、晚期
油	25 ～ 30 g	25 ～ 30 g
盐	6 g	6 g
奶类及奶制品	200 ～ 250 g	300 ～ 500 g
大豆/坚果	30 g	30 g
禽、肉、鱼、蛋类	150 ～ 200 g，鱼、禽、蛋类各 50 g	200 ～ 250 g（含内脏），鱼、禽、蛋类各 50 g
蔬菜	300 ～ 500 g	300 ～ 500 g
水果	200 ～ 400 g	200 ～ 400 g
谷薯、杂豆	275 ～ 325 g	300 ～ 350 g
水	1 700 ～ 1 900 mL	1 700 ～ 1 900 mL

（三）健康教育

（1）说明母体营养对妊娠结局、生产过程、维持健康，以及对胎儿的生长与智力发育的重要性，从而引起孕妇及其家庭对母体营养的重视。

（2）指导食物选择，种类应多样化，避免偏食、挑食。

（3）指导孕期体重的合理增长与控制方法。

（4）说明体重控制失效时复诊的重要性与注意事项。

相 关 链 接

　　研究指出，从孕前到孩子 2 岁这段时间是生命的窗口期，此期营养不良或营养过剩都可以造成组织器官的发育障碍，会对成年后的健康状况造成影响。因而，妊娠期营养干预可降低孩子成年后慢性疾病的发病率。

三、妊娠期心理指导

　　孕妇是健康人群中的特殊人群，在妊娠的过程中，大部分孕妇会对妊娠和未来产生美好的憧憬，但也有一部分孕妇会在妊娠过程中受到担忧、焦虑和抑郁等不良情绪的困扰。重视孕妇产后心理已得到了全世界的普遍共识，然而对孕妇产前心理状况的研究仍有所欠缺。国内的研究结果显示，我国妊娠期妇女产前抑郁发生率为 33.5%，产前焦虑发生率为 31.0%。因此，为孕妇提供有效的孕期心理指导，保障其健康、安全地度过妊娠期，成为新的妊娠期保健需要。

　　（一）护理评估

　　（1）一般情况：孕妇的年龄、受教育程度、工作、经济情况、成长经历、家庭关系、有无吸烟、对胎儿性别有无期待等。

　　（2）既往病史：是否有不良孕产史、精神病病史。

　　（3）本次妊娠情况：是否有妊娠剧吐、妊娠期出血、先兆早产、胎儿宫内发育异常等。

　　（二）护理要点

　　（1）心理护理：①多渠道提供孕期知识与分娩知识教育，缓解孕妇因准备不足造成的不良情绪；②通过助产士门诊提供心理支持、情感支持，缓解孕妇孕期情绪压力；③指导孕妇进行情绪及生活等的调节；④根据孕妇的主诉及精神状况，可用焦虑抑郁量表进行测量、筛查，必要时转介心理科治疗。

　　（2）不适应对：提早告知孕妇孕期可能出现的症状及应对方法，以缓解孕期不适（详见本节"四、妊娠期常见症状及其处理"）。

　　（3）家庭支持：协助孕妇与家庭成员进行沟通，取得家庭成员支持，减少家庭意见分歧，稳定孕妇情绪。

　　（4）休息与运动：保障足够的休息、充足的睡眠，减少工作压力。在医护人员的指导下保持孕期运动，鼓励孕妇多进行户外活动。

　　（5）环境舒适：指导孕妇远离"二手烟"环境，并指导吸烟的孕妇戒烟。

　　（三）健康教育

　　（1）向孕妇及其家庭成员讲解产前焦虑的形成因素，减少诱因。

　　（2）讲解产前焦虑或抑郁可能造成的影响，如流产、早产、产后出血、难产，以及影响婴儿的认知、情感、行为、睡眠障碍等，以引起孕妇及其家庭成员对孕期情绪调节的重视。

（3）指导孕妇关于孕期情绪障碍的处理方法与相应的就诊科室，科学面对精神心理问题。

四、妊娠期常见症状及其处理

（1）消化系统症状：早期妊娠常见的反应有食欲不振、恶心、呕吐等。指导孕妇保持心情愉快，保证环境空气流通；饮食宜清淡，少吃多餐或餐后散步。如果症状严重且消瘦、乏力、少尿，则应及时到医院诊治。

（2）尿频、尿急：指导孕妇学会做缩肛运动，增强排尿控制能力；有尿意则及时排空膀胱，切勿以减少液体入量来缓解尿频。

（3）晕厥：妊娠早期平卧时突然坐起、下蹲后突然站起或长期站立易出现晕厥。指导孕妇动作要慢，出现症状时要及时坐下或躺下做深呼吸，这样有助于血液回流及避免跌倒受伤。注意避免突然改变体位。

（4）白带增多：阴道分泌物增多，如白带为黄色或凝乳样且外阴奇痒则是阴道炎，必须就医。

（5）便秘：宜增加纤维素及水分的摄入；适当参加运动和活动；养成定时排便习惯，必要时遵医嘱使用开塞露或缓泻剂。

（6）痔疮：预防措施是调节饮食，多吃蔬菜、水果，戒辛辣食物。痔疮在分娩后通常可缩小，如痔疮脱出，可行手法还纳。

（7）下肢及外阴静脉曲张及下肢水肿：指导孕妇避免过久站立，坐位或卧位时应抬高下肢，可做足背屈曲运动，穿弹性裤/袜。会阴水肿者可抬高臀部休息，如水肿明显且休息后不消退，应及时就医。

（8）下肢肌肉痉挛：痉挛发作时，应抬高下肢，将脚和足趾向上扳，使踝关节屈曲，腓肠肌被拉伸，可迅速减轻疼痛。平时可做局部按摩、热敷或活动下肢，均有助于血液循环。按医嘱补充钙剂 600～1 500 mg/d，增加室外活动等以提高血钙水平。

（9）腰背痛：主要的预防方法是保持正确的日常生活姿势，参见本章第八节"正常产褥期三、产后康复指导"。

（10）坐骨神经痛：疼痛严重时活动受限，走路跛行。治疗方法主要是卧床休息，补充 B 族维生素，产后压迫解除则疼痛随之消失。

（11）腹痛：①生理性腹痛，通过适当休息、使用托腹带等方法缓解。②病理性腹痛，应及时到医院留院观察、诊治。

（12）耻骨联合痛：指导孕妇应减少活动并指导活动的方法，多卧床休息，可使用腹带固定骨盆，产后症状会逐渐好转。

（13）仰卧位低血压综合征：应避免长时间仰卧，若出现低血压应迅速改变体位。

（14）皮肤潮红、瘙痒等：避免太阳暴晒，补充 B 族维生素，避免用碱性强、刺激性大的洗浴液和化妆品。

五、胎儿健康状况的评估

（一）胎儿心率的评估

胎儿心率的正常值为 110 ～ 160 次/分。

（二）胎动

妊娠 28 周以后胎动计数每 2 小时小于 10 次或减少 50% 提示胎儿可能存在缺氧，应立即就诊。

（三）电子胎心监护

1. 胎心率

电子胎心监护仪记录的胎心率（fetal heart rate，FHR）可有两种基本变化，即基线胎心率（baseline fetal heart rate，BFHR）及周期性胎心率（periodicity fetal heart rate，PFHR）。

（1）基线胎心率：指在无宫缩或无胎动时记录的胎心率，正常为 110 ～ 160 次/分。

（2）周期性胎心率：指与宫缩有关的胎心率变化，可分为三种类型。

A. 加速型：此结果表示胎儿情况理想。

B. 无变化型：出现此结果，需要了解孕妇进食情况，饥饿者嘱及时进食；刺激胎动；协助孕妇取左侧卧位；通知医生协助供氧。

C. 减速型、正弦波型：出现胎心减速或正弦波型时需要协助孕妇改变体位、报告医生，根据医嘱供氧或协助准备尽快结束妊娠。

2. 预测胎儿宫内储备能力的方法与结果解释

（1）无应激试验（non-stress test，NST）：用于产前监护。观察无宫缩时胎动和胎心率之间的关系，持续监护 20 ～ 40 分钟。

A. 正常 NST：胎心基线 110 ～ 160 次/分；基线中度变异，或基线缺失、微小变异持续时间小于 40 分钟；加速（32 周及以上者，40 分钟内 2 次及以上加速超过 15 次/分，持续 15 秒；小于 32 周者，40 分钟内 2 次及以上加速超过 10 次/分，持续 10 秒）；无减速或偶发变异减速，持续时间小于 30 秒。

B. 不典型 NST：胎心基线 100 ～ 110 次/分，或大于 160 次/分的时间小于 30 分钟；基线变异 5 次/分及以下，持续 40 ～ 80 分钟；加速（32 周及以上者，40 ～ 80 分钟内小于 2 次加速超过 15 次/分，持续 15 秒；小于 32 周者，40 ～ 80 分钟内小于 2 次加速超过 10 次/分，持续 10 秒）；变异减速持续 30 ～ 60 秒。

C. 异常 NST：胎心基线 <100 次/分，或大于 160 次/分的时间大于 30 分钟；基线变异 5 次/分及以下持续时间超过 80 分钟、基线变异 25 次/分及以上持续时间超过 10

分钟、正弦波；加速（32 周及以上者，80 分钟以上小于 2 次加速超过 15 次/分，持续 15 秒；小于 32 周者，80 分钟以上小于 2 次加速超过 10 次/分，持续 10 秒）；变异减速持续时间 60 秒及以上、晚期减速。

（2）催产素激惹实验（OCT）：用于产前监护及引产时对胎盘功能进行评价，了解胎儿的储备能力，预测胎儿能否耐受临产过程。

A. 阴性：没有晚期减速或重度变异减速。

B. 可疑：间断出现晚期减速或重度变异减速；宫缩过频；宫缩伴胎心减速大于 90 秒；出现无法解释的监护图形。

C. 阳性：大于 50% 的宫缩伴随晚期减速。

（3）产时胎心监护判读：采用三级判读系统。

A. Ⅰ类。须同时满足下列条件：①胎心基线 110 ～ 160 次/分；②基线中度变异；③无晚期减速及变异减速；④存在或缺少早期减速；⑤存在或缺乏加速。

B. Ⅱ类。Ⅰ类和Ⅲ类以外的电子胎心监护图形。

C. Ⅲ类。①胎心监护基线无变异并存在以下任何一种情况：复发性晚期减速/复发性变异减速/胎心过缓；②正弦波。

（四）彩色多普勒超声胎儿血流监测

（1）脐动脉血流指数大于各孕周第 95 百分位数或超过平均值 2 个标准差，预示胎儿缺氧。

（2）脐动脉舒张末期血流频谱消失或倒置，预示胎儿严重缺氧。

（3）脐动脉收缩期最大血流速度/舒张期血流速度比值降低，预示胎儿缺氧。

（4）脐静脉或静脉导管搏动、静脉导管血流 a 波反向，预示胎儿处于濒死状态。

相 关 链 接

胎儿生物物理评分见表 3-3。

表 3-3 胎儿生物物理评分

项目	2分（正常）	0分（异常）
无应激试验（20 分钟）	≥2 次胎动伴胎心加速，振幅≥15 次/分，持续时间≥15 秒	<2 次胎动，胎心加速，振幅＜15 次/分
胎儿呼吸运动（30 分钟）	≥1 次，持续时间≥30 秒	无或持续时间＜15 次/分
胎动（30 分钟）	≥3 次躯干和肢体活动	≤2 次躯干和肢体活动
肌张力	≥1 次躯干伸展后恢复到屈曲，手指摊开合拢	无活动，肢体完全伸展，伸展缓慢，部分恢复到屈曲
羊水量	最大羊水池垂直直径＞2 cm	无或最大羊水池垂直直径≤2 cm

六、高危妊娠的护理

高危妊娠指妊娠期有个人或社会不良因素及有某种并发症或合并症等可危害孕妇与胎儿或导致难产。

（一）护理评估

（1）一般病史：孕妇年龄大于35岁，身高小于1.5 m，骨、软产道畸形，有生殖器官手术史。

（2）孕产史：有围产儿死亡史，流产（人工流产）2次或2次以上，有早产史、剖宫产史。

（3）妊娠合并症：瘢痕子宫、糖尿病、甲状腺疾病、贫血、心脏病、肾脏病、肝脏病、血液病、母儿血型不合等。

（4）本次妊娠情况：如妊娠剧吐、胎位异常、多胎妊娠、妊娠期出血（流产、前置胎盘、胎盘早剥）、过期妊娠、先兆早产、羊水过多、羊水过少、妊娠高血压综合征、胎儿宫内发育迟缓、妊娠期手术、意外事件等。

（二）护理要点

（1）高危筛查：根据高危评分标准，于孕早期进行初筛，每次产检时进行复筛。

（2）早期妊娠（妊娠13周末之前）：注意有无内科疾病及胎儿发育异常，确定本次妊娠的高危程度及是否可以继续妊娠。

（3）中期妊娠（妊娠14～27周末）：注意监护胎儿宫内发育情况。

（4）晚期妊娠（妊娠28周至分娩前）：高危程度轻者可在门诊加强监护，指导孕妇注意孕期的保健和自测胎动；高危程度较重者须住院监护，做好对潜在危险的估计。

（5）注意休息：多卧床休息，多取左侧卧位。

（6）增加营养：高蛋白、高热量、高维生素饮食，补充足够的铁剂和钙剂，不挑食、偏食。

（7）综合治疗：对有妊娠合并症者应配合相应专科进行检查和治疗。

（8）适时终止妊娠：终止妊娠的时间取决于疾病威胁母体的严重程度、胎盘功能和胎儿成熟度。

（三）健康教育

（1）指导孕妇自数胎动。

（2）测量体重：根据孕前BMI指导孕妇制订体重增长计划，体重增长过速者需要进一步检查。

（3）出现以下情况应马上就诊：①持续头痛、眼花；②阴道流血、流水；③突然激烈腹痛；④发热超过38 ℃；⑤严重频繁呕吐；⑥面部、四肢严重浮肿；⑦胸闷、心跳加快、气促、嘴唇发绀；⑧妊娠28周以后胎动计数小于10次/2小时，或胎动频繁继而减弱及次数减少等。

七、高龄妊娠的护理

高龄孕妇指妊娠年龄大于 35 岁的女性。随着生活节奏加快、工作压力增大，不少人选择晚婚晚育。同时，由于"三孩"政策的实施，高龄孕妇包括超过 40 岁甚至 45 岁的超高龄孕妇已不再是少见现象。有研究结果表明，高龄孕妇不孕、死胎、胎儿畸形、妊娠期糖尿病和妊娠期高血压疾病等的发生率均明显升高。

（一）护理评估

（1）一般情况：年龄、职业、结婚年龄、家庭情况、营养状况、心理状态。

（2）孕产史：妊娠次数、有无人工流产或引产经历、此前的妊娠及分娩经历等。

（3）本次妊娠经过：受孕方式，有无先兆流产/早产、安胎治疗、服用特殊药物，是否存在妊娠合并症或并发症等。

（4）产前诊断：是否了解产前诊断方式及施行情况。

（5）既往史：有无高血压，有无心、肺、肝、肾以及内分泌疾病、血液疾病、结核病和其他传染病病史，并了解其治疗情况；了解有无手术史、食物或药物过敏史、输血史等。

（6）家族史：询问家族中有无高血压、糖尿病、双胎、结核病、遗传病等病史。

（二）护理要点

（1）全身情况：主要观察精神状态、营养情况，有无下肢水肿、静脉曲张，测身高、体重、血压。

（2）产科检查：①注意腹部的形态，测量腹围、宫高，有无瘢痕及瘢痕处有无压痛，子宫大小是否与妊娠月份相符；通过"四步触诊法"检查胎先露、胎方位。②听诊胎心音或定期进行电子胎心监护。③ B 超检查了解胎儿大小是否与孕周相符、有无发育畸形、胎盘位置及面积，以及瘢痕子宫者瘢痕处的连续性。

（三）健康教育

（1）体重控制：根据孕前 BMI 指导孕期体重控制，避免体重过重；指导孕妇每周测量空腹体重 1 次，观察体重增长情况。

（2）营养指导：饮食应多样化，保证热量、蛋白质、维生素、矿物质等的供给；强调膳食均衡，预防缺铁性贫血及缺钙等突出问题。

（3）运动指导：每周应有 3～5 天进行中等强度运动，可指导其选择散步、游泳、孕妇操、踩静力单车等，并指导孕妇进行盆底收缩运动。

（4）心理护理：高龄孕妇容易有产前或产后抑郁情绪，应当对孕妇及其家属进行疏导教育。

（5）常见合并症及并发症护理：①妊娠高血压疾病。高龄孕妇的慢性高血压及子痫前期发病率较适龄孕妇明显增高，需要指导其合理休息、补充钙剂、保持情绪稳定、自数胎动；出现头晕、头痛、眼花、耳鸣、持续腹痛等症状时应及时就诊；定期孕检。

②妊娠合并糖尿病。告知血糖控制的意义与标准；指导其糖尿病饮食方法，学会选择低糖、低热量的食物种类，鼓励其每餐后都进行适量运动；指导血糖监测的方法等。

八、分娩前的准备

（一）孕妇的准备

1．心理准备

帮助孕妇树立信心，指导其复习产前培训班学习过的分娩相关知识。

2．身体准备

（1）适当增加热量、蛋白质和必需氨基酸的摄入，以储备能量。

（2）若仍在上班，则应将预产期告诉单位，准备好交班，而且应减轻工作量，避免从事粗重的劳动。

（3）保证足够的睡眠。

3．环境准备

（1）产后将要居住的卧室最好通风良好、光线柔和。

（2）屋内设备应满足孕妇产后舒适的要求。

4．物品准备

分娩时所需的物品应于预产期前准备并用袋子装好备用，放在家属都知道的地方。

（1）准备分娩住院相关证件及资料。

（2）入院物品：根据产检医院的要求准备住院物品，如牙膏、牙刷、带吸管的杯子、毛巾、脸盆、卫生纸、梳子、平时服用的保养品、外套、防滑拖鞋、少量食物等。

（3）出院物品：视季节和天气情况准备孕妇产后及新生儿穿的衣服。

（二）家属的准备

家属尤其是丈夫对孕妇的理解和支持能够稳定孕妇的情绪。

（1）接近预产期，丈夫尽量不要外出，应多陪伴孕妇；若丈夫外出无法避免，应保持随时联系，并寻找适合的在外出期间处理分娩相关事宜的授权委托人。

（2）安排产后的家务，尤其是产后的饮食及陪护人员的安排。

（3）物资准备：如食品、衣服等。

（4）工作安排：了解允许请假的天数，预先做好工作安排。

（三）新生儿物品准备

（1）奶具：准备母乳喂养者，可购买2～3套奶瓶、储奶袋等；人工喂养者则需要7～8套奶瓶。此外，还有奶瓶刷、奶瓶消毒专用锅等。

（2）物品：人工喂养者需要准备冷、暖水瓶，婴儿配方奶粉，以及布尿布或纸尿裤等。

（3）衣物：新生儿宜选择颜色浅淡、质地柔软的棉布衣服，贴身衣服不要有硬物（如纽扣、拉链）；尽量避免选择套头的衣服。

（4）床及床上用品：小床、床垫、毯子、棉被或睡袋、枕头。

（5）日常用品：小毛巾、大毛巾、洗澡盆、沐浴露、润肤油、婴儿指甲剪、婴儿手推车等。

（6）保健品：电子体温计、吸鼻器（吸鼻涕用）、消毒棉签等。

（关桂梅）

第二节　妊娠合并症

一、妊娠期心脏病

妊娠期心脏病是威胁孕妇及胎儿健康的重要疾病，包括妊娠前就存在的心脏病如先天性心脏病和心脏瓣膜病变等，也包括妊娠期间发生的心脏病如围生期心肌病和妊娠期高血压疾病性心脏病等。妊娠 32～34 周、分娩期及产后 3 天内是全身血液循环变化最大、心脏负担最重的时期，极易诱发心力衰竭、肺动脉高压、围生期心肌病及严重心律失常，是妊娠期心脏病患者的主要死亡原因，只有早期识别并及时治疗才可能改善不良妊娠结局。常见不良妊娠结局包括孕产妇死亡、早产、胎儿缺氧或围产儿死亡。

（一）护理评估

（1）病史：详细询问有无心脏病病史，认真、全面地评估孕妇的产科病史及既往史，尤其是与心脏病有关的疾病史、相关检查、心功能状态和治疗经过，以及此次妊娠情况，包括有无诱发心力衰竭的潜在因素。

（2）症状：了解孕妇休息与活动后的感觉、状态、食欲、睡眠情况，评估有无心力衰竭的体征，如乏力、气短、心悸和水肿等。

（3）护理体查：观察呼吸频率，有无唇周发绀、颈静脉怒张及下肢浮肿。视诊心尖冲动区；触诊肝脏、脾脏；听诊心尖区、二尖瓣区有无病理性收缩期及舒张期杂音，并听诊心率、心律，肺部有无啰音。注意有无体液潴留，观察及检查产科情况。

（4）心功能分级：动态评估心功能，尤其要注意有诱发心力衰竭因素的孕妇，有无早期心力衰竭表现。

（5）辅助检查：X 线检查、超声心动图均可提示心脏有无器质性病变，心电图检查可显示有无异常心电图波形。

（6）心理—社会支持状况：随着妊娠周数的增加，孕妇心脏的负担逐渐加重，由于孕妇及其家属缺乏相关的专业知识，孕妇会对分娩、产后及胎儿的安危感到紧张或焦虑。

（二）护理要点

1. 妊娠期

（1）一般护理：①休息与活动。每天至少有 10 小时睡眠时间且中午宜休息 2 小时，宜取左侧卧位或半卧位。根据心功能状况适度活动，避免过度劳累及情绪激动。②饮食与营养。高蛋白，高维生素，低脂肪，低盐及富含钙、铁食物饮食，预防贫血、便秘。自妊娠 16 周起，食盐摄入量每天少于 5 g。孕期体重增加不应超过 10 kg。

（2）病情观察：①动态监测心功能，及时发现早期心力衰竭及产科并发症，如心力衰竭、亚急性感染性心内膜炎、缺氧和发绀、静脉栓塞和肺栓塞、胎儿生长受限、胎儿窘迫。②预防与治疗诱发心力衰竭的各种因素，如贫血、心律失常、妊娠期高血压疾病、各种感染等。保持外阴清洁，加强保暖。③必要时持续监测心率、心律、呼吸、血压、血氧饱和度等。④使用输液泵严格控制输液速度。⑤积极防治诱发心力衰竭的各种因素，如贫血、心律失常、B 族维生素缺乏、妊娠高血压综合征、各种感染尤其是上呼吸道感染等。防止便秘，必要时给予缓泻剂。

（3）心理—社会支持：①患心脏病易使孕妇及其家属感到焦虑，耐心听孕妇倾诉，详细解答疑问。②教育孕妇及其家属日常保健的知识及配合治疗，鼓励家属多给予孕妇关爱及支持。

2. 分娩期

（1）病情观察：①进行心电监护，了解其症状，注意心功能变化。②注意观察产程进展，定时听胎心。③对用强心药者，观察其药物反应。

（2）第一产程护理：①协助产妇少量多餐饮食。②卧床休息，侧卧位。③指导减轻宫缩痛的技巧，适当给予安定、杜冷丁镇痛。④严密观察血压、脉搏、呼吸、心率，若发现早期心力衰竭，予半卧位，遵医嘱高浓度面罩给氧，并给西地兰 0.4 mg 加 50% 葡萄糖 20 mL，缓慢静脉注射。⑤如产程进展受阻、胎儿窘迫或心功能不全而进一步恶化，报告医师，并遵医嘱做好剖宫产术前准备。

（3）第二产程护理：宫口开全，指导产妇呼吸技巧，在宫缩间歇时充分放松，避免屏气用力，必要时配合医师行钳产术或胎头吸引术以缩短产程，同时做好抢救新生儿的准备。

（4）第三产程护理：①防止心脏负担加重。胎儿娩出后，立即在产妇腹部放置 1 ～ 2 kg 沙袋并持续 24 小时。②保证休息。遵医嘱给予产妇皮下注射吗啡 5 ～ 10 mg。③预防产后出血。按摩子宫，并遵医嘱注射缩宫素 10 ～ 20 U，禁用麦角新碱，以防静脉压升高。④若需要输血、输液时，应严格控制输注速度，并严密观察患者的生命体征，随时评估心脏功能。

（5）心理护理：陪伴产妇，随时与产妇交流，使之情绪平稳，配合医护工作。

3. 产褥期

（1）一般护理：产后 24 小时内卧床休息，指导合理饮食及协助生活护理，便秘者可用缓泻剂。

（2）病情观察：严密观察产妇心率、脉搏、呼吸的变化及心功能状态，尤其是产后 72 小时内，及早发现心力衰竭的症状。

（3）心理护理与分娩期相同。

（三）健康教育

（1）指导孕前咨询是否适宜妊娠；对不宜妊娠者，指导其采取有效的避孕措施。

（2）孕期：①对不宜妊娠的心脏病孕妇，劝导其在孕 12 周前行人工流产。②定期产前检查，一般孕 20 周前每 2 周 1 次，孕 20 周后尤其是 32 周以后，产前检查应每周 1 次。孕期顺利者，在孕 36～38 周住院待产。

（3）产褥期：产后 3 天内，尤其是 24 小时内仍是发生心力衰竭的危险时期，产妇须充分休息并密切监护。

1）指导喂养方式：指导心功能Ⅰ、Ⅱ级产妇哺乳，但避免劳累。告诫心功能Ⅲ级或以上者不宜哺乳，及时回奶，并给予相应指导及人工喂养指导。

2）指导生育保健：告知不宜再妊娠且心功能良好者于产后 1 周行绝育手术；若发生心力衰竭，待控制后才可行手术。未做绝育手术者应严格避孕。

3）建议出院后根据情况前往心内科就诊及随诊。

4）告知产妇注意休息，加强产褥期卫生保健，加强营养，预防感染，定期随访，及时对症治疗。

相 关 链 接

1．纽约心脏病协会心功能分级

（1）心功能Ⅰ级：日常体力活动不受限，心脏代偿能力良好。

（2）心功能Ⅱ级：日常体力活动轻微受限，属轻度心力衰竭。

（3）心功能Ⅲ级：日常体力活动明显受限，轻微活动即可出现胸闷、气短或心绞痛，属中度心力衰竭。

（4）心功能Ⅳ级：静息状态下心力衰竭症状仍不能缓解，属重度心力衰竭。

2．心功能分级与活动指导

（1）心功能Ⅰ级：一般体力活不受限制。

（2）心功能Ⅱ级：一般体力活动略受限制，日常劳动后有疲劳、心跳加快、气短或胸闷等不适，休息后恢复如常。应多卧床休息，限制一般的体力活动，避免比较强的活动。

（3）心功能Ⅲ级：一般体力活动显著受到限制，日常一般体力活动即有疲劳、心跳加快、气短或心绞痛等不适，休息时无症状。应卧床休息，严格限制一般的体力活动。

（4）心功能Ⅳ级：休息时即有心力衰竭的症状，任何轻微体力活动即可致不适或不适加重。应绝对卧床休息。

（胡丽君）

二、妊娠合并肝脏疾病

妊娠期间的肝脏疾病主要包括两种情况：一是指与妊娠直接相关的肝病，如妊娠剧吐、子痫前期、子痫、HELLP 综合征（hemolysis, elevated liver enzymes, and low platelets syndrome，HELLP syndrome）造成的肝损害、妊娠期肝内胆汁淤积症及妊娠期急性脂肪肝等；二是指肝脏疾病与妊娠同时或先后发生，与妊娠无直接关系，称为妊娠合并肝脏疾病，如妊娠合并病毒性肝炎、妊娠合并酒精性肝病及妊娠合并肝硬化。

（一）妊娠合并病毒性肝炎

病毒性肝炎是指由多种病毒引起的、以肝脏病变为主的传染性疾病，致病病毒包括甲型、乙型、丙型、丁型、戊型五种肝炎病毒。近年又发现了庚型肝炎病毒和输血传播病毒，但这两种病毒的致病性尚未明确。妊娠合并病毒性肝炎的发病率为 0.8% ～ 17.8%，我国是乙型肝炎的高发国家，妊娠合并重型肝炎是我国孕产妇死亡的主要原因之一。

1. 护理评估

（1）病史：评估有无进食未煮熟的海产品，尤其是贝壳类食物等，或饮用受污染的水和食用其他不洁食物史，有助于甲型、戊型肝炎的诊断；有无不洁注射史、手术史及输血和血制品史、肝炎患者密切接触史，有助于乙型、丙型、丁型肝炎的诊断。

（2）身体状况。

A. 腹部情况：①视诊。腹部有无膨隆，腹围有无异常。②触诊。有无触及肝、脾大，有无伴肝区叩击痛。

B. 全身情况：评估患者有无食欲减退、厌油、恶心、呕吐、腹胀、肝区痛、乏力、畏寒、发热等全身症状和消化系统症状，皮肤、巩膜有无黄染，尿色是否深黄。

（3）心理—社会支持状况

A. 认知程度：评估患者及其家属对疾病本身、治疗方案、疾病预后及产后治疗的了解和掌握程度。

B. 心理承受能力：评估患者及其家属对疾病本身及疾病预后所产生的恐惧、焦虑程度和心理承受能力。

C. 社会支持状况：评估家属对患者的关心程度、支持力度，家庭对患者治疗的经济承受能力，以及社会和医疗保障系统支持程度。

2. 护理要点

（1）心理护理。护士应尊重患者，为患者创造整洁舒适的环境，提供一切便利条件，同时给予心理支持以满足患者基本所需。耐心、细致地做好解释工作，消除、降低患者的负性情绪，帮助患者树立战胜疾病的信心，鼓励患者表达其害怕及担心的事项，耐心、细致地解释患者提出的问题。以通俗易懂的语言，结合患者的情况，深入浅出地讲解治疗疾病的相关知识。鼓励患者和其家属共同面对疾病。

（2）妊娠期护理。

A. 休息与活动：保证每天 8 ～ 10 小时的睡眠时间，宜取左侧卧位。

B. 饮食护理：优质蛋白、高维生素、高热量、低脂肪食物饮食。注意补充各种维生素及微量元素。

C. 协助检查：按医嘱抽血检查肝功能、纤维蛋白原及凝血酶原时间，进行血清病原学检测，并行 B 超检查了解肝脏大小及肝实质变化。

D. 病情观察：①妊娠早期观察早孕反应程度，妊娠中、晚期注意血压变化情况，定期产前检查，加强孕期监护。②观察孕妇有无厌油、恶心、腹胀、肝区疼痛、乏力、皮肤及巩膜黄染、尿色深黄等现象。③对妊娠合并重症肝炎者，应严密监测生命体征，准确记录 24 小时的出入量。严密观察并及时发现其性格改变、行为异常、扑翼样震颤等肝性脑病前驱症状。及时发现凝血机制障碍或弥散性血管内凝血（disseminated intravascular coagulation，DIC）发生的迹象，预防 DIC 及肝肾综合征。

E. 用药护理：合理应用护肝药，避免应用对肝脏有损害的药物。按医嘱正确地应用抗生素、肝素、维生素 K_1 等。按医嘱正确输注血液制品。

（3）分娩期护理。

A. 病情观察：密切观察产程进展，持续电子监测胎儿宫内情况，正确处理产程，减少孕妇体力的消耗。必要时应用缩宫素或给予阴道助产，观察出血倾向，防止出血。遵医嘱抽血监测凝血功能，密切观察产妇有无口鼻皮肤黏膜出血倾向。

B. 隔离护理：将患者安置在隔离病房。产妇用过的医疗用品均用消毒液浸泡后按相关规定处理，被污染的衣物及用品及时消毒处理。产时严格消毒，新生儿娩出常规处理后即应用消毒液沐浴。

C. 用药护理：按医嘱正确应用肝素，补充新鲜血及抗凝血酶。按医嘱应用肝功能损害小的抗生素。

D. 心理护理：主动热情护理，消除产妇孤独、自卑和恐惧的心理。

（4）产褥期护理。

A. 休息与活动：卧床休息，保证足够的休息，避免劳累。

B. 病情观察：产后每 30 分钟观察子宫收缩和阴道出血情况，观察 2 小时；情况稳定后改为 1 小时观察 1 次，再观察 4 小时；稳定后再改为每班 1 次。每天会阴擦洗、消毒 2 次，保持会阴清洁。仅 HBsAg 阳性者，其新生儿经过被动免疫后建议母乳喂养；母血 HBsAg、HBeAg 及抗－HBc 3 项阳性或后 2 项阳性的产妇均不宜哺乳。

C. 用药护理：按医嘱应用肝功能损害小的抗生素和护肝药。新生儿娩出后 24 小时内按医嘱注射乙肝疫苗和高效价乙肝免疫球蛋白。

D. 隔离护理：将患者安置在单人房或床边隔离。被污染的衣物、用品及时消毒处理。新生儿隔离护理。

（二）妊娠合并急性脂肪肝

妊娠合并急性脂肪肝（acute fatty liver of pregnancy，AFLP）是发生于妊娠后期的一种以明显的消化道症状、肝功能异常和凝血功能障碍为主要特征，导致急性脂肪肝衰竭的危重疾病。该病多见于初次妊娠和妊娠期高血压疾病孕妇，发病率低，约为1/10 000。其起病急、病情重、进展快，严重危及母体及胎儿生命。

1．**护理评估**

（1）病史。

A．既往史：分娩的次数、初次生育的年龄、分娩方式、胎儿的大小；有无肝病史；妊娠期间肝功能情况；药物使用情况及有无过敏史。

B．现病史：了解此次妊娠经过，孕妇目前的临床症状、肝功能情况、是否应用某种药物。

（2）身体状况。

A．症状与体征：妊娠晚期是否出现不明原因的恶心、呕吐、上腹痛等症状，是否出现黄疸而不伴皮肤瘙痒等症状。

B．营养：询问孕妇的饮食习惯与嗜好，饮食量和种类；测量孕妇体重。

C．专科情况：测量宫高、腹围，观察胎心、胎动等情况。

D．其他：评估自理能力或日常活动能力、有无压疮、跌倒/坠床高危因素；评估孕妇有无泌尿系统感染、呼吸道感染、深静脉血栓等风险。

（3）心理—社会支持状况。评估孕妇对急性脂肪肝的认知程度、相关知识的掌握程度，对检查及治疗的配合情况；评估是否因担心母婴安全而产生焦虑、抑郁、恐惧的心理；评估社会及家庭支持系统是否完善等；了解急性脂肪肝对孕妇生活的影响。

2．**护理要点**

（1）妊娠期。

A．一般护理：同本章第一节"妊娠期的护理"。

B．病情观察：①严密监测生命体征，持续心电监护，准确记录出入量，观察神志及瞳孔的变化以了解有无肝性脑病先兆。②注意观察有无口渴、喜冷饮、上腹痛、尿色加深、巩膜或皮肤黄染等症状。③注意观察有无头晕、头痛、视物模糊等症状，警惕子痫的发生。④观察有无心慌、出冷汗等低血糖症状，随时监测血糖情况。⑤密切观察体重变化，体重骤增时及时通知医生。⑥警惕出血、肝肾综合征、胸腔积液、脑水肿、感染及多器官功能衰竭的发生，密切监测，做好抢救准备。

C．用药护理：①遵医嘱给予成分输血（如输入红细胞、血小板、血清蛋白等）。输血严格执行输血查对制度，密切观察输血反应，及时做出相应处理。②遵医嘱给予护肝治疗，如给予维生素C、氨基酸等。输注过程中注意控制输液速度，观察有无输液反应，若发生及时给予处理。

D．专科指导：①急性脂肪肝可导致胎儿宫内窘迫或死亡，应预防胎死宫内。注意听胎心，监听频率每天不少于10次，白天每间隔2小时监听1次，夜间每3小时监听1次，必要时每天进行胎心监护。②严密观察孕妇胎动情况，教会其自数胎动的方法，发现异常及时报告医生。③遵医嘱及时进行B超检查，对出现异常情况的孕妇及时终止妊娠。

E．并发症护理观察：①死胎。严密监测胎儿宫内情况，注意观察胎心、胎动情况。②早产。密切观察先兆早产征象，一经发现及时给予处理。

F．心理护理：孕妇患病后会产生紧张心理，并且因担心胎儿的健康可能会产生抑郁心理。护士要正确安慰孕妇，对孕妇进行有效的心理疏导，使其放松心情，配合治疗。如果情况许可，将孕妇安置于单间内，由其家属陪同，以缓解其焦虑、紧张的情绪。

G. 健康教育：①饮食控制。以高碳水化合物、高维生素、低蛋白的清淡易消化的饮食为主，禁食动物脂肪、骨髓、黄油、内脏等。葡萄糖除能供给热量、减少蛋白质分解外，还能促进氨合成谷氨酰胺，以降低血氨，防止肝性脑病的发生，因此，可适当补充葡萄糖。出现腹腔积液者要限制钠盐和水的摄入。保证大便通畅，减少肠内有毒物质，可给予植物蛋白饮食、高维生素饮食，既有利于氨的排除，也有利于排便。②卧床休息。绝对卧床休息，保持病房安静，各种治疗、操作尽量集中执行，动作应轻柔、熟练，保证孕妇充分的休息。保持各种管道通畅。双下肢水肿者应抬高双下肢。③卫生指导。保持床单元清洁干燥、平整，衣着宽松舒适，保持皮肤清洁卫生。定时翻身，改善受压部位的血液循环。尤其是有水肿的孕妇，应防止水肿部位受压而破损，引起压疮。黄疸者因胆盐沉积出现皮肤瘙痒时，可用温水擦浴并涂抹止痒药物，防止抓伤引起感染。

（2）分娩期。

A. 一般护理：①提供舒适、安静、温馨、安全的分娩环境，给予孕妇精神上的支持和安慰。②宫缩间歇期，鼓励孕妇少量多次进食易消化的半流质饮食，并注意摄入足够的水分。水分不足者遵医嘱给予静脉补液。③鼓励孕妇每 2～4 小时排尿 1 次，避免因膀胱充盈阻碍胎头下降。排尿困难者，必要时予以导尿。④协助孕妇更衣，保持清洁卫生，增强舒适感。

B. 病情观察：①持续吸氧、心电监护，注意孕妇生命体征及神志改变。②加强电子胎心监护，若有异常情况，及时通知医生。③注意孕妇自觉症状，若有左上腹疼痛等不适，立即通知医生做好抢救准备。

C. 心理护理：加强心理护理，避免紧张。

D. 术前护理。

a. 配合术前检查：协助做好血常规、尿常规、肝功能、肾功能、血型、出凝血常规、B超等各项检查。

b. 术前准备：①遵医嘱配血。②肠道准备。术前 8 小时禁食、禁饮，以避免手术中因牵拉内脏引起恶心、呕吐反应导致误吸。③留置导尿管，保持引流通畅，避免术中伤及膀胱、术后尿潴留等。

（3）产褥期。

A. 一般护理。

a. 密切观察产妇生命体征，发现异常及时处理。

b. 术后加强尿管护理：保持会阴部清洁干燥，行会阴擦洗每日 2 次，预防尿路感染。注意观察尿量及尿液的性质、有无感染迹象。

c. 出血观察：①产后 2 小时内每 30 分钟按摩 1 次宫底，观察宫缩情况及阴道出血的性质和量，2 小时后，每小时观察 1 次子宫收缩和阴道出血情况。用称重法计算出血量。②观察手术切口渗血、渗液情况。③观察皮肤黏膜有无瘀点、瘀斑；观察采血部位和针眼处有无渗血，尽量选择静脉留置针，以减少穿刺次数，做好静脉维护。④密切观察有无血压下降、肠鸣音亢进等情况，若出现心悸、头晕、脉搏细速、面色苍白等，应警惕消化道出血。

d. 人工肝支持治疗。严密监测生命体征、血氧饱和度，做好循环管路、人工肝支持系统治疗运行参数、不良反应的观察。血浆置换时观察有无过敏反应、低血压、出血倾向、低钙血症、低钾血症。血液灌流时需要警惕栓塞并发症及血小板减少的发生。治疗过程中做好血管通道的护理，防止导管脱出。

e. 专科指导。注意观察乳房情况，做好乳房护理。AFLP 产妇不宜母乳喂养。视乳汁分泌程度口服炒麦芽或外敷芒硝回奶，避免使用有致肝脏损伤的药物。

B. 并发症护理。

a. 肝性脑病：密切注意产妇的精神意识状态，重视产妇的主诉；注意与产妇的交流与沟通技巧；注意观察产妇有无腹胀。若产妇出现精神萎靡、嗜睡或兴奋、血压偏低等，应警惕肝性脑病的发生。保持大便通畅，可预防肝性脑病。

b. 感染：遵医嘱早期禁食，纠正贫血，改善凝血功能。预防感染。

c. 肝肾综合征：准确记录 24 小时出入量，观察肾功能，血容量补足后若仍少尿，遵医嘱给予利尿剂；无效者提示可能发生急性肾功能衰竭，应尽早采取血液透析。

3. 健康教育

（1）饮食：遵医嘱早期禁食，恢复期逐渐给予低脂肪、低蛋白、高维生素、高碳水化合物的饮食，保证足够的热量，逐渐增加饮食中蛋白质含量，且由植物蛋白向动物蛋白逐渐过渡。

（2）运动：注意休息，适当运动。

（3）出院指导：①宜进食清淡易消化且富含营养的食物，食物中应有足够蔬菜、水果、谷类，多喝汤类，少食多餐，以每日 4 ～ 5 餐为宜。②注意休息，避免劳累，产后不宜哺乳，保证充足的睡眠。③定期随访肝功能。若再次妊娠仍有一定的复发倾向。④合并有代谢性疾病、内分泌疾病、消化性疾病的应积极治疗原发病。⑤保持外阴清洁及个人卫生，勤换内衣裤，产后可进行沐浴、刷牙。⑥保持心情愉快，指导产妇心理调适，保持乐观，情绪稳定。⑦产后 42 天禁止性生活。再次妊娠仍有发生 AFLP 的可能，指导产妇选择合适的避孕方式，产后不宜用避孕药；正常产后 3 个月，可以选择宫内节育器避孕。⑧指导产妇将孕期保健手册交属地保健机构，产后 42 天产妇及婴儿应返院进行产后复查。⑨指导产妇在产褥期若有异常，应及时到医院检查。

（三）HELLP 综合征

HELLP 综合征是以溶血（hemolysis，H）、肝细胞酶升高（elevated liver enzymes，EL）和血小板减少（low platelets，LP）为主要临床表现的综合征，可分为完全型和部分型两类，是妊娠期高血压疾病的严重并发症，常危及母儿生命。约70% 的 HELLP 综合征发生在妊娠期，30% 的发生在产后，自产后数小时至产后 6 天均有可能发生，大多数在产后 48 小时内出现。据报道，重度妊娠期高血压疾病产妇其 HELLP 综合征的发病率在国内为 2.7%，国外为 4% ～ 16%。多产、年龄大于 25 岁和既往不良妊娠史为高危因素。

1. **护理评估**

（1）病史：同本章第三节"妊娠并发症的护理"中的"三、妊娠期高血压疾病"相关内容。

（2）身体状况。

A. 症状与体征：①孕产妇主诉头痛、头晕，提示可能血压过高；主诉右上腹疼痛、颈肩部呈放射性疼痛、胸闷、恶心、呕吐，提示可能出现血小板减少引起的肝破裂或肝包膜下出血，应引起足够的重视。②评估心率、血压、呼吸情况。③评估尿液的性质和量。④了解血常规、血小板、转氨酶检验结果。⑤评估孕产妇的皮肤黏膜情况及水肿程度。

B. 专科情况：测量宫高、腹围，监测胎心、胎动。

C. 其他：评估孕产妇自理能力或日常活动能力，评估有无压疮、跌倒/坠床高危因素。

2. **护理要点**

（1）一般护理：按妊娠期高血压疾病护理。

（2）病情观察。

A. 出血：①观察辅助检查结果的变化，尤其是血小板数量的变化，HELLP 综合征的孕产妇在产后 1～2 天血小板数量往往会降至最低。②孕产妇皮肤黏膜出现瘀点、瘀斑时，应注意皮肤清洁，剪短指甲，避免挠抓，忌用酒精和热水擦洗；养成良好的卫生习惯，注意不要抠鼻孔；刷牙时姿势要正确，不要用硬毛刷用力刷；饭前饭后漱口，防止口唇干燥。③产后应密切观察阴道出血情况，其他部位皮肤黏膜有无出血；注意观察有无血尿。④输血时要严格核对，输注过程中要密切观察有无输血反应。⑤注意孕产妇有无头痛等不适，防止颅内出血。

B. 溶血和肝酶升高：卧床休息，减少氧耗，减轻肝脏负荷，增加肝脏的血流量，有利于肝细胞恢复。

（3）用药护理：肾上腺皮质激素的使用。作用：可使血小板计数、肝酶、肝功能等各项参数得到改善，使尿量增加，平均动脉压下降，并可促进胎儿肺成熟。不良反应：较大剂量易引起糖尿病、消化道溃疡，对下丘脑 - 垂体 - 肾上腺轴抑制作用较强；并发感染为主要的不良反应。

（4）专科指导：指导母乳喂养及新生儿抚触，做好乳房护理。详见第九章"产科护理技术"相关内容。

（5）并发症护理：①DIC。密切观察病情变化，及时进行必要的血、尿化验及特殊检查，发现异常及时请示医师。②产褥期感染。注意体温变化；必要时遵医嘱应用抗生素；保持外阴清洁、干燥，勤换会阴垫，每日擦洗会阴 2 次，防止产褥期感染。

（6）心理护理：HELLP 综合征发病急、病情重，孕产妇由于对疾病不了解常表现出焦虑、无助、紧张不安，此时医护人员应详细向其讲解疾病的相关知识、病情、检查结果、治疗进展及疾病的发展与转归，并讲明积极治疗的重要性，消除其顾虑，使其积极配合治疗。在护理的过程中要做到冷静娴熟、有条不紊，关心体贴孕产妇，消除孕产妇的紧张情绪，使其树立战胜疾病的信心。

3. 健康教育

（1）饮食：给予高蛋白、高维生素、高热量、低盐饮食。若孕产妇出现恶心、呕吐、食欲缺乏，应鼓励其少食多餐，必要时给予静脉营养。有水肿的孕产妇要限制盐的摄入。

（2）休息与活动：妊娠期以卧床休息为主，可如厕，尽量减少活动，防止自发性出血。产褥期不宜过早下地活动。卧床时穿弹力袜及做踝泵运动，以防血栓的发生。

（3）疾病相关知识宣教：告知孕产妇及其家属若孕产妇出现头痛、眼花、胸闷、气急、恶心、呕吐、右上腹或上腹部疼痛等症状，应及时与医护人员联系。

（4）出院指导：①指导孕产妇出院后定期门诊复查，复查项目包括测血压，肝肾功能的检查等。②饮食和睡眠。指导孕产妇保持良好情绪及足够的休息，选择富含蛋白质、维生素及微量元素的食物，如豆类、新鲜蔬菜等，预防便秘的发生。③皮肤护理指导。剪短指甲，防止擦伤、抓伤、碰伤，保持皮肤清洁。④会阴护理指导。每日清洗会阴，保持会阴部清洁，预防感染。⑤血压监测指导。产后 6 周血压仍未恢复正常者，应于产后 12 周再次复查血压，排除慢性高血压。⑥采取有效的避孕措施。告知再次妊娠的不良结局，再次妊娠发生先兆子痫、子痫的概率为 42%～43%，出现 HELLP 综合征的概率为 19%～27%，发生早产的概率为 61%，还有胎儿宫内生长受限（fetal growth restriction，FGR）、胎盘早剥和死胎等风险。若再次怀孕应定期产前检查，早期诊断、早期治疗。

（5）延续护理：建立随访登记本，定时进行电话随访。随访过程中，关注孕产妇的血压、皮肤、阴道出血情况，血常规、肝功能、尿常规等相关检查结果，指导其保证充足的睡眠与休息，若有头痛、头晕等不适，及时就诊。

（胡丽君）

三、妊娠合并糖尿病

妊娠合并糖尿病包括两种情况，一种是妊娠前已有糖尿病的患者妊娠，称为孕前糖尿病（pregestational diabetes mellitus，PGDM）；另一种是妊娠后首次发生的糖尿病，称为妊娠期糖尿病（gestational diabetes mellitus，GDM）。

（一）护理评估

（1）病史：了解月经史、孕产史及有无不良孕产史。尤其注意有无以下高危因素：年龄大于 35 岁、肥胖（孕前 BMI >30 kg/m^2）、糖尿病家族史、多囊卵巢综合征、黑棘皮病、使用糖皮质激素、既往 GDM 病史或巨大儿分娩史。

（2）症状：了解孕妇有无糖尿病症状，分娩期、产褥期观察有无低血糖症状、酮症酸中毒症状。

（3）护理体查：测量孕妇生命体征、体重，进行腹部触诊、听诊胎心音。注意有无发生糖尿病并发症，如妊娠期高血压疾病、羊水过多、感染和胎儿窘迫等。

（4）心理—社会支持状况：了解孕妇心理状态。多数孕妇担心妊娠合并糖尿病影响胎儿发育，担心糖尿病遗传给胎儿。

（二）护理要点

（1）一般护理：注意保持个人口腔、皮肤的卫生，避免皮肤破损，预防感染。

（2）饮食护理：饮食控制十分重要，原则是保证母儿必需的营养，维持血糖的正常水平，预防酮症，保证孕期正常的体重增长（控制理想体重增长范围：10.0 ~ 12.5 kg）；同时，遵医嘱补充钙剂、叶酸、铁剂。

（3）运动指导：每餐餐后30分钟进行低至中等强度的有氧运动，运动时长可自10分钟开始，逐步延长至30分钟。

（4）血糖监测：指导孕妇正确控制血糖，达到妊娠期血糖控制标准，即孕妇无明显饥饿感，空腹和三餐前30分钟血糖为3.3 ~ 5.3 mmol/L，餐后2小时和夜间血糖为4.4 ~ 6.7 mmol/L，全天无低血糖表现。

（5）其他监测：注意观察胎心率、皮肤情况，重视孕妇主诉。

（6）心理护理：教育孕妇及其家属相关的知识、技能，使孕妇保持情绪稳定，参与、配合病情监测及治疗。

（三）健康教育

（1）妊娠咨询指导：①对于糖尿病妇女是否适宜妊娠及何时妊娠的问题，应指导其在产前咨询内分泌科和产科医生。②对不宜妊娠者，建议用避孕套避孕；若已受孕，劝导其尽早终止妊娠。③对于器质性病变较轻者，指导其控制血糖水平在正常范围后再妊娠。④适宜并且已妊娠者，强调控制血糖的重要性。

（2）妊娠期监护指导：妊娠期除常规产检外，应对孕妇进行严密监护。①血糖监测。根据微量血糖的结果制订个体化生活方式干预和优化药物干预方案。②肾功能监测及眼底检查。每次产检应做尿常规监测尿酮体和尿蛋白。每月1次肾功能检测及眼底检查，预防并发症的发生。③定期胎心监护。自妊娠32周开始，每周1次胎心监护，36周后每周2次，以了解胎儿宫内活动能力，并教会孕妇自测胎动方法。

（3）疾病相关知识教育：对孕妇进行与疾病相关的知识的教育，教育孕妇掌握通过饮食、运动控制血糖的方法。

（4）产后复查指导：产后6 ~ 12周需要做口服葡萄糖耐量试验（oral glucose tolerance test，OGTT）。若确诊为2型糖尿病，应在内分泌科医生的指导下进行治疗；若血糖正常，每3年检测血糖1次。

相 关 链 接

1. 妊娠期糖尿病检查方法

（1）空腹血糖测定（fasting plasma glucose，FPG）：空腹血糖≥5.1 mmol/L，可诊断为GDM；空腹血糖≥7.0 mmol/L，可诊断为PGDM。

（2）口服葡萄糖耐量试验（OGTT）：常在妊娠24 ~ 28周进行。75 g葡萄糖粉溶于300 mL水中，5分钟内服完，分别抽取孕妇服糖前及服糖后1小时、2小时的静脉血，测定血糖水平。（表3-4）

表 3 - 4 口服葡萄糖耐量试验

单位：mmol/L

空腹血糖	1 小时血糖	2 小时血糖	
≥5.1	≥10.0	≥8.5	任何 1 项达到或超过即可诊断为 GDM
≥7.0	—	≥11.1	任何 1 项达到或超过即可诊断为 PGDM
糖化血红蛋白（HbA1c）≥6.5%，随机血糖≥11.1 mmol/L + 症状也可诊断为 PGDM			

2. OGTT 的注意事项

（1）从试验前 3 日开始，连续 3 天正常饮食。

（2）为保证 OGTT 结果的可靠性，测定前应禁食至少 8 小时。

（3）试验期间，不吸烟、禁饮食，静坐等候。

（4）伴有典型的高血糖症状或高血糖危象，同时，随机血糖≥11.1mmol/L 者，便可诊断为 PGDM，无须再做 OGTT，以免引起葡萄糖不良反应所致的危险。

（胡丽君）

四、妊娠合并甲状腺疾病

妊娠期甲状腺疾病包括妊娠合并甲状腺功能亢进症（简称"甲亢"）、妊娠合并甲状腺功能减退症（简称"甲减"）、产后甲状腺炎等。母体的甲状腺疾病会引起母婴多种并发症及不良妊娠结局，如流产、早产、低体重儿、死胎、子痫前期、胎盘早剥等。

（一）妊娠合并甲状腺功能亢进

甲状腺功能亢进症（hyperthyroidism）是由各种原因引起甲状腺激素异常增多，而出现以全身代谢亢进为主要特征的疾病的总称，分为原发性、继发性和高功能性腺瘤三类。

1. 护理评估

（1）病史：询问孕妇的发病情况及病程长短。了解其是否患有结节性甲状腺肿、甲状腺腺瘤或其他自身免疫性疾病，有无甲状腺疾病的用药史或手术史等，近期有无感染、劳累、创伤或精神刺激等应激因素，有无甲亢家族史。

（2）身体情况。

A. 全身情况：评估孕妇有无精神神经系统疾病、心血管系统疾病、高代谢、内分泌紊乱等症候群。

B. 生命体征：评估孕妇是否有脉快而有力的症状。孕妇脉率通常在 100 次/分以上，休息和睡眠时也不例外。由于收缩压升高，导致脉压差增大。这两个典型临床表现是作为判断病情程度和治疗效果的重要标志。

（3）心理—社会支持状况：了解孕妇有无情绪不稳、易激动，以及由此带来的人际关系恶化；有无疾病造成的自我形象紊乱。

2．护理要点

（1）警惕甲亢危象：孕妇表现为高热（体温＞39 ℃）、心率大于140次/分，可伴心律失常、心力衰竭、大汗淋漓，继而出现闭汗、极度烦躁、谵妄、昏迷、呕吐、腹泻、黄疸。具备以上3项指标即可诊断。密切观察孕妇的生命体征及病情变化，及时发现危象征兆，迅速通知医生，积极处理是防治危象的有力措施。治疗措施包括吸氧、降温、输液、激素使用、镇静、降压，有心力衰竭者加用洋地黄制剂。同时，须密切监测胎儿宫内情况，注意胎心率，必要时予电子胎心监护。

（2）饮食护理：给予高热量、高蛋白、高维生素、清淡、易消化的饮食，少食多餐，满足机体高代谢的需要；同时，应注意休息，避免体力消耗过多，出现疲劳现象，从而改善机体高代谢综合征。

3．健康教育

（1）教育孕妇保持心情愉快，学会减压、放松，寻找正确的情绪发泄途径。

（2）孕妇易有焦虑情绪，护士应教其放松的方法，缓解孕妇焦虑情绪；同时应理解甲亢孕妇情绪激动的表现，对精神过度紧张或失眠者，适当应用镇静或催眠药物。

（二）妊娠合并甲状腺功能减退

甲状腺功能减退症（hypothyroidism）是由于甲状腺激素合成或分泌减少或组织利用不足导致的全身代谢减低综合征。妊娠合并甲状腺功能减退症是指发生在妊娠期间的甲状腺功能减退症。其诊断标准：血清促甲状腺激素（thyroid stimulating hormone，TSH）大于妊娠期参考值上限（第97.5百分位数），血清游离甲状腺素 T_4（FT_4）小于妊娠期参考值下限（第2.5百分位数）；如果血清 TSH 大于 10 mIU/mL，无论 FT_4 是否降低，按照临床甲减处理。妊娠期临床甲减可损害后代的神经智力发育，增加早产、流产、低体重儿、死胎和妊娠期高血压疾病的风险。

1．护理评估

（1）病史：询问孕妇的发病情况及病程长短。了解其是否患有桥本甲状腺炎、萎缩性甲状腺炎等自身免疫性疾病，有无甲状腺手术史及进行过 [131]I 治疗等，有无垂体或下丘脑肿瘤手术史。

（2）身体情况。

A．一般情况：有无乏力、困倦、食欲不振、情绪抑郁、反应迟缓。

B．精神神经系统：有无记忆力下降、精神呆滞、健忘、智力低下。

C．心血管系统：有无心动过缓、心脏扩大、心包积液。

D．消化系统：有无便秘、腹泻。

E．黏液性水肿：有无面部浮肿、全身水肿。

2．护理要点

（1）警惕甲减危象。甲减危象患者表现为嗜睡、低体温（＜35 ℃）、呼吸缓慢、心动过缓、血压下降、四肢肌肉松弛、反射减弱或消失，甚至昏迷、休克。密切监测生命体征及病情变化，注意有无甲减危象的诱因（如受寒等），及时发现危象征兆，迅速通知医生，积极处理是防治危象的有力措施。

A．甲减危象预防护理措施：①加强保暖。调节室温在 22 ～ 23 ℃，注意告知孕妇保暖防寒。②监测生命体征。密切观察孕妇有无寒战、皮肤苍白等体温过低及心动过缓等现象，并及时处理。

B．甲减危象对症处理措施：①使用空调。使室温保持在 22 ～ 23 ℃，但不主张加温处理（如使用电热毯等）。②保持呼吸道通畅，低血氧饱和度者可给予吸氧。③用药护理。准备好治疗药品及抢救物品，建立静脉通道，遵医嘱及时准确地使用甲状腺激素、糖皮质激素类的药物对症支持治疗。

（2）饮食护理：给予高蛋白、高维生素、低钠、低脂肪饮食，细嚼慢咽，少量多餐。进食粗纤维食物（如蔬菜、水果或全麦制品）促进胃肠蠕动，预防便秘的发生。

（3）注意先兆流产或先兆早产征象：密切注意孕妇有无腹痛及阴道流血、流液情况。使用多普勒仪监测胎心，达到或超过孕 28 周以后应指导孕妇注意胎动情况。

3．健康教育

（1）告知孕妇疾病加重的常见诱发因素，避免受寒、感染、精神紧张等，慎用镇静药及麻醉药等以免出现甲减危象。

（2）指导孕妇正确的服药方式，解释终身服药的必要性，不可随意增减药物剂量或停药。

（3）情绪：保持心情愉快，学会减压、放松，寻找正确的情绪发泄途径。关心体贴孕妇，鼓励其倾诉内心的感受，向孕妇及其家属详细解释病情，提供相关信息，帮助孕妇树立战胜疾病的信心，消除不良情绪。

相 关 链 接

1．妊娠期甲状腺疾病的高危人群

妊娠期甲状腺疾病的高危人群包括：①有甲状腺疾病史和（或）甲状腺手术史或^{131}I 治疗史；②有甲状腺疾病家族史；③甲状腺肿；④甲状腺自身抗体阳性；⑤患者被诊断为甲减/有甲减的症状或临床表现；⑥患 1 型糖尿病；⑦有其他自身免疫病；⑧不孕；⑨曾行头颈部放射治疗；⑩肥胖症（BMI > 40 kg/m^2）；⑪ 30 岁以上；⑫ 服用胺碘酮治疗，近期有碘造影剂暴露；⑬ 有流产史、早产史；⑭ 居住在已知的中重度碘缺乏地区。

2．妊娠期甲状腺激素水平的生理变化

（1）甲状腺素结合球蛋白（thyroid binding globulin，TBG）增加、半衰期延长，达到非妊娠时基值的 2 ～ 3 倍。这种变化从妊娠 6 ～ 10 周开始，并持续妊娠的全过程。

（2）人绒毛膜促性腺激素（human chorionic gonadotropin，HCG）增加，其化学结构与 TSH 相似，对甲状腺细胞的 TSH 分泌有刺激作用。HCG 在妊娠 8 ～ 10 周达高峰时 TSH 同时降至最低。

3．妊娠期血清甲状腺指标的评估

前述妊娠期甲状腺的变化势必影响血清甲状腺指标参考值的变化，各地区和医院

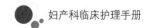

应当建立自己的妊娠妇女 TSH 参考值。对于没有自己参考值的地区和医院，中国《妊娠和产后甲状腺疾病诊治指南》建议 TSH 参考值为：妊娠早期（T1 期，孕 1 ～ 12 周）为 0.1 ～ 2.5 mIU/mL；妊娠中期（T2 期，孕 13 ～ 27 周）为 0.2 ～ 3.0 mIU/mL；妊娠晚期（T3 期，孕 28 ～ 40 周）为 0.3 ～ 3.0 mIU/mL。

（胡丽君）

五、妊娠合并血小板减少

血小板减少是妊娠妇女的常见病，在孕妇中的发生率为 6.6% ～ 11.6%，包括原发性血小板减少和由于子痫前期重度贫血（叶酸缺乏）、自身免疫性疾病（如特发性血小板减少性紫癜、系统性红斑狼疮）、HIV 感染及药物等引起的继发性血小板减少。

（一）护理评估

（1）病史：既往有无皮肤黏膜出血、月经过多等病史，以及产前检查情况。

（2）一般情况：观察面色、脉搏、血压，有无头痛、嗜睡、神志模糊。

（3）出血症状：皮肤、黏膜有无瘀点、瘀斑，有无鼻出血、牙龈出血及呕血、便血。

（二）护理要点

（1）产前护理：

A. 使用激素有增加感染的可能性，应严格执行无菌操作，控制家属探视人数。

B. 定期监测血小板计数时，尽量做到一针见血；抽血时要流畅，以免影响检测结果；抽毕拔针时应用棉球按压进针处 10 分钟以上，直至不出血为止，以减少皮下瘀血的发生。

C. 注意观察出血症状：①观察孕妇的皮肤、黏膜有无出血点、瘀斑；询问刷牙时有无出血，有无鼻出血、呕血、便血，必要时定期行大便隐血试验；同时观察尿色。②密切观察面色、脉搏、血压，注意观察有无头痛、嗜睡、神志模糊等神经系统症状。③若发现神志异常、面色苍白、四肢发冷、出冷汗、心悸等症状及时报告医生，立即采取抢救措施。

D. 饮食指导：多食富含优质蛋白质、铁、钙、磷及维生素的食物；避免食用过硬、过热及腌制类食物，避免食物刺激出血，减少水钠潴留。

E. 活动指导：减少活动量，避免外伤。

F. 加强胎儿监测：指导孕妇自数胎动，定时进行胎心监护；遵医嘱予低流量氧气吸入。

（2）产时护理：

A. 严密监护产程，避免会阴侧切，避免产道裂伤，减少出血。遵医嘱输注血小板及使用宫缩药物，预防产后出血。

B. 正确处理第三产程，检查及处理软产道损伤；防止膀胱过度充盈，保持良好的宫缩。

（3）产后护理：

A. 观察有无上述出血症状及子宫复旧情况，密切了解宫底高度和硬度，了解恶露的量、颜色、气味，切口有无渗血和渗液；有留置尿管者，注意观察有无血尿出现。

B. 减少感染因素：加强基础护理，保持皮肤清洁，防止破损；加强口腔护理，餐后及时漱口；产后每天2次会阴擦洗消毒以预防感染。

C. 指导产后哺乳：是否实行母乳喂养视母亲病情及新生儿血小板情况而定。

（三）健康教育

（1）教育孕妇要按医嘱用药，不要自行减量或停用。
（2）按医嘱定期复查，有阴道流血增多应及时就诊。
（3）注意个人安全，防跌倒、碰撞等，留意有无出血倾向。
（4）加强营养，增强自身抵抗能力。
（5）注意休息与运动相结合，养成良好的生活习惯；做好个人卫生；减少到公众场所的活动；预防感染。

（胡丽君）

六、妊娠合并系统性红斑狼疮

系统性红斑狼疮（systemic lupus erythematosus，SLE）是一种累及多脏器的自身免疫性结缔组织病，好发于青年女性，国外报道孕妇发病率为1/5 000。SLE合并妊娠后，约有1/3的患者病情加重，并能引起反复流产、死胎、胎儿生长受限，围产儿患病率及死亡率增加。

（一）护理评估

（1）病史：了解孕产史、既往有无SLE病史，SLE最近发作时间、目前应用的药物，以及产前检查等情况。
（2）一般情况：观察面色、脉搏、血压、体重，注意有无面部蝶形红斑、关节痛、水肿、口腔溃疡、光过敏等。
（3）出血症状：皮肤、黏膜有无瘀点、瘀斑，有无鼻出血、牙龈出血、呕血、便血。

（二）护理要点

（1）产前护理。

A. 一般护理：保证每日有充分的休息，经常取左侧卧位，以增加胎盘血容量。密切关注孕妇的主诉和症状。指导孕妇合理饮食，增加营养，宜清淡、低盐、低脂肪、高蛋白、高维生素、低糖饮食；禁止吸烟、饮酒，以免加重胃肠道负担，加重病情。保持皮肤清洁，避免阳光直射，注意防晒，尤其夏天外出须戴宽檐帽子或用遮阳伞，穿长袖衣服，以防阳光中紫外线刺激而加重皮损，尽量不使用化妆品。指导孕妇不要抓挠挤压皮肤丘疹。长期服用激素、应用免疫抑制剂可使孕妇机体免疫力下降，易并发严重感染。对妊娠合并 SLE 孕妇要指导其注意个人卫生，保持皮肤清洁，使用温水，以减少对皮肤的刺激；少去公共场合，避免交叉感染，注意保暖。

B. 母体护理：SLE 孕妇应定期检查血压、血常规、尿常规、肝功能、肾功能、心电图、24 小时尿蛋白定量、血沉、补体 C3、狼疮抗凝物等。同时观察孕妇血压、宫高、腹围变化。若发生妊娠期高血压疾病，可根据高血压、蛋白尿和水肿的程度给予适当的降压、镇静、解痉、利尿等处理，必要时给予补充蛋白或血浆。注意 SLE 活动期的临床表现，如关节痛、脱发明显、面部皮疹加重、尿中泡沫增多、下肢水肿等症状及体征。

C. 胎儿监测：密切监测胎儿宫内情况。SLE 孕妇的胎儿属高度危险儿，因此，产前应密切注意胎心音的情况，教会孕妇自数胎动，若有异常及时就诊并行胎心监护。

C. 用药指导：由于皮质激素在 SLE 治疗中起着关键作用，而剂量的选用、给药的时间和药物的用法对疗效和减轻副作用至关重要，因此，护士应严格执行医嘱，做到正确给药、按时给药。同时，向孕妇介绍药物治疗 SLE 是最基本、最主要的手段，介绍药物治疗的重要性，告知孕妇服药必须遵循医嘱，切不可擅自加减量或停药，学会自我观察用药反应。

E. 心理护理：SLE 孕妇心理上容易出现焦虑、恐惧情绪，担心自身和胎儿的健康，因此，心理护理至关重要。通过与孕妇沟通，解除其紧张心理，为其讲解有关疾病和妊娠的知识，列举成功案例与孕妇分享，使其保持良好的心态，积极配合治疗。

（2）产褥期护理。

A. 一般护理：产褥期的激素水平发生变化，为防止病情恶化，继续使用激素治疗，同时因 SLE 产妇免疫力低下要防止感染。因此，产妇应注意个人卫生，加强皮肤护理，注意口腔卫生，保持房间内空气清新，饮食以高热量、高维生素、低盐为主，保证营养，避免劳累。

B. 母乳喂养指导：口服泼尼松或甲基泼尼松龙、羟氯喹与非甾体抗炎药的产妇可以进行母乳喂养。服用阿司匹林和华法林及使用肝素治疗的 SLE 产妇可以正常哺乳。服用环磷酰胺、霉酚酸酯、甲氨蝶呤、来氟米特、环孢素 A、他克莫司的 SLE 产妇不宜哺乳。但对于服用泼尼松剂量超过 20 mg/d 或相当剂量者，应弃去服药后 4 小时内的乳汁，之后再进行哺乳。

C. 出院指导：指导产妇注意观察恶露的量、颜色和气味。必须采取避孕措施，但不宜使用宫内节育器，阴道隔膜是安全、有效的避孕方法。于产后 42 天对母婴进行一次全面检查。指导产妇继续应用糖皮质激素，加强监测，定期复查。

（肖美玲）

七、妊娠合并急性肾盂肾炎

急性肾盂肾炎是指肾盂黏膜及肾实质的急性感染，妊娠期急性肾盂肾炎多因上行感染所致，常发生于妊娠晚期和产褥早期。

（一）护理评估

（1）病史：了解孕产史，既往有无泌尿道感染及梗阻、慢性肾小球肾炎等泌尿系统疾病或有无其他系统感染征象，以及产前检查情况。

（2）一般情况：观察面色，监测脉搏、血压、体重。

（3）症状：是否有突发腰痛、尿频、尿急、尿痛等膀胱刺激症状，是否伴有高热、畏寒、全身酸痛等临床表现。

（二）护理要点

（1）一般护理：急性期孕妇、肾区疼痛明显的孕妇应注意卧床休息，嘱其尽量不要弯腰、站立或坐直。卧床休息时，采取左右轮换卧位，以减少子宫对输尿管的压迫，如右侧患病的应取左侧卧位，以便尿液引流通畅。尿路刺激症状明显者，口服碳酸氢钠碱化尿液，每天饮水量不少于3 000 mL，使24小时尿量保持在2 000 mL以上，以达到冲洗尿路的目的。保持外阴清洁卫生，勤换内衣、内裤，可有效预防急性肾盂肾炎的发生及复发。询问腰痛有无加剧，观察尿量、尿色及尿中有无脱落坏死组织，警惕肾脓肿、肾乳头坏死等并发症的发生。腰痛剧烈者可局部热敷、按摩，尿痛明显者可遵医嘱给予解痉、镇痛药。使用抗生素后注意血常规的变化、体温是否降至正常、尿路刺激征及腰痛症状有无改善。

（2）心理护理：孕妇担心胎儿安危，害怕引起早产、胎儿发育不良、死胎，因此出现烦躁、焦虑、恐惧等负性心理。护士应了解孕妇焦虑与紧张的原因，做好耐心细致的解释工作，耐心解答孕妇的提问，进行疾病相关知识的宣教，减轻孕妇的心理压力。

（3）高热护理：发热是机体对细菌感染的反应，有利于机体杀灭细菌。体温39 ℃以下且无特殊情况时，可予抗菌药待药物起效后体温自行下降。体温超过39 ℃可影响孕妇心、脑等重要器官的功能，影响胎儿生长发育，可能发生流产、早产或死胎，宜进行物理降温，如酒精擦浴、冰袋降温、温水擦浴等措施，必要时给予退热药物降温。

（4）排尿护理：嘱孕妇勤排尿，鼓励孕妇一有尿意时，应马上排空膀胱，并嘱孕妇随时观察尿液的颜色、气味、量及次数。

（5）胎儿监护：妊娠期急性肾盂肾炎为妇女特殊阶段的合并疾病，细菌毒素、高热等因素可致流产、胎儿畸形、胎儿发育不良等问题的发生。要加强胎儿监护，每2小时用多普勒仪监测1次胎心；操作时动作轻柔，避免诱发宫缩。严密观察孕妇有无宫缩，阴道流液、流血，腹痛或腹胀等情况，发现异常应立即报告医生。

（三）健康教育

（1）疾病预防指导：介绍本病发生与呼吸道感染或皮肤感染的关系，讲解保暖、加强个人卫生等预防呼吸道或皮肤感染的措施，告知孕妇若有感冒、咽炎、扁桃体炎和皮肤感染，应及时就医。

（2）饮食指导：妊娠期为了供给胎儿足够的营养，应进食清淡并富有营养的食物，补充多种维生素，急性期应严格限制钠的摄入，以减轻水肿和心脏负担。另外，应根据肾功能调整蛋白质的摄入量，肾功能不全者应适当减少蛋白质的摄入。

（3）用药指导：嘱孕妇按时、按量、按疗程服药，切勿随意停药，以达到彻底治疗的目的。告知孕妇足量地应用广谱抗生素是治疗顽固性尿路感染成功的关键。向孕妇讲解药物的作用、用法、副作用及疗程的长短，消除孕妇对使用药物可能影响胎儿生长发育的顾虑。在治疗中，除了注意观察原有症状的变化外，还应密切观察有无新的症状出现，如口腔溃疡、白带增多等，及时发现、及时治疗，避免发生严重的并发症。

（4）出院指导：妊娠期急性肾盂肾炎的复发率较高，若急性期治疗不彻底，可反复发作成为慢性炎症，给孕妇及胎儿造成危害。因此，嘱孕妇按医嘱服药，按时复查尿常规、尿培养。每日多饮水，保持尿量每日 2 000 mL 以上，便后清洗外阴，保持外阴清洁、干燥。定期行胎心监护、B 超检查；教会孕妇自数胎动，胎动计数小于 10 次/2 小时或减少 50% 时应及时就诊。嘱孕妇常取左侧卧位，增加子宫胎盘血流量，避免胎儿宫内缺氧。

（肖美玲）

八、妊娠合并外科急腹症

常见的急腹症包括外科急腹症（如急性阑尾炎、急性胰腺炎、急性胆囊炎、急性脂肪肝、肠梗阻等）、妇科急腹症（如卵巢囊肿蒂扭转、卵巢囊肿破裂、子宫肌瘤红色变性、浆膜下肌瘤蒂扭转等）。急腹症是一种常见疾病，最主要的临床表现为腹痛。腹痛可由多种原因引起，最主要的是由胃肠道疾病和腹腔实质脏器疾病引起，它是妊娠期妇女非临产急诊就诊的主要原因之一。由于妊娠期间孕妇在生理及解剖层面上产生极大改变，以及胎儿对孕妇也产生极大影响，因此，妊娠期间急腹症的临床诊断及治疗较困难，手段和方法较为单一。

（一）护理评估

（1）病史：了解月经史、孕产史、既往史及产前检查情况。评估腹痛的特点、部位、程度、性质、疼痛的持续时间、诱因、有无缓解或加重的因素等。

（2）一般情况：包括面色、脉搏、血压、体重、饮食习惯等。

（3）症状：有无乏力、发热、恶心、呕吐等症状，有无腹泻、里急后重感等，有无阴道流血。

（4）体征：有无固定压痛点，有无腹膜刺激征、压痛、反跳痛/转移性腹痛等。

（二）护理要点

（1）心理支持：急腹症会有剧烈的腹痛症状，常伴恶心、呕吐并引起规律宫缩，易发生早产，孕妇在忍受疼痛的同时还要承受巨大的心理压力，易产生紧张、焦虑、恐惧不安等心理情绪。应主动了解孕妇内心感受，耐心回答孕妇及其家属提出的关于疾病及治疗的问题，消除其紧张心理，分散其注意力，使其能够积极配合治疗及护理。

（2）体位选择：发生急腹症时，孕妇取半卧位可放松腹肌，减少腹部张力，缓解疼痛。

（3）密切监测病情变化：孕妇常因突发一侧下腹剧痛、恶心、呕吐入院，应卧床休息，严密监测生命体征的变化，观察腹痛的部位、性质、程度、持续时间及伴随症状，注意有无宫缩及阴道流血。观察孕妇是否出现烦躁不安、出汗、脉细弱、血压下降等内出血及休克的症状，检查局部有无压痛、反跳痛等腹膜刺激征，判断是否发生了脏器破裂或继发感染。在非手术治疗期间，出现腹痛加剧、发热，血白细胞计数和中性粒细胞比值上升时，应做好急诊手术的准备。

（4）体温护理：发热孕妇应给予物理降温，如冷敷、温水或酒精擦浴，必要时予药物降温，及时更换汗湿衣裤，补充足够液体。

（5）术后护理。

A. 病情观察：监测生命体征并准确记录；加强巡视，注意倾听孕妇的主诉，观察患者腹部体征的变化，发现异常及时通知医师。

B. 伤口护理：观察伤口敷料是否干燥，有无渗血、渗液，若有渗液及时更换敷料，有渗血时根据出血量做相应处理。为防止活动或咳嗽时切口裂开及引起疼痛，指导孕妇活动或咳嗽时用手协助固定切口，减少切口张力。

C. 体位与活动：全身麻醉或硬膜外麻醉术后去枕左侧卧6小时可减轻增大的子宫压迫上下腔静脉，待生命体征平稳后可取半卧位，有利于引流，也可减少腹壁张力，减轻切口疼痛。鼓励孕妇术后早期在床上翻身、活动肢体，待麻醉反应消失后即可下床活动，以促进肠蠕动恢复，减少肠粘连的发生。

D. 饮食：肠蠕动恢复前暂禁食，予以肠外营养。肛门排气后，逐步恢复饮食。

E. 腹腔引流管的护理：引流管应妥善固定，保持通畅，注意无菌，注意观察引流液的颜色、性状及量；若有异常，及时通知医师并配合处理。

F. 加强胎儿监测：术前、术后应观察有无子宫收缩及阴道流血情况，判断腹痛是子宫收缩痛还是其他原因引起的，必要时行胎儿监护，有宫缩时遵医嘱使用宫缩抑制剂。做好胎心监护并向孕妇宣教数胎动的正确方法。

（三）健康教育

（1）饮食指导：肠蠕动恢复前暂禁食，予以肠外营养。肛门排气后，逐步恢复饮食。出院后应以营养均衡易消化的食物为主，少吃多餐。

（2）疾病相关知识的教育：向孕妇解释疾病产生的原因及常见症状，告知手术准备及术后康复方面的相关知识及配合要点。

（3）复诊指导：出院后若出现腹痛、腹胀等不适应及时就诊，定期产检。指导孕妇及其家属认识早产征象，出现早产先兆时应及时就诊。

（肖美玲）

九、妊娠合并性传播疾病

性传播疾病（sexually transmitted disease，STD）是指以性行为作为主要传播途径的一组传染病。病原体包括细菌、病毒、螺旋体、支原体、沙眼衣原体、真菌、原虫及寄生虫八类。若孕妇感染了性传播疾病未及时治疗，可通过垂直传播（母婴传播）使胎儿感染，导致流产、早产、死胎、死产，或新生儿感染。

（一）妊娠合并淋病

淋病是由淋病奈瑟菌感染引起的。淋病可致感染性流产、人工流产后感染、胎膜早破并感染、产褥感染；胎儿感染易引起胎儿宫内生长受限、胎儿窘迫，甚至死胎、死产；新生儿感染可发生淋菌结膜炎、肺炎甚至淋菌败血症。

1. 护理评估

（1）病史：了解冶游史、婚育史、阴道分泌物性状及有无尿道炎症状。

（2）心理—社会支持状况：了解患者有无焦虑、恐惧、自卑等情绪问题及家庭和社会的支持情况。

2. 护理要点

（1）急性淋病孕妇应多休息，按医嘱给予其及其性伴侣抗菌治疗。

（2）消毒隔离：①做好床边隔离，对孕妇接触过的便器、衣物、洗涤用品等应消毒灭菌。②临产后置孕妇于隔离分娩室待产及分娩，严格消毒，所用敷料、器械及一次性用品严格按消毒隔离制度处置。

（3）若孕妇胎膜早破，应观察其产程是否延长，及时报告医生处理；对有产道损伤者，产后注意观察其有无因淋病播散而发生的产褥感染。

（4）新生儿转儿科隔离观察及预防性用药。

（5）心理—社会支持状况：①给予孕妇公平、一视同仁的服务，减轻其心理负担，使其积极配合治疗。②做好孕妇家属的沟通工作，促进家庭支持。

3. 健康教育

（1）淋病的护理措施是进行诊疗的重心，同时也是治好疾病的重要环节。因此，要向孕妇充分宣教有关该疾病的护理常识。

A. 淋病是一种非常严重的性传播疾病，极易通过性交传染给性伴侣，要积极配合治疗。

B. 遵医嘱治疗，切勿自行停药、增减药物。

C. 定期复查对判断疗效和预后很有意义，需要遵医嘱正规治疗，定期复诊，治疗结束及临床症状完全消失后留取宫颈管分泌物涂片培养，连续 3 次阴性为治愈。

D. 约请配偶或性伴侣来医院检查。

（2）淋病虽容易复发，但也是可以治愈的。因此，除药物治疗外，良好的情绪、营养与适当锻炼至关重要。

A. 注意个人卫生：这对于淋病的日常护理来讲是非常关键的。孕妇平时一定要保持会阴部的清洁，要经常洗澡。此外，孕妇及其伴侣的被单、衣服、内裤等用品要经常换洗，并且还要进行杀菌消毒，经常放在阳光下暴晒，避免传染给新生儿。

B. 严禁性生活：因淋病可造成交叉感染，孕妇在治疗过程中不能进行性生活，避免因性生活中引起生殖器官充血水肿，导致症状加剧。

C. 避免劳累，多休息：孕妇平时应劳逸结合，要保证充足的睡眠，以增强抵抗力。

D. 多饮水：多饮水有助于排尿，排除身体内的毒素，因此这也是非常重要的。多排尿能起到对尿道的冲洗、清洁作用，促进体内毒素的排泄，以免病菌积蓄体内使病情加重。

（3）除接受正规的治疗外，患淋病的孕妇在饮食方面还要注意以下事项。

A. 饮食清淡：急性发作期宜食粳米稀饭、面条、银耳汤、绿豆汤，以及清热解毒的水果、蔬菜等，此外还应多食富含蛋白质、维生素的食物。病情稳定后宜食蛋糕、馄饨、水饺、牛奶、豆浆、鸡蛋、猪瘦肉、虾仁、新鲜蔬菜、水果等，可甜咸相间，少量多次饮水，以促进毒素排泄。

B. 饮食禁忌：应避免辛辣、刺激食物，如辣椒、胡椒、生姜、大葱、芥末、酒、浓茶等；少吃燥热上火的食物，如韭菜、榨菜、香菜、羊肉等。

（二）妊娠合并梅毒

梅毒是由梅毒螺旋体引起的慢性疾病，主要通过性接触和血液传播。本病危害性极大，除侵犯全身组织器官外，患有梅毒的孕妇还可通过胎盘将梅毒螺旋体传染给胎儿，引起晚期流产、早产、死产或分娩先天梅毒儿。

1. 护理评估

（1）病史：了解冶游史和婚育史，观察外生殖器有无硬下疳（溃疡面）、淋巴结肿大、皮肤黏膜疹、梅毒性树胶肿、心血管病变等。

（2）心理—社会支持状况：了解孕妇有无焦虑、恐惧、自卑等情绪问题及家庭和社会的支持情况。

2. 护理要点

（1）心理护理：梅毒孕妇大多具有羞涩、恐惧、自卑、焦虑等负面心理。护士不能歧视，要给予充分的尊重，认真与患者进行沟通，耐心倾听孕妇的主诉，缓解其紧张心理，取得孕妇的信任。鼓励孕妇树立战胜疾病的信心，积极配合医生治疗。同时，注意保护孕妇隐私。

（2）消毒隔离。

A. 做好床边隔离，对孕妇接触过的便器、衣物、洗涤用品等应消毒灭菌。

B. 临产后置孕妇于隔离分娩室待产及分娩，严格消毒，所用敷料、器械及一次性用品严格按消毒隔离制度处置。

（3）用药护理：梅毒孕妇首选青霉素治疗。

A. 在皮试前一定要先询问过敏史，做皮试时应做生理盐水对照试验，并注意观察孕妇的不良反应。皮试结果应双人核对。

B. 长效青霉素要现配现用。注射方式采用双侧臀大肌深部肌内注射。

C. 注射长效青霉素后观察孕妇20分钟再离开床单元。

（4）活动指导：对心血管梅毒致心功能失偿者，按心功能分级情况进行指导。

（5）心理—社会支持状况：同"妊娠合并淋病"的相关护理要点。

3. 健康指导

（1）向孕妇及其家属宣教疾病的相关知识，指导个人卫生，杜绝不洁性行为。

（2）家庭中做好必要的隔离，防止传染他人。孕妇及其伴侣衣物需要煮沸消毒，避免传染给新生儿。

（3）经过治疗的妊娠合并梅毒者，在分娩前应每月复查1次；梅毒孕妇分娩出的婴儿应在出生后第1、2、3、6和12个月进行随访。孕妇规范治疗后，随访2～3年，第1年每3个月随访1次，以后每半年随访1次。随访内容为临床症状及血清非密螺旋体抗原试验。

（三）妊娠合并尖锐湿疣

尖锐湿疣（condyloma acuminatum，CA）是由人类乳头瘤病毒所致，常发生在肛门及外生殖器等部位，是全球范围最常见的性传播疾病之一，仅次于淋病，居第二位。性行为为其主要传播途径，但也有少数为非性接触传播。

1. 护理评估

（1）病史：了解性接触史，有无外阴瘙痒、灼痛或性交后疼痛不适。

（2）护理体查：检查外阴有无赘生物，如疣或鸡冠状、菜花状、桑葚状等病灶。

（3）心理—社会支持状况：了解孕妇有无焦虑、恐惧、自卑等情绪问题，家庭、社会支持情况，有无发生重大生活事件等。

2. 护理要点

（1）产前护理：孕妇洁具要专用，不共用浴盆；在产前、产后均不适合坐浴，以免引起上行感染；适当休息，少活动，减少局部摩擦，防止出血和感染；指导孕妇保持会阴部清洁。

（2）产时护理：临产后置孕妇于隔离分娩室待产。若病灶局限于外阴者可经阴道分娩；若发现产程进展缓慢，要考虑宫颈阴道病灶引起产道阻塞，影响宫口开大和先露下降，及时报告医生处理；若病灶广泛存在于外阴、阴道、宫颈或巨大病灶堵塞软产道时行剖宫产。

（3）消毒隔离：同"妊娠合并淋病"相关内容。

（4）产后护理：预防产后感染，限制探视，以免交叉感染；物品专用，定时消毒，同时注意肛门周围有无病变。

（5）新生儿的护理：出生后立即清理口腔羊水，洗浴，检查皮肤黏膜、口腔咽部、外阴有无病变；观察新生儿有无声音嘶哑、呼吸困难、喘鸣，用喉镜检查有无喉头瘤。护理新生儿时注意消毒隔离，以免造成间接传播。

（6）心理—社会支持状况：同"妊娠合并淋病"相关内容。

3. 健康教育

（1）向孕妇及其家属宣教相关的疾病知识，建立健康的卫生行为习惯。

（2）进行母婴同室及母乳喂养知识的宣教，指导母乳喂养及预防婴儿传染的措施。

（3）产后应进行较长时间随访，随访内容主要为临床症状及阴道细胞学、阴道镜；对新生儿应定期检查以排除咽喉病变。

（四）妊娠合并艾滋病

获得性免疫缺陷综合征（acquired immunodeficiency syndrome，AIDS，艾滋病）是由人类免疫缺陷病毒（human immunodeficiency virus，HIV）感染引起。HIV存在于感染者的体液，如血液、精液、阴道分泌物、尿液、乳汁中。HIV感染的孕妇通过胎盘将HIV传染给胎儿，或分娩时经软产道及出生后经母乳喂养感染新生儿。

1. 护理评估

（1）病史：了解有无HIV污染的血液或黏液接触史、性生活史、吸毒史等。

（2）了解是否存在发热、腹泻、体重明显减轻等症状。

（3）心理状态：了解有无焦虑、恐惧、沮丧，甚至轻生的心理。

2．护理要点

（1）孕妇及其性伴侣均应按医嘱坚持用药。

（2）做好个人卫生护理，保持外阴清洁，治愈前禁止性生活。

（3）消毒隔离同"妊娠合并淋病"相关内容，并尽量使用一次性用品，用后可送焚烧处理。

（4）产后按医嘱给予母婴使用抗生素，注意保护新生儿的眼部和脸部。

（5）不应施行母乳喂养，应指导人工喂养，以防病毒垂直传播。

（6）心理—社会支持状况：护理时应以人道主义精神，给予孕妇公平、一视同仁的服务，使孕妇能积极配合治疗；同时与其家属沟通，促进其家庭支持。

3．健康教育

（1）教育预防传播的措施。

A．预防直接传播：教会并敦促孕妇性交时必须使用避孕套。

B．预防间接传播：淋病与梅毒孕妇的内裤、毛巾应煮沸消毒。

（2）教育感染 HIV 的孕妇应进行规律的产前检查，按医嘱服药，定期复诊，以控制病情进展和降低新生儿感染 HIV 的机会。

（3）告知其性伴侣须进行相关检测和治疗。

（4）指导人工喂养的方法与注意事项。

相 关 链 接

（1）使用高效能抗病毒预防药物，可成功使母婴传播概率由25.5%降至8.3%；采取剖宫产分娩，可使8.3%的母婴传播概率再降至2.0%。

（2）预防艾滋病母婴传播服务流程（图3-1至图3-3）。

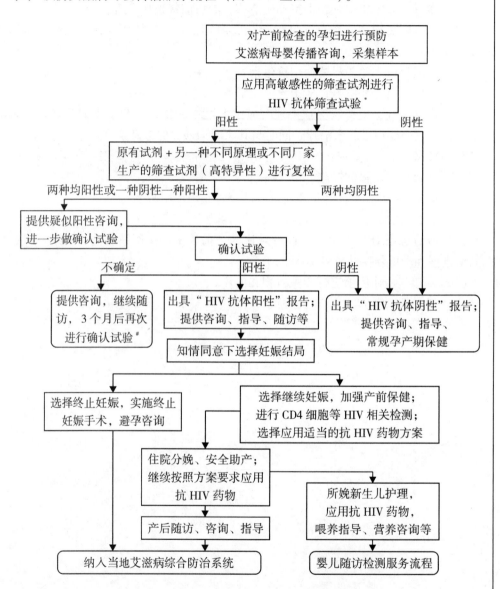

说明：*筛查试验包括快速检测、酶联免疫吸附试验、明胶颗粒凝集试验等。

　　#再次确认结果若为阴性，则报告"阴性"，若为阳性，则报告"阳性"；若结果仍为"不确定"则继续随访，3个月后再次进行确认试验；若仍为不确定结果，则报告"阴性"；必要时可进行HIV核酸检测作为辅助诊断。

图3-1　孕产期保健艾滋病检测和服务流程

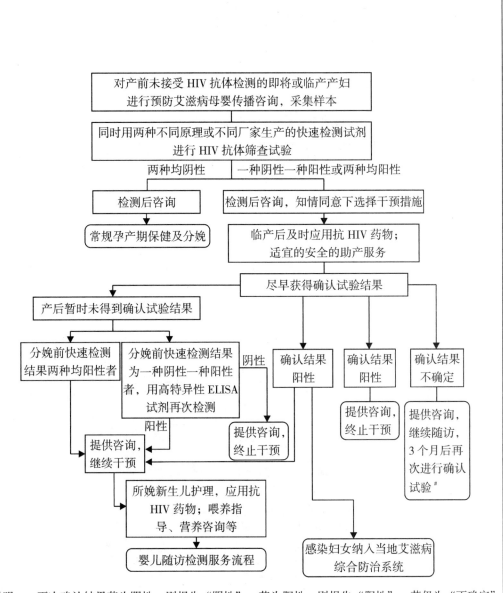

说明：#再次确认结果若为阴性，则报告"阴性"，若为阳性，则报告"阳性"；若仍为"不确定"，
　　　则继续随访，3个月后再次进行确认试验；若仍为不确定结果，则报告"阴性"；必要时可
　　　进行 HIV 核酸检测作为辅助诊断。

图 3-2　孕产期保健艾滋病检测和服务流程（适用于未能及时获得确认试验结果者）

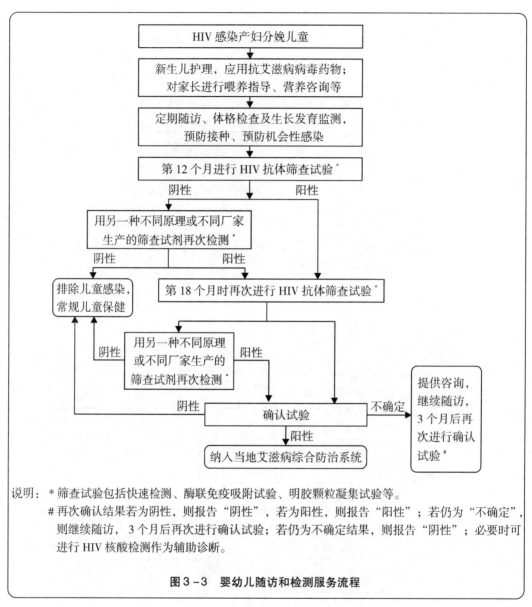

图 3-3 婴幼儿随访和检测服务流程

说明：* 筛查试验包括快速检测、酶联免疫吸附试验、明胶颗粒凝集试验等。

　#再次确认结果若为阴性，则报告"阴性"，若为阳性，则报告"阳性"；若仍为"不确定"，则继续随访，3个月后再次进行确认试验；若仍为不确定结果，则报告"阴性"；必要时可进行HIV核酸检测作为辅助诊断。

（胡丽君　关桂梅）

十、妊娠合并静脉血栓栓塞疾病

静脉血栓栓塞症（venous thromboembolism，VTE）是深静脉血栓形成（deep venous thrombosis，DVT）和肺栓塞（pulmonary embolism，PE）的统称。DVT是指血液在深静脉内不正常凝结引起的静脉回流障碍性疾病，常发生于下肢；若血栓脱落，阻滞于肺动脉则会导致PE。孕产妇处于生理性高凝状态，是发生VTE的高危人群。

（一）护理评估

（1）病史：了解有无VTE家族史、肥胖、高龄、长时间制动、全身性感染、多胎妊娠、妊娠期间外科手术、凝血功能异常等 VTE 高危因素。

（2）症状与体征：①评估患肢皮肤温度、颜色，足背动脉搏动情况，有无肿胀或疼痛等。②严重情况下出现全身反应，下肢极度肿胀、剧痛，皮肤发亮呈青紫色、皮温低伴有水疱，足背动脉搏动消失，体温升高。

（3）相关检查：①彩色多普勒超声检查，敏感性、准确性较高。②CT 静脉成像，准确性高。③静脉造影，是诊断 DVT 的"金标准"。④相关血液学检查。

（二）护理要点

（1）患肢护理：①急性期指导卧床休息，协助肢体制动。②适当抬高患肢，以帮助静脉回流和消肿。③指导孕妇注意保护患肢，避免外伤，避免按摩挤压活动患肢。④局部压痛缓解后指导适当进行床上活动，活动时避免动作幅度过大，并穿弹力袜或使用弹力绷带，可促进静脉回流。⑤注意患肢保暖，肿胀时遵医嘱使用硫酸镁湿敷。

（2）病情观察：①加强病情观察，定期评估患肢的运动及感觉功能。②每班观察记录患肢皮肤温度、颜色及肿胀与足背动脉搏动等情况。③每日测量患肢周径并做好记录。④记录疼痛的部位、程度和游走方向。

（3）用药护理：①遵医嘱使用抗凝、溶栓药物，做好药物副作用的宣教。②穿刺时注意避开患肢，同时应避免同一部位反复穿刺。③密切观察患者有无出血倾向，若出现注射部位出血、血尿、便血等症状应及时通知医生。

（4）饮食护理：①鼓励孕妇进食高纤维饮食，保持大便通畅，避免因排便困难引起负压增加。②指导孕妇低脂清淡饮食，以避免血液黏稠度升高，加重血栓。

（5）分娩期护理：①遵医嘱在分娩前停用抗凝药物，预防产后出血。②产后密切观察宫缩、腹部伤口渗血及阴道流血情况。③产后视情况指导床上活动，促进产后康复，预防血栓形成。④可采用足背屈、加压弹力袜、间歇充气加压装置等物理方法预防 VTE 发生。

（6）警惕 PE 的发生：PE 发生时症状多不典型，临床表现以呼吸困难最常见，其次为胸痛、咳嗽、发绀及下肢疼痛、肿胀，少数患者出现休克、晕厥及心律失常，一旦发生上述症状常提示有严重的 PE。孕妇出现颈部胀痛、头痛、意识淡漠等神经系统症状时，要警惕颈静脉和颅内静脉系统的栓塞。

（7）心理护理：静脉血栓成因复杂，病程长，护士应充分评估孕妇的心理状态，耐心解答患者疑问，增强孕妇的信心，使其积极配合治疗。

（三）健康教育

（1）指导孕妇少进食高脂肪、高蛋白、高胆固醇食物，避免体重增长过快。

（2）嘱孕妇多饮水，保持有效循环血量，加快血流速度，可预防血栓形成。

（3）加强产后宣教，鼓励早期活动，预防血栓形成。

相 关 链 接

肺血栓栓塞症（pulmonary thromboembolism，PTE）是下肢深静脉血栓形成最严重的并发症，病情变化快，死亡率高。急性 PTE 临床表现多样，均缺乏特异性，容易被忽视或误诊，其严重程度亦有很大差别，从轻者无症状到重者出现血流动力学不稳定，甚至猝死。其症状表现取决于栓子的大小、数量和栓塞的部位，严重时表现为呼吸困难及气促、胸闷、胸痛、晕厥、烦躁不安、咯血、低血压、休克甚至猝死。对高度疑诊或确诊急性 PTE 的患者，应严密监测呼吸、心率、血压及血气的变化，行心电图检查并给予积极的呼吸与循环支持。

对于高危 PTE，若合并低氧血症，应使用经鼻导管或面罩吸氧；当合并呼吸衰竭时，可采用经鼻/面罩无创机械通气或经气管插管行机械通气。对于合并休克或低血压的急性 PTE 患者，必须进行血流动力学监测，并予支持治疗。血管活性药物的应用对于维持有效的血流动力学至关重要。对于焦虑和有惊恐症状的患者应予安慰，可适当应用镇静剂；胸痛者可予止痛剂；对于有发热、咳嗽等症状的患者可予对症治疗以尽量降低耗氧量；对于合并高血压的患者，应尽快控制血压；另外，应注意保持大便通畅，避免用力，以防止血栓脱落。

（陈志昊）

第三节　妊娠并发症

一、妊娠剧吐

孕妇妊娠 5 ~ 10 周时出现频繁恶心、呕吐，不能进食，排除其他疾病引发的呕吐，体重较妊娠前减轻 5% 及以上，体液电解质失衡及新陈代谢障碍，需要住院输液治疗，称为妊娠剧吐。

（一）护理评估

（1）病史：了解孕妇有无服用雌激素，有无甲状腺疾病史，有无精神过度紧张、焦虑，有无生活、工作压力过大，对妊娠的态度等。

（2）症状与体征：评估孕妇呕吐出现的时间、频次，呕吐物的性质、量等；评估孕妇近期体重变化以及有无面色苍白、皮肤干燥、脉搏细数、尿量减少、血压下降等因严重呕吐引起的失水及水电解质平衡紊乱症状。

（3）相关检查：①尿液检查。测定尿量、尿比重、酮体等。②血液检查。了解有无血液浓缩，了解酸碱平衡情况及各生化指标情况。

（二）护理要点

（1）出入量管理：①指导孕妇使用有刻度的杯子饮水，记录每日出入量。②酌情补充水分和电解质，每日补液量不少于 3 000 mL，尿量维持在 1 000 mL 以上。输液中应加入氯化钾、维生素 C 等，并遵医嘱予维生素 B_1 肌内注射。

（2）营养支持：①住院治疗，禁食。呕吐停止后，可进食易消化食物，少量多餐。②营养不良者，静脉补充必需氨基酸、脂肪乳。③合并代谢性酸中毒者，遵医嘱给予碳酸氢钠或乳酸钠纠正。④常规治疗无效、不能维持正常体质量者，协助行鼻饲或中心静脉全胃肠外营养。

（3）止吐剂的使用：遵医嘱应用止吐剂，常用药物有维生素 B_6 等。

（4）心理护理。妊娠剧吐的原因有：①精神心理因素。恐惧妊娠、精神紧张、情绪不稳定、依赖性强、经济条件差者发病率高。②上消化道运动异常。孕期雌激素水平升高导致平滑肌松弛，贲门括约肌功能下降，食管、胃和小肠运动受损，胃排空延迟，出现恶心、呕吐。③内分泌因素。其与孕妇血中绒毛膜促性腺激素水平升高有关。④神经因素。妊娠早期大脑皮质的兴奋性升高而皮质下中枢的抑制性降低，从而使丘脑下部的自主神经功能紊乱，易发生妊娠剧吐。⑤维生素缺乏。其主要与维生素 B_6 缺乏有关。

（5）适时终止妊娠。病情好转可继续妊娠至足月，若出现下列情况危及孕妇生命时，应做好终止妊娠的准备：①持续黄疸；②持续蛋白尿；③体温持续升高，维持在 38 ℃ 以上；④心动过速（≥120 次/分）；⑤伴发韦尼克（Wernicke）综合征。

（三）健康教育

（1）指导孕妇学会准确记录出入量。
（2）指导孕妇定时产检，若有不适及早就医。
（3）建议孕妇呕吐期间少量多餐，进食易消化食物，避免接触油腻和辛辣食物及其他可引起恶心的各种刺激物。

相 关 链 接

韦尼克（Wernicke）综合征：妊娠剧吐引起的维生素 B_1 缺乏所致的严重并发症，临床表现为眼球震颤、视力障碍、共济失调，急性期言语增多，以后逐渐出现精神迟钝、嗜睡，个别孕妇发生木僵或昏迷。若不及时治疗，死亡率高达 50%。

二、流产

妊娠不足 28 周、胎儿体重不足 1 000 g 而终止妊娠，称为流产。发生在妊娠 12 周前者，称为早期流产；发生在妊娠 12 周及以后者，称为晚期流产。流产又分自然流产和人工流产。

（一）护理评估

（1）病史：详细询问孕妇的停经史、早孕反应情况；了解孕妇孕期有无全身性疾病、生殖器官疾病、内分泌功能失调等流产的诱因。

（2）症状与体征：评估孕妇阴道流血的持续时间与阴道流血量；有无腹痛，腹痛的部位、性质和程度；有无阴道流液；有无妊娠物排出等。

（3）相关检查：进行妇科检查，进一步了解宫颈口是否扩张、羊膜是否破裂、有无妊娠物堵塞于宫颈口内、有无压痛等。协助完善超声检查，判断有无胎囊、胎动、胎心等。

（二）护理要点

对于不同类型的流产孕妇，处理原则不同，其护理措施亦有差异。

（1）先兆流产者的护理：①卧床休息，禁止性生活，禁灌肠，减少各种刺激。②遵医嘱给予孕激素、抑制宫缩药物等。③定时听胎心，随时评估孕妇的病情变化，如有无腹痛加重、阴道流血增多等。

（2）妊娠不再继续者的护理：①协助做好终止妊娠的准备，协助手术，使妊娠物完全排出。②开放静脉，做好输液、输血的相关准备。③严密监测孕妇的体温、血压、脉搏，观察其面色、腹痛、阴道流血及休克有关征象。

（3）预防感染：①监测孕妇体温、血象及阴道流血情况及分泌物的颜色、性质、气味等。②加强会阴部护理，定时予会阴抹洗，指导孕妇更换会阴垫，保持良好的卫生习惯。③遵医嘱应用抗感染药物。

（4）心理护理：向孕妇及其家属讲解流产的相关知识。对于失去胎儿者，应给予同情和理解，帮助其接受现实，为再次妊娠做好准备。

（三）健康教育

（1）指导孕妇下一次怀孕前进行遗传咨询。

（2）病因明确者，指导其积极接受对因治疗。例如：黄体功能不足者，遵医嘱正确使用黄体酮治疗；宫颈内口松弛者，于合适时期行宫颈内口环扎术等。

相 关 链 接

1. 自然流产按发展阶段的分类

（1）先兆流产：指妊娠 28 周前出现少量阴道流血，无妊娠物排出，随后出现阵发性下腹痛或腰背痛。妇科检查：宫口未开，胎膜未破，子宫大小与停经周数相符。经休息后症状消失，可继续妊娠；也可发展为难免流产。

（2）难免流产：指流产不可避免。在先兆流产基础上，进一步出现阴道流血增多，阵发性下腹痛加剧，或出现阴道流液。妇科检查：宫颈口已扩张，有时可见胚胎组织或胎囊堵塞于宫颈口内，子宫大小与停经周数基本相符或略小。

（3）不全流产：难免流产继续发展，部分妊娠物排出宫腔，还有部分残留于宫腔内或嵌顿于宫颈口处；或胎儿排出后胎盘滞留宫腔或嵌顿于宫颈口处。妇科检查：宫颈口已扩张，宫颈口有妊娠物堵塞及持续性阴道流血，子宫小于停经周数。

（4）完全流产：指妊娠物已全部排出，阴道流血逐渐停止，腹痛逐渐消失。妇科检查：宫颈口已关闭，子宫接近正常大小。

此外，流产还有三种特殊情况：

（1）稽留流产：又称过期流产。指胚胎或胎儿已死亡，滞留宫腔未及时自然排出者。

（2）复发性流产：指与同一性伴侣连续发生 3 次及以上的自然流产。

（3）流产合并感染：流产过程中并发宫腔感染。

2．宫颈机能不全的诊治进展

宫颈机能不全主要由宫颈的先天发育异常或后天损伤性功能缺陷所致，其特点为孕中期无痛性宫颈扩张，导致羊膜囊膨出和/或胎膜破裂，最终导致晚期流产和早产。除保守治疗外，其主要的治疗方法为宫颈环扎术。

（1）阴式宫颈环扎术：①按手术时机分为预防性环扎术和紧急性环扎术，前者主要在孕 13～16 周进行，后者多在超声或阴道检查发现宫颈扩张后进行。②对于环扎后的孕妇，术后可根据情况用宫缩抑制剂、抗生素、孕激素及限制活动等进行辅助治疗。③拆线可在分娩前进行，通常是孕 36～37 周。对于已经出现早产症状的孕妇，应及时拆线防止宫颈损伤。

（2）腹腔镜下子宫峡部环扎术：对于反复经阴道环扎失败的孕妇，可选择该手术。手术时机可选择孕期（孕 16 周前）或非孕期进行。不同于阴式宫颈环扎的孕妇，经腹腔镜下手术的孕妇需要采取剖宫产终止妊娠，根据孕妇的继续妊娠要求，术中可选择拆除或保留缝线。

三、妊娠期高血压疾病

妊娠期高血压疾病是妊娠与血压升高并存的一组疾病，包括妊娠高血压、子痫前期、子痫，以及慢性高血压并发子痫前期和妊娠合并慢性高血压。该组疾病严重影响母婴健康，是孕产妇和围产儿病死率升高的主要原因。

（一）护理评估

（1）病史：注意评估本病高危因素。例如，年龄 ≥40 岁，初次产检时 BMI ≥ 35 kg/m²，子痫前期病史，高血压，慢性肾炎，糖尿病病史，相关家族病史，多胎妊娠、首次怀孕、妊娠间隔 ≥10 年，孕早期收缩压 ≥130 mmHg 或舒张压 ≥80 mmHg 等。

（2）症状与体征：特别注意孕妇有无头痛、视觉障碍等脑神经症状，有无恶心、呕吐、疼痛等上腹部不适。

（3）相关检查。

A. 护理体查：检查生命体征、体重、水肿程度，产科腹部触诊、听诊胎心音。测量血压时，应选择合适的袖带，同一手臂至少测量 2 次。首次发现血压升高者，应间隔 4 小时或以上复测血压。

B. 辅助检查：①尿蛋白定性、定量；②肝肾功能测定；③眼底检查；④心电图、超声心动图、胎盘功能、胎儿成熟度检查等。

（二）护理要点

（1）妊娠高血压。

A. 休息与饮食：①保证充足睡眠，必要时可睡前口服地西泮 2.5～5.0 mg。②指导孕妇合理饮食，保证充足的蛋白质和热量。除全身水肿者外，不限制食盐摄入。

B. 治疗配合：遵医嘱使用降压药物。目标血压：若孕妇无并发脏器损伤，应控制在（130～155）/（80～105）mmHg；若孕妇并发脏器损伤，则应控制在（130～139）/（80～89）mmHg。为保证胎盘血流灌注，血压不可低于 130/80 mmHg。

C. 病情观察：①密切注意孕妇有无自觉症状。②每天测量血压及体重。③指导孕妇自数胎动，根据病情及医师意见评估决定是否行院内治疗，适当增加产前检查次数。④定期复查尿蛋白。⑤定时监测胎儿发育情况及胎盘功能。

D. 心理护理：孕妇易产生焦虑、恐惧情绪而加重病情，因此需要为孕妇及其家属提供相关信息与支持，使其对治疗有信心，保持情绪稳定。

E. 产时及产后护理：①对于阴道分娩的产妇，产程中应予床边心电监护，密切监测血压、脉搏等生命体征。②第二产程，应尽量缩短产程，避免产妇用力，初产妇可根据情况行会阴侧切或产钳助产。③第三产程，需要预防产后出血，及时娩出胎盘并按摩宫底，常规应用缩宫素，禁用麦角新碱。④临产后即开放静脉通道。

（2）子痫前期。

A. 一般护理：①休息。与"妊娠高血压"相同。②饮食。适当减少食盐摄入（约 7 g/d），高蛋白饮食（80～100 g/d），减少动物性脂肪的摄入。③环境。孕妇尽量安置于单人病室，避免声音、光线刺激，同时尽量将治疗与护理操作集中时间进行，护理动作轻柔；病室备好急救物品。④辅助检查的配合。留取 24 小时尿蛋白定量标本、血液检查标本。

B. 治疗配合：①镇静。遵医嘱使用镇静剂，消除孕妇精神紧张，降低血压。②解痉。遵医嘱使用硫酸镁。用药前及用药过程中应注意：定时检查膝反射（存在）、呼吸应不少于 16 次/分、尿量应不少于 25 mL/h 或不少于 600 mL/24 h；治疗时备钙剂，一旦出现中毒反应，报告医师并立即静脉注射 10% 葡萄糖酸钙 10 mL。③其他对症治疗。遵医嘱用降压药，必要时用扩溶剂、利尿药等。④协助终止妊娠。可能早产者，遵医嘱使用糖皮质激素促进胎肺成熟。行手术终止妊娠者，遵医嘱做好剖宫产准备。对引产者，第一产程可遵医嘱使用镇静止痛药；缩短第二产程，协助手术助产，减少产妇用力；第三产程可遵医嘱注射吗啡；继续用硫酸镁治疗 48 小时。

C. 病情观察：①血压与症状。随时观察孕妇有无头晕、头痛、眼花、上腹部不适等症状，临产后应倍加注意；每 4 ~ 6 小时测量血压 1 次，产后 3 ~ 6 日是产褥期血压高峰期，故仍需要监测血压；记录 24 小时尿量。②监护胎儿。每日数胎动，定时听胎心，必要时做胎心监护。③并发症。监测有无胎盘早剥、胎儿窘迫、肺水肿、循环衰竭征象，如有无阴道流血、腹痛、胎心异常、呼吸困难等。

D. 心理护理：同"妊娠高血压"。

（3）子痫。

A. 一般护理：①防止外伤。床边置床栏，防止坠床；取出假牙，将缠有纱布的压舌板放于上下臼齿之间，防止抽搐时咬伤唇、舌。②孕妇尚未清醒前禁食。③留置尿管，记录出入量。④保持呼吸道通畅，给氧，孕妇取头低侧卧位，以防呼吸道堵塞，也可避免发生低血压综合征。必要时用舌钳将舌拉出，以免舌后坠影响呼吸。

B. 治疗配合：协助医生控制抽搐。首选硫酸镁解痉，必要时加用强力镇静药物。

C. 病情观察：专人守护，密切监测血压、脉搏、呼吸、胎心音、出入量等；观察与记录抽搐情况、次数；观察宫缩情况及有无出现并发症。

（三）健康教育

（1）重视孕期教育，使孕妇及其家属了解疾病相关知识及其对母儿的危害。指导孕妇于孕早期就开始产前检查，按要求定时产检。

（2）饮食指导：合理饮食，避免过多摄入脂肪和盐，增加富含蛋白质、维生素、铁、钙和其他微量元素的食物的摄入；在医师指导下补充钙剂、维生素等。

（3）适度锻炼，合理休息，可适当采取左侧卧位以增加胎盘血供。

相 关 链 接

妊娠期高血压疾病分类及临床表现见表 3 - 5。

表 3 - 5　妊娠期高血压疾病分类及临床表现［妊娠期高血压疾病诊治指南（2020）］

分类	临床表现
妊娠期高血压	妊娠 20 周后首次出现高血压，收缩压 ≥140 mmHg 和（或）舒张压 ≥90 mmHg，于产后 12 周内恢复正常；蛋白尿（-）。收缩压 ≥160 mmHg 和（或）舒张压 ≥110 mmHg 为重度妊娠期高血压
子痫前期—子痫	
子痫前期	妊娠 20 周后出现收缩压 ≥140 mmHg 和（或）舒张压 ≥90 mmHg，且伴有下列任何 1 项：尿蛋白 ≥0.3 g/24 h，或尿蛋白/肌酐比值 ≥0.3，或随机尿蛋白 ≥（+）（无法进行尿蛋白定量时的检测方法）；无蛋白尿但伴有以下任何一种器官或系统受累：心、肺、肝、肾等重要器官，或血液系统、消化系统、神经系统的异常改变，胎盘、胎儿受到累及等

续表 3 - 5

分类	临床表现
重度子痫前期	子痫前期孕妇出现下述任一表现可诊断为重度子痫前期：①血压持续升高，收缩压≥160 mmHg 和（或）舒张压≥110 mmHg；②持续性头痛、视觉障碍或其他中枢神经系统异常表现；③持续性上腹部疼痛及肝包膜下血肿或肝破裂表现；④肝酶异常，GPT（即 ALT）或 GOT（即 AST）水平升高；⑤肾功能受损，尿蛋白 > 2.0 g/24 h，少尿（24 小时尿量 < 400 mL 或每小时尿量 < 17 mL）或血肌酐 > 106 μmol/L；⑥低蛋白血症伴腹水、胸腔积液或心包积液；⑦血液系统异常，血小板计数呈持续性下降并低于 $100 \times 10^9 \, L^{-1}$，微血管内溶血［表现有贫血、黄疸或乳酸脱氢酶（lactate dehydrogenase, LDH）水平升高］；⑧心功能衰竭；⑨肺水肿；⑩胎儿生长受限或羊水过少、胎死宫内、胎盘早剥等
子痫	子痫前期基础上发生不能用其他原因解释的抽搐
慢性高血压并发子痫前期	慢性高血压孕妇，孕 20 周前无尿蛋白，孕 20 周后出现蛋白尿≥0.3 g/24 h 或随机尿蛋白≥（+）；或孕 20 周前有蛋白尿，孕 20 周后尿蛋白明显增加；或出现血压进一步升高等上述重度子痫前期的任何 1 项表现
妊娠合并慢性高血压	既往存在的高血压或妊娠 20 周前发现收缩压≥140 mmHg 和（或）舒张压≥90 mmHg，妊娠期无明显加重；或妊娠 20 周以后首次诊断高血压并持续到产后 12 周后

注：GPT：glutamic-pyruvic transaminase，谷丙转氨酶；ALT：alanine aminotransferase，丙氨酸转氨酶；GOT：glutamic-oxaloacetic transaminase，谷草转氨酶；AST：aspartate aminotransferase，天冬氨酸转氨酶。

四、妊娠期肝内胆汁淤积症

妊娠期肝内胆汁淤积症（intrahepatic cholestasis of pregnancy，ICP）是妊娠期特有的并发症。其起病多在妊娠晚期，少数在妊娠中期；以皮肤瘙痒为主要的首发症状；若空腹总胆汁酸水平≥10 μmol/L，且无其他原因可解释的，可诊断为 ICP。

（一）护理评估

（1）病史：了解孕妇有无 ICP 家族病史，有无多胎妊娠、卵巢过度刺激及既往服用复方避孕药等引起高雌激素水平的危险因素。

（2）症状与体征：详细询问孕妇皮肤瘙痒出现的时间、程度、部位等，评估孕妇有无黄疸、上腹部不适，评估孕妇皮肤有无因瘙痒所致的抓痕。

（3）相关检查：①实验室检查。协助完成血标本采集，完成血清胆汁酸测定、肝功能测定。②病理检查。必要时配合肝组织活检。

（二）护理要点

（1）病情观察：①胎儿监护。从妊娠 34 周开始，每周行 NST 试验，及早发现胎儿缺氧。病情严重者，嘱提前入院待产。②生化指标。协助完成标本采集，定期复查肝功能、血胆汁酸以了解病情。③重视孕妇主诉及症状，若出现瘙痒或黄疸加重等情况及时告知医生。

（2）一般护理：①指导孕妇适当卧床休息，取侧卧位以增加胎盘血供。②必要时给予吸氧、高渗葡萄糖、维生素类及能量，以在护肝的同时提高胎儿对缺氧的耐受性。

（3）用药护理：①熊去氧胆酸。一线用药，用药期间至少每2周复查1次肝功能。②S－腺苷蛋氨酸。二线用药，遵医嘱使用。③地塞米松。仅用于妊娠34周前且估计7日内分娩者，用以预防早产儿呼吸窘迫综合征。④护肝治疗。使用葡萄糖、维生素C、肌苷等改善肝功能。⑤当伴发明显的脂肪肝或凝血酶原时间延长，适当补充维生素K以预防产后出血。

（4）皮肤护理：①指导孕妇保持皮肤清洁，使用柔软透气的服饰和床上用品，避免穿过度紧身的衣物。②嘱勿搔抓。③使用炉甘石、薄荷类药物、抗组胺药物等减轻皮肤瘙痒。

（三）健康教育

（1）指导孕妇学会皮肤护理相关知识。
（2）讲解疾病相关知识，指导孕妇定时产检，增加配合治疗的依从性。

五、前置胎盘

妊娠28周后，胎盘附着于子宫下段、胎盘下缘达到或覆盖子宫颈内口，其位置低于胎先露部，称前置胎盘。前置胎盘是妊娠晚期的严重并发症，也是妊娠晚期阴道流血最常见的原因。

（一）护理评估

（1）病史：尤其注意识别有无前置胎盘的易发因素，如剖宫产史、人工流产史、子宫内膜炎等。此外，应注意询问妊娠过程中特别是妊娠28周以后，有无出现无痛性、无诱因、反复阴道流血症状。

（2）症状与体征：大量出血时可见面色苍白、脉搏细速、血压下降等休克症状。

（3）相关检查：①检查生命体征、阴道流血情况、子宫收缩及胎心率。②配合行超声波检查等。③产后检查胎盘及胎膜。

（二）护理要点

（1）病情观察：在保证孕妇安全前提下，尽可能延长孕周以提高围产儿存活率。期待疗法过程中，应监测阴道流血时间及量，定时听诊胎心或进行电子胎心率监护，注意宫缩情况。

（2）纠正贫血：遵医嘱使用补血药物，必要时输血。加强饮食指导，建议孕妇多进食高蛋白及含铁丰富的食物，如动物肝脏、绿叶蔬菜、豆类等。

（3）用药护理：出血时间久者，遵医嘱应用抗感染药物；遵医嘱应用促胎肺成熟药物；必要时使用镇静剂。

（4）休息与活动：出血期间绝对卧床休息，取左侧卧位。出血完全停止后可逐渐增加下床活动量。

（5）产科检查：腹部检查动作要轻柔，切忌肛查，一般不进行阴道检查。必须进行阴道检查的，应在做好输血、输液、手术准备的情况下方可进行。

（6）手术准备：对于因病情需要立刻终止妊娠的孕妇，应做好术前准备、输血准备，并做好母儿生命体征监护及抢救准备。

（7）预防产后出血和感染：胎儿娩出后及早使用宫缩剂；产后密切观察生命体征及阴道流血情况；每天消毒外阴2次，勤换卫生垫。

（8）心理护理：及时向孕妇及其家属通报病情、治疗方案和效果，让其有充分心理准备，配合治疗和护理。

（三）健康教育

（1）告知定时产前检查的必要性，发现妊娠期出血立即就医。

（2）指导落实避孕措施，避免多次刮宫、引产，防止多产，以减少子宫内膜损伤或子宫内膜炎，降低发病率。

相 关 链 接

根据胎盘下缘与宫颈内口的关系，前置胎盘分为三类：①完全性前置胎盘，指子宫颈内口全部被胎盘组织所覆盖。②部分性前置胎盘，指子宫颈内口部分为胎盘组织所覆盖。③边缘性前置胎盘，指胎盘附着于子宫下段，下缘到达宫颈内口，但未超越宫颈内口。

六、胎盘早剥

妊娠20周后或分娩期，正常位置的胎盘在胎儿娩出前，部分或全部从子宫壁剥离，称胎盘早剥。胎盘早剥是妊娠晚期严重并发症，起病急、进展快，处理不及时可危及母儿生命。

（一）护理评估

（1）病史：了解孕妇有无胎盘早剥的高危因素，如妊娠期高血压疾病史、胎盘早剥史、慢性肾炎史、仰卧位低血压综合征史、外伤史等。

（2）症状与体征：轻型患者症状不明显。严重者出现休克征象。孕妇可无阴道流血及血性羊水，贫血程度与外出血量不相符。若妊娠晚期或临产时突发剧烈腹痛，且有急性贫血或休克者应高度重视。

（3）相关检查。

A. 测量生命体征，观察有无贫血体征，注意四肢皮肤温度，注意有无休克征象。

B. 产科腹部触诊检查子宫高度与妊娠周数是否相符，宫体是否硬如板状或有压痛。

C. 检测胎心率及子宫收缩、阴道流血情况。

D. 协助完善超声及实验室检查。

（二）护理要点

（1）严密监测：怀疑胎盘早剥者，须持续胎心监护，密切观察孕妇神志、生命体征、腹痛、宫缩、阴道流血情况，以及有无排出血凝块、子宫有无压痛及宫底是否上升等情况。

（2）纠正休克：迅速开放静脉通道，积极补充血容量，必要时输血。

（3）做好终止妊娠的准备：依据病情选择合适的分娩方式，尽早结束分娩。完善各项检查，配血，做好接产或手术准备，做好新生儿抢救准备。

（4）并发症的护理。

A. 凝血功能障碍：表现为皮下、黏膜或注射部位出血及子宫出血不凝，有时有尿血、咯血或呕血。应遵医嘱补充凝血因子、应用肝素及抗纤溶药物；抽血送检查凝血功能。

B. 肾功能衰竭：在补足血容量后遵医嘱用甘露醇、呋塞米；记录24小时出入量，及早发现少尿或无尿。

C. 产后出血：密切观察生命体征、阴道流血量及子宫收缩情况，遵医嘱给予宫缩剂并按摩子宫，配合抽血查凝血功能。

（5）心理—社会支持：孕妇及其家属面对突发的阴道流血、腹痛等情况或被告知病情严重时，会感到恐惧、惊慌、无助，医护人员应及时告知病情，耐心说明治疗方案及效果，以取得其理解和配合。

（三）健康教育

（1）教育孕妇产前定期检查，对妊娠期高血压疾病、慢性高血压、肾脏病等孕妇加强健康教育。

（2）鼓励孕妇适量活动，避免长时间仰卧，避免腹部外伤。

（3）告知出院后应注意休息，保证足够营养，增强体质。

相 关 链 接

1. 胎盘早剥临床表现与分度

根据病情严重程度将胎盘早剥分为：

Ⅰ度：多见于分娩期，胎盘剥离面积小，患者常无腹痛或腹痛轻微，贫血体征不明显。腹部检查见：子宫软，大小与妊娠周数相符，胎位清楚，胎心率正常。产后检查见胎盘母体面有凝血块及压迹即可诊断。

Ⅱ度：胎盘剥离面积超过胎盘面积的1/3左右，主要症状为突然发生的持续性腹痛、腰酸或腰背痛，疼痛的程度与胎盘后积血量成正比。患者表现为无阴道流血或流血量不多，贫血程度与阴道流血量不相符。腹部检查见：子宫大于妊娠周数，宫底随胎盘后血肿增大而升高，胎盘附着处压痛明显（胎盘位于后壁则不明显），宫缩有间歇，胎位可扪及，胎儿存活。

Ⅲ度：胎盘剥离面积超过胎盘面积的1/2，临床表现较Ⅱ度加重。患者可出现恶心、呕吐、面色苍白、四肢湿冷、脉搏细数、血压下降等休克症状，且休克程度与母血丢失量成比例。腹部检查见：子宫硬如板状，子宫缩间歇时不能松弛，胎位扪不清，胎心消失。若患者无凝血功能障碍属Ⅲa度，有凝血功能障碍者属Ⅲb度。

2. 前置胎盘与胎盘早剥的鉴别

前置胎盘与胎盘早剥的鉴别见表3-6。

表3-6　前置胎盘与胎盘早剥的鉴别

鉴别点	前置胎盘	胎盘早剥
病因	经产妇多见	常伴发于妊娠期高血压疾病及外伤史
腹痛	无腹痛	发病急，剧烈腹痛
阴道流血	外出血，阴道流血量与全身失血症状成正比	有内出血、外出血，以内出血为主，阴道流血量与全身失血症状不成正比，严重时也可出现血尿
子宫	子宫软，大小与妊娠周数相符	子宫硬如板状，有压痛，大小可比相应妊娠周数的子宫大
胎位	胎位清楚	胎位不清
胎心	胎心音一般正常	胎心音弱或消失
B超	胎盘前置	胎盘位置正常，胎盘增厚或胎盘后壁出现液暗区

七、羊水量异常

羊水量异常包括羊水过多和羊水过少。羊水量准确评估较困难，主要依靠超声波测量。

（一）羊水过多

妊娠任何时期内，羊水量超过2 000 mL者，称羊水过多。

1. 护理评估

（1）病史：了解有无多胎妊娠、胎儿畸形、糖尿病、胎盘或脐带病变等高危因素。

（2）症状与体征：了解孕妇有无因羊水过多引发的症状，如呼吸困难、腹痛、食欲不良等不适。

（3）相关检查。

A. 产科检查：测量孕妇腹围、宫高、体重等。

B. 超声检查：是羊水过多最重要的辅助检查之一。了解羊水指数（≥25 cm为羊水过多），注意有无消化道畸形如食管闭锁（扫描时不能见胃泡）、十二指肠闭锁（胎儿腹部看到"双泡征")。排除胎儿神经管畸形，其导致羊水过多的可能机制为：①过多液体从暴露的神经组织（如脑膜）流到羊膜腔。②无脑儿的下丘脑抗利尿激素缺乏，胎儿产尿过多。

C. 其他检查。母体糖耐量试验等。

2. 护理要点

（1）病情观察：①观察孕妇的生命体征，定期测量宫高、腹围、体重等，判断病情进展，及时发现并发症。②密切观察胎心率的变化，监测胎动、宫缩情况，及早发现胎儿宫内窘迫及早产征象。③产后应密切观察宫缩及阴道流血情况，防止产后出血。

（2）饮食与活动：①指导孕妇合理饮食，防止便秘。②指导孕妇减少增加腹压的活动，防止胎膜早破。③症状严重者，指导其半坐卧位。

（3）配合治疗：腹腔穿刺放羊水时防止速度过快、量过多，观察患者血压、脉搏。放出羊水后遵医嘱使用抗感染药物，密切观察胎心、宫缩情况。

（4）并发症的护理。

A. 胎膜早破：破水后密切观察胎心和宫缩，及时发现有无胎盘早剥、脐带脱垂的征象。

B. 产后出血：产后加强子宫收缩，密切观察阴道流血情况，采用宫缩剂、按摩子宫等方法防止宫缩乏力性产后出血。

（5）心理护理：应针对孕妇具体情况，说明处理的方式与效果，让孕妇及其家属有充分思想准备，以取得其理解和配合。

3. 健康教育

（1）嘱孕妇定期进行产前检查，积极治疗可能引起羊水过多的相关疾病。

（2）嘱孕妇注意观察子宫高度的变化，增加产检次数，不适随诊。

（3）对胎儿畸形的产妇，嘱其产后到医院查找原因，下次妊娠前应到优生遗传门诊就诊。

相 关 链 接

（1）羊水量在数日内急剧增多，称为急性羊水过多，多见于妊娠20～24周，压迫症状明显；羊水在数周内缓慢增多，称为慢性羊水过多，临床上无明显不适或仅出现轻微压迫症状。

（2）B超诊断羊水过多的标准：①羊水最大暗区垂直深度（amniotic fluid volume，AFV）：8 cm及以上诊断为羊水过多，其中8～11 cm为轻度羊水过多，12～15 cm为中度羊水过多，大于15 cm为重度羊水过多。②羊水指数（amniotic fluid index，AFI）：25 cm及以上诊断为羊水过多，其中25～35 cm为轻度羊水过多，36～45 cm为中度羊水过多，大于45 cm为重度羊水过多。

（二）羊水过少

妊娠晚期羊水量少于300 mL者称为羊水过少。

1．护理评估

（1）病史：了解婚育史、用药史、妊娠合并症、家族史等，同时了解孕妇胎动情况。

（2）症状与体征：询问胎动时有无腹痛。了解子宫敏感度。若轻微刺激即可引起宫缩，或临产后阵痛剧烈、宫缩不协调应引起注意。

（3）相关检查：超声检查是最重要的辅助检查之一，检查排除与羊水过少有关的胎儿异常，如胎儿泌尿系统异常；测量孕妇的宫高、腹围、体重；监测胎心率变化及宫缩情况。

（4）心理状态：评估孕妇及其家属的心理状态，有无负疚感及焦虑心理。

2．护理要点

（1）病情观察：①观察孕妇的生命体征，定期测量宫高、腹围、体重等，判断病情进展。②密切观察胎心率的变化，监测胎动、宫缩情况，及时发现并发症。③配合完成 B 超检查，测定羊水量，注意观察有无胎儿畸形。

（2）休息与活动：指导孕妇休息时适当采取左侧卧位，改善胎盘血液供应。

（3）配合治疗：①正常胎儿。若妊娠已近足月，配合做好阴道产或剖宫产准备；若妊娠未足月，可行期待治疗，必要时配合完成羊膜腔灌注液体法。②胎儿畸形。选择合适的引产方式终止妊娠。

3．健康教育

（1）教会孕妇自我监测胎儿宫内情况，如自数胎动。

（2）嘱产后注意休息，保持情绪平稳。

（3）安抚失去围产儿的产妇及其家属，指导其生育保健措施，嘱其再孕后应到优生遗传门诊就诊，加强产前检查，及时发现胎儿畸形。

相 关 链 接

B 超诊断羊水过少的标准：①AFV：妊娠晚期，2 cm 及以下为羊水过少，1 cm 及以下为严重羊水过少。②AFI：5 cm 及以下为羊水过少，8 cm 及以下为羊水偏少。

八、胎膜早破

临产前发生胎膜破裂称为胎膜早破。未足月胎膜早破指在妊娠 20 周后且未满 37 周时胎膜在临产前发生的胎膜破裂。

（一）护理评估

（1）病史评估：了解诱发胎膜早破的原因，询问阴道流液的量、性质及开始流液的时间。

（2）症状与体征：观察孕妇阴道流液的情况，是否有咳嗽、打喷嚏、负重等增加腹压的动作后流出液体的情况。

（3）相关体查。

A. 检测胎心率及子宫收缩情况，测量胎儿生命体征，观察有无感染征象。

B. 阴道液酸碱度检查：pH > 7 者，应注意避免污染造成假阳性。

C. 阴道检查或妇科检查：观察是否有阴道流液或阴道内液体积聚；了解宫颈消退及扩张情况。阴道检查时，触不到羊膜囊，上推胎先露部可见流液量增多。

4）协助完善超声及实验室检查。

（二）护理要点

（1）病情观察：①密切观察胎心率的变化，监测胎动、宫缩情况。②定时观察羊水性状、颜色、气味等，发现羊水异常时应及时处理。③定期测量孕妇相关生命体征，注意体温变化，观察有无感染迹象。

（2）休息与活动：胎先露未衔接的孕妇应嘱其卧床休息，指导孕妇床上活动，注意协助孕妇进食、排便、排尿等生活护理；若胎先露已衔接，则应解除孕妇顾虑，指导其适当下床活动。

（3）做好终止妊娠的准备：①孕周小于 35 周者，遵医嘱给予糖皮质激素促进胎肺成熟；若有需要，应用抑制宫缩药物。②足月胎膜早破者，密切观察，一般 12 小时内有临产征象；若 12 小时后仍未临产者，根据病情选择合适的终止妊娠的方式。

（4）并发症的护理。

A. 脐带脱垂：胎先露未衔接的孕妇应嘱其卧床休息；注意监测胎心变化，改变体位后听胎心；阴道检查确定有无隐性脐带脱垂；一旦发现脐带脱垂，应在最短时间内结束分娩。

B. 感染：①严密监测生命体征，配合完善实验室检查，了解是否存在感染。有孕妇发热、母儿心率快、羊水混浊等情况时应注意。②破水 12 小时尚未分娩者应给予抗生素预防感染；未足月胎膜早破者，发现时便需要及早应用抗感染药物。③保持会阴部清洁，定时行会阴抹洗，勤更换会阴垫。④胎膜早破超过 24 小时者，按医嘱于产后留取胎盘、胎膜、新生儿口鼻分泌物行细菌培养。

（三）健康教育

（1）孕期保健知识教育：①妊娠后期减少性生活次数或禁止性生活，避免负重或腹部受碰撞。②积极治疗下生殖道炎症及牙周炎。③补充维生素、钙、锌、铜等营养素。④宫颈内口松弛者，妊娠 14 ～ 18 周行宫颈环扎术并卧床休息。⑤怀疑胎膜破裂者应立即急诊就诊。

（2）胎膜破裂后，根据孕妇情况指导不同的活动方式。

九、早产

妊娠满 28 周至不足 37 周间分娩为早产。

（一）护理评估

（1）病史：详细评估可致早产的高危因素，如感染性疾病、子宫畸形、子宫肌瘤等。

（2）症状与体征：评估孕妇阴道流血的持续时间与阴道流血量，有无腹痛、宫缩等。

（3）相关检查：进行妇科检查，进一步了解宫颈口是否扩张、羊膜是否破裂、宫颈管是否缩短。协助完善超声检查，了解胎儿成熟度、胎方位等。

（二）护理要点

（1）预防早产：①指导孕妇保持良好的身心情况，加强营养，避免情绪过度激动。②避免诱发宫缩的活动，如抬举重物、性生活等。③多卧床休息，以左侧卧位为宜。④慎做肛查和阴道检查。⑤宫颈内口松弛者必要时行宫颈内口环扎术。⑥定期行胎心监护，指导孕妇自数胎动，有异常时及时采取应对措施。

（2）用药护理：①遵医嘱使用抑制宫缩药物，如钙通道阻滞剂、β-肾上腺素受体激动剂、阿托西班等。②遵医嘱使用胎儿脑神经保护药物，如硫酸镁。③遵医嘱使用抗感染药物。④遵医嘱使用促胎肺成熟药物，如糖皮质激素。

（3）分娩准备：①尽早决定合理的分娩方式。②充分做好早产儿保暖和复苏的准备。③临产后慎用镇静剂，以免发生新生儿呼吸抑制。

（4）心理护理：向孕妇及其家属讲解早产的相关知识，减轻孕妇的负疚感。多陪伴交流，减少孕妇的孤独感和无助感。

（三）健康教育

（1）指导孕妇自我观察的相关知识，胎动异常或有宫缩时及时告知医护人员。
（2）指导母婴分离期的母乳喂养相关知识。

相 关 链 接

宫缩抑制剂的分类及常用药物应用时的注意事项：

（1）β-肾上腺素受体激动剂。常用药物有利托君。其副作用明显，主要有母胎心率增快、心肌耗氧增加、血糖升高、水钠潴留、血钾降低等，故合并心脏病、高血压、未控制的糖尿病、明显产前出血者慎用。用药期间应密切观察孕妇主诉及心率、血压、宫缩变化，并限制静脉输液量（每日不超过 2 000 mL），以防肺水肿。若心率大于 120 次/分，应减慢滴速；若心率大于 140 次/分，应停药；若出现胸痛，应立即停药并行心电监护。长期用药者需要监测血钾、血糖、肝功能，并行超声心动图检查。

（2）阿托西班。通过竞争子宫平滑肌细胞上的缩宫素受体，抑制由缩宫素诱发的子宫收缩。其副作用少。

（3）钙通道阻滞剂。常用药物为硝苯地平。用药时应密切注意孕妇心率及血压变化。已用硫酸镁者慎用，以防血压急剧下降。

十、多胎妊娠

一次妊娠宫腔内同时有 2 个或 2 个以上胎儿，称为多胎妊娠，以双胎妊娠最为多见。

（一）护理评估

（1）病史：了解孕妇的年龄、胎次，是否曾用促排卵药及家族有无多胎史。

（2）症状与体征：评估孕妇的早孕反应程度、食欲、呼吸情况、是否经常感到多处胎动而非某一固定部位。评估孕妇下肢水肿及静脉曲张程度。

（3）相关检查：运用"四步触诊法"进行产前检查；宫底高度是否大于孕周；在腹部的不同部位是否可听到 2 个胎心音，且差异每分钟大于 10 次。

（4）心理状态：了解孕妇是否担心早产、母儿受伤等。

（二）护理要点

（1）一般护理：①增加产前检查的次数，每次监测宫高、腹围、体重。②注意多休息，尤其是妊娠晚期。③卧床时适当采用左侧卧位，以增加子宫、胎盘的血供。④加强营养，尤其注意补充铁、钙、叶酸等，以满足妊娠的需要。

（2）病情观察：①加强病情观察，及时发现妊娠期高血压疾病、羊水过多、前置胎盘、贫血等并发症。②严密监护胎儿生长发育情况及胎位变化，选择合适的分娩方式。③试产时严密观察产程和胎心率变化，若发现有宫缩乏力或产程延长，及时处理。

（3）症状护理：①因胃区受压，可能导致孕妇纳差、食欲减退，应鼓励孕妇少食多餐，给予必要的饮食指导。②多胎妊娠的孕妇腰酸背痛较明显，应注意休息，可做骨盆倾斜运动，局部热敷。③采取措施预防静脉曲张的发生，指导孕妇选择合适的弹力袜。

（4）防治早产：这是多胎妊娠产前监护的重点。多胎妊娠孕妇应增加每日卧床休息时间，减少活动量。若妊娠 34 周以前发生产兆，必要时给予宫缩抑制剂。

（5）预防产后出血：产程中开放静脉通道，做好输液、输血准备。最后一个胎儿娩出后及时应用促宫缩药物。产后严密观察宫缩及阴道流血情况。因多胎妊娠的孕妇腰酸背痛较明显，应注意休息，可做骨盆倾斜运动，局部热敷。采取措施预防静脉曲张。

（6）心理护理：帮助多胎妊娠的孕妇完成角色转变，使其接受同时生育多个孩子的事实。告知多胎妊娠虽属于高危妊娠，但孕妇不必过分担心母儿的安危，说明保持心情愉快、积极配合治疗的重要性。指导家属准备多份新生儿用物。

（三）健康教育

（1）指导孕妇注意加强休息，增加营养。

（2）嘱孕妇加强产前检查，避免剧烈活动及过度劳累，孕晚期禁性生活，加强胎动监测。出现异常情况时应立即就诊。可提前住院待产。

（3）对孕妇进行有关产褥期及新生儿护理相关知识的宣教，指导多胎母乳喂养的技巧，提供科学哺乳知识。

相 关 链 接

双胎的胎儿预后取决于绒毛膜性，而非合子性（卵性）。单绒毛膜性双胎由于两个胎儿共用一个胎盘，胎盘之间存在血管吻合，故可出现较多严重并发症，例如：①双胎输血综合征（twin to twin transfusion syndrome，TTTS）。通过胎盘间动-静脉吻合支，血液从动脉向静脉单向分流，一胎成为供血儿，一胎成为受血儿，造成供血儿贫血、生长受限，受血儿血容量增多、各器官体积增大，甚至发生充血性心力衰竭和胎儿水肿。②选择性胎儿生长受限（selective intrauterine growth restriction，sIUGR）。胎盘分配不均，两个胎儿体重相差25%以上。③一胎无心畸形。又称动脉反向灌注序列。④单绒毛膜单羊膜囊双胎。两个胎儿共用一个羊膜腔，无胎膜分隔，极易因脐带打结、缠绕而发生宫内意外。

十一、胎儿窘迫

胎儿窘迫是指胎儿在子宫内因急性或慢性缺氧，从而危及其健康和生命的综合症状。

（一）护理评估

（1）病史：了解孕妇的年龄、孕产史、内科疾病史，了解本次妊娠有无妊娠期高血压疾病、胎膜早破、羊水过多等高危因素，了解有无胎儿畸形，胎盘功能的情况，分娩经过（如产程延长、缩宫素使用不当）等。

（2）症状与体征：有无自觉胎动增加或减少。

（3）相关检查：①动态监测胎心音变化，了解胎心率、胎心基线变异、胎心加速、胎心减速等情况。②了解羊水性质与颜色等，判断有无羊水胎粪污染。③胎盘功能检查。

（二）护理要点

（1）一般护理：指导孕妇立即改变体位，如侧卧、俯卧、直立、坐、站等。若胎膜早破且胎先露部未衔接者应卧床。必要时吸氧。

（2）病情观察：持续行胎儿电子监护，若出现强直性子宫收缩，给予宫缩抑制剂；若正在滴注缩宫素，应立即停止滴注，并观察宫缩强度。

（3）分娩准备：根据病情变化和产程进展，选择阴道助产或剖宫产，尽快娩出新生儿。做好新生儿抢救和复苏准备，准备好新生儿窒息抢救物品，通知儿科医生到场指导新生儿急救。新生儿娩出后，协助留取标本测定脐血 pH 及剩余碱，了解宫内酸中毒情况。

（4）心理护理：向孕妇提供胎儿窘迫的相关信息，对其疑虑给予适当解释，减轻焦虑。对于分娩结局不良者，给予关怀、安慰。

（三）健康教育

（1）让孕妇知晓孕期应积极治疗导致胎儿宫内窘迫的疾病。

（2）加强产前检查，指导孕妇在孕30周后，每天定时监测胎动并记录，告知其12小时胎动数少于20次时，应立即就诊。

（3）指导孕妇休息时宜取侧卧位。

相关链接

根据胎粪污染程度将羊水污染分为三度：

Ⅰ度：羊水呈淡绿色，质薄。可能为胎儿成熟的一种表现，也可能为胎儿缺氧早期，但胎儿有代偿功能。

Ⅱ度：深绿色，质较厚，可污染胎儿皮肤、胎膜和脐带，与胎儿缺氧有关。

Ⅲ度：羊水呈黄褐色，质厚，呈糊状，可污染胎膜、脐带及胎盘，往往伴有羊水量的减少，表示胎儿严重缺氧，应尽快终止妊娠。

（陈志昊）

第四节　正　常　分　娩

一、产程的观察与护理

总产程即分娩全过程，是指从有规律宫缩至胎儿、胎盘娩出的全过程。临床上将其分为三个阶段：

第一产程又称宫颈扩张期，是指从规律宫缩到宫口开全10 cm。第一产程分潜伏期和活跃期：潜伏期为宫口扩张的缓慢阶段，一般初产妇不超过20小时，经产妇不超过14小时；活跃期为宫口扩张的加速阶段，可在宫口开至4～6 cm时进入活跃期，此期宫口扩张速度≥0.5 cm/h。

第二产程又称胎儿娩出期，是指从宫口开全至胎儿娩出。未实施硬膜外麻醉时，初产妇最长不应超过3小时，经产妇不应超过2小时；实施硬膜外麻醉镇痛者，可在此基础上延长1小时。

第三产程又称胎盘娩出期，是指从胎儿娩出到胎盘娩出。一般为5～15分钟，不超过30分钟。

（一）第一产程

1. 护理评估

（1）病史：了解既往病史、孕产史、妊娠合并症及药物过敏史等（查阅产前检查资料，无产前检查者则应按首次产前检查要求进行资料采集）。

（2）症状与体征：了解有无阴道流血、胎膜早破，以及子宫收缩、胎心率情况。

（3）心理—社会支持状况：了解心理状况，是否有焦虑、恐惧的情绪，产妇对疼痛的感受和耐受情况，产妇及其家属对分娩方式选择的认同情况、对新生儿的期望。

2. 护理要点

（1）产程观察。

A. 子宫收缩及胎心率：①子宫收缩持续及间歇时间、强度。②在子宫收缩间歇期听诊胎心率，潜伏期每 2 小时听诊 1 次；活跃期每 15～30 分钟听诊胎心率 1 次。③活跃期可予持续电子胎心监护，观察胎心曲线及其与宫缩曲线的关系。若胎心异常或电子胎心监护出现晚期减速、变异减速、频发早期减速等，应及时予改变体位并报告医生。

B. 宫口扩张及胎头下降：潜伏期每 4～6 小时检查 1 次；活跃期每 2 小时检查 1 次，经产妇或宫缩频繁者间隔时间应缩短。经产妇子宫缩时判断宫口扩张及胎先露下降程度。

C. 胎膜破裂：应立即听胎心，观察羊水性状、颜色及量，记录破膜时间。有异常情况应立即报告医生。

D. 生命体征：4～6 小时测量 1 次血压、脉搏、呼吸和体温。破膜后应每 2 小时测量 1 次体温，有异常时增加测量的次数并予以对症处理。

E. 护理记录：宫口扩张不足 2 cm 时，将观察结果记录于"待产记录单"中；宫口扩张达到 2 cm 后，根据宫口扩张大小使用相应的产程图。分析宫口扩张曲线、胎头下降曲线及胎心率、胎方位是否正常，有异常者及时报告医生。

F. 接产准备：初产妇宫口开全，经产妇宫口扩张 6 cm 以上且宫缩规律、有力时，转分娩床做好分娩准备。

（2）应用宫颈扩张球囊的护理。宫颈扩张球囊通过机械刺激促进宫颈成熟和诱发宫缩，从而起到催产引产的目的。宫颈扩张球囊适用于单胎头位妊娠、胎膜未破、宫颈 Bishop 评分小于 6 分，超期或过期妊娠未临产，以及无引产禁忌证者。

A. 放置时间：通常晚上 20 时左右放置，第二天早上 8 时左右取出。放置时间不超过 24 小时。

B. 放置配合：嘱产妇排空膀胱，取截石位，做好外阴消毒。打开雷佛包（孔巾 1 块、阴道窥器 1 个、卵圆钳 1 个、弯盘 1 个、纱布 2 块）和球囊，添加 50 mL／60 mL 注射器 1 个和外用生理盐水适量（每个球囊内最多注入 80 mL 生理盐水）。

C. 观察处理：一般放置后持续胎心监护 30 分钟，观察胎心情况。注意宫缩变化，留意球囊是否自行脱出。

D. 健康指导：告知产妇球囊压迫会产生下腹坠胀感，进入活跃期后球囊有可能自行脱出。

E. 取出时机：自然破膜；放置达到 12 小时；产妇感到不适或有发热等感染迹象。

（3）饮食指导：鼓励及协助产妇少量多次进食易消化、高营养食物，不宜进食过饱。

（4）活动与休息：若宫缩不强、胎膜未破，可在室内走动或取坐位、侧卧位等。教会产妇在宫缩间歇期休息。

（5）排尿指导：鼓励产妇每 2～4 小时排尿 1 次。排尿困难者，予诱导排尿，必要时行导尿术。

（6）减痛指导：指导缓解宫缩疼痛的方法：①非药物分娩镇痛法（详见本节"二、非药物分娩镇痛法"）。②潜伏期遵医嘱使用药物镇痛，如安定、杜冷丁等。③硬膜外阻滞麻醉镇痛（详见本节"三、硬膜外麻醉分娩镇痛法"）。

（7）心理护理：产妇对宫缩痛的焦虑会影响产程进展，可运用减轻分娩不适的技巧，并通过家属或助产士的陪伴，缓解其紧张情绪，减轻不适感受，稳定情绪；鼓励家属陪产。

（二）第二产程

1．护理评估

（1）产程：了解第一产程经过及处理情况，评估宫缩、胎心率、胎位和产程进展。

（2）身心状况：询问产妇是否腹痛、腰骶酸痛更明显，腿部肌肉有无痉挛现象，是否可以进食，以及产妇是否会配合接产。

2．护理要点

（1）胎儿监护：每次宫缩过后或每5分钟听诊胎心音1次，听诊时机选择在宫缩间歇期，每次听诊时间大于1分钟。有条件者，予持续胎儿电子监护，密切观察宫缩及胎心率。

（2）症状观察：观察会阴是否渐膨隆和变薄、肛门括约肌是否松弛；询问产妇是否有排便感，观察其是否不自主地向下屏气用力。

（3）饮食指导：协助进食易消化、快吸收的高能量食物或饮料。

（4）分娩指导：确定宫口开全后，指导产妇于宫缩时屏气，用力促进胎儿娩出；宫缩间歇时放松、休息，促进体力恢复。

（5）接生准备：随着产程进展，初产妇宫口开全出现胎头"拨露"时或经产妇宫口开张6 cm以上且宫缩规律有力时，做好接产准备。

（6）助娩技术：协助胎儿娩出，减少无指征的会阴侧切术；胎头娩出时控制娩出速度，减少会阴裂伤。

（7）缩宫素应用：胎儿娩出前肩后予缩宫素肌内注射或静脉滴注。

（8）出血量评估：胎儿娩出后，于产妇臀下放聚血盘收集产后出血，便于测量出血量。

（9）新生儿处理：清理新生儿呼吸道；脐带处理后，将新生儿交给巡回助产士处理。

（三）第三产程

1．护理评估

（1）产程：了解第一、第二产程的经过。

（2）身体状况：评估产妇神志、呼吸、心率、血压及有无不适感等。

（3）胎盘剥离征象：观察与检查脐带延长、宫底升高和阴道流血情况，判断是否有胎盘剥离征象及会阴裂伤。

（4）出血量：了解子宫收缩及阴道流血情况。

2．护理要点

（1）协助娩出胎盘：确认胎盘剥离后，协助胎盘娩出。接产者切忌在胎盘尚未完全剥离时用手按揉、下压宫底或牵拉脐带，以免引起因胎盘部分剥离而出血或拉断脐带，甚至造成子宫内翻。

（2）评估宫缩情况：按压子宫底，了解子宫是否收缩变硬，宫底是否达平脐或脐下水平。若子宫软且宫底达脐上水平时，应按摩子宫及使用宫缩剂促进宫缩。

（3）评估产时症状：测量血压、脉搏、呼吸，观察阴道有无大量流血及血液颜色是否为鲜红色等。

（4）检查胎盘：检查胎盘、胎膜是否完整，胎膜边缘有无血管断端，若异常，应报告医师。

（5）检查软产道：检查会阴、小阴唇内侧、尿道口周围、阴道及宫颈有无裂伤；若有裂伤，立即协助缝合。

（6）预防产后出血：①及时应用缩宫素。②胎儿娩出30分钟后胎盘仍未排出，或胎盘未完全剥离而出血多时，应报告医师处理。③产后间歇按摩子宫底，促进宫缩以止血。④对产后膀胱充盈者，应协助其排尿。

（7）产后观察：①产后出血大多数（约80%）发生在产后2小时内，因此，产妇产后必须在产房观察2小时，需要每30分钟测量1次血压、脉搏，并观察子宫收缩、阴道流血情况。②注意观察产妇脸色与神志，询问其有无头晕、乏力等不适及有无肛门坠胀感，若产妇诉说肛门有坠胀感，应警惕阴道后壁血肿，须立即报告医师。③观察2小时无异常者可转往爱婴区休息。

3．健康教育

健康教育贯穿总产程。

（1）向产妇介绍正常妊娠及分娩的过程和注意事项，告知其若发现阴道大量流血、突然阴道大量流液或有便意感时应立刻通知医护人员。

（2）向产妇讲解分娩中可能出现的问题，指导其采取良好的应对措施，配合医护人员顺利完成分娩过程。对需要进行剖宫产或器械助产的产妇应说明手术的必要性和方式，让产妇有充分的心理准备。

（3）指导产妇注意休息，适时进食，保持体力。进食不应过饱，以免引起呕吐。

（4）告知产妇分娩过程所用药物的作用及用药后的注意事项，并说明所用药物对胎儿无损害，避免产妇不必要的担心。

（5）告知产妇胎儿电子监护的目的，取得其配合。

（6）告知产妇阴道检查的时间，取得其配合，以及指导其缓解宫缩疼痛的技巧、产时屏气用力的方法等。

> **相 关 链 接**
>
> （1）减轻产时疼痛的技巧：①控制呼吸法。当宫缩时采用缓慢的胸式呼吸，频率为正常呼吸的 1～2 倍，即先深吸一口气，然后慢慢地呼出。②分散注意力法。如双手轻揉下腹部，用手或拳压迫腰骶部，选择一个实际的或想象中的事物作为注意点。
>
> （2）屏气用力方法：宫口开全后进入胎儿娩出期，产妇双足蹬在产床的脚踏上，两手握住产床的把手，当出现宫缩，先深吸气屏住，然后如解大便样向下用力，双足如蹬车状向下蹬，双手如提两桶水样往上提以增加腹压，宫缩间歇期全身肌肉放松休息。宫缩再现时再做屏气动作。
>
> （3）胎盘剥离征象：①子宫变硬呈球形，宫底上升至脐上。②阴道口外露的脐带自行延长。③阴道少量流血。④用手掌尺侧在产妇耻骨联合上轻压子宫下段时，宫体上升，而外露脐带不再回缩。

二、非药物分娩镇痛法

在分娩期间通过运用非药物方法起到缓解疼痛的作用，对产妇和胎儿的安全性较高。常用的非药物分娩镇痛法包括热疗、经皮电刺激、使用分娩球等。

（一）护理评估

（1）身心状况：产妇血压、心率、精神状态和活动能力，有无产科并发症和内、外科合并症。

（2）认知水平：产妇对疼痛的感受和耐受情况，接受和配合非药物分娩镇痛的程度。

（3）产程：宫缩和胎心情况，胎膜是否破裂及羊水情况，胎先露、宫口开张和先露高低情况等。

（二）护理要点

1. 豆袋热敷

（1）豆袋热敷的禁忌证：腰部有 48 小时内软组织损伤，合并出血性疾病或其他严重的内科合并症，感觉功能障碍、意识不清，热敷部位皮肤有皮疹或过敏时禁忌使用。

（2）准备豆袋：豆袋用布套包好，每次使用后更换布套。温度以产妇感到舒适为宜，一般加热至 60～70 ℃。

（3）使用方法：产妇可采取坐位或侧卧位。坐位时将加热过的豆袋放置于产妇的腰背部与椅背之间；侧卧位时将豆袋热敷于腰部，温度不够时，随时更换加热过的豆袋。

2. 应用分娩球

（1）分娩球选择：分娩球的承受力一般为 100 kg。身高 1.6 m 以上者选择直径为

75 cm 的标准球（紫色），身高 1.6 m 以下者选择直径 65 cm 的球（黄色）。

（2）使用分娩球架固定分娩球或专人看护以免发生意外。产妇可选择坐、趴、跪等自由体位。选择坐式时，产妇双腿张开，全脚掌着地，膝部呈 90°弯曲。

（3）评估产妇的配合能力，情绪躁动不安、自控能力差者不适用。注意防止产妇跌倒、摔伤。尽量安排人在旁陪伴，加强巡视。

3. 使用导乐仪

（1）镇痛原理：通过激发中枢内源性镇痛系统和关闭痛觉闸门通道来实现分娩镇痛。手上传导刺激人体分泌镇痛物质，同时腰上传导阻断疼痛信息向大脑传递。

（2）使用方法：导乐仪开机，按胎心监测操作绑好宫缩探头，连接导线。4 条输出线分 A、B 两路，A 路两极与产妇左、右手电极片相连（桡神经虎口部：食指与拇指并拢，虎口最高点。腕部正中神经：掌侧向上，腕横纹正中向心方向 4 cm）；B 路两极与产妇腰骶部相连（上极：脊柱中心线对应脐平面位置，左右旁开 3 cm 处，第 10 胸椎位置。下极：上极垂直向下 5 cm 处，第 12 胸椎至第 1 腰椎位置）。按治疗参数调整电流强度，以引起肌肉微微颤动、产妇自觉能够接受为宜。使用过程中询问产妇感受，注意检查电极片位置有无松脱。

（三）健康教育

（1）使用前告知产妇及其家属运用镇痛方法的目的、作用和可能出现的情况。
（2）指导产妇正确、安全的应用相关器械的方法，以及配合的注意事项。
（3）指导产妇出现头晕、心慌、无力感等不适时应及时通知医护人员。

三、硬膜外麻醉分娩镇痛法

硬膜外麻醉分娩镇痛法是在分娩期经腰椎间隙穿刺至硬膜外腔，推入低浓度、小剂量的局部麻醉药或镇痛药，以达到镇痛目的的方法。

（一）护理评估

（1）病史：了解产妇产前检查和本次住院检查情况，包括身高、体重、孕产次、胎儿大小、软产道情况、手术史及有无合并症或并发症等，了解产妇有无神经系统及脊柱异常的病史。
（2）身体状况：了解产妇的血压、呼吸、脉搏等生命体征情况。
（3）产程评估：了解宫缩、胎心和产程进展情况。

（二）护理要点

（1）麻醉前评估：①评估产妇及其家属对硬膜外麻醉镇痛了解情况，确认产科医生开立硬膜外麻醉分娩镇痛医嘱。②麻醉医生施行麻醉前予建立静脉通道，持续心电监护及胎心监测。
（2）麻醉后护理：①密切观察产程进展、胎心和宫缩的变化。每隔 30 分钟测量和记录 1 次产妇血压、心率、血氧等情况。②指导产妇饮食，确保每小时液体摄入量达

100 mL 以上。每隔 4 小时测量 1 次体温，及时发现和处理发热。③询问产妇感受，注意麻醉镇痛的不良反应。产妇出现恶心、呕吐时应注意防止窒息的发生。询问是否有下肢麻痹及无力，若有，及时报告麻醉医生进行处理。④每 2 小时鼓励产妇解小便 1 次，膀胱胀不能自解小便者予导尿。⑤对静脉滴注缩宫素的产妇，还需要定期了解宫缩情况，以及时发现强直性宫缩，避免发生意外。

（3）分娩指导：宫口开全后注意产妇是否有自主用力感，指导产妇用力。

（4）复苏准备：新生儿娩出后及时通知麻醉医生调整药物剂量。

（5）预防出血：正确处理第三产程及预防产后出血。

（6）导管处理：会阴伤口缝合后，可协助麻醉医生拔除硬膜外导管，消毒穿刺点后以无菌小纱布加压覆盖并固定。

（7）产后护理：

A. 预防尿潴留：分娩过程中膀胱受压、肌张力降低及会阴伤口疼痛，以及用药后引起的膀胱肌麻痹，均可导致尿潴留的发生。及时协助产妇排尿，必要时予以导尿。

B. 促进肠功能恢复：可鼓励产妇床上适当活动，对个别腹胀较严重者，用肛管排气。

（三）健康教育

（1）告知产妇无痛分娩不是绝对的"无痛"，只是使疼痛减轻。

（2）告知产妇麻醉前勿进食过饱。

（3）指导产妇麻醉时的体位，使其配合。

（4）告知产妇硬膜外麻醉镇痛期间的注意事项，取得其配合，以防跌倒受伤。

四、陪伴分娩

陪伴分娩是指产妇分娩过程中由有生育经验的妇女或产科专业人员陪同，给予精神上的鼓励、心理上的安慰、体力上的支持，使产妇消除恐惧与焦虑，解除紧张感与孤独感，使产妇感到舒适与安全，且不断地得到支持与鼓舞而顺利分娩。

（一）护理评估

（1）病史：查阅产前检查记录，了解产妇的年龄、身高、体重、健康史、孕产史、孕周等。

（2）身心状况：了解产妇的身心状况和行为表现，注意生命体征变化、有无尿潴留，观察产妇对疼痛的耐受情况，有无烦躁不安、呼痛不已、疲乏无力、焦虑、恐惧等表现。

（3）胎儿：了解胎儿生物物理评分、胎儿大小、胎方位等，评估胎儿宫内情况。

（二）护理要点

（1）产程监护：严密监护母胎状况及产程进展情况。

（2）基础护理：为产妇提供舒适、安静的待产环境，及时提供饮食或协助排泄等

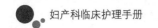

生活护理。

（3）心理护理：随时告知产妇产程进展情况，鼓励产妇说出心中感受，不断给予安慰和鼓励等精神支持。

（4）陪伴指导：鼓励丈夫及家属支持产妇。若产妇家属陪伴分娩，需要协助其更换入内衣及鞋子，指导其进入分娩室的途径，告知其进入陪伴分娩室相关的守则，教育其鼓励及支持产妇的方法。

（5）减痛技术指导：为产妇提供适宜技术减轻分娩疼痛，指导使用分娩球、自由体位、豆袋热敷、拉玛泽呼吸减痛法等。

（6）分娩技术：严格按照诊疗常规及操作指引进行接生。

（7）产后护理：产后2小时严密观察母婴情况；进行产后宣教；及时进行早接触、早吸吮。

（李绮薇）

第五节　产科特殊药物

一、缩宫素

缩宫素（催产素）是垂体后叶激素的两种主要成分之一，能选择性地直接兴奋子宫平滑肌，其作用可因子宫生理状态及剂量的不同而有所差异，使子宫产生节律性收缩或强直性收缩。

1. 核对内容

核对内容包括医嘱、孕妇、药物。

2. 护理评估

（1）孕妇：孕产史、孕周、合并症、宫颈成熟度、胎儿成熟度、胎心率、子宫收缩、B超及阴道检查结果、血压、脉搏。

（2）适应证：足月胎膜早破2小时以上未临产，过期妊娠，妊娠期高血压疾病，母亲合并严重疾病（如糖尿病、慢性高血压、肾病等内科疾病）且能耐受阴道分娩者。

（3）禁忌证：了解有无使用缩宫素的禁忌证。包括：①绝对禁忌证。其包括孕妇有严重合并症或并发症，不能耐受阴道分娩；子宫手术史，主要包括古典式剖宫产术、未知子宫切口的剖宫产术、穿透子宫内膜的肌瘤剔除术、子宫破裂史；完全性和部分性前置胎盘、前置血管；明显头盆不称；胎位异常（如横位、初产臀位）估计经阴道分娩困难者；子宫颈癌；某些阴道感染性疾病；未经治疗的HIV感染者；对引产药物过敏者；生殖道畸形梗阻者；胎儿不能耐受阴道分娩、脐带先露或脐带隐性脱垂者。②相对禁忌证。其包括臀位、羊水过多、双胎妊娠或多胎妊娠，以及经产妇分娩次数为5次及以上者。

3．护理要点（缩宫素引产）

（1）准备：先以溶媒排净输液器内气体，开放静脉通道，调好滴速，确认输液泵功能正常。

（2）配制：缩宫素 2.5 单位，加入 500 mL 溶媒中，摇动输液袋使药液充分完全混合。

（3）调速：开始滴注，滴速 12 ～ 24 mL/h。每 15 ～ 30 分钟观察胎心率及宫缩 1 次，并根据情况每 15 ～ 30 分钟调速 1 次，每次增加 12 ～ 24 mL/h。调节滴速至出现有效宫缩，即 10 分钟有 3 次有效宫缩（宫腔内压力达 50 ～ 60 mmHg，持续时间 40 ～ 60 秒）。滴注速度最高不超过 240 mL/h。

（4）停药：观察胎儿心率、宫缩及产程进展情况，适时进行阴道检查。若出现以下情况应立即停药：①先兆子宫破裂征象：原因不明的阴道流血、脉搏突然加快、胎心减慢或消失、血尿、腹部出现病理收缩环、宫缩突然减弱或消失。②子宫收缩过强：10 分钟内宫缩大于 5 次、持续 1 分钟以上。③一过性低血压。④过敏反应：出现胸闷、气急、寒战、休克。⑤胎心监测提示胎心率异常。

（5）监护：用药过程中需专人观察，定期监测孕妇的生命体征。评估监护宫缩的方法有：①触诊子宫；②电子胎心监护；③宫腔内导管测量子宫收缩力。

4．健康教育

（1）告知孕妇缩宫素的作用、可能出现的正常临床表现及应对方法、不良反应等。

（2）输液期间的注意事项：指导孕妇不可擅自调节滴速（床旁设"限制输液滴速"卡），有条件者应使用输液泵输注。输注过程中若出现宫缩加强、疼痛加剧，如宫缩疼痛剧烈且持续或宫缩同时伴随明显便意感、出现胎膜破裂等，应及时通知医护人员。

相关链接

（1）缩宫素是通过缩宫素受体发挥作用，受体占满后其已发挥最大效应，此时再增加缩宫素的用量，只会增加其不良反应，而无更多的益处。

（2）产前静脉滴注缩宫素时，应警惕宫缩过频、过强。每 10 分钟宫缩大于 5 次以上或发生强直性宫缩等，应立即停滴缩宫素，改变卧位，并及时应用子宫松弛剂或镇静剂，以避免宫颈裂伤、子宫破裂、胎儿宫内窘迫。同时进行阴道检查，必要时做好紧急手术准备，若宫缩恢复正常则等待自然分娩或助产。

（3）产后使用缩宫素时。若仍宫缩乏力，不应盲目加大缩宫素的剂量，而需要考虑产科措施，合用或加用其他加强宫缩的药物以达到止血目的。

二、卡贝缩宫素

卡贝缩宫素是一种合成的、具有激动性质的长效催产素九肽类物，和缩宫素一样，它能与子宫平滑肌的缩宫素受体结合，引起子宫节律性收缩，在原有收缩基础上，增加收缩频率和子宫张力。其主要用于选择性硬膜外麻醉或腰麻下剖宫产术后，以预防子宫收缩乏力和产后出血。

1. 核对内容

核对内容包括医嘱、产妇、药物。

2. 护理评估

（1）专科情况：分娩方式、合并症、子宫收缩情况、产后出血原因、出血量、生命体征。

（2）适应证：有应用卡贝缩宫素的适应证，如产后出血或有产后出血倾向者。

（3）禁忌证：有使用卡贝缩宫素的禁忌证，如胎肩娩出前、缩宫素或卡贝缩宫素过敏者。

3. 护理要点

（1）给药：按医嘱静脉注射，一次 100 μg，缓慢地于 1 分钟内一次性给予。

（2）观察：用药后密切观察产妇一般情况及阴道流血量变化、宫缩情况及生命体征，必要时予持续心电监护。

（3）不良反应：观察药物不良反应，如恶心、呕吐、腹痛、头痛、瘙痒、面红、低血压、震颤。

（4）记录：准确、及时记录用药情况、用药后效果。

4. 健康教育

（1）告知产妇使用卡贝缩宫素的目的与方法，可能出现的情况及不良反应。

（2）嘱产妇有阴道流血量增多或头晕、心悸、发冷等不适时须及时告知医护人员。

相 关 链 接

卡贝缩宫素需要保存于 2～8 ℃的冰箱中。

三、马来酸麦角新碱

马来酸麦角新碱是一类用于治疗因子宫收缩乏力引起产后出血的药物。其可直接作用于子宫平滑肌，作用强而持久。其主要用于预防或治疗产后出血，也可用于产后子宫复旧不良。

1. 核对内容

核对内容包括医嘱、药物、产妇身份信息。

2. 护理评估

（1）专科情况：分娩方式、合并症、子宫收缩、出血量、血压、脉搏、胎盘是否娩出。

（2）适应证：有应用马来酸麦角新碱的适应证，如产后出血或有产后出血倾向者。

（3）禁忌证：有使用马来酸麦角新碱的禁忌证，冠心病、肝肾功能损害、严重的高血压、低血钙、闭塞性周围血管病、脓毒症等慎用。

（4）用药情况：有无正在使用麦角碱、血管收缩药、升压药等。

（5）过敏史：有无使用麦角制剂过敏史。

3. 护理要点

（1）给药：①按医嘱肌内注射或静脉注射，每次 0.2 mg。静脉注射时需要稀释，推注时间不少于 1 分钟。②记录用药时间，必要时隔 2 ～ 4 小时可以重复使用 1 次，最多不超过 5 次。

（2）观察：用药后密切观察阴道流血情况、宫缩情况及生命体征，必要时持续心电监护。

（3）不良反应：头晕、头痛、耳鸣、恶心、呕吐、腹痛、胸痛、心悸、呼吸困难、心率过缓、严重高血压等。

（4）记录：准确、及时记录用药情况。

4．健康教育

（1）告知产妇马来酸麦角新碱的作用，可能出现的情况与不良反应。

（2）告知产妇有阴道流血量增多或头晕、心悸等不适时应及时告知医护人员。

（3）用药期间不得吸烟。

相 关 链 接

（1）麦角新碱可随乳汁排出，可能抑制泌乳，并引发婴儿出现麦角样毒性反应。

（2）用药途径：肌内注射后 2 ～ 3 分钟起效，持续作用 3 小时；静脉注射立即见效，持续作用 45 分钟。

（3）储存要求：2 ～ 10 ℃避光保存。

（4）按易制毒类药物进行登记及管理。

四、卡前列甲酯栓

卡前列甲酯栓的主要成分为卡前列甲酯，可软化宫颈、兴奋子宫平滑肌引起收缩，对妊娠各个时期的子宫均有收缩作用，主要用于诱发流产、中期妊娠引产、产后止血，通过阴道或直肠给药，且经黏膜吸收。

注意：按储存要求放置于 −10 ～ −20 ℃的冰箱（速冻箱）中，取出后立即使用。

1．核对内容

核对内容包括医嘱、孕妇、药物。

2．护理评估

（1）专科情况：孕产史、孕周、合并症、血压、脉搏、胎儿成熟度、子宫收缩、超声波及阴道检查结果。

（2）胎儿储备能力：NST 结果为有反应型者，可放置卡前列甲酯栓；NST 结果为可疑或无反应型者，需要做 OCT。OCT 结果阴性者，试验停止 30 分钟后可放置卡前列甲酯栓。

（3）适应证：孕妇具有阴道分娩条件、胎儿能耐受宫缩刺激、有临床引产指征、宫颈 Bishop 评分 ≤6 分、无 PGE2 使用禁忌证（如哮喘、青光眼、严重肝肾功能不全等）。

（4）禁忌证：瘢痕子宫、子宫颈手术史或宫颈裂伤史、明显头盆不称、胎位异常、胎儿宫内窘迫、急性盆腔炎或阴道炎、3 次以上足月产、多胎妊娠、已开始临产、正在静脉滴注缩宫素、对前列腺素过敏。

3．护理要点

（1）卡前列甲酯栓的放置：

A．不需要借助检查床或阴道窥器，可使用少量的水质润滑剂。注意不要使药物过度接触或被覆润滑剂，以免影响栓剂的膨胀和药物的释放。

B．用手指将栓剂置于阴道后穹隆，将栓剂旋转90°，使其横置于阴道后穹隆深处（放置位置对于药效影响至关重要），栓剂的终止带不要拉得过直，要留有余量，阴道外留有2～3 cm，以免栓剂外移。

（2）向孕妇交代注意事项：放药后须卧床休息2小时，直至药物充分吸水膨胀，2小时后可下地活动，出现宫缩后及时通知医务人员。

（3）卡前列甲酯栓放置期间的监测：

A．放药后持续胎儿电子监护2小时，观察胎心率变化及宫缩情况，警惕子宫收缩过强。

B．若放药2小时后无宫缩出现，则每2～4小时监测胎心及宫缩1次，出现规律宫缩后按临产后观察。若怀疑为过频宫缩或强直宫缩，则持续行胎儿电子监护，汇报医生并协助处理。

C．关注孕妇主诉及其他临床表现，适时做宫颈状况检查。

D．观察有无不良反应，如恶心、呕吐、发热。

（4）卡前列甲酯栓的撤出时机：①临产。②自然破膜或人工破膜。③若出现宫缩过强、胎儿宫内窘迫，应立即撤药。④发生不良反应，如恶心、呕吐、低血压和心动过速。⑤放药达到24小时。

（5）卡前列甲酯栓的撤出方法：①轻拉终止带，便可快速地取出栓剂。②卡前列甲酯栓撤出后，应做阴道检查，再次评估Bishop评分。

4．健康教育

（1）告知卡前列甲酯栓的作用、可能出现的情况与不良反应。

（2）指导注意事项：阴道放置卡前列甲酯栓后，须卧床休息2小时后方可下床活动；用药后宫缩或宫缩疼痛剧烈、持续超过1分钟不能缓解，或出现破水、便意感等及时通知医护人员。

相 关 链 接

（1）发生宫缩过强时，应及时撤出卡前列甲酯栓。若撤药后15分钟内宫缩不能自行恢复，可使用宫缩抑制剂：硫酸镁4 g，静脉缓慢注射，5～10分钟完成；或盐酸利托君50 mg加入250 mL溶媒中，每分钟20～30滴（注意产妇耐受情况）。

（2）1枚卡前列甲酯栓允许使用24小时。大量的临床试验及研究结果提示，卡前列甲酯栓能够在体内按约0.3 mg/h的速率稳定释放地诺前列酮达24小时。

（3）胎膜早破产妇已不再是使用地诺前列酮栓的禁忌证。大量的临床试验结果显示，地诺前列酮栓对胎膜早破和胎膜完整的产妇同样有效；且用于胎膜早破产妇的不良反应的发生率与用于胎膜完整产妇的相比并无提高。

五、硫酸镁注射液

硫酸镁是目前治疗中、重度妊娠期高血压疾病的首选解痉药物。其通过镁离子抑制运动神经末梢对乙酰胆碱的释放，阻断神经和肌肉间的传导，使骨骼肌松弛，从而预防和控制子痫发作，且对宫缩和胎儿均无不良影响；妊娠 32 周前早产者常规应用硫酸镁作为胎儿中枢神经保护剂。

1. **核对内容**

核对内容包括医嘱、孕妇、药物。

2. **护理评估**

（1）专科情况：孕周、合并症、胎心率、子宫收缩、血压、脉搏、呼吸、膝腱反射、尿量、用药目的。

（2）适应证：妊娠期高血压疾病、先兆子痫、子痫及先兆早产。

（3）禁忌证：肌无力、肾功能不全、近期心肌梗死史和心肌病史。正在使用利托君安胎者慎用硫酸镁。

3. **护理要点**

（1）首剂：5% 葡萄糖溶液/生理盐水 20 mL + 25% 硫酸镁 10 ～ 20 mL 静脉缓慢推注，推注时间 5 ～ 10 分钟。

（2）滴速：5% 葡萄糖溶液 500 mL/生理盐水 500 mL + 25% 硫酸镁 30 mL 静脉滴注，滴速 1 ～ 2 g/h（即 66 ～ 132 mL/min）。

（3）用量：24 小时总用量 15 ～ 20 g，不超过 25 g。

（4）观察：监测呼吸、心率、尿量、膝腱反射、胎儿反应（可能出现无负荷试验无反应型增加，胎心率变异减少，基线下降，呼吸运动减少）等。要求呼吸 ≥16 次/分，心率 ≥60 次/分，膝反射存在，尿量 ≥25 mL/h 或 ≥600 mL/24 h；心电图检查正常，每 3 ～ 5 天查一次血无机离子及血尿酸。

（5）中毒抢救：10% 葡萄糖酸钙 10 mL 静脉缓慢推注（3 ～ 5 分钟），必要时每小时重复 1 次，24 小时内不超过 8 次。

（6）记录：及时记录。

4. **健康教育**

（1）告知孕妇应用硫酸镁的作用，如解痉降压、预防和控制子痫的发作、早产儿脑保护、抑制子宫收缩、治疗先兆早产等。

（2）告知用药后的副作用，如可能出现皮肤潮红、出汗、口干等不良反应。

（3）告知用药期间的注意事项，指导孕妇不可擅自调节滴速（床旁设"限制输液滴速"卡），若出现头痛、眼花、上腹部疼痛、呼吸困难、复视、全身无力等情况应及时通知医护人员。

六、盐酸利托君

盐酸利托君为 β_2 肾上腺素受体激动剂，可激动子宫平滑肌中的 β_2 受体，抑制子宫平滑肌的收缩，减少子宫的活动而延长妊娠期，用于防治早产。

1. 核对内容

核对内容包括医嘱、孕妇、药物。

2. 护理评估

（1）专科情况：孕产史、孕周、合并症、心率、血压、宫缩、胎心率、心电图及阴道检查结果。

（2）适应证：发生于妊娠 20 周以后的先兆早产。

（3）禁忌证：妊娠不足 20 周、产前大出血、子痫及严重的先兆子痫、胎死腹中、绒毛膜羊膜炎、有心脏病或危及心脏机能的情况、肺性高血压、甲状腺功能亢进、未控制的糖尿病、重度高血压、用药前心率大于 120 次/分、对该药过敏等。

3. 护理要点

（1）配制：盐酸利托君注射液 100 mg 加入 500 mL 溶媒中（浓度为 0.2 mg/mL）。

（2）滴速：开始控制滴速为 0.05 mg/min，即 15 mL/h，每 10 ~ 15 min 增加 1 次滴速，每次增加 15 mL/h。

（3）观察：用药期间密切观察孕妇血压、脉搏、心率、宫缩及胎儿心率（胎儿心率可能增加 25 次/分以上，但通常少见）。若子宫收缩不能控制，应注意行阴道检查了解子宫颈扩张情况。

（4）停药：待宫缩停止，将输液速度逐步调节至最低有效量，维持 12 ~ 18 小时，按医嘱予口服宫缩抑制剂，服药后 30 分钟至 2 小时停止输液。

（5）记录：及时、详细记录用药情况。

4. 健康教育

（1）告知孕妇应用盐酸利托君的目的。

（2）告知用药后可能出现孕妇及胎儿心率加快。

（3）告知用药期间的注意事项：指导孕妇输液时多取侧卧位；不可擅自调节滴速（床旁设"限制输液滴速"卡）；若出现胸闷、心悸、呼吸困难、宫缩频密、腹痛明显或腹痛伴便意感等应及时通知医护人员。

七、阿托西班

阿托西班与催产素受体结合可降低子宫收缩频率和张力，从而抑制子宫收缩，用于出现早产征兆且年龄 18 岁及以上、妊娠 24 ～ 34 周前、胎儿心率正常的孕妇。

1. 核对内容

核对内容包括医嘱、孕妇、药物。

2. 护理评估

（1）专科情况：年龄、孕产史、孕周、合并症、宫缩、胎心率、阴道检查结果。

（2）适应证：①妊娠 24 ～ 33 足周；②年龄 18 岁及以上；③胎心率正常；④每次至少 30 秒的规律子宫收缩，每 30 分钟内宫缩 4 次及以上；⑤宫颈扩张 1 ～ 3 cm 和子宫软化度/变薄 50% 及以上。

（3）禁忌证：妊娠小于 24 周或大于 34 周、妊娠大于 30 周胎膜早破、宫内胎儿生长迟缓和胎儿心率异常、产前子宫出血须立即分娩、子痫及重度子痫前期须立即分娩、宫内胎儿死亡、怀疑宫内感染、胎盘早剥、继续怀孕对母亲或胎儿有危险、对活性物质或任何其他赋形剂过敏等。

3. 护理要点

（1）准备：使用输液泵输液，输液旁挂"限制滴速"牌；选用留置针，穿刺部位尽量避开关节。

（2）初始剂量：阿托西班注射液 6.75 mg（1 mL）加入 9 mL 溶媒中（浓度为 0.675 mg/mL）静脉注射，注射时间大于 1 分钟。

（3）大剂量输注：阿托西班注射液 75 mg 加入 90 mL 溶媒中（浓度为 0.75 mg/mL），以每分钟 300 μg（即 24 mL/h）的速度静脉输注，维持 3 小时。

（4）小剂量输注：大剂量输注 3 小时后改为每分钟 100 μg（8 mL/h）的速度静脉输注达 45 小时。

（5）观察：用药期间密切观察孕妇心率、宫缩及胎儿心率。若宫缩持续存在应报告医生考虑使用其他宫缩抑制剂替换治疗，并注意及时发现早产征象。

（6）不良反应：常见不良反应有恶心、呕吐、头痛、头晕、心动过速、低血压、高血糖。

（7）记录：向孕妇交代注意事项，并做好用药记录。

4. 健康教育

（1）嘱孕妇不可擅自调节输液滴速。

（2）嘱孕妇如出现头痛、恶心、呕吐、心悸、宫缩频密、腹痛明显或腹痛伴便意感等应及时通知医护人员。

相 关 链 接

（1）据文献显示，与β肾上腺素受体激动剂、钙拮抗剂、硫酸镁相比，阿托西班能更好地延长孕周48小时，具有更高的母胎安全性，但48小时后其在早产率上较上述药物无统计学差异。

（2）研究结果显示，阿托西班在降低7天早产率上优于盐酸利托君，且出现母体不良反应的频率更低。

八、纳洛酮

纳洛酮为纯粹的阿片受体拮抗药，能竞争性拮抗各类阿片受体，对μ受体有很强的亲和力。纳洛酮同时可以逆转阿片激动剂所有作用，包括镇痛。另外，其还可迅速逆转阿片镇痛药引起的呼吸抑制，可引起高度兴奋，使心血管功能亢进。在产科新生儿抢救中，纳洛酮主要用于拮抗阿片类药物所致的新生儿呼吸抑制，促使新生儿苏醒。

1. 核对内容

核对内容包括医嘱、新生儿、药物。

2. 护理评估

（1）母婴情况：母亲合并症、是否为阿片类药物躯体依赖患者，新生儿的胎龄、体重、羊水情况、阿氏（Apgar）评分等。

（2）适应证：新生儿应用纳洛酮的指征为正压人工呼吸使心率和肤色恢复正常后仍有严重的呼吸抑制，或母亲分娩前4小时内有注射麻醉药史。

3. 护理要点

（1）抢救配合：参与人员有儿科医生、产科医生、助产士。

（2）选择制剂：盐酸纳洛酮注射液（1 mL：0.4 mg）。

（3）药物剂量：一般根据新生儿体重给药，剂量为0.1 mg/kg。

（4）给药途径：包括气管内注入、静脉注射或肌内注射。

（5）给药条件：在给予纳洛酮前，必须建立和维持充分的人工呼吸。

（6）观察记录：①观察新生儿呼吸、心率恢复情况，需要时可重复给药以防止呼吸暂停复发。②供氧并进行新生儿血气分析、监测氧饱和度。③及时转送新生儿科监测及进一步处理。④准确、及时记录用药情况。

九、肾上腺素

盐酸肾上腺素为α、β肾上腺素受体激动药。α受体激动引起皮肤、黏膜、内脏血管收缩；β受体激动引起冠状血管扩张，骨骼肌、心肌兴奋，心率增快，支气管平滑肌、胃肠道平滑肌松弛。肾上腺素对血压的影响与剂量有关，常用剂量使收缩压上升而舒张压不升或略降，大剂量则使收缩压、舒张压均升高。其主要用于支气管痉挛所致的严重呼吸困难、过敏性休克及心搏骤停。

1. 核对内容

核对内容包括医嘱、新生儿、药物。

2．护理评估

（1）母婴情况：母亲合并症，新生儿的胎龄、体重、Apgar 评分、血气分析结果等。

（2）适应证：新生儿应用肾上腺素的指征为心搏停止或正压人工呼吸和胸外按压 30 秒后，其心率仍小于 60 次/分。

3．护理要点

（1）急救配合：参与人员有儿科医生、产科医生、助产士。

（2）选择制剂：盐酸肾上腺素注射液（1 mL：1 mg）。

（3）药物配制：1 mL：1 mg 的盐酸肾上腺素注射液用 9 mL 生理盐水稀释混匀。

（4）给药剂量：一般根据新生儿体重给药，脐静脉给药为 0.1～0.3 mL/kg，气管内给药为 0.5～1.0 mL/kg。

（5）给药途径：静脉注射、气管内注入。

（6）观察记录：①观察新生儿心率、呼吸的恢复情况。②若心率未能恢复者，必要时可重复给药。③供氧、持续心电监护及监测新生儿血气分析。④及时转送新生儿科进行监测及进一步处理。⑤及时记录用药情况。

十、猪肺磷脂注射液

猪肺磷脂注射液是以猪肺的肺泡表面来源制备的一种天然表面活性物质，以磷脂和特异性蛋白为主，内衬于肺泡表面并降低肺泡表面张力，使得肺泡在呼气末保持扩张而不致塌陷，并且在整个呼吸周期维持充分气体交换。该药在产科主要用于预防治疗早产儿呼吸窘迫综合征。

1．核对内容

核对内容包括医嘱、新生儿、药物。

2．护理评估

了解母亲合并症，新生儿的胎龄、体重、Apgar 评分等。

3．护理要点

（1）人员配置：有儿科医生、产科医生、助产士。

（2）选择制剂：按医嘱采用 1.5 mL：0.12 g 或 3 mL：0.24 g 的盐酸猪肺磷脂注射液。

（3）给药途径：气管内滴注。

（4）给药方法与剂量：将一次剂量（一般为 100～200 mg/kg）的药液沿气管插管直接滴注入下部气管，给药后立即行手工通气。根据情况再次给予 1～2 次重复剂量（100 mg/kg），且 2 次给药需要间隔 12 小时。

（5）注意事项：①药物使用前须先加温到 37 ℃，并上下转动药瓶以使药液混合均匀。②给氧浓度须与给药前机械通气时的氧浓度一致。③给药后持续供氧，观察新生儿心率、呼吸、肤色等情况。

（6）转运与记录：及时转送至新生儿科进行监测及进一步处理，准确、及时记录用药情况。

（关桂梅）

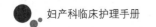

第六节 异 常 分 娩

　　影响分娩的主要因素为产力、产道、胎儿及社会心理因素，这些因素在分娩过程中相互影响又互为因果关系，任何 1 个或 1 个以上因素发生异常及四个因素间相互不能适应而致分娩过程受阻，称为异常分娩，又称为难产。

一、产力异常

　　产力包括子宫收缩力、腹肌收缩力、膈肌收缩力和肛提肌收缩力，其中以子宫收缩力为主，子宫收缩力贯穿分娩的全过程。在分娩过程中，子宫收缩的节律性、对称性、极性、强度、频率发生异常改变，称为子宫收缩力异常，又称为产力异常。

　　（一）护理评估

　　（1）病史：了解孕产史、此次妊娠情况，查阅产前检查和住院资料。

　　（2）身体状况：了解产妇的进食、排尿情况及对宫缩痛的反应，测量生命体征，检查是否存在头盆不称与胎位异常。

　　（3）宫缩：了解胎心率、产程进展情况及有无持续性腹痛，了解有无宫缩乏力或宫缩过强，检查腹部有无出现病理性缩复环或痉挛性狭窄环。

　　（4）心理状况：评估有无焦虑和恐惧情绪及其程度。

　　（二）护理要点

　　（1）子宫收缩乏力。

　　A. 产程监护：予电子胎心监护，连续观察并记录胎心率的动态变化及其与宫缩、胎动的关系。

　　B. 产程处理：严格执行消毒隔离技术，配合医生行人工破膜术；若为不协调性宫缩乏力，遵医嘱予用镇静剂，观察用药后宫缩和胎心率情况。

　　C. 缩宫素应用：若宫缩乏力发生在活跃期，遵医嘱按规范静脉滴注缩宫素。

　　D. 营养指导：协助产妇进食以补充能量、水分；不能进食者，遵医嘱给予静脉营养。

　　E. 预防尿潴留：对排尿困难者，诱导排尿无效后行导尿术。

　　F. 心理护理：指导产妇采取减轻宫缩痛的技巧，及时反馈产程进展，解释治疗与护理的要点。根据条件提供陪伴分娩。

　　（2）子宫收缩过强。

　　A. 产程监护：观察宫缩持续和间歇时间、胎心率变化。了解产妇有无出现屏气用力与排便感，尤其是有急产史的产妇诉有便意感时要加以特别关注。

B. 症状观察：观察产妇有无烦躁不安，有无出现腹部病理性缩复环、痉挛性狭窄环或血尿。

C. 复苏准备：提前做好接产和新生儿复苏准备。

D. 应急处理：若院前分娩、急产未消毒接生或新生儿坠地，遵医嘱给予新生儿注射破伤风抗毒素、维生素 K_1，并配合医生检查及缝合裂伤的软产道。

E. 治疗配合：①静脉滴注缩宫素时，若 10 分钟内宫缩≥5 次、宫缩持续≥1 分钟或胎心异常，应立即停滴缩宫素，并报告医生。②强直性子宫收缩：遵医嘱注射子宫收缩抑制剂后，做好剖宫产术前准备。③子宫痉挛性狭窄环：遵医嘱注射镇静剂，使之恢复正常宫缩。若无效，对胎儿存活者行剖宫产术前准备。

（三）健康教育

（1）孕期即向孕妇介绍分娩的生理过程，解答孕妇对分娩的疑虑，教会孕妇分娩的配合。

（2）加强产前检查，及时发现并纠正胎位异常。

相 关 链 接

1. 强直性子宫收缩

（1）症状：产妇烦躁不安，持续性腹痛，拒按。

（2）体征：子宫强力收缩，宫缩间歇期短或无间歇，宫颈口以上部分的肌层出现强直性痉挛性收缩；胎位触不清，胎心听不清，有时可出现病理缩复环、血尿等先兆子宫破裂征象。

2. 子宫痉挛性狭窄环

（1）症状：产妇烦躁不安，持续性腹痛。

（2）体征：宫口扩张缓慢，胎先露下降停滞。阴道检查：在宫腔内触及较硬而无弹性的、不随宫缩上升的狭窄环（多在子宫上、下段交界处，也可在胎体某一狭窄部）。

二、产道异常

产道包括骨产道与软产道，是胎儿经阴道娩出的通道。产道异常有骨产道异常与软产道异常两种。产道异常可使胎儿娩出受阻，临床以骨产道异常多见。

（一）护理评估

（1）病史：查阅产前检查资料，重点注意骨盆外测量的径线值、B超检查结果、阴道检查结果、有无胎膜早破。

（2）症状与体征：了解产妇身高、体重、步态。了解胎位、胎儿大小、跨耻征是否阳性及有无悬垂腹、米氏菱形窝是否对称等。

（3）心理状况：了解产妇的精神状态及心理状态，对分娩方式的选择和对可能剖宫产的反应。

（二）护理要点

（1）一般护理：临产后，注意保证产妇热量及水分的摄取。对临产后进食少、疲乏无力者，遵医嘱静脉输液。

（2）产程评估：注意观察胎头下降、宫口开张和胎心率情况，监测产程进展。

（3）手术准备：对绝对性骨盆狭窄、畸形骨盆、软产道异常阻碍胎头下降者，临产后遵医嘱做好剖宫产术前准备。

（4）产程监护：阴道试产者的护理详见第三章第四节中"一、产程的观察与护理"相关内容。

A. 镇静剂使用：对相对性骨盆狭窄进行试产者，不用镇静剂。

B. 停止试产指征：产妇保持良好产力情况下试产2～4小时，若出现胎头迟迟不入盆，宫口扩张缓慢，或伴胎儿窘迫，应停止试产，遵医嘱做剖宫产术前准备。

（5）心理护理：说明阴道试产存在的风险及其应对方案，讲解阴道分娩的可能性及优点。及时反馈产程进展情况、胎儿状况。

（三）健康教育

健康教育重在产前就落实。

（1）教育孕妇按规定进行系列产前检查。

（2）告知有绝对性骨盆狭窄、畸形骨盆、胎位臀位或横位的孕妇及预产期前2周胎头未入盆的初产妇，适当提早住院待产。

（3）教育孕妇胎膜早破时应立即到急诊就诊。

相 关 链 接

（1）骨产道异常（骨盆狭窄）：骨盆径线过短或形态异常，致骨盆腔小于胎先露部可通过的限度，阻碍胎先露部下降，影响产程顺利进展，称骨盆狭窄。

（2）软产道异常：软产道包括子宫下段、宫颈、阴道及骨盆底软组织构成的弯曲通道，其异常包括外阴异常、阴道异常、宫颈异常。软产道异常所致难产少见。

（3）跨耻征检查：孕妇排空膀胱，仰卧，两腿伸直。检查者将手放在孕妇耻骨联合上方，将浮动的胎头向骨盆腔方向推压。若胎头与耻骨联合在同一平面，表示可疑头盆不称，称为跨耻征可疑阳性；若胎头高于耻骨联合平面，表示头盆明显不称，称为跨耻征阳性。

三、胎位异常

分娩时枕前位为正常胎位，其余胎位均为异常胎位。

（一）护理评估

（1）病史：查阅产前检查资料，了解B超检查结果、胎位情况。

（2）症状与体征：了解产妇本次妊娠腹部有无不适感及有无较早出现排便感。

（3）产程：了解胎位、胎心、宫缩情况、产程进展等。

（4）心理状况：了解产妇的精神状态及心理状态，对分娩方式的选择及对可能剖宫产和新生儿抢救的反应。

（二）护理要点

1. 持续性枕后位、枕横位

（1）产程监护：①密切观察宫缩、先露下降速度及产程进展，产妇可较早出现肛门坠胀及排便感，嘱产妇深呼吸，勿屏气用力。②检查胎位及观察胎心率。胎背偏向母体后方或侧方，在对侧触及肢体，胎心在脐下一侧偏外方听得最响亮。指导产妇取侧卧位、侧俯卧位或俯卧位，多种体位待产纠正胎位异常。

（2）产程处理：①产程进展慢，活跃晚期及第二产程延长（若在阴道口见到胎发，产妇多次用力而不见胎头下降），可遵医嘱静脉滴注缩宫素，指导产妇屏气用力。②对初产妇宫口开全近3小时（经产妇近2小时）者，准备阴道手术产及新生儿急救物品。产后遵医嘱用宫缩剂、抗生素。

（3）心理护理：多陪伴产妇，及时提供产程进展的信息并耐心解释，使产妇情绪平稳，知情配合。

2. 臀位

（1）产程指导：临产后侧卧位休息，减少站立走动，避免胎膜较早破裂导致脐带脱垂。

（2）产程监护：对决定阴道分娩者，密切观察胎心率、宫缩、产程进展情况。胎心在脐左/右上方听诊最清楚。有胎心率异常者，应立即报告医生并消毒外阴，准备做阴道检查，了解有无脐带脱垂。

（3）产程处理：①第一产程胎膜破裂后，若胎心良好，见有胎足脱出阴道口，应立即消毒外阴，用戴消毒手套的手掌，垫多层消毒巾，在宫缩时堵住阴道口，让胎臀下降至宫口开全后，才让胎臀娩出。②宫口近开全时，做好接产及新生儿抢救准备，并协助医生进行臀位助产。③对决定剖宫产分娩者，做好剖宫产术前准备。

（4）心理护理：及时告知产妇产程进展的信息并耐心解释，多陪伴和鼓励，缓解产妇紧张和焦虑情绪。

3. 横位

（1）产程监护：密切观察子宫收缩、胎心率及破膜和羊水情况。

（2）产程处理：遵医嘱在临产后做好剖宫产术前准备。

（三）健康教育

健康教育重在产前就落实。

（1）指导孕妇进行规律产前检查。

（2）指导孕妇孕期可行胎位矫正。

（3）告知矫正胎位失败的孕妇，妊娠晚期提早入院待产。

（李绮薇）

第七节　分娩期并发症

一、产后出血

产后 24 小时内阴道分娩出血量≥500 mL 或剖宫产出血量≥1 000 mL，称产后出血。出血量≥1 000 mL 即为严重产后出血。产后出血四大因素为子宫收缩乏力、产道损伤、胎盘因素和凝血功能障碍。产后出血危险因素有多胎妊娠、产后出血病史、子痫前期、巨大儿、第二产程无进展、第三产程延长、胎盘残留、胎盘植入、会阴切开、会阴裂伤等。

（一）护理评估

（1）病史：询问孕产史，查阅产前检查记录、分娩记录、产时出血量、血常规检查及凝血功能检查结果等。

（2）观察产妇面色、表情、神志。

（3）了解体温、脉搏、血压，观察四肢皮肤温度变化。

（4）了解膀胱充盈情况、子宫的轮廓与质地、软产道有无裂伤，检查胎盘与胎膜是否完整、胎膜边缘有无中断血管。

（5）了解产妇心理状态。

（二）护理要点

（1）积极处理第三产程：研究结果证明，第三产程常规预防性使用宫缩剂（推荐常用剂量 5～10 U 肌内注射或静脉滴注）能有效预防产后出血。

（2）预防与处理：我国《产后出血预防与处理指南（2014）》强调产后出血抢救的四"早"原则：①尽早呼救，组建抢救团队，多学科联合抢救；②尽早止血，选择"最快、最简单、最熟练、创伤最小"的止血方法；③尽早复苏，尽早补液及输血，恢复血容量，补充红细胞及凝血因子，预防失血性休克及 DIC；④尽早评估，综合评估出血量、临床表现、实验室检查结果及止血效果。

（3）药物治疗：及时、正确使用药物。各相关指南对产后出血药物治疗的推荐意见见表 3－7。

表3-7 各相关指南对产后出血药物治疗的推荐意见

药物	中国	WHO	FIGO	英国	美国	法国	澳大利亚	加拿大
缩宫素（一线）	☆	☆	☆	☆	☆	☆	☆	☆
卡贝缩宫素	√	—	√	—	—	—	—	√
麦角新碱	√	√	√	√	√	—	√	√
卡前列氨丁三醇	√	—	√	√	√	√	√	√
米索前列醇	√	√	√	—	√	不推荐	√	√
氨甲环酸	√	√	—	√	—	可用	—	—
重组活化Ⅶ因子（rFⅦa）	可用	—	—	可用	可用	可用	—	可用

注：☆：强烈推荐；√：一般推荐；所有推荐rFⅦa可用的指南其为弱推荐，且大多数都强调其不能作为常规使用；—：未提及。WHO：World Health Organization，世界卫生组织；FIGO：International Federation of Gynecology and Obstetrics，国际妇产科联合会。

（4）手术治疗：①保守手术治疗包括子宫按摩、双合诊按压、处理产道损伤（如会阴—阴道—宫颈裂伤、产道血肿、子宫内翻、子宫破裂等）、处理胎盘滞留、宫腔填塞（球囊或纱条）、子宫压迫缝合、盆腔血管结扎［子宫动脉和（或）髂内动脉］、子宫动脉栓塞等。②子宫切除。

A. 宫缩乏力者：①予排空膀胱后，徒手按摩子宫及按医嘱使用宫缩药，促进子宫收缩止血。②处理效果不佳时报告医生处理，做好放置宫腔填塞球囊、髂内动脉栓塞术或手术止血的准备。放置宫腔填塞球囊后注意观察宫底位置，宫腔引流管引流液的量和颜色，注意不能按压子宫。

B. 胎盘因素者：施行导尿术后立即娩出胎盘。若胎盘剥离不全、粘连者，按医嘱使用镇静药或止痛药后，行徒手剥离胎盘术；胎盘、胎膜部分残留者，行钳刮术或刮宫术；胎盘部分植入者，及时结扎子宫动脉或髂内动脉或行子宫切除术。

C. 软产道裂伤：提供充足照明，使用上、下叶直角拉钩，充分暴露阴道、宫颈，协助医生检查、缝合。

（5）液体复苏和输血治疗：液体复苏和输血治疗是抢救产后出血的重要组成部分。其目的是：①补充血容量，为使血流动力学稳定，保障重要脏器灌注，预防低血容量休克。②补充红细胞，维持机体携氧能力和保障组织氧供，预防缺氧导致酸中毒。③补充凝血因子，维持凝血功能，预防DIC。各相关指南对液体复苏和输血治疗的推荐意见见表3-8。

表3-8 各相关指南对液体复苏和输血治疗的推荐意见

治疗方法	中国	WHO	FIGO	英国	美国①	法国	澳大利亚	加拿大
强调多学科协助	☆	—	—	☆	☆	☆	☆	☆
生命体征监测	√	√	√	√	√	√	√	√
多个静脉通道	√	√	√	√	√	√	√	√

续表 3-8

治疗方法	中国	WHO	FIGO	英国	美国①	法国	澳大利亚	加拿大
液体复苏治疗②	√	—	√	√	√	√	√	√
成分输血治疗③	√	√	√	√	√	√	√	√
大量输血方案	√	—	—	—	√	—	√	—
自体血回输	√	—	—	√	√	—	—	—

注：☆：强烈推荐；√：一般推荐；—：未提及。①美国 2016 年《产后出血孕产妇安全管理共识》强调了制订产科大量输血方案；2006 年美国妇产科医师学会（American College of Obstetricians and Gynecologists，ACOG）指南并未强调制订产科大量输血方案。②我国和英国指南均推荐限制性液体复苏，即限制早期过度补充液体以扩容，防止"稀释性凝血功能障碍"及 DIC 的发生。③无统一的输血（包括输注红细胞、血浆及其他凝血因子等）指征，需要根据估计失血量、临床表现和实验室检查结果等综合决策。

A. 轻度产后出血（产后 24 小时失血量 500～1 000 mL）无休克症状时，应采取以下措施：①开放静脉通路。②紧急静脉穿刺抽血（20 mL）检测胶体渗透压、全血红细胞计数、凝血常规和纤溶。③每 15 分钟记录 1 次脉搏、呼吸、血压。④加热晶体液输注。

B. 严重产后出血（产后 24 小时失血量大于 1 000 mL）且持续出血或有休克表现时，应采取以下措施：①评估气道、呼吸、循环。②患者平卧。③保暖，面罩高浓度氧（10～15 L/min）供给。④尽快输血。⑤在血液到达前可先输注温热等渗晶体液，再输注胶体液。⑥使用最好的设备来实现液体的快速温热输注。⑦由于特殊的血液过滤器可能减慢输注，因此不推荐使用。

C. 液体和血制品的输注见表 3-9。

表 3-9　液体和血制品的输注

输入液体	用法及用量
晶体液	2 L 的等渗晶体液（指南推荐在血液未送达前先输注 2 L 晶体液，再输注晶体液或胶体液）
胶体液	1.5 L 的胶体液直到血液输注
红细胞悬液	如果需要紧急输血，可用 O 型 RhD（−）红细胞，并尽快换成配型血
新鲜冰冻血浆	输注新鲜冰冻血浆前应检测凝血常规，并观察是否存在持续出血，如果凝血酶原时间或部分凝血活酶时间延长，且持续出血，以 12～15 mL/kg 的量输注新鲜冰冻血浆
新鲜冰冻血浆	如果在输完 4 U 的红细胞悬液后，仍存在持续出血，且凝血常规结果未回，此时需要输注 4 U 新鲜冰冻血浆
血小板	如果持续出血且血小板计数低于 $75 \times 10^9 \, L^{-1}$，需输注 1 U 血小板
冷沉淀	如果持续出血且血纤维蛋白原低于 2 g/L，需输注 2 U 冷沉淀

（6）一般护理：①产妇取平卧位，注意保暖，予氧气吸入，测量生命体征，持续心电、血氧饱和度监护。②注意观察产妇是否有面色苍白、呼吸急促、血压下降等休克征象，若有，及时报告医生并协助对症处理。③密切观察子宫收缩、阴道流血、胎盘剥离情况，准确记录出血量。④保持会阴清洁，预防感染。⑤指导产妇每4小时排尿1次，按摩子宫等促进宫缩。⑥病情稳定后，协助进行母乳喂养。

（7）心理护理：①陪伴产妇，使用保护性语言；②各种应对措施应有条不紊地开展，给予产妇信心；③及时向产妇家属通报病情、讲解治疗方案。

（三）健康教育

（1）孕前教育：①指导选用合适的避孕措施，减少人工流产。筛查和治疗产前贫血，从而降低产后出血的发病率。②指导患凝血功能障碍及相关疾病者进行孕前、孕期咨询，必要时在妊娠早期终止妊娠。③指导高危孕妇接受治疗，并提前住院分娩。

（2）教会产妇及其家属在腹部按摩子宫、观察子宫复旧和恶露情况及护理会阴技能。

（3）交代产褥期可多与医院、社区卫生服务中心联系及产后复查的目的和时间。

相 关 链 接

出血量的估计

（1）休克指数（shock index，SI）＝脉率/收缩压（mmHg），通常认为该指数正常值为0.58（0.50～0.70）。（表3-10）

表3-10　出血量的估计

SI	休克	失血量/全身血容量	失血量/mL
1	轻度	10%～30%	500～1 000
>1.5	严重	30%～50%	1 500～2 500
>2	重度	>50%	2 500～3 500

（2）血压：收缩压或舒张压下降≥30 mmHg，估计出血量大于1 000 mL。

（3）直接测量法：①称重法。事先称好纱布、敷料、卫生垫的重量，浸湿血液后再称重，后者减去前者为增加的重量，除以血液密度1.05 g/cm³得血液毫升数即失血量，误差为13.5%。②面积换算法。按事先测算过的浸湿双层纱布若干面积需要多少毫升血加以计算。如5 cm×5 cm计2 mL，10 cm×10 cm计5 mL，误差为10%。③容积法。弯盘收集血液后用量杯测量。

（4）产后出血的处理原则见图3-4。

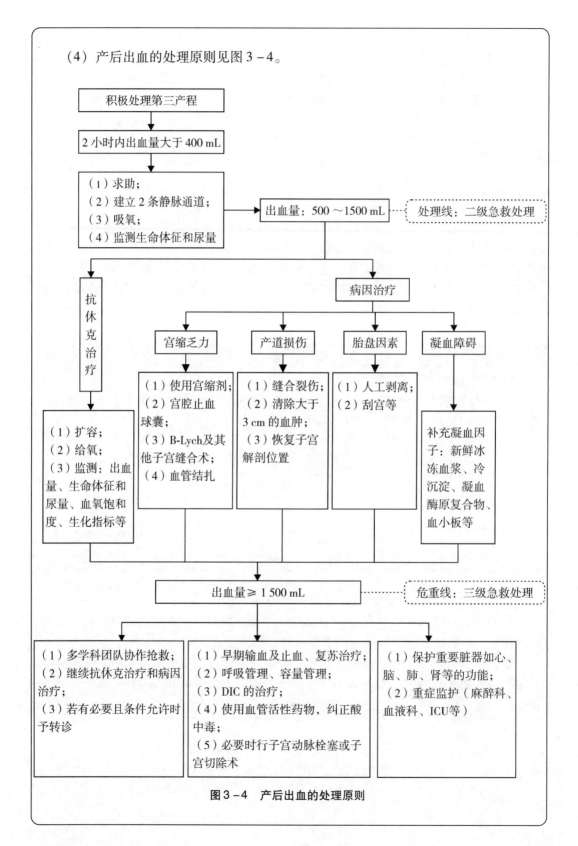

图3-4　产后出血的处理原则

二、子宫破裂

子宫破裂是指妊娠期或分娩期子宫体部或子宫下段发生的破裂，是产科极其严重的并发症，威胁母儿生命。子宫破裂的典型表现为病理性缩复环、子宫压痛及血尿。

（一）护理评估

（1）病史：了解是否存在引起子宫破裂的相关因素，如瘢痕子宫（剖宫产史、穿越或达到中内膜的肌瘤剔除术等）、胎位异常、头盆不称等。

（2）症状与体征：了解产妇是否有宫缩频密且烦躁、腹痛的表现。了解生命体征、胎心率、腹形、尿色等的变化。

（3）心理状态：了解产妇心理状态、焦虑与恐惧的程度。

（二）护理要点

（1）先兆子宫破裂：临产后，当胎先露部下降受阻时，强有力的子宫收缩使子宫下段逐渐变薄，子宫体部更加增厚变短，在子宫体部与子宫下段之间形成明显的环状凹陷，称为病理性缩复环。先兆子宫破裂时可见病理性缩复环，产妇表现为烦躁不安，呼吸、心率加快，下腹剧痛难忍；膀胱受压充血，出现排尿困难、血尿。由于宫缩过强、过频，胎儿供血受阻，胎心率改变或听不清。故应重视产妇主诉，密切观察有无病理性缩复环、下腹部压痛、胎心率异常及血尿这四大先兆子宫破裂征象，发现异常时应尽快上报处理。

（2）子宫破裂：可分为完全性破裂（子宫肌壁全层破裂，宫腔与腹腔相通）和不完全性破裂（子宫肌层部分或全部断裂，浆膜层未破，宫腔与腹腔未相通）。子宫破裂常发生于瞬间，产妇突感腹部撕裂样剧烈疼痛，子宫收缩骤然停止。随着血液、羊水进入腹腔，腹痛又呈持续性加重。同时，产妇可出现呼吸急促、面色苍白、脉搏细数、血压下降等休克征象。查体：全腹有压痛及反跳痛，腹壁可清楚扪及肢体，胎心首消失。不完全破裂时其症状和体征不明显，仅在不完全破裂处有明显压痛。

（3）确诊后立即按急诊手术前常规护理：对子宫破裂者，应注意保暖、取中凹位。手术前的准备过程中密切监测患者生命体征。

（4）心理护理：在应急的处理中使用保护性语言；抢救工作应有条不紊；稳定患者及其家属的情绪。对于胎儿死亡的产妇，予陪伴及倾听其诉说内心感受。

（三）健康教育

（1）宣传落实生育保健与围生期保健的措施。

（2）教育有多次人工流产史、剖宫产史、产道异常、胎位异常的孕妇提前住院。

（3）指导子宫破裂产妇在产褥期应特别注意营养、休息，以利于身体恢复。

三、羊水栓塞

羊水栓塞是指在分娩过程中，羊水突然进入母体血循环，引起急性肺栓塞、休克、

DIC、肾功能衰竭或突发死亡等，是分娩的严重并发症。

（一）护理评估

（1）病史、高危因素：如宫缩过强导致破膜、前置胎盘、胎盘早剥、羊膜腔穿刺、中期引产或钳刮术等。

（2）症状与体征：羊水栓塞起病急、来势凶猛，胎膜破裂，阴道分娩或剖宫产过程中产妇突然出现血压骤降、烦躁不安、寒战、呛咳、恶心、呕吐、气急、呼吸困难、发绀、尖叫、抽搐、出血、不明原因的昏迷或休克症状。

（3）心理状态：产妇常有恐惧、濒死感，家属对突发的病情感到困惑不解、异常紧张，同时希望能得到抢救的信息。

（二）护理要点

（1）协助医师子宫缩间歇期破膜，严格遵守缩宫素的使用原则。

（2）对有高危因素的产妇应提高警惕，观察产妇有无寒战、呛咳、气急、烦躁不安、呼吸困难、抽搐、惊叫或休克等羊水栓塞的临床症状。

（3）一旦发生，应立即呼叫医护人员共同协助抢救：抗过敏、抗休克、解除急性肺动脉高压所致的低氧血症及呼吸循环功能衰竭，预防 DIC 及肾功能衰竭。

（4）协助产妇取半卧位或抬高头肩部卧位，面罩加压给氧 10 L/min，并做好气管切开的配合准备。

（5）立即开放至少 2 条静脉通道，配血、输液、输血及按医嘱用药。

（6）密切监测生命体征，持续心电、血氧饱和度监护。

（7）及时送检化验项目；留置尿管，密切观察尿量。

（8）专人观察及记录处理方法、用药效果与时间。

（9）配合医师进行产科处理：第一产程应行剖宫产终止妊娠以去除病因。第二产程可行阴道助产。第三产程若产后大出血，应积极处理，短期内无法止血者可行子宫切除术。

（10）心理护理：陪伴产妇，给予配合抢救的信心。解答家属的疑问并及时通报病情。

（三）健康教育

（1）教育产妇产褥期应注意饮食调理、合理休息、适当活动，以利于身体恢复。

（2）教育产妇下床活动的方法和时机，以防头晕跌倒。

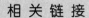

相 关 链 接

羊水栓塞用药

（1）解痉药。解痉药可缓解肺动脉高压，改善肺血流低灌注，预防循环衰竭及呼吸衰竭。

A. 盐酸罂粟碱：盐酸罂粟碱 30 ～ 90 mg 加入 10% ～ 25% 葡萄糖溶液 20 mL 中缓慢静脉推注，日用量不超过 300 mg。

B. 阿托品：阿托品 1 mg 加入 10% ～ 25% 葡萄糖溶液 10 mL 中静脉推注，每 15 ～ 30 分钟重复注射 1 次，直至面部潮红，症状好转为止。与盐酸罂粟碱联合应用效果更佳。

C. 氨茶碱：氨茶碱 250 mg 加入 25% 葡萄糖溶液 20 mL 中缓慢静脉推注。

D. 酚妥拉明：酚妥拉明 5 ～ 10 mg 加入 10% 葡萄糖溶液 100 mL 中，以每分钟 0.3 mg 的速度静脉滴注。

（2）抗过敏药。改善缺氧的同时，可早期应用大剂量糖皮质激素。

A. 氢化可的松：氢化可的松常用 100 ～ 200 mg 加入 5% ～ 10% 葡萄糖溶液 50 ～ 100 mL 中快速静脉滴注，再用 300 ～ 800 mg 加入 5% 葡萄糖溶液 250 ～ 500 mL 中快速静脉滴注，每日可用 500 ～ 1 000 mg。

B. 地塞米松：地塞米松 20 mg 加入 25% 葡萄糖溶液中静脉推注，然后再用地塞米松 20 mg 加入 5% ～ 10% 葡萄糖溶液 500 mL 中静脉滴注。

（3）抗休克药。羊水栓塞引起的休克比较复杂，需要综合考虑用药。

A. 补充血容量：补充新鲜血液和血浆。需要定时测量中心静脉压，了解心脏负荷状况。

B. 升压药：常用多巴胺 20 ～ 40 mg 加入 10% 葡萄糖溶液 250 mL 中静脉滴注。

C. 纠正酸中毒：5% 碳酸氢钠 250 mL 静脉滴注。

D. 纠正心力衰竭：去乙酰毛花苷 0.2 ～ 0.4 mg 加入 10% 葡萄糖溶液 20 mL 中缓慢静脉推注；或毒毛花苷 K 0.125 ～ 0.25 mg 加入 10% 葡萄糖溶液 20 mL 中缓慢静脉推注，必要时 4 ～ 6 小时重复给药 1 次。

（4）利尿药。血压回升，每小时尿量仍少于 17 mL 时，予利尿药呋塞米 20 ～ 40 mg 静脉注射；或 20% 甘露醇 250 mL 快速静脉滴注（25 ～ 30 分钟滴完）。

（5）防治 DIC。肝素 25 ～ 50 mg（1 mg ＝ 125 U）加入生理盐水 100 mL 中，静脉滴注，1 小时滴完。4 ～ 6 小时后可重复给药 1 次，50 mg 加入 5% 葡萄糖液 250 mL 中缓慢滴注。用药过程中监测凝血时间，确定是否需要重复给药。肝素过量时可用鱼精蛋白对抗（1 mg 鱼精蛋白对抗肝素 100 U）。

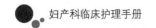

四、脐带脱垂

胎膜未破时脐带位于胎先露部前方或一侧称脐带先露，又称隐性脐带脱垂。当胎膜破裂，脐带进一步脱出胎先露部的下方，经宫颈进入阴道内，甚至经阴道显露于外阴部，称脐带脱垂。

（一）护理评估

（1）病史：了解有无脐带脱垂的高危因素，如羊水过多、骨盆狭窄、头盆不称、先露、肩先露、枕后位等。

（2）评估胎儿监护、B超检查及阴道检查结果。

（3）心理状态：了解产妇对病情的认知程度与焦虑、恐惧的程度。

（二）护理要点

（1）对临产后胎先露部未入盆者，尽量不做或少做阴道检查。必须行人工破膜者，应采取高位破膜，以避免脐带随羊水流出时脱出，破膜后应行胎心监护。

（2）考虑有脐带先露的可能，临产后应行胎心监护。

（3）密切观察隐性脐带脱垂：①胎膜未破，于胎动、宫缩后胎心率突然减慢，改变体位、上推胎先露部及抬高臀部后迅速恢复。②阴道检查发现胎先露下方可触及有搏动的条索状物。

（4）立即协助产妇采取头低臀高位。

（5）行阴道检查，将胎先露部持续上推以减少脐带受压。

（6）持续听取胎心音或予胎儿电子监护。

（7）根据选择分娩方式的不同施行产时护理。

A. 剖宫产：常规术前准备，但术前仍采取头低臀高位及将胎先露部持续上推。

B. 阴道分娩：①若胎心率正常，子宫颈口开全，头已入盆，可配合行产钳助产。②若胎儿死亡，则等待自然分娩。③宫口开全、胎儿存活而无立即剖宫产条件者采用脐带还纳术。

（8）做好新生儿抢救准备，采取积极复苏措施。

（9）心理护理：陪伴产妇，给予配合抢救的信心，并及时向产妇及其家属通报病情。

（三）健康教育

（1）教育孕妇重视孕期保健，定期产前检查，及时发现与纠正异常胎位。

（2）指导临产前先露高、骨盆异常、先露异常或羊水过多者应减少活动，防止胎膜早破。

相 关 链 接

其他脐带异常情况

（1）脐带过短：脐带正常长度为 30～100 cm，平均为 55 cm，脐带短于 30 cm 称脐带过短。

（2）脐带缠绕：脐带缠绕指脐带环绕胎儿身体，通常以脐带绕颈最常见，其次为脐带绕躯干及肢体。一般认为脐带缠绕与脐带过长、胎动过频有关。

（3）脐带打结：脐带打结有假结及真结两种。脐带假结是指因脐血管较脐带长，血管卷曲似结，或因脐静脉较脐动脉长而迂曲似结，临床上一般无大的危害。脐带真结较少见，若真结拉紧，胎儿血循环受阻可致胎死宫内，多数在分娩后始确诊。

（4）脐带扭转：即脐带顺其纵轴扭转，生理性扭转可达 6～11 周。过分扭转的脐带可使血运中断而致胎儿死亡。

（5）脐带附着异常：脐带正常附着在胎盘胎儿面中央或中央附近。脐带附着于胎盘边缘者称球拍状胎盘。脐带附着于胎膜上，脐带血管通过羊膜与绒毛膜间进入胎盘者，称为脐带帆状附着，易造成血管破裂出血或血管被胎先露部压迫，导致胎儿窘迫及死亡。

（李绮薇　陈志昊）

第八节　正常产褥期

从胎盘娩出到产妇全身各器官（乳腺除外）恢复至未孕状态所需的时间，称产褥期，一般为 6 周。

一、阴道产产褥期护理

（一）护理评估

（1）病史：阅读产前、产时记录，收集有关方面的资料。

（2）症状与体征：了解产妇产后有何自觉不适。

（3）测量生命体征；了解子宫复旧情况，恶露的性状、量及有无臭味。

（4）心理—社会支持状况：了解产妇及其家属对分娩的感受、心理适应状态、行为表现，对婴儿的看法，有无焦虑、抑郁的现象，家庭经济状况如何。

（二）护理要点

（1）环境：提供安静、舒适的休养环境。

（2）产后护理：①产后 2 小时内每 30 分钟观察阴道流血、伤口渗血和膀胱充盈情况 1 次，并做好记录。②指导产妇产后多喝水（4 小时内喝水 600～800 mL），产后

4～6小时内督促及协助其排尿。第一次排尿须在护士陪同下进行，若产妇有排尿困难，应及时给予指导，如扶产妇坐起排尿或其他诱导排尿的方法等，必要时导尿。③按要求监测生命体征，若体温超过38℃，应及时报告医生并加强监测（产后24小时内，体温略升高，但不超过38℃；产后脉搏在正常范围，一般略慢，60～70次/分；产后呼吸深慢，一般14～16次/分；产褥期血压变化不大）。④检查乳头及泌乳情况，指导母乳喂养。⑤保持大小便通畅，产后3天无大便应指导饮食及排便，4～5天无大便应采取措施，如用开塞露协助排便等。

（3）产后活动：鼓励产妇早期活动，一般正常分娩者其产后无自觉头晕、眼花等不适方可下床活动。活动方法：先在床边坐5分钟，再站起5分钟后在床边活动，然后活动范围逐渐增加，若有不适及时卧床休息。

（4）会阴护理：①多取健侧卧位，观察会阴伤口情况。若产妇自觉伤口剧痛或肛门坠胀感，应及时报告医生。②指导产妇每次大小便后用流动温水清洗会阴，保持会阴部清洁、干燥。③会阴部肿、痛或有硬结者，可用红外线照射、50%硫酸镁湿热敷或95%酒精湿敷。④会阴Ⅲ度裂伤者，予低渣半流质饮食。可于产后3～5天口服阿片酊控制大便，产后第5天口服杜密克或液体石蜡通便，但禁止灌肠。⑤会阴伤口感染者，予床边隔离；伤口化脓者，协助医生切开排脓和做脓液检查及换药；大小便后行外阴消毒，产后10天后可予高锰酸钾溶液坐浴。

（5）恶露的观察：产后应每天观察恶露的量、颜色及气味，正常恶露有血腥味但无臭味，持续4～6周，总量为250～500 mL。血性恶露出现在产后最初3天；浆液恶露出现于产后第4天，持续10天；白色恶露出现于产后第14天，持续3周干净。

（6）饮食指导：饮食以富于营养、不偏食、少食多餐、保持足够热量为原则。

（7）心理护理：产后由于产褥期的不适及护理婴儿，产妇压力大，易情绪不稳定，严重者可患产褥期忧郁症。医护人员应评估产妇心理状态，主动提供帮助，给予关怀、鼓励和安慰。

（三）健康教育

（1）宣传母乳喂养的好处与喂养方法：①母乳含有丰富抗体，且易消化、吸收，是4～6个月婴儿最理想的食物。②能促进婴儿面部和牙齿发育，预防龋齿；有利于婴儿智力发展；增加母子感情。③能促进母亲子宫复旧，预防产后出血，降低母亲患乳腺癌及卵巢癌的风险。④母乳喂养最方便、卫生、安全、经济。

（2）建议生活调理：适当的营养、休息、活动，保持良好的心情，坚持做产褥期体操。

（3）性知识指导：①避孕。产后42天落实避孕措施，哺乳期一般不宜用避孕药。②性生活。产褥期内禁止性生活。

（4）产后复查的时间与内容：产后42天母婴一起到医院复查，检查内容为产妇全身情况、生殖器官恢复情况、乳房和乳汁分泌情况及婴儿发育情况等。

二、剖宫产产褥期护理

（一）护理评估

（1）病史：阅读产前、产时记录，了解剖宫产指征和手术情况。

（2）胎儿：了解胎儿情况。

（3）产妇：了解产妇有无头痛、恶心、呕吐，观察恶露的性状与量。

（4）护理体查：同"阴道产产褥期护理"。

（5）心理—社会支持状况：了解产妇及其家属对剖宫产的感受、心理适应状态、行为表现，对婴儿的看法，家庭经济状况。

（二）护理要点

（1）环境：提供安静、舒适的休养环境。

（2）生命体征监测：按要求监测生命体征。手术当天应特别注意血压变化，持续心电监护 6 小时。记录：30 分钟测 1 次，测 4 次；平稳后每小时测 1 次，测 4 次；共测 8 次，并记录每次所测结果。

（3）指导活动：按麻醉方式不同指导术后活动。需要平卧者可活动肢体，协助在床上翻身。术后第一天可取半坐卧位，分娩 24 小时后若无头晕、头疼不适可下床活动。活动方法与阴道产产后活动相同。

（4）切口观察：观察腹部切口有无渗血、渗液。

（5）尿管护理：一般术后第二天可拔除尿管，拔除尿管后喝水 800 ～ 1 000 mL，4 小时后自解小便，注意观察膀胱排空的情况。

（6）饮食指导：观察胃肠功能恢复情况，指导饮食。一般术后禁食 6 小时；6 小时后流质饮食，不宜吃甜食、豆制品等产气食品，防止腹胀；肛门排气后普通饮食。普通饮食见本节"阴道产产褥期护理"相关内容。

（7）恶露的观察：见本节"阴道产产褥期护理"相关内容。

（8）心理护理：见本节"阴道产产褥期护理"相关内容。

（三）健康教育

见本节"阴道产产褥期护理"相关内容。

三、产后康复指导

产褥期保健操可以促进腹壁、盆底肌肉张力的恢复，防止尿失禁、膀胱直肠膨出及子宫脱垂。应该根据产妇的情况，由弱到强循序渐进地进行保健练习。合并有严重心脏病、高血压者应在病情控制后于内科医生指导下调节运动量。

（一）护理评估

（1）病史：产妇的孕产史、妊娠合并症、分娩方式。

（2）产妇：产妇的自觉症状、心理状态、机体恢复情况。

（二）指导锻炼方法

（1）会阴肌肉运动：仰卧，双脚张开，收缩会阴、肛门及尿道口肌肉（像憋大小便一样），维持 5 秒，然后放松，重复以上动作 10 遍，每小时约做 20 次。产后必须每天做此运动。此运动可于坐着、站着及在生活中不同的姿势下进行。

（2）脚部运动：可促进血液循环，以防脚肿或抽筋。方法：取仰卧位，脚踝及脚趾向上、下及内、外摆动，每2～3小时做此运动5分钟。

（3）腹部肌肉运动：可以增强腰背的承托力。

A．仰卧，双膝屈曲，收缩小腹，同时将骨盆后倾及压平腰部弧度，维持5秒，然后放松。

B．仰卧，屈曲左膝，右脚平放，然后收缩右边腰部肌肉，缩短右脚。做此运动时要保持膝部平直。完成1组运动后，左脚重复。

C．坐位，腰部挺直，左手放于右膝内侧，左手与右膝互相对抗，维持5秒，然后放松。完成1组运动后，重复右手与左膝对抗。

D．仰卧，双膝屈曲，双手平放在身旁，收缩腹部，双膝一起向左方转动直到大腿触及床面，然后回复正中，再转向右方。

以上各组运动每组每趟做30次，每天练习3～4趟。

（4）背部肌肉运动：增强背部肌肉，防止腰背痛。

A．双手及双膝着地，眼向下望，做小狗形状，收缩腹部及臀部，背部向上隆起，维持5秒，然后放松使腰部回复平直，避免腰部向下压以致其过分弯曲。

B．双手及双膝着地，屈曲左膝，然后将右膝向后提起，停留5秒，然后放松。左脚完成1组运动后，右脚重复此动作。

以上2组运动每组每趟做30次，每做10次休息1次，每天练习3～4趟。

（5）颈部及肩膀肌肉伸展运动：增进颈部肌肉及肩膀关节组织的柔软度。

A．颈部运动：头向左转，维持5秒，然后放松，向右方重复；接着头向左侧倾，维持5秒，然后放松，向右方重复。

B．肩膀肌肉运动：肩膀向后、向下和向内收，维持5秒，然后放松。

以上各组运动每组每趟做30次，每做10次休息1次，每天练习3～4趟。

相 关 链 接

（1）产后当天便可开始进行盆底肌收缩锻炼，产后4天可开始等长腹肌收缩锻炼，产后3个月可开始腹肌阻力运动。

（2）产后保持正确的日常姿势可以预防因肌肉疲劳而引起的颈痛或腰痛。

A．正确的站立姿势：站立时应保持挺胸收腹，背部平直，避免弧度过弯。

B．正确的坐姿：良好的坐姿要配合适当的座椅，坐的时候，腰要挺直，双脚平放在地上，勿懒散地挨着座椅，令背部过分弯曲。

C．喂奶的姿势：喂奶时要用软垫承托腰背，保持腰部挺直，双脚要放平，可用枕头帮助承托婴儿，还要放松肩膀，收紧下巴，避免长时间低头。

D．护理婴儿时：替婴儿沐浴和更换尿片时，应避免长时间的弯腰。

E．从低处抱婴儿（或提取重物）时：屈膝蹲下，保持腰部挺直，婴儿（或重物）应尽量紧贴身体，然后伸直膝关节把婴儿（或重物）抱起（或提起）。

四、产褥期营养指导

产后均衡膳食的目的是满足产褥期妇女的康复和新生儿喂养的需要。

根据中国营养学会对全体人群营养的 9 条建议，产妇应增加鱼、禽、蛋、瘦肉和海产品的摄入，适当增饮奶类，多喝汤水，食物多样、不过量，不宜吃辛辣、刺激性食物，忌烟酒，避免喝浓茶或咖啡。除此之外，还应适当补充维生素、矿物质及微量元素。哺乳的产妇与未哺乳的产妇每日所需能量相差 2 092 kJ（500 kcal）。根据能量的需求，制订食谱，应有主餐也有加餐。

（一）产褥期营养需求

（1）能量：产妇在分娩的过程中消耗了大量能量，组织器官的修复及乳汁的分泌也需要能量，故产妇的能量需求较非妊娠妇女高，一般认为每日摄入的能量应在 12 550 kg（3 000 kcal）左右。

（2）水：产妇分娩时有大量液体如羊水、胎盘等排出，加上分娩过程中出汗，使体内损失大量水分。又因胎儿娩出造成腹压下降，这可能使产妇血压突然下降，从而出现头昏、眼花、乏力等症状，故应在分娩后及时补充水分。一般可给予含有较多能量的饮料。产妇补充高能量饮料不仅在分娩后，而且在整个产褥期甚至哺乳期都应饮用高能量、营养丰富的饮料和汤汁，以利于产妇身体的复原和乳汁的分泌。

（3）蛋白质：高蛋白质饮食可以促进分娩所致疲劳的恢复和创伤的修复，有助于增加乳汁的分泌，产妇每日蛋白质的摄入量宜在 85 ～ 100 g。

（4）维生素和矿物质：产褥期妇女代谢旺盛，需要较多的维生素和矿物质。不少产妇在妊娠期已患有贫血，加上分娩时失血，需要通过膳食补充铁质。另外，妊娠消耗了大量的钙，分泌的乳汁中又含有较多的钙，产妇也有缺钙的危险。

（二）产褥期膳食

产妇正常分娩后稍事休息，即能进食。产后 1 ～ 2 天内应进食易消化的流质或半流质食物，如肉汤、蛋花汤等，此后产妇可根据具体的情况，进食软饭或普通饮食。

产褥期可比平时多摄入鸡，鱼，瘦肉及动物肝、肾、血，以及补充生物学价值较高的蛋白质和铁。产妇应纠正产褥期仅喝肉汤、汤汁和荤腻的动物性食品而忽视蔬菜、水果的传统习惯，每日都要吃新鲜的水果、蔬菜，因它们除了富含维生素和矿物质外，还含有较多的膳食纤维而利于胃肠蠕动，建议每天应保证摄入蔬菜、水果 500 g 以上。

膳食注意选择带汤的炖菜，如炖母鸡汤、排骨汤、牛肉汤、鲫鱼汤、猪蹄汤等，尽量少用煎炸等不易消化的烹调方法。

五、产褥期心理指导

（一）产褥期妇女心理调适

产褥期妇女的心理调适主要表现在两方面：确立家长与孩子的关系和承担母亲角色的责任。美国心理学家 Rubin 认为，产褥期妇女的心理适应过程一般要经历依赖期、依赖—独立期、独立期三个不同时期。

（1）依赖期：产后 1 ～ 3 日。此期主要表现为产妇的很多需要是通过他人来满足的，如为新生儿喂奶、沐浴、更换尿布等；同时产妇喜欢用语言来关心新生儿，较多地谈论自己妊娠和分娩的感受。较好的妊娠和分娩经历，满意的产后休息，丰富的营养，较早、较多地与婴儿之间的目视及身体接触，可帮助产妇较快地进入第二期。在依赖期，产妇丈夫及其他家属应及时关心帮助产妇，医护人员应耐心指导产褥期的休息、饮食营养、卫生保健、母乳喂养、新生儿护理等相关知识。帮助加强陪护支持系统，帮助产妇做好日常生活护理及新生儿监护极为重要。

（2）依赖—独立期：产后 4 ～ 14 日。此期产妇改变在依赖期接受特别照顾关心的状态，表现出较为独立的行为。产妇主动参与活动，开始学习自我护理与新生儿监护、喂养等基本技能。但这一时期产妇也容易感到压抑，可能与产妇分娩后的情感脆弱、母亲角色的不适应、新生儿诞生而产生的爱被剥夺感、痛苦的分娩过程及机体内分泌变化等因素有关。这种压抑的情绪与照顾新生儿使产妇极为疲劳，疲劳又加重压抑的情绪。产妇可出现冷漠不悦、委屈哭泣、易烦躁、情绪激动等表现。此期，医护人员应及时给予心理评估，对症实施心理护理，并让产妇家属积极参与安慰疏导，帮助其缓解压抑情绪。例如，让产妇充分休息，保证每天 8 ～ 10 小时睡眠时间；保持室内舒适、安静、通风；提供母乳喂养、新生儿日常护理等相关知识与技能的指导；鼓励产妇及时表达自己的心情，及时沟通、交流有利于提高产妇的自信心和自尊感，促进其接纳新生儿、接纳自己，从疲劳中恢复，接受喂养、监护好新生儿和自我护理等问题。

（3）独立期：产后 2 周至 1 个月。此期，新家庭形成并正常运作。产妇和她的家庭已成为一个完整的系统，各成员相互作用形成新的生活形态。新生儿给家庭带来欢乐和责任，产妇开始逐渐恢复分娩前的家庭生活活动。在这一时期，产妇及其丈夫往往会承受许多压力，如兴趣与需要矛盾、哺乳新生儿、承担家务及维持夫妻关系中各自角色的冲突矛盾与合作等。此期家庭成员的相互关心、支持合作十分重要。

（二）促进产后妇女心理调适

（1）倾听：护士应仔细听取产妇对分娩经过的描述，并对其在分娩过程中的配合加以赞赏，增加产妇的心理感受。

（2）促进产妇身体恢复：产后的最初几日，应提供产妇充分的水分和可口的饮食，保证睡眠及保持全身干燥、温暖。如初为人母的产妇，护士应协助其进行产后护理和新生儿护理。

（3）鼓励产妇自我护理：当产妇由依赖期过渡到独立期以后，尽可能让她按自己的计划去做，鼓励其承担自我护理的责任，并强调护士此时只是协助和教她做好自我护理与新生儿的护理，更重要的是产妇在出院后的自我护理及在新生儿护理中应用这些知识。

（4）促进母婴连接：在医院时，让产妇与新生儿母婴同室或让新生儿与父母在一起。使产妇尽可能参与新生儿哺乳、换尿布、沐浴、抚触等护理操作，与新生儿多接触，这样有利于增加产妇对新生儿的特点和需求的了解，促进母婴情感连接。

（5）提供支持：护士应了解产妇对新生儿和新家庭的看法，耐心解答其提出的问题，让产妇感受到护士的关爱和理解。另外，鼓励和指导产妇丈夫及其他家属参与新生儿护理，理解产妇的辛劳。

六、出院健康指导

（1）适当的营养、休息、活动，保持良好的心境。

（2）产后复查：产后 42 天母婴一起到医院复查，检查内容为产妇全身情况、生殖器官恢复情况、乳房和乳汁分泌情况及婴儿发育情况等。

（3）产后活动与休息。

A. 休假：顺产者按规定休产假，钳产加休 15 天，剖宫产加休 30 天，双胎加休 15 天（钳产和剖宫产要提供疾病证明书）。

B. 运动：产后运动的方法可参考孕妇学校发的资料，视个人具体情况及爱好而定。坚持做产褥期体操，每天坚持做收腹及缩肛运动，促进盆底肌肉恢复，避免产后发生压力性尿失禁。

（4）个人卫生。

A. 饭后漱口、早晚刷牙。

B. 产后要及时洗澡、定时洗头，避免感染。洗澡、洗头可促进全身血液循环、加速新陈代谢，缓解神经肌肉的疲劳。一般阴道产者产后即可洗澡；剖宫产者可擦浴，术后 7 天揭开敷料后才可沐浴。洗澡采用淋浴，水温为 36 ～ 40 ℃，时间 15 ～ 20 分钟，浴后及时擦干，洗头后马上用吹风机吹干头发，避免受凉。

（5）伤口护理。

A. 阴道产者应保持会阴伤口干燥、清洁，每次大小便后用温水清洗，不盆浴。若自觉伤口有红、肿、热、痛的症状，应立即到产科门诊就诊。

B. 剖宫产的产妇于术后第 7 天揭开伤口敷料，观察伤口有无红、肿、热、痛、异常分泌物，若有异常应立即回医院产科门诊就诊，若无异常即可淋浴。

C. 建议产后 6 周以后才开始性生活，同时落实避孕措施。

（6）婴儿预防接种。

A. 在医院接种疫苗。新生儿出生后即刻注射乙肝疫苗（母亲乙肝表面抗原阳性者还应注射乙肝免疫球蛋白），出生 24 小时后注射卡介苗。婴儿出生 1 个月和 6 个月时，带接种证到居住地卫生院接受乙肝疫苗接种。

B. 婴儿接种卡介苗 2 周左右，接种处出现红肿，约 1 个月在接种部位会出现一小硬块或小脓疱，不要挤脓，也不要包纱布，若流脓水，注意保持局部干燥、清洁。2 个月左右开始结痂，3 个月左右痂皮脱落并留下瘢痕，这些是正常反应。

（7）新生儿筛查。

A. 新生儿出生 2 ～ 3 天后进行新生儿代谢疾病筛查。

B. 新生儿出生 2 ～ 3 天后进行听力筛查。

（8）新生儿脐部护理。

A. 垫尿布不宜过长、过紧，使脐带充分暴露。

B. 每天洗澡后用无菌干棉球或棉签充分吸干脐部水分。

C. 注意观察脐部有无红、肿，分泌物有无臭味，若有红、肿或渗液等异常情况要及时就诊。脐带一般于出生 2 周左右脱落。

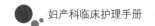

（9）发放出生证。

（10）学会新生儿沐浴和换尿布的技能、母乳喂养的知识及方法。

（11）有异常时及时就诊。

（徐敏）

第九节　异常产褥期

一、产后抑郁症

产后抑郁症（postpartum depression，PPD）是指产妇在产褥期出现抑郁症状，是产褥期非精神病性精神综合征中最常见的一种类型。产后抑郁症通常在产后 2 周内发病，产后 4～6 周症状明显，病程可持续 3～6 个月。其主要表现为心情压抑、情绪淡漠，甚至焦虑、恐惧、易怒，有时表现为孤独、不愿见人或伤心、流泪，自我评价降低。

（一）护理评估

（1）病史：有无抑郁症、精神病个人史和家族史，有无重大精神创伤史，本次妊娠期心理状态、分娩情况，婴儿健康状况。

（2）心理—社会支持状况：产妇所处的社会环境、丈夫及家人的支持、夫妻关系是否和睦、婴儿性别等。

（3）学习需求：了解产妇及其家属的学习能力及对产后心理并发症的认识程度，是否了解疾病的原因、表现及治疗方法，是否清楚用药的注意事项及自我护理、调节情绪的方法。

（二）护理要点

（1）临床观察：①观察产妇是否常感到心情压抑、沮丧，情感淡漠。②自我评价较低，自暴自弃、自责、自罪，或对身边的人充满敌意、戒心，与家人关系不协调。③创造性思维受损。④对生活时常缺乏信心，觉得生活无意义，表现为厌食、睡眠障碍、易疲倦，重者甚至绝望，出现自杀或杀婴倾向，有时陷于错乱或昏睡状态。⑤运用目前较公认的爱丁堡产后抑郁量表（Edinburgh Postnatal Depression Scale，EPDS）和产后抑郁筛查量表（Postpartum Depression Screening Scale，PDSS）辅助检查。EPDS 是目前最常用的筛查工具，最佳筛查时间为产后 2～6 周，包括 10 项内容，每项内容分 4 级评分（0～3 分），总分合计≥13 分时需要进一步确诊。PDSS 共 35 个条目，分 5 级评分，一般以总分≥60 分作为筛查产后抑郁症的临界值。

（2）行为观察：观察产妇情绪的变化，注意产妇对婴儿的喜恶程度，观察母婴之间的交流及产妇与其他人交流的情况，是否有孤独感，是否有伤害行为。

（3）护理措施：①针对产妇出现的心理症状说明治疗护理的方法，使产妇及其家属有心理准备，并让其了解产褥初期由于过度疲累、不舒适、内分泌变化等可导致情绪的改变，只要及时调适和适当治疗，是可以治愈的。②鼓励产妇表达自己的感受，并允许其哭泣，促进和帮助产妇适应母亲角色。③保证充足的休息和睡眠，每天有 8 ～ 10 个小时的睡眠时间。

（4）药物治疗：服用抗抑郁药物碳酸锂、氟西汀或帕罗西汀期间停止母乳喂养。

（5）家属参与：指导产妇家属为产妇提供良好的支持，如协助照顾婴儿，避免对产妇的不良刺激等。

（三）健康教育

（1）在产前、产时及产后向孕产妇提供心理支持和必要的生理、心理知识。

（2）产后 6 周内是产后抑郁症的高发时期，产后访视应注意观察产妇的心理变化，及时为产妇提供心理辅导。

（3）向产妇家属宣教妊娠、分娩、产后等时期的精神保健知识，关心、理解产妇的情绪转变。

相 关 链 接

（1）经过治疗，几乎所有产后抑郁症都可以治愈，约 70% 患者于 1 年内治愈，但再次妊娠可有 20% 的复发率。

（2）爱丁堡产后抑郁量表见表 3 - 11。

表 3 - 11 爱丁堡产后抑郁量表（EPDS）

1. 我能够笑并观看事物有趣的方面		2. 我期待着享受事态	
如我总能做到那样多	0 分	如我做到那样多	0 分
现在不是那样多	1 分	较我原来做得少	1 分
现在肯定不多	2 分	肯定较原来做得少	2 分
根本不	3 分	全然难得有	3 分
3. 当事情做错，我多会责备自己		4. 没有充分的原因我会焦虑或苦恼	
是，大多时间如此	3 分	不，总不	0 分
是，有时如此	2 分	极难得	1 分
并不经常	1 分	是，有时	2 分
不，永远不	0 分	是，非常多	3 分
5. 没有充分的理由我感到惊吓或恐慌		6. 事情对我来说总是发展到顶点	
是，相当多	3 分	是，多数情况下我全然不能应付	3 分
是，有时	2 分	是，有时不能像平时那样应付	2 分
不，不多	1 分	不，大多数时间我应付得相当好	1 分
不，总不	0 分	我应付与过去一样好	0 分

续表 3-11

7. 我难以入睡，很不愉快		8. 我感到悲伤和痛苦	
是，大多数时间如此	3分	是，大多数时间如此	3分
是，相当经常	2分	是，相当经常	2分
并不经常	1分	并不经常	1分
不，根本不	0分	不，根本不	0分
9. 我很不愉快，我哭泣		10. 出现自伤想法	
是，大多数时间	3分	是，相当经常	3分
是，相当常见	2分	有时	2分
偶然有	1分	极难得	1分
不，根本不	0分	永不	0分

二、产褥感染

产褥感染是指分娩及产褥期内生殖道受病原体侵袭引起的局部和全身感染，包括急性外阴、阴道、宫颈炎，急性子宫内膜炎，子宫肌炎，急性盆腔结缔组织炎，急性输卵管炎，急性盆腔腹膜炎，弥漫性腹膜炎，血栓性静脉炎，脓毒血症，败血症。

（一）护理评估

（1）病史：主要评估孕产史、健康史，有无诱因，治疗经过及效果。

（2）产妇：了解产妇自身的健康状况及卫生习惯。

（3）心理：了解产妇的情绪与心理状态。

（二）护理要点

（1）休息与活动：尽量减少活动，鼓励采取半卧位，有利于恶露的排出，使炎性渗出物局限在盆腔。对血栓性静脉炎患者应抬高患肢并制动。

（2）饮食护理：给予高热量、高蛋白、高维生素的饮食。高热期多饮水，进食易消化的流质或半流饮食。忌食生、冷、辣的食物。

（3）临床观察：

A. 观察产妇子宫复旧情况，检查宫底高度、子宫硬度、有无压痛及疼痛程度。

B. 观察伤口有无红、肿、热、痛现象，伤口有无裂开、流脓液等。

C. 观察恶露量、颜色、性状、气味。

D. 观察产妇全身情况，是否有发热、寒战、恶心、呕吐、腹部不适等。

E. 观察产妇有无下肢持续性疼痛、局部静脉压痛及下肢水肿。

F. 观察产妇有无乳房肿胀、红肿等，排除急性乳腺炎。

（4）对症护理：

A. 高热：体温过高时予物理降温；协助和鼓励产妇做好全身皮肤黏膜的清洁卫生，及时更换衣服、床单；补充足够水分。

B. 疼痛：观察疼痛部位、性质、持续时间等。保持大便通畅，以减轻盆腔充血，从而缓解疼痛。必要时遵医嘱使用镇静剂或止痛剂。

C. 宫腔内胎盘残留者，应接受清除宫腔内残留物的手术；有盆腔脓肿形成时应配合切开排脓或引流。

（5）用药护理：遵医嘱使用抗生素和宫缩剂，高热时静脉输液以维持机体水、电解质平衡。

（6）心理—社会支持：解答产妇及其家属的疑问，使其了解产褥感染的症状、治疗和护理的一般知识。提供母婴接触的机会，以减轻其焦虑和顾虑。鼓励家属为产妇提供良好的社会支持。

（三）健康教育

（1）注意孕期卫生，妊娠晚期不要盆浴及性交；积极治疗生殖道的炎症。
（2）营养均衡，及时纠正贫血。
（3）产后早日下床活动，保持良好卫生习惯，大小便后清洗会阴，勤换卫生垫。

（徐敏）

第十节　母乳喂养

母乳是6个月内婴儿最理想的食物，对促进儿童健康至关重要。母乳中不仅含有婴儿生长发育所需的全部营养，还含有丰富的免疫活性物质，既能促进婴儿的生长发育和身心健康，也能预防成年后很多慢性疾病的发生。

一、妊娠期母乳喂养指导

（一）乳房评估

妊娠期应对孕妇进行乳房评估，若发现乳头凹陷应及时处理。乳头未凸出乳晕平面或凹陷乳晕平面以下，呈火山口样，称为乳头凹陷。它是一种常见的乳头发育畸形，主要因乳头及乳晕的平滑肌发育不良、乳头下方缺乏支撑组织撑托所致，大多为先天性畸形。国内将乳头凹陷分为三型。①Ⅰ型：乳头部分凹陷于乳晕中，可用手拉出，并保持突出状态，通常乳头颈存在。②Ⅱ型：乳头完全凹陷于乳晕之中，可用手拉出，但难以维持突出的状态，通常无乳头颈。③Ⅲ型：乳头完全在乳晕下方，且无法使内陷乳头挤出。在孕中期可指导孕妇做以下练习改善Ⅰ型和Ⅱ型乳头凹陷情况。

（1）十字操：两食指放在乳头左右两侧，慢慢由乳头向两侧拉开，牵拉乳晕皮肤及皮下组织。接着两食指平行放在乳头上下两侧，将乳头向上下纵行拉开。每天2次，每次15分钟。

（2）乳头牵拉练习：一手托住乳房，另一手的拇指、食指和中指抓住乳头向外牵拉。每天 2 次，每次 15 分钟。

（3）使用乳头矫正器：用手指捏住矫正器顶部挤出空气，按压在乳房上。下方的边缘返翘，然后松开手指，矫正器自然倒扣并贴合在乳房上。每次停留 3 秒，每天 4 次。

（4）自制注射器抽吸：选取 10 mL 的注射器，拔出活塞，在离针头处 1 cm 处平切。然后将活塞反送至针筒中。接着将注射器尾部贴近乳头，即可利用负压进行抽吸，使过短的乳腺管逐渐伸长，直至乳头突出。每次保持负压 3 ～ 5 分钟，每天 5 ～ 10 次。要注意结束时勿回推活塞，以免乳头回缩。

需要注意的是，以上方法若引起子宫收缩则不可使用。有早产、流产倾向的孕妇慎用。以上处理方法无效或Ⅲ型乳头凹陷时，可指导母亲产后尝试使用乳头保护罩哺乳。

（二）母乳喂养指导

孕后期即需要开始对孕妇及其家属开展必要的母乳喂养基本知识和技能指导，如抱婴儿技巧、母乳喂养的好处和重要性、泌乳生理、早期皮肤接触和吸吮、正确含接、母婴同室、按需哺乳、哺乳期饮食、乳房护理、母乳喂养等常见问题。

二、产后母乳喂养指导

（一）护理评估

了解产妇的孕产史、合并症、分娩方式、有无母乳喂养的经验。了解产妇及其家属对母乳喂养的认知、态度及行为表现。询问产妇产后有何不适及伤口疼痛情况。检查乳房充盈情况，有无硬结及红肿，有无乳头扁平、凹陷，乳头及乳晕情况等。同时，还要评估新生儿的一般情况，如体重、Apgar 评分、觅食与吸吮反射等。

（二）一般指导

（1）饮食指导：乳母对能量的需求增加。通常妊娠期的脂肪储存可为泌乳提供约 1/3 的能量，另外 2/3 的能量需要由膳食提供。乳母的能量摄入应在非孕妇女的基础上增加 500 kcal/d 左右（0 ～ 4 月，450 kcal/d；4 ～ 6 月，650 kcal/d）。摄入的营养如下：①蛋白质：乳母应每日增加摄入蛋白质 25 g，达到每日 80 g，优质蛋白应超过总蛋白质的 50% 以上。②脂肪：增加多不饱和脂肪酸的摄入，饱和脂肪酸应低于总能量的 10%。③碳水化合物：添加糖应低于总热量的 10%。能量摄入充足者，乳母泌乳量能满足婴儿需要，而乳母应逐渐恢复孕前体重。产后 1 周内宜清淡饮食，10 天内禁食人参、鹿茸、当归、党参等，预防产后恶露增多和出血时间延长。

《中国居民膳食指南》中关于乳母的膳食指南在一般人群膳食指南的基础上特别增加了以下五项内容：①增加鱼、禽、蛋、瘦肉及海产品摄入；②适当增加奶类摄入，多喝汤水；③产褥期食物多样，不过量；④忌烟酒，避免饮用浓茶和咖啡；⑤科学活动和锻炼，保持健康体重。

《中国居民膳食指南》对乳母膳食构成有以下六条建议：①主食，粗细粮搭配，每日 300 ～ 500 g，杂粮不少于 1/5。②肉类，每日应增加总量为 100 ～ 150 g 的鱼、禽、蛋、瘦肉等。③奶类，每日饮奶约 500 mL。④蔬菜，每天保证摄入 500 g 以上，绿叶蔬菜应占 2/3。⑤水果，每日进食水果 200 ～ 400 g。⑥豆类，每日进食豆类 60 g 或相当量的豆制品。

（2）按需哺乳：指导其产后 1 小时内开始早期皮肤接触和吸吮。母乳喂养过程中不要严格地限制喂奶的间隔时间，只要婴儿想吃，就可以随时哺喂，而不要拘泥于是否到了"预定的时间"。

（3）充足休息：指导产妇学会与婴儿同步休息。

（4）心理护理：多关心、帮助产妇，必要时转介心理专科。

（三）乳房护理

保持乳房干净、清洁，若乳头处有痂垢，应先用油脂浸软后再用毛巾蘸温水抹洗干净，切勿强行掏、刮。每次哺乳前可柔和按摩乳房 1 ～ 2 分钟，刺激泌乳反射。应让新生儿吸空一侧乳房后再吸另一侧乳房。哺乳期应佩戴大小合适的棉质胸罩。

（四）喂养指导

1. 哺乳前

（1）清洁双手，母亲出汗较多时，可用温开水清洁乳头和乳房。

（2）哺乳体位和婴儿含接姿势正确，即母亲体位舒适；新生儿头和身体成一直线，与母亲胸贴胸、腹贴腹，新生儿下颌贴母亲乳房、鼻尖对着乳头。

（3）在母乳喂养前，可先给新生儿更换清洁尿片。

（4）母亲乳房过胀时可先挤掉少许乳汁，使乳晕变软以利于婴儿含接。

2. 哺乳时

（1）哺乳时母亲先用乳头触及婴儿的口周围，使婴儿建立觅食反射，当婴儿的口张到足够大时，将乳头和大部分乳晕含在婴儿嘴中。

（2）母亲另一只手以"C"字形托起乳房，即大拇指放在乳房的上方，其余 4 指并拢放在乳房的底部，托乳房的手不要太靠近乳头，避免手呈剪刀式夹住乳房。

（3）如果母亲的乳房大而下垂，用手托住乳房可帮助乳汁流出，如果乳房小而高，在喂养时可不托乳房，只要婴儿含接到位，能吃到奶即可。

（4）每次哺乳时应吸完一侧乳房后，再吮吸另一侧乳房。

（5）换另一侧乳房时，不要直接拉出乳头，可用干净的小指插入婴儿的嘴与乳房中间，以中断吮吸，也可用大拇指下压婴儿下巴，促使婴儿张开嘴巴后再将乳头退出。

（6）含接正确的观察：婴儿嘴张得很大，下唇外翻；舌呈勺状环绕乳房；面颊鼓起呈圆形；含接时可见到上方的乳晕比下方多；婴儿下巴紧贴乳房；有慢而深的吸吮，有时会有暂停；能看到吞咽动作和听到吞咽声音；母亲有下奶感觉，喂奶后感觉乳房酥软。

3. 哺乳后

（1）哺乳后可挤出少许母乳涂在乳头周围，使乳汁在乳头表面形成保护膜。

（2）哺乳后可佩戴棉质、大小适宜的胸罩。

（3）哺乳后可将婴儿竖抱起，用空心掌轻轻拍打后背，排出胃内空气，以防溢奶。

4. 观察指导

观察新生儿每天有无 1 次大便、4～6 次小便。出生 3 天内还需要观察新生儿的胎粪排出情况。若出生 3 天内新生儿体重下降超过 8% 或排便、排尿次数少等，应再次评估母乳喂养姿势和新生儿含接情况，根据血糖及新生儿身体情况决定是否予补充配方奶。

5. 母乳喂养时间

婴儿出生后 6 个月内应纯母乳喂养，6 个月后，在添加辅食的基础上继续母乳喂养至 2 岁或 2 岁以上。

（五）离乳

1. 自然离乳

自然离乳是由孩子主导的离乳方式，由孩子来决定吃奶到几岁，以及如何离乳。在这个过程中父母应鼓励孩子按照自己的速度和量摄入各种食物，也允许孩子按照自己的速度和量逐渐脱离母乳。由孩子主导的离乳充分尊重孩子的需求，也包容孩子之间的差异，让孩子能以自己的步调成长，是最符合生理规律的离乳方式。自然离乳的年龄差异很大，有些孩子可能一二岁就自然离乳了，有的可能到三四岁还要吃母乳。孩子吃母乳较久的原因可能包括强烈的吸吮欲、对亲密感和身体接触有较大的需求等。但所有的孩子最终都会在最适合自己的时间离乳。

自然离乳可以保护孩子成长中有较少的疾病，也为过敏体质的孩子提供更长时间营养上的保护，以养成其对其他食物的耐受力。另外，吸吮能促进口腔发育，增进说话和阅读能力，并减少日后矫正牙齿的机会。

2. 诱导离乳

诱导离乳是由母亲主导的、渐进式的离乳方式。通常是通过逐步减少哺乳的次数和不完全排空乳房以逐渐减少乳汁产量，从而达到对母亲和孩子都尽量舒适的离乳。诱导离乳期间要注意：

（1）给予孩子特别的关注和陪伴，提供丰富的日常生活，引导孩子对固体食物的兴趣，找到释放孩子精力的方法。鼓励其他家庭成员积极参与到孩子的日常生活中，分散其注意力。

（2）不主动提供乳房作为安抚方式，尽量使用其他方式安抚孩子情绪，若孩子不能接受，可以选择逐渐减少用乳房安抚孩子的次数。在孩子能接受的状态下逐渐拉长哺乳间隔。

（3）注意观察孩子情绪，与孩子持续沟通，温柔安抚，用孩子能接受的方式逐渐离乳，如减少白天哺乳次数、适当缩短哺乳时间等。母亲需要根据孩子状态逐渐调整离乳方案，至孩子能接受的程度。对年龄较小的孩子来说，在离乳过程中需要逐渐增加奶瓶喂养的次数和量，保证足够的营养摄入。

（4）诱导离乳过程中母亲可根据需求减少挤奶次数和量，让乳房保持适当的充盈，以达到逐渐减少奶量的目的。

3．突然离乳

应尽量避免突然离乳。突然离乳往往是母亲因疾病或其他原因不能哺乳所致。对母亲来说，突然离乳可导致母亲身体上的不适及潜在的其他问题。对孩子来说，突然离乳可能对其造成情感创伤。如果突然离乳不可避免时，产妇可限制汤水饮食，逐渐减少挤奶的次数可以使奶量逐渐下降，减轻母亲身体上的不适。必要时遵医嘱给予退乳药。对孩子来说，应根据孩子的年龄选择合适的代乳品。另外，此时的孩子需要更多的拥抱和关注。

三、母乳喂养中的常见问题及处理

（一）乳房胀痛

应做到早期皮肤接触和吸吮，并做到按需哺乳。哺乳时注意体位和婴儿含接的姿势正确。哺乳前可轻柔地从乳房根部向乳头中心按摩乳房。若整个乳房胀痛发硬，挤奶时，乳汁为喷射状者，可予热敷促进乳汁排出；若整个乳房胀痛发硬，挤奶时，乳汁为点滴状者，应予冷敷。佩戴大小合适、柔软、具有支托性的胸罩可减轻乳房胀痛时的沉重感。

（二）乳头皲裂

轻者可继续哺乳，哺乳时注意体位和婴儿含接的姿势要正确，选择适合自己的喂养方法和姿势。每次哺乳先喂哺损伤轻的一侧。喂哺结束后，等婴儿放下乳头后再把婴儿抱离乳房。若不得不中断哺乳时，则用食指轻轻按压婴儿下颌，等婴儿中断吸吮后再退出乳头。乳汁具有抑菌作用，还含有丰富的蛋白质能修复表皮，因此哺乳结束后可挤出少许乳汁涂在乳头和乳晕上，必要时可使用皲裂修复霜。

疼痛剧烈者可使用乳头保护罩哺乳至乳头皲裂好转，以减轻疼痛不适。避免用肥皂、酒精等刺激性液体清洗乳头，可尝试热敷乳房对乳头行牵拉练习以增加其弹性。穿戴棉质宽松的内衣和胸罩，以利于空气流通，促进皮肤的愈合。

（三）乳胀

生理性乳胀可继续哺乳，并增加哺乳次数，每次哺乳可同时按摩乳房。哺乳时先喂哺患侧，充分吸空乳汁；哺乳后充分休息，少喝汤水。病理性乳胀出现寒战、高热和脓肿形成时暂不哺乳，须定时挤掉乳汁，必要时转介外科处理，没有炎症的另一侧乳房可继续哺乳。

1．乳胀的评估

（1）乳房疼痛（数字疼痛分组法）：①无痛，0分；②轻度疼痛，1～3分；③中度疼痛，4～6分；④重度疼痛，7～10分。

（2）乳房硬度：①Ⅰ度，触之如嘴唇；②Ⅱ度，触之如鼻尖；③Ⅲ度，触之如额头。

（3）乳房充盈：①Ⅰ型，乳房无硬结；②Ⅱ型，乳房间隔有硬块；③Ⅲ型，乳房硬如一圆饼。

（4）乳汁分泌量：①多。所有的乳腺管均通畅，乳汁排出通畅，每次挤奶或吸奶时从乳腺管外口可射出大量乳汁。②中等。部分乳腺管通畅，每次挤奶或者用吸奶器吸奶时，部分乳腺管外口可见乳汁射出或者滴出。③少。挤奶或吸奶时乳腺管外口只能挤出少许乳汁。

2. 乳胀的分度

（1）轻度：乳房轻度疼痛，乳房硬度Ⅰ度，乳腺管通畅，无压痛，乳房充盈Ⅰ型，乳汁分泌量多。

（2）中度：乳房中度疼痛，乳房硬度Ⅱ度，乳腺管部分不通畅，局部皮肤轻度红肿，有压痛感，乳房充盈为Ⅱ型，乳汁分泌量中等。

（3）重度：乳房重度疼痛，产妇辗转不安，不能入睡，乳房硬度Ⅲ度，乳腺管不通畅，局部皮肤红肿并向外浸润扩大，有明显触痛，腋下淋巴结肿大，乳房充盈为Ⅲ型，乳汁分泌量少。

（四）乳头错觉

乳头错觉是指婴儿刚出生时由于过早使用橡皮奶嘴而不肯吃母乳的现象。可尝试以下措施予以纠正：①母婴亲密接触。②婴儿饥饿时，先吸吮母乳。③采用不同姿势迎合婴儿含接乳头，达到有效吸吮。④按需哺乳。⑤试着在婴儿将醒或将睡时让其接受母亲乳头。⑥停止使用奶瓶、奶嘴喂养。⑦用杯子喂母乳给婴儿，逐步过渡到乳房喂养。⑧使用母乳喂养辅助器、吸奶器。

（五）乳汁不足

对于乳汁不足，可采取以下方法纠正：①勤吸吮和皮肤接触是最有效的催奶办法。②产妇保证充足睡眠。③注意补充水分，必要时可使用"催乳方"催乳。④鼓励产妇树立母乳喂养的信心，避免精神刺激，保持心情愉快。⑤尝试更换哺乳姿势，指导正确的哺乳方法，按需哺乳，坚持夜间哺乳。⑥及时纠正乳头因素。

四、母亲患病期间的母乳喂养

母乳喂养是喂养婴儿的最佳方式，WHO推荐婴儿出生后前6个月纯母乳喂养，6个月后在添加辅食的基础上继续母乳喂养至2岁或2岁以上。但临床上仍存在一些特殊情况。医护人员应根据情况，综合评估哺乳对母婴的安全性和危害性，结合具体状况做出判断和选择。

（一）母亲患急、慢性传染病的母乳喂养指导

1. 人类免疫缺陷病毒（HIV）感染和艾滋病（AIDS）

HIV传播途径为性传播、血液传播和母婴传播，感染了HIV的妇女在妊娠及分娩过程中，可将病毒传染给胎儿，感染的产妇还可通过母乳喂养将病毒传染给孩子。预防儿

童 AIDS 的关键在于预防围生期传播，如健康教育、避孕、孕产期综合筛查及终止妊娠等。一旦 HIV 阳性母亲怀孕并要求继续妊娠，需要进行抗逆转录病毒的药物治疗。

美国儿科学会和中国国家卫生健康委员会建议感染 HIV 的母亲不应母乳喂养。但也有研究发现，在条件比较落后的某些发展中国家应提倡母乳喂养。因为 6 个月内纯母乳喂养能明显降低婴儿的死亡率，其重要性超过了母乳喂养所引起的 HIV 感染的危害性。然而，婴儿 6 个月后，母乳喂养利弊的平衡可能逆转，高达 4% 的感染了 HIV 的母亲的婴儿在围生期后期发生 HIV 获得性感染。因此，在条件比较好的国家，HIV 阳性母亲应选择人工喂养其婴儿；而在比较落后的国家，HIV 阳性母亲应选择 6 个月内纯母乳喂养婴儿，之后调整为人工喂养。

2. 梅毒

梅毒是由梅毒螺旋体引起的一种慢性传染病，性接触为其最主要的传播途径。患梅毒孕妇可将梅毒螺旋体通过胎盘传染给胎儿，引起妊娠晚期流产、早产、死产或分娩先天性梅毒儿。由于梅毒对孕妇和婴儿的严重危害，妊娠期筛查和治疗梅毒的重要目标之一是预防先天性梅毒。青霉素治疗一方面能治疗孕妇梅毒，另一方面能预防或减少婴儿患先天性梅毒。青霉素治疗在妊娠早期有可能使胎儿避免感染，在妊娠中、晚期可能使受感染胎儿在分娩前被治愈。若孕妇梅毒血清学试验阳性而又不能排除梅毒时，尽管曾接受过抗梅毒治疗，为保护胎儿应再次接受抗梅毒治疗。梅毒患者妊娠时，如果已经接受正规治疗和随诊，则无须再治疗。如果对上次治疗和随诊有疑问，或此次检查发现有梅毒活动征象，应再接受一个疗程的治疗。

在分娩前已接受规范治疗并对治疗反应良好者，不会在乳汁中出现梅毒螺旋体，排除胎儿感染后，可以母乳喂养。若在妊娠期应用非青霉素治疗，不能确保药物通过胎盘治愈胎儿，在母乳喂养过程中，感染的婴儿可能使已经治愈的产妇再次感染，因此，应先排除胎儿感染后才能母乳喂养。

3. 结核病

结核病是由结核杆菌引起的呼吸系统慢性传染病。当怀孕母亲有结核病或近期有原发性感染时，其可通过胎盘传染给婴儿。WHO 建议，患有结核病的乳母应积极治疗，治疗原则与孕产期相同。推荐标准短方案，即强化期治疗 2 个月，联合使用 4 种药物（吡嗪酰胺、乙胺丁醇、利福平和异烟肼），此后继续巩固治疗 4～6 个月。需要注意的是，如果产妇分娩前 2 个月或产后 2 个月之内诊断为活动性肺结核者，其婴儿出生后接种的卡介苗不能提供保护。因此，婴儿需要进行 6 个月的异烟肼预防性治疗，预防性治疗结束后再接种卡介苗。

母亲在传染性期间建议暂不哺乳，而母亲不在传染期或/和在服用抗结核药物期间，可以进行母乳喂养。

4. 甲型肝炎

甲型肝炎病毒（hepatitis A virus，HAV）传播途径为粪口传播，通常通过食物和水源传播。患有甲型肝炎的母亲在分娩时可以垂直传播给婴儿。因此，分娩后患病母婴需要与其他母婴隔离。如果母亲在分娩后才感染 HAV，可给婴儿注射丙种球蛋白。

HAV 不会通过乳汁传播给婴儿，因此不影响哺乳。但母亲需要注意个人卫生，尤

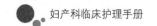

其是大小便后、哺乳前必须彻底清洁双手，防止病毒传播。

5. 乙型肝炎

乙型肝炎病毒（hepatitis B virus，HBV）主要传播途径为血液传播和母婴传播。母婴传播是我国慢性 HBV 感染的主要原因，即 HBsAg 阳性孕产妇将 HBV 传给子代，主要发生在分娩过程中或分娩后，而垂直传播（分娩前的宫内感染）感染率小于 3%，多见于 HBeAg 阳性孕妇。孕妇 HBsAg 阳性时，无论 HBeAg 是阳性还是阴性，新生儿必须于分娩后 12 小时内注射乙型肝炎人免疫球蛋白（hepatitis B human immune globulin，HBIG）。

虽然乙型肝炎母亲的乳汁中可检出乙肝病毒，而且有学者认为乳头皲裂、婴儿过度吸吮甚至咬伤乳头等可能将病毒传染给婴儿，但这些均为理论分析，缺乏循证医学证据。即使无免疫预防，HBV 阳性母亲母乳喂养和人工喂养的新生儿的感染率几乎相同。更多证据证明，即使孕妇 HBeAg 阳性，母乳喂养并不会使婴儿感染风险增加。因此，正规预防后不管孕妇 HBeAg 阳性还是阴性，其新生儿都可以母乳喂养，无须检测乳汁中的 HBV DNA。

6. 丙型肝炎

丙型肝炎病毒（hepatitis C virus，HCV）通过血液进行传播，主要是通过献血者和血液制品进行传播。抗－HCV 阳性母亲将 HCV 传染给新生儿的危险性为 2%，若母亲在分娩时 HCV RNA 阳性，则传播的危险性可高达 4%～7%；合并 HIV 感染时，传播的危险性增至 20%。目前，我国预防丙型肝炎的重点放在对献血员的管理，加强消毒隔离制度，防止医源性传播。

在感染 HCV 的母亲的乳汁中可检测到丙肝抗体，但经母乳传播 HCV 的风险尚未有记载。现有的母乳喂养指导指出，母亲感染 HCV 不是母乳喂养的禁忌证，因而可以哺乳。

（二）患内科疾病母亲的母乳喂养指导

孕妇在妊娠前已有的各种内外科疾病可在妊娠期间加重，孕妇也可在妊娠期间发生各种内外科疾病，故医务人员应根据孕产妇的疾病、治疗及个体具体情况进行母乳喂养指导。

1. 糖尿病

妊娠合并糖尿病包括孕前糖尿病患者妊娠及妊娠期发生的糖代谢异常（妊娠期糖尿病，GDM）。

（1）糖尿病对母儿的影响。妊娠合并糖尿病对母儿的影响及影响程度取决于糖尿病病情与血糖控制水平。病情较重或血糖控制不良者，对母儿的影响极大。

A. 对孕妇的影响：①妊娠早期高血糖可导致胚胎发育异常流产。②GDM 孕妇发生妊娠期高血压疾病是非糖尿病孕妇的 2～4 倍。③血糖控制不好的孕妇易发生感染，如外阴阴道假丝酵母菌感染、肾盂肾炎、无症状菌尿症、产褥感染及乳腺炎等。④GDM 孕妇羊水过多的发生率较非糖尿病孕妇大 10 倍。⑤GDM 孕妇的巨大儿发生率明显增高，导致难产、产道损伤、手术概率增高、产程延长等。⑥GDM 孕妇易发生糖尿病酮症酸中毒。⑦GDM 孕妇再次妊娠时，GDM 复发率达 33%～69%，且 17%～63% 的 GDM 孕妇将发展为 2 型糖尿病。

B. 对胎儿的影响：①高血糖环境可促进胎儿蛋白质、脂肪合成，并有抑制脂解作用。因此，巨大儿发生率达 25%～42%。②妊娠早期高血糖可抑制胚胎发育，导致早期胚胎发育落后。另外，糖尿病合并微血管病变者常出现胎盘血管异常，从而影响胎儿发育。因此，胎儿生长受限发生率较高。③易导致流产和早产。④易导致胎儿畸形。

C. 对新生儿的影响：①高血糖刺激胎儿胰岛素分泌增加，形成高胰岛素血症。高胰岛素血症具有拮抗糖皮质激素、促进肺泡 II 型细胞表面活性物质合成及稀释的作用，使胎儿肺表面活性物质产生及分泌减少，胎儿肺成熟延迟，导致新生儿呼吸窘迫综合征发生率高。②新生儿脱离母体高血糖环境后，高胰岛素血症仍存在，若不及时补充糖，易发生低血糖，严重时危急新生儿生命。

（2）临床表现：妊娠 24 周后空腹血糖≥5.1 mmol/L 或 75 g OGTT 空腹及服葡萄糖后 1 小时、2 小时任何一点血糖值达到或超过 5.1 mmol/L、10.0 mmol/L、8.5 mmol/L 即诊断为 GDM。同时，孕妇可出现"三多"（多饮、多食、多尿）症状，或外阴阴道假丝酵母菌感染反复发作等症状。

（3）治疗原则：①饮食治疗。大多数 GDM 孕妇只需要单纯饮食治疗就能控制血糖。合理控制总能量，保证母亲和胎儿营养，以及体重正常增长即可。维持妊娠期血糖控制标准为空腹 3.3～5.3 mmol/L、餐后 2 小时 4.4～6.7 mmol/L。②运动治疗。孕妇在无产科合并症的情况下适当进行中等量有氧运动可提高胰岛素敏感性、减轻体重、改善血糖和血脂水平。③动态监测血糖。对于血糖水平波动大或者出现低血糖发作等的 GDM 孕妇可采用 24 小时动态血糖监测。必要时住院监测血糖。④药物治疗。对于饮食和运动治疗不能控制的 GDM，胰岛素是主要的治疗药物。⑤适时终止妊娠。原则上尽量推迟终止妊娠的时间。

（4）母乳喂养指导：因乳房有胰岛素敏感组织，需要胰岛素启动乳汁的生成，而糖尿病母亲的身体其他部位会与乳房竞争仅存的胰岛素，导致泌乳活化期可能延迟 15～28 个小时。乳汁合成过程中，葡萄糖对半乳糖和乳糖的不断转化会降低胰岛素的需求量，因此，应鼓励糖尿病母亲进行母乳喂养，母婴分离者也应尽快挤奶或使用吸奶器吸奶。母亲低血糖可能会增加肾上腺素的释放，导致乳汁减少并干扰排乳反射，因而糖尿病母亲在哺乳期需要注意能量的补充。但如果能量和碳水化合物摄入过多会产生丙酮，进入乳汁加重新生儿肝肾负担，因此应特别注意能量控制。

胰岛素是大分子，不会进入乳汁，故使用胰岛素的母亲可以进行母乳喂养。流行病学研究发现，哺乳时间长短与后期患有 2 型糖尿病相关，每哺乳 1 年，患病风险降低 15%。需要注意的是，糖尿病孕妇分娩的新生儿易发生低血糖，因此，需要频繁哺乳供给能量。

2. 心脏病

妊娠合并心脏病的发生率为 1%～2%。已有心脏病变的孕妇在妊娠 32～34 周、分娩期、产后 3 天内，由于血容量增加易发生心力衰竭、亚急性感染性心内膜炎和肺栓塞。在我国，心力衰竭是孕产妇死亡的第二位原因。不宜妊娠的心脏病患者一旦妊娠或妊娠后心功能恶化者，流产、早产、死胎、胎儿生长受限、胎儿窘迫及新生儿窒息的发生率均明显增高。

心力衰竭的表现主要有轻微活动后出现胸闷、心悸、气促，休息时心率超过 110 次/分，严重者可出现端坐呼吸、发绀、咳嗽、咯血等。协助检查结果：X 线检查、超声心动图均提示心脏有器质性病变，心电图检查显示异常心电图波形特点。其治疗原则为减轻心脏负担，积极去除诱发心力衰竭的因素，提高心肌的代偿能力，减少体液潴留，采取强心、利尿、扩血管等措施。

心脏病妊娠风险分级Ⅰ至Ⅱ级且心功能Ⅰ至Ⅱ级者可母乳喂养。考虑母乳喂养的高代谢需求及对休息的影响，对于患严重心脏病的产妇，即使心功能Ⅰ级也建议人工喂养，并且回奶不宜应用雌激素，以免水钠潴留加重心血管疾病。华法林可以分泌至乳汁中，因此，长期服用华法林者建议人工喂养。

3. 高血压

妊娠期高血压疾病指妊娠 20 周以后出现高血压、蛋白尿及水肿，严重时出现抽搐、昏迷甚至导致母婴死亡的一组临床综合征。妊娠期高血压疾病导致全身小血管痉挛、内皮损伤及局部缺血，使各系统各脏器灌流减少，因此，对脑、肾、肝脏、心血管系统都可造成不同程度的损害，如脑血栓或出血、肝肾功能损害、肺水肿、心力衰竭、胎盘早剥等。妊娠期高血压疾病可分为五类：妊娠高血压、子痫前期、子痫、慢性高血压并发子痫前期及妊娠合并慢性高血压。

（1）妊娠高血压：妊娠高血压表现为妊娠期首次出现血压≥140/90 mmHg，并于产后 12 周恢复；尿蛋白（−）；少数患者可伴有腹部不适或血小板减少。妊娠高血压的治疗包括：①休息。保证充足的睡眠。②镇静。对于精神紧张、焦虑或睡眠欠佳者可给予镇静剂。③密切监护。询问孕妇是否出现头痛、视力改变、上腹不适等症状。每天测体重及血压，每 2 天复查 1 次尿蛋白。④饮食调节。提供充足的蛋白质、热量，不限盐和体液的摄入。

（2）轻度子痫前期：轻度子痫前期的临床表现为妊娠 20 周以后出现血压≥140/90 mmHg，尿蛋白≥0.3 g/24 h 或随机尿蛋白（＋），可伴有上腹不适、头痛等症状。

（3）重度子痫前期：重度子痫前期的临床表现为血压≥160/110 mmHg，尿蛋白≥2 g/24 h 或随机尿蛋白（＋＋），血清肌酐 > 106 μmol/L，血小板 < 100×10^9 L^{-1}，血LDH 升高，血清 GPT（即 ALT）或 GOT（即 AST）升高，持续性头痛或其他脑神经或视觉障碍，持续上腹不适。

轻度和重度子痫前期的治疗包括：①休息。保证充足的睡眠。②镇静。适当镇定可消除患者的焦虑和精神紧张，达到降低血压、缓解症状及预防子痫发作的作用。③解痉。首选药物为硫酸镁。④降压。降压的目的是延长孕周或改变围生期结局。⑤利尿。仅用于全身水肿、急性心力衰竭、肺水肿、血容量过多且伴有潜在性肺水肿者。常用利尿剂有呋塞米、甘露醇等。

（4）子痫：子痫的临床表现为全身抽搐。抽搐时应立即左侧卧位以减少误吸，开放呼吸道，建立静脉通道。

（5）母乳喂养指导：是否进行母乳喂养取决于母婴情况。母乳喂养时，在肌肤接

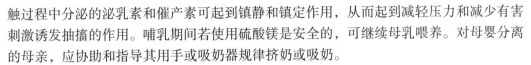

触过程中分泌的泌乳素和催产素可起到镇静和镇定作用，从而起到减轻压力和减少有害刺激诱发抽搐的作用。哺乳期间若使用硫酸镁是安全的，可继续母乳喂养。对母婴分离的母亲，应协助和指导其用手或吸奶器规律挤奶或吸奶。

4. 甲状腺疾病

妊娠合并甲状腺疾病常见的有甲状腺功能减退和甲状腺功能亢进。妊娠期间的甲状腺功能异常可以导致多种不良妊娠结局，包括妊娠期高血压疾病、流产、早产、胎死宫内、胎儿发育迟缓等。

（1）甲状腺功能减退：临床表现为全身乏力、困倦、记忆力减退、食欲减退、声音嘶哑、便秘、言语迟缓和精神活动迟钝等。患者需要服用左甲状腺素，治疗后血清促甲状腺素（TSH）应达到的目标为妊娠早期 0.1～2.5 mIU/L、妊娠中期 0.2～3.0 mIU/L、妊娠晚期 0.3～3.0 mIU/L。

（2）甲状腺功能亢进：临床表现为心悸、休息时心率超过 100 次/分、食欲旺盛但体重不能按孕周增加、怕热多汗、皮肤潮红、腹泻等。同时，有皮温升高、突眼、手震颤、心律不齐等症状。首选药物为丙硫氧嘧啶（propylthiouracil，TPU）（妊娠前 3 个月）和甲巯咪唑（methimazole，MMI）（妊娠 3 个月后），治疗目标为游离甲状腺素（FT_4）达到参考值或接近参考值的上限。

（3）母乳喂养指导：甲状腺参与妊娠期和哺乳期的激素分泌。低甲状腺水平与低乳汁产量及婴儿体重增长不足有关，甲状腺功能亢进者其泌乳功能则不受影响。哺乳期服用的抗甲状腺药通常是安全的，但也有微量的甲状腺激素通过乳汁排出。因此，哺乳期服用抗甲状腺药物时必须进行严密监护，以防止甲状腺功能过高或过低对婴儿造成不良影响。

5. 产后抑郁障碍

目前认为产后抑郁障碍（postpartum depression/puerperal depression，PPD）并不是一个独立的疾病，而是特发于女性产后这一特殊时段的抑郁症。研究发现，产后雌二醇及黄体酮的迅速撤离是某些产妇发生 PPD 和产后心绪不良的原因。流行病学资料显示，全球范围内的 PPD 发生率为 10%～15%，发达国家的 PPD 发生率为 7%～40%，亚洲的 PPD 患病率为 3.5%～63.3%；我国的 PPD 患病率为 1.1%～52.1%，平均为 14.7%。

PPD 的主要症状包括情绪低落、兴趣和愉快感丧失、劳累感增加和活动减少、精力下降。另外，PPD 还包含许多心理症状，常见的有焦虑、集中注意力的能力降低、自我评价和自信降低、自罪观念和无价值感、认为前途暗淡悲观、有自杀或伤害婴儿的观念或行为、有强迫观念、精神病性症状，因而产生伤害婴儿的行为。PPD 通常还伴随有躯体症状，如睡眠障碍（早醒最具有特性）、食欲及体质量下降、性欲下降、非特异性的躯体症状（头痛、腰背痛、恶心）等。患者可能出现自伤、自杀行为，这不利于产妇精力、体力恢复，增加产妇滥用药物或酒精的风险，导致产后并发症恶化或慢性化。患者可能对孩子造成器质性危害；母婴连接障碍会导致孩子智力、情绪与个性发育障碍，增加青少年发生暴力行为的风险。

PPD 的治疗方式有心理治疗、药物治疗和物理治疗，其目的在于减轻抑郁症状，改善社会适应能力，以及减少对后代的影响。

多项研究发现，母乳喂养可维护母亲心理健康，但因哺乳衍生出来的问题也可能增加产后抑郁的风险。美国食品药品监督管理局（Food and Drug Administration，FDA）和中国国家药品监督管理局（National Medical Products Administration，NMPA）均未正式批准任何一种精神药物可以用于哺乳期。所有的精神科药物均会通过乳汁对婴儿造成不良影响。因此，原则上应尽量避免在哺乳期使用抗抑郁药物，若必须在哺乳期用药，应由专业医生评估是否在用药期间能够继续哺乳。

五、药物与母乳喂养

母乳是婴儿最佳的营养来源，但是很多哺乳期妇女需要用药。所有的药物均可不同限度转运到母乳之中，但通常转运量比较少。大多数药物的平均转运量达不到母体摄入量的 1%，仅有少数药物转运至母乳的量可达到婴儿的临床剂量。

（一）药物进入婴儿体内的机理

药物进入乳汁主要通过母亲血浆房室和乳汁房室之间的平衡进行扩散，来自母亲血浆中的药物通过毛细血管壁进入排列于小泡细胞的双层脂质膜从而进入乳汁。产后 72 小时内，小泡细胞间存在较大的间隙，药物经小泡细胞间可能更容易进入乳汁。直至产后第一周末，小泡细胞在催乳素的影响下水肿，细胞间隙关闭，通过细胞间进入乳汁房室的大多数药物、蛋白和其他物质均减少。但产后 1 周内药物转运的绝对量较少，因为通常产后 1 周内每日的总泌乳量较少。通常，脂溶性高的药物在乳汁中的浓度也高，如具有中枢神经系统活性的药物均具备进入乳汁的特征。母体蛋白结合率高的药物（如华法林）由于其被乳汁房室排除在外，乳汁内的药物水平不高。

一旦药物进入母乳并被婴儿摄取，药物在被婴儿吸收前须通过婴儿的消化系统。有些药物在胃肠环境中易被吸收进入血液系统，包括氨基糖苷类、奥美拉唑和大分子肽类药物（肝素和胰岛素）；有些药物则很少被吸收，不会进入婴儿的血循环。早产儿及病情不稳定的婴儿因胃肠稳定性较差会增加药物进入血液系统的风险。

（二）药物进入乳汁的影响因素

（1）药物的蛋白结合率和脂溶性：血浆中游离的药物方可转移到乳汁，血浆蛋白结合率越高的药物，进入乳汁的量越少，安全性越高。脂溶性高、非离子状态和分子量小（100～200 Da）的药物更容易从血浆转运至乳汁中。

（2）乳汁 pH：乳汁的 pH 通常为 6.75～7.42，而血浆的 pH 通常为 7.35～7.45。酸性药物（如青霉素类和非甾体抗炎药）易在相对碱性的血浆中发生离子电离，极少进入乳汁。

（3）药物的渗透压：通常渗透压低的药物较难进入乳汁。

（4）药物的半衰期：药物在乳汁与在血浆中的浓度是正相关的，药物渗透到乳汁中的量取决于母亲的血浆药物浓度水平。即血浆药物浓度上升或下降，乳汁药物浓度亦上升或下降，血浆中的药物浓度低到一定程度时，乳汁中则测不到该药物。

（5）婴儿的生物利用度：乳汁中的药物都是血浆中的活性产物，婴儿的胃酸可以使其变性后失活，如母乳中的胰岛素。另外，婴儿饮食含钙量高，对药物的吸收也有较大影响。口服不吸收的药物，如氨基糖苷类药物，仅在肠道中发挥作用。研究报道，哺乳期用药仅有不到 1% 的药量最终进入母乳中，然后进入婴儿体内。

（6）婴儿自身特点：早产儿和新生儿的肝肾系统发育不全，胃肠系统也尚未稳定。血浆蛋白含量低，血浆蛋白与药物的结合能力低，肝功能不健全，肾小球滤过率低，脂肪含量少等均会影响药物的作用。

（三）哺乳期的用药原则

（1）不可私自随意乱服药：有些药物对母儿是安全的，然而有些药物却会产生不良反应甚至非常严重的不良反应，如病理性黄疸、发绀、耳聋、肝肾功能损害或呕吐等。因此，乳母一定要慎重使用药物。需要用药时，应向医生说明自己正在哺乳，不可自行随意服药。

（2）药物的选择：选择分子量大、脂溶性低、半衰期短、乳药/血药比低、渗透压低的药物。尽量对因治疗，局部给药，选择安全的药物。选择速释剂型，尽量避免缓/控释剂型，以防药物在母体内停留时间过长。

（3）应给予最低有效量：乳汁中药物浓度和服药剂量有关，因此，哺乳期用药应给予最低的有效量。这样可降低乳汁中的药物浓度，减少对婴儿的影响。

（4）服药后调整哺乳时间：乳汁中药物浓度随血液浓度波动。如果哺乳期需要用药，应在哺乳后立刻服药；口服药物应选择母体吸收最快的方式服药，如一般药物空腹服药或脂溶性高的药物进食时服药；并尽可能推迟下次哺乳时间，保证在下次哺乳时血药浓度降至最低，以最大限度地减少婴儿吸入的药量。

（5）恢复哺乳时间：药物在最后一次给药达高峰后的 5 个半衰期之后，血药浓度降至峰值的 3% 左右。若不得已服用了禁用药物，须暂停哺乳，可在给药达高峰后 5 个半衰期后恢复哺乳。

（6）用药后观察婴儿反应：如服用抗生素时，应观察婴儿是否有腹泻。若为轻微腹泻，母亲可以继续用药；若出现严重腹泻，应暂停哺乳，或改用其他药物。服用镇静药物时，应观察婴儿有无嗜睡、反应迟钝等现象。

（四）哺乳期慎用/禁用药物

（1）激素类药物：如避孕药，婴儿对其较为敏感，孕激素及雌激素可使小儿乳腺胀大，须慎用。

（2）抗肿瘤药物：抗肿瘤药物对母亲及婴儿的危害很大，可抑制婴儿机体免疫和骨髓造血功能，出现颗粒性白细胞减少。

（3）抗甲状腺药：碘及碘化物和甲巯咪唑可影响婴儿甲状腺功能，导致婴儿甲状腺肿和颗粒性白细胞缺乏症等。

（4）抗生素：①氨基糖苷类（如阿米卡星、庆大霉素等）有耳、肾毒性。婴儿尤其是新生儿，肝脏解毒功能尚未健全，若通过乳汁吸入氨基糖苷类抗生素，易导致肝肾功能损伤和听力障碍。此外，四环素可影响小儿牙齿、骨骼发育，氯霉素会影响小儿骨髓造血功能。②喹诺酮类（如环丙沙星、氧氟沙星等）可导致婴儿关节病变，影响软骨发育，对神经精神方面也有影响。此类药物易进入乳汁，且在乳汁中含量较高。③四环素可影响胎儿发育甚至导致胎儿畸形，在哺乳期亦须禁用。④氯霉素会导致"灰婴综合征"（早产儿和新生儿肝脏缺乏葡萄糖醛酸转移酶，且肾排泄功能不完善，对氯霉素解毒能力差，药物剂量过大可致中毒，表现为循环衰竭、呼吸困难、进行性血压下降、皮肤苍白和发绀），须禁用。⑤抗真菌药（如酮康唑、伊曲康唑和氟康唑等）可致畸，在哺乳期亦须禁用。⑥磺胺类，如磺胺嘧啶、复方新诺明等。此类药物进入乳汁的药量足以使葡萄糖－6－磷酸脱氢酶缺乏的婴儿发生溶血性贫血。另外，其还可与胎儿血中的胆红素竞争血浆蛋白，使血浆游离型胆红素增高，致新生儿黄疸，甚至核黄疸。

（5）降压药：硝普钠可导致氰化物蓄积、氰化物中毒，哺乳期存在潜在毒性。利血平在乳汁中含量较高，应慎用。

（6）镇静药：①巴比妥类药物在乳汁中含量低，但长期使用可致婴儿嗜睡、镇静，应用时应停止母乳喂养。②苯二氮䓬类［如地西泮（安定）］在婴幼儿体内排泄较慢，可致新生儿呼吸抑制、体温过低、进食不佳。虽然其在乳汁中含量较低，但大剂量应用时应停止母乳喂养。

（7）部分止痛药：如可卡因、安乃近等会通过乳汁分泌，给婴儿造成伤害。可以选择对乙酰氨基酚等来代替。

（8）其他禁用药物：含金属（砷、锑、汞、锂）类药物、甲氨蝶呤、环磷酰胺等须禁用。

六、特殊情况下的母乳喂养指导

（一）隆乳术后的母乳喂养

隆乳有可能损伤乳腺组织及支配乳头、乳晕的神经，从而影响哺乳。如果手术的位置不正确，或出现一些波及乳腺的意外，可使乳腺出现感染、肿块及纤维化，影响乳腺正常的生理功能，导致哺乳障碍甚至失去泌乳的能力。然而，哺乳与隆乳并非绝对不相容，能否哺乳主要与隆乳术的植入材料、手术方式及有无并发症发生有关。

常见的隆乳方法有假体植入隆乳、自体脂肪注射隆乳和聚丙烯酰胺注射隆乳（2006年已被全面叫停）三种。聚丙烯酰胺注入人体后可能会分解产生剧毒物质，WHO已将其列为致癌物之一，因此，进行过该类隆乳手术的母亲不建议母乳喂养。注射聚丙烯酰胺之后，在哺乳期可能出现严重的乳房问题，从安全角度考虑，需要告知医生，并在产后密切进行观察和评估。即使有些母亲在怀孕之前已将乳房内的聚丙烯酰胺清除，但是并不能保证已彻底地清除干净，亦不推荐聚丙烯酰胺注射再清除后怀孕的母亲进行母乳喂养。

一般来说，假体植入隆乳与自体脂肪注射隆乳的母亲实现全程母乳喂养是安全可行的，但也可能出现各种问题。假体植入隆乳的手术切口一般有腋下、环乳晕周围和乳房下皱襞。研究表明，环乳晕切口较腋下及乳房下皱襞切口相比，更容易出现母乳不足的问题，可能与乳晕切口距离乳腺大导管近，更易损伤乳腺导管有关。环乳晕切口可能会引起神经损伤，导致乳头、乳晕区神经异常，影响哺乳过程中吸吮反射的建立，从而影响母乳喂养。当放置的假体过大或放置的空间过小时，可能会压迫正常的乳腺组织，使其萎缩变薄，影响乳房的泌乳能力。另外，也有研究表明，假体植入隆乳术后常见的并发症，如包膜挛缩、血肿形成、感染、乳房疼痛不适等，使得哺乳过程变成痛苦的经历。

自体脂肪注射隆乳操作的技术方法差异较大，有些可能会注射至腺体层，直接损伤乳腺导管，或局部形成硬结，压迫乳腺组织，造成排乳不畅。术后还可能会出现脂肪液化、脂肪坏死、形成硬结、感染等，压迫损坏周围正常的乳腺组织，影响泌乳功能。在第一次隆乳术后，一些女性为了保持或改善初次隆乳的美容效果，可能会选择二次修复手术，这个过程可能会加重损伤乳房的泌乳功能。

值得注意的是，隆乳者对母乳喂养的认识和态度在很大程度上影响母乳喂养的持续时间和纯母乳喂养率。接受隆乳的女性主要是不满意自身的身材，术后哺乳能力可能并不作为一项非常重要的考虑因素，大部分隆乳者甚至认为母乳喂养可能会破坏较为满意的隆乳效果。加上商业广告对配方奶的吹捧，可能误导隆乳者认为配方奶可以完全替代母乳喂养。她们在哺乳期间一旦遇到困难，可能更容易放弃母乳喂养。因此，对这类人群的哺乳需要加以额外的关注和支持。

（二）妊娠期哺乳

目前，没有明确的证据证明在何种情况下妊娠期哺乳会产生风险，也没有证据显示在正常怀孕过程中哺乳会引起腹中胎儿必需营养的损失。尽管哺乳会刺激催产素分泌，而导致宫缩，但宫缩本来就是怀孕过程中的正常现象。有研究发现，子宫内的催产素接收器在怀孕 24 周前不会活动。生活中，有许多妊娠期哺乳的成功案例，然而亦有部分孕妇在妊娠期哺乳导致流产。因此，是否要在妊娠期持续哺乳，应咨询妇产科医务人员的专业意见。若有早产病史、安胎经历、多胞胎、妊娠期有异常宫缩状况或出血症状、胎儿体重无明显增加等情况，应停止哺乳。若需要给婴儿离乳的，详见本节"二、产后母乳喂养指导"相关内容。

妊娠期持续哺乳会因怀孕的身型、体质等变化，而出现特有的问题，也会增加哺乳的难度。随着孕妇的肚子越来越大，要找到一个舒服的哺乳姿势会变得越来越困难，因此，妊娠期哺乳要以母亲舒适为前提，最好是卧位，使母亲获得额外的休息，也可减少腹部受到婴儿压迫的机会。妊娠期因体内激素水平变化，有些母亲的乳头会变得非常敏感，此时可指导其调整婴儿吃奶的位置，也可使用呼吸放松技巧来缓解不适。许多妊娠期哺乳母亲在怀孕四五个月的时候会出现奶水减少的现象，个别母亲在妊娠期其乳汁的味道会发生改变，从而使婴儿吃奶次数减少或是完全离乳。此时，要通过观察婴儿的体重增长情况来确定其是否吃到了足够的奶水。可指导母亲在自己身体允许的情况下，适当储存母乳，为可能发生的奶量减少做准备。

（三）手足哺乳

同时母乳喂养兄弟姐妹的情形称为"手足哺乳"。通常稍大的宝宝会在小宝宝出生时想要更加频繁地吃奶，或是要求恢复母乳喂养。很多稍大的宝宝在看到小宝宝吃奶的时候也会要求吃奶。很多母亲发现手足哺乳的安排是满足两个孩子很好的方法。研究发现，手足哺乳的孩子之间比没有手足哺乳的孩子之间更加亲密。

（四）新生儿特殊情况下的母乳喂养

1. 早产儿

早产儿是指妊娠不足 37 周，出生体重低于 2 500 g（极低出生体重儿体重小于 1 500 g，超低出生体重儿体重小于 1 250 g）的婴儿。母乳是早产儿最佳的营养来源。2006 年，WHO 推荐"母乳喂养是早产儿/低出生体重儿最理想的喂养方式和最重要的生命支持措施"。

（1）早产儿母乳喂养的好处和重要性：母乳能为早产儿提供丰富的营养物质。早产儿母亲母乳成分较一般母乳具有更高的热量、更多的脂肪和蛋白质，并且含有丰富的钠、氯化物、钾、铁和镁等成分。另外，早产儿母亲母乳中还含有早产儿未成熟的肠道或肠道系统缺乏的活性酶（如脂肪酶、淀粉酶和溶菌酶等），促进肠道系统发育成熟。

通过母亲与早产儿皮肤接触（袋鼠式），实施母乳喂养，还可降低早产儿出生后发生低体温和寒冷损伤的风险。研究发现，通过袋鼠式护理实施母乳喂养，母乳中可出现对所处环境特殊病原体的免疫活性成分，以帮助早产儿抵御疾病。研究还发现，初乳中的大量免疫活性物质对婴儿免疫系统的持续保护和促进作用可以延续到断奶后。早产儿接受母乳喂养为其免患疾病提供了最大保护。同时，母乳喂养的纯度（是否添加配方奶）越高、占比（母乳喂养与配方奶的比例）越多和喂养时间越长，婴儿得到的保护就越多，这种作用称为"剂量效应"。研究发现，母乳喂养对呼吸道感染、中耳炎、腹泻、肥胖和超重、儿童白血病、淋巴瘤等疾病均有剂量效应的保护作用。母乳喂养的早产儿合并症少、住院时间短、住院开销少、满意度高。

同时，皮肤接触过程中早产儿深睡眠周期延长，快波睡眠减少，哭闹减少。皮肤接触还可提高早产儿的血氧饱和度，稳定其生命体征。另外，母乳喂养中婴儿和母亲皮肤接触可引起母亲的催产素分泌增加，从而减轻母亲焦虑、抑郁等不良情绪。还有研究表明，母乳喂养的低体重儿较配方奶喂养者其智商高 5.2 分。

（2）早产对泌乳的影响：①母亲方面。部分早产儿的母亲在分娩前，泌乳启动期（泌乳Ⅰ期）尚未开始或未完全启动，乳腺上皮细胞不能被妊娠期激素刺激而有效地合成乳汁。产后 1 周若服用含有激素避孕药、孕激素类药物（如醋酸甲地孕酮）可导致泌乳Ⅱ期抑制或延迟。另外，早产儿母亲一般会有妊娠或分娩并发症，故可能需要特殊的医疗护理照护，加上担心婴儿病情，易产生焦虑等不良情绪，从而抑制泌乳。②婴儿方面。早产儿神经系统及其他器官发育不成熟，吸吮、吞咽和呼吸协调性不佳，较弱的吸吮力无法有效刺激乳房分泌高水平的催产素和催乳素。

（3）喂养指导：推荐父母尽量每天为早产儿进行袋鼠式护理。研究表明，皮肤接触可以增加产乳量，延长哺乳时间。产后还可通过频繁吸吮，刺激乳腺继续发育和活化，增加泌乳能力。新生儿吸吮力较弱时，可借助有效的吸乳装置（仿生学的吸乳器）效仿母乳喂养的吸吮机制，以避免泌乳Ⅱ期延迟。

2. 舌系带过短

婴儿运用舌头和嘴唇来裹住乳头，舌头上提将乳头向硬腭挤压使其扁平，舌头下降使口腔有足够的空间产生负压，为乳汁提供一个通道，确保吞咽安全，故舌的张力和灵活性是吸吮乳汁的关键。

正常的舌头柔软、细薄，活动良好，舌尖圆润，张力正常。舌系带过短表现为舌抬高无法达到上颚，外伸不出牙龈，侧伸也受限制。可通过目测评估舌的形状和位置：用戴清洁手套的食指轻柔检查舌正中表面，感受舌头环绕手指的状态，以及通过观察舌头外伸、侧伸的能力来判断婴儿舌系带情况。

若婴儿舌系带较短，可通过强化嘴唇的功能练习改善：哺乳时将婴儿的头部向后延伸，使下颌更接近乳房。另外，应告知母亲婴儿舌系带过短的处理方法，必要时转介口腔科治疗。

3. 唇腭裂

口腔解剖结构对哺乳、呼吸有一定的影响。口腔由口、咽、食管、鼻及呼吸道组成。为使空气和食物在相同和相邻的结构中安全传输，阀门系统（包括嘴唇、软腭、舌头、会厌及环咽括约肌）会在合适的时间往合适的方向分别输送空气和食物。呼吸时阀门打开，吞咽时阀门关闭。母乳喂养时，婴儿用嘴唇吸住乳头，嘴唇外翻将乳头固定在口中，硬腭协助挤压和固定乳头，软腭协助吸吮。

正常情况下，婴儿嘴唇应该是完整的，活动度良好，界限清晰并富有表情。评估婴儿的吸吮情况，应观察在一次完整的喂哺过程中婴儿能否顺利含住全部乳头和大部分乳晕。另外，还应观察婴儿嘴唇的形状，聆听婴儿吸吮时是否有异常声音，观察婴儿嘴角有无溢乳。

对唇裂的婴儿，可指导其母亲在母乳喂养过程中使用手指或乳房组织封闭嘴唇的裂口实现母乳喂养。对腭裂的婴儿，因为婴儿无法封闭口腔来吸吮，同时还伴有吞咽问题，硬腭和软腭的裂缝使纯母乳喂养变得非常困难，应指导其母亲寻求专业人员帮助。

（王天慈）

第十一节　危重症孕产妇

危重症孕产妇是指在妊娠期及产褥期内，因并发症或合并各种内外科疾病危及孕产妇及围产儿生命健康，但最终存活的孕产妇。其危重症包括产科直接相关疾病，如产后出血、妊娠期高血压疾病、弥散性血管内凝血及血小板减少综合征等；产科非直接相关疾病，如急性心力衰竭、急性呼吸衰竭、感染性疾病、深静脉血栓、尿路感染、急性肺水肿等。

危重症孕产妇病情复杂多变，护士是直接获得孕产妇第一手资料的人，在观察和护理过程中，及时发现孕产妇病情变化，及时通知医生，给予快速、准确、有效的抢救与干预，对防止和减少并发症、提高抢救成功率和降低死亡率可起到积极作用。

孕产妇死亡率大致随终止妊娠时孕周的增加而升高，但围产儿死亡率却随孕周增加而降低。故在产科危重症孕产妇的抢救过程中，不但要考虑孕产妇在不同时期的生理改变，还要密切监护胎儿情况，适时终止妊娠。

一、危重症孕产妇的诊断标准

目前，不同国家医疗机构对危重症孕产妇的评估缺乏统一标准。我国不同地区、不同医院对危重症孕产妇的诊断标准不一，因此，无法对危重症孕产妇的医疗质量进行整体评估和比较。2009 年，WHO 发布了关于危重症孕产妇的诊断标准（表 3 - 12）。该标准包括临床指征、器官功能障碍检验指标及临床治疗措施三方面内容，每项标准均有严格定义。

表 3 - 12   WHO 危重症孕产妇诊断标准

功能障碍系统	临床指征	实验室指标	治疗
心血管	休克，心搏骤停	重度血流灌注不足（乳酸 > 5 mmol/L 或 45 mg/dL），重度酸中毒（pH < 7.1）	连续使用血管活性药物，心肺复苏
呼吸系统	急性发绀，喘息，临终呼吸，重度呼吸急促（呼吸频率 > 40 次/分），重度呼吸缓慢（呼吸频率 < 6 次/分）	重度低氧血症（血氧饱和度 < 90%，持续超过 60 分钟或氧合指数 < 200 mmHg）	气管插管和通气（为抢救而实施）
肾脏功能	少尿，输液与利尿剂无效	重度急性氮质血症（肌酐 > 309 μmol/L 或 > 3.5 mg/dL）	急性肾功能衰竭透析
凝血/血液	凝血功能障碍	重度急性血小板减少症（血小板 < $50 \times 10^9\ L^{-1}$）	大量输血/输成分血（≥5 单位）
肝脏	子痫前期时发生黄疸	重度急性高胆红素血症（胆红素 > 10^3 μmol/L 或 > 6.0 mg/dL）	—
神经系统	长时间无意识或昏迷（持续时间 ≥ 12 小时，包括代谢性昏迷）、中风、癫痫发作或持续状态，全身瘫痪	—	—
子宫	—	—	出血或感染导致子宫切除

2011 年，WHO 制定了 Near Miss 指南，在危重症孕产妇的诊断标准基础上，提出系统评估危重症孕产妇的干预措施流程。通过分析危重症孕产妇的就医过程、医疗措施实施及转运过程是否存在问题，以期提高危重症孕产妇的救治水平。Say 等制订了危重症孕产妇病例识别与分析流程（图 3 - 7），并运用于临床诊疗中。

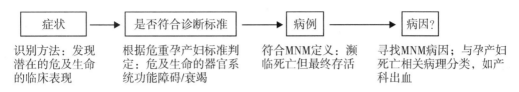

症状	→	是否符合诊断标准	→	病例	→	病因?
识别方法：发现潜在的危及生命的临床表现		根据危重孕产妇标准判定：危及生命的器官系统功能障碍/衰竭		符合MNM定义：濒临死亡但最终存活		寻找MNM病因；与孕产妇死亡相关病理分类，如产科出血

图 3-7　危重症孕产妇病例识别与分析流程

二、危重症孕产妇的早期识别

国家卫生和计划生育委员会办公厅关于印发《孕产妇妊娠风险评估与管理工作规范的通知》（国卫办妇幼发〔2017〕35 号）中提出了"五色分级管理"的理念，通过对孕早期的初步评估为此次怀孕的风险定下基调，并在后续产检过程中根据是否有新发病情进行调整，所有的孕产妇（包括产后 42 天以内产妇）按照从低风险到高风险被贴上绿、黄、橙、红色的标签，并将合并传染病的孕妇定义为紫色风险等级。

（一）五色分级管理

五色分级管理的对象是从妊娠开始至产后 42 天的孕产妇（常住地或户籍地孕产妇）。

对妊娠风险筛查阳性的孕妇进行评估，根据风险严重程度对孕产妇进行分级标识，将孕产妇分为"绿（低风险）、黄（一般风险）、橙（较高风险）、红（高风险）、紫（传染病）"5 个风险等级，按风险等级规范进行分级管理，简称五色分级管理。

相关医疗保健机构在提供孕产期健康服务过程中，要对孕产妇妊娠风险进行动态评估，根据病情变化及时调整妊娠风险等级和管理措施。

（1）绿色等级：主要由居住地的乡镇卫生院或社区卫生服务中心进行孕产期健康跟踪服务管理。督促孕产妇在孕 28～36 周、37～40 周去有助产资质的医疗保健机构进行产前检查和住院分娩。

（2）黄色等级：主要由县（区）级及以上医疗保健机构提供孕产期保健跟踪服务和住院分娩。若有异常，在 2 周内接受妊娠风险复评估，并应当尽快就近转诊到市级危重症孕产妇救治中心或三级医疗保健机构。

（3）橙色等级：主要由市级危重症孕产妇救治中心负责孕产期保健跟踪服务，并由县级危重症孕产妇救治中心负责评估确认住院分娩机构，情形严重的，要及时转诊至市级危重症孕产妇救治中心住院分娩。

（4）红色等级：主要由三级医疗保健机构负责评估，并明确是否适宜继续妊娠。若适宜继续妊娠，应当由市级危重症孕产妇救治中心负责孕产期保健跟踪服务，应当在三级医疗保健机构的危重症孕产妇救治中心住院分娩。

（5）紫色等级：采取"绿/黄/橙/红"＋"紫"的模式管理，在上述等级管理的基础上，增加传染病防治相关管理要求，并落实预防艾滋病、梅毒和乙肝母婴传播综合干预措施，由辖区内预防艾滋病、梅毒和乙肝母婴传播的定点机构负责孕产期保健跟踪服务，将"橙/红"＋"紫"风险等级孕产妇转诊到预防艾滋病、梅毒和乙肝母婴传播的市级定点机构。

孕产妇妊娠风险评估见表3-13。

表3-13　孕产妇妊娠风险评估

评估分级	孕产妇相关情况
绿色 （低风险）	孕妇基本情况良好，未发现妊娠合并症、并发症
黄色 （一般 风险）	1. 基本情况 （1）年龄≥35岁或≤18岁。 （2）BMI>25 kg/m² 或 <18.5 kg/m²。 （3）生殖道畸形。 （4）骨盆狭小。 （5）不良孕产史（各类流产≥3次、早产、围产儿死亡、出生缺陷、异位妊娠、滋养细胞疾病等）。 （6）瘢痕子宫。 （7）子宫肌瘤或卵巢囊肿≥5 cm。 （8）盆腔手术史。 （9）辅助生殖妊娠。 2. 孕产期合并症 （1）心脏病（经心内科诊治无须药物治疗、心功能正常）： 1）先天性心脏病（不伴有肺动脉高压的房缺、室缺、动脉导管未闭，法洛四联症修补术后无残余心脏结构异常等）。 2）心肌炎后遗症。 3）心律失常。 4）无合并症的轻度的肺动脉狭窄和二尖瓣脱垂。 （2）呼吸系统疾病：经呼吸内科诊治无须药物治疗、肺功能正常。 （3）消化系统疾病：肝炎病毒携带（表面抗原阳性、肝功能正常）。 （4）泌尿系统疾病：肾脏疾病（目前病情稳定，肾功能正常）。 （5）内分泌系统疾病：无须药物治疗的糖尿病、甲状腺疾病、垂体泌乳素瘤等。 （6）血液系统疾病： 1）妊娠合并血小板减少［血小板（50～100）×10⁹ L⁻¹］，但无出血倾向。 2）妊娠合并贫血（血红蛋白60～110 g/L）。 （7）神经系统疾病：癫痫（单纯部分性发作和复杂部分性发作）、重症肌无力（眼肌型）等。 （8）免疫系统疾病：无须药物治疗（如系统性红斑狼疮、IgA肾病、类风湿关节炎、干燥综合征、未分化结缔组织病等）。 （9）尖锐湿疣、淋病等性传播疾病。 （10）吸毒史。 （11）其他。 3. 孕产期并发症 （1）双胎妊娠。

续表 3 - 13

评估分级	孕产妇相关情况
黄色 （一般 风险）	（2）先兆早产。 （3）胎儿宫内生长受限。 （4）巨大儿。 （5）妊娠期高血压疾病（除外"红色""橙色"）。 （6）妊娠期肝内胆汁淤积症。 （7）胎膜早破。 （8）羊水过少。 （9）羊水过多。 （10）≥36 周胎位不正。 （11）低置胎盘。 （12）妊娠剧吐
橙色（较 高风险）	1. 基本情况 （1）年龄≥40 岁。 （2）BMI≥28 kg/m²。 2. 孕产期合并症 （1）较严重心血管系统疾病： 1）心功能Ⅱ级，轻度左心功能障碍或者射血分数（EF）40%～50%。 2）需要药物治疗的心肌炎后遗症、心律失常等。 3）瓣膜性心脏病［轻度二尖瓣狭窄，瓣口＞1.5 cm²，主动脉瓣狭窄，跨瓣压差＜50 mmHg，无合并症的轻度肺动脉狭窄，二尖瓣脱垂，二叶式主动脉瓣疾病，马方（Marfan）综合征无主动脉扩张］。 4）主动脉疾病（主动脉直径小于 45 mm），主动脉缩窄矫治术后。 5）经治疗后稳定的心肌病。 6）各种原因的轻度肺动脉高压（＜50 mmHg）。 7）其他。 （2）呼吸系统疾病： 1）哮喘。 2）脊柱侧弯。 3）胸廓畸形等伴轻度肺功能不全。 （3）消化系统疾病： 1）原因不明的肝功能异常。 2）仅需要药物治疗的肝硬化、肠梗阻、消化道出血等。 （4）泌尿系统疾病：慢性肾脏疾病伴肾功能不全代偿期（肌酐超过正常值上限）。 （5）内分泌系统疾病： 1）需要药物治疗的糖尿病、甲状腺疾病、垂体泌乳素瘤。 2）肾性尿崩症（尿量超过 4 000 mL/d）等。 （6）血液系统疾病： 1）血小板减少［血小板（30～50）×10⁹ L⁻¹］。 2）重度贫血（血红蛋白 40～60 g/L）。

续表 3-13

评估分级	孕产妇相关情况
橙色（较高风险）	3）凝血功能障碍无出血倾向。 4）易栓症（如抗凝血酶缺陷症、蛋白 C 缺陷症、蛋白 S 缺陷症、抗磷脂综合征、肾病综合征等）。 （7）免疫系统疾病：应用小剂量激素（如强的松 5 ～ 10 mg/d）6 个月以上，无临床活动表现（如系统性红斑狼疮、重症 IgA 肾病、类风湿关节炎、干燥综合征、未分化结缔组织病等）。 （8）恶性肿瘤治疗后无转移、无复发。 （9）智力障碍。 （10）精神病缓解期。 （11）神经系统疾病：癫痫（失神发作）、重症肌无力等。 （12）其他。 3. 孕产期并发症 （1）三胎及以上妊娠。 （2）Rh 血型不合。 （3）瘢痕子宫（距末次子宫手术间隔小于 18 个月）。 （4）瘢痕子宫伴中央性前置胎盘或伴有可疑胎盘植入。 （5）各类子宫手术史（如剖宫产、宫角妊娠、子宫肌瘤挖除术等）2 次及以上。 （6）双胎、羊水过多伴发心肺功能减退。 （7）重度子痫前期、慢性高血压合并子痫前期。 （8）原因不明的发热。 （9）产后抑郁症、产褥期中暑、产褥感染等
红色（高风险）	1. 孕产期合并症 （1）严重心血管系统疾病： 1）各种原因引起的肺动脉高压（≥50 mmHg），如房间隔缺损、室间隔缺损、动脉导管未闭等。 2）复杂的先天性心脏病（法洛氏四联症、艾森曼格综合征等）和未手术的发绀型心脏病（$SpO_2 <90\%$）；肺动脉下心室旷置术（Fontan 循环术）后。 3）心脏瓣膜病：瓣膜置换术后，中、重度二尖瓣狭窄（瓣口 < 1.5 cm^2），主动脉瓣狭窄（跨瓣压差≥50 mmHg）、马方综合征等。 4）各类心肌病。 5）感染性心内膜炎。 6）急性心肌炎。 7）风湿性心脏病风湿活动期。 8）妊娠期高血压性心脏病。 9）其他。 （2）呼吸系统疾病：哮喘反复发作、肺纤维化、胸廓或脊柱严重畸形等影响肺功能者。 （3）消化系统疾病：重型肝炎、肝硬化失代偿、严重消化道出血、急性胰腺炎、肠梗阻等影响孕产妇生命的疾病。

续表 3 – 13

评估分级	孕产妇相关情况
红色（高风险）	（4）泌尿系统疾病：急、慢性肾脏疾病伴高血压，肾功能不全（肌酐超过正常值上限的 1.5 倍）。 （5）内分泌系统疾病： 1）糖尿病并发肾病Ⅴ级、严重心血管病、增生性视网膜病变或玻璃体积血、周围神经病变等。 2）甲状腺功能亢进并发心脏病、感染、肝功能异常、精神异常等疾病。 3）甲状腺功能减退引起相应系统功能障碍，基础代谢率小于 – 50% 。 4）垂体泌乳素瘤：出现视力减退、视野缺损、偏盲等压迫症状。 5）尿崩症：中枢性尿崩症伴有明显的多饮、烦渴、多尿症状，或合并有其他垂体功能异常。 6）嗜铬细胞瘤等。 （6）血液系统疾病： 1）再生障碍性贫血。 2）血小板减少（血小板 $< 30 \times 10^9 \ L^{-1}$ ）或进行性下降或伴有出血倾向。 3）重度贫血（血红蛋白 ≤ 40 g/L）。 4）白血病。 5）凝血功能障碍伴有出血倾向（如先天性凝血因子缺乏、低纤维蛋白原血症等）。 6）血栓栓塞性疾病（如下肢深静脉血栓、颅内静脉窦血栓等）。 （7）免疫系统疾病活动期，如系统性红斑狼疮、重症 IgA 肾病、类风湿关节炎、干燥综合征、未分化结缔组织病等。 （8）精神病急性期。 （9）恶性肿瘤： 1）妊娠期间发现的恶性肿瘤。 2）治疗后复发或发生远处转移。 （10）神经系统疾病： 1）脑血管畸形及手术史。 2）癫痫全身发作。 3）重症肌无力（病变发展至延脑肌、肢带肌、躯干肌和呼吸肌）。 （11）吸毒。 （12）其他严重的内、外科疾病等。 2. 孕产期并发症 （1）三胎及以上妊娠伴发心肺功能减退。 （2）凶险性前置胎盘，胎盘早剥。 （3）红色预警范畴疾病在产后尚未稳定
紫色（孕产妇患有传染性疾病）	所有妊娠合并传染性疾病，如病毒性肝炎、梅毒、艾滋病、结核病、重症感染性肺炎、特殊病毒（如 H1N7、寨卡病毒等）感染

注：除紫色标识孕产妇可能伴有其他颜色标识外，若同时存在不同颜色分类，按照较高风险的分级标识管理。

（二）孕产妇妊娠风险评估与管理工作流程

孕产妇妊娠风险评估与管理工作流程见图 3-5。

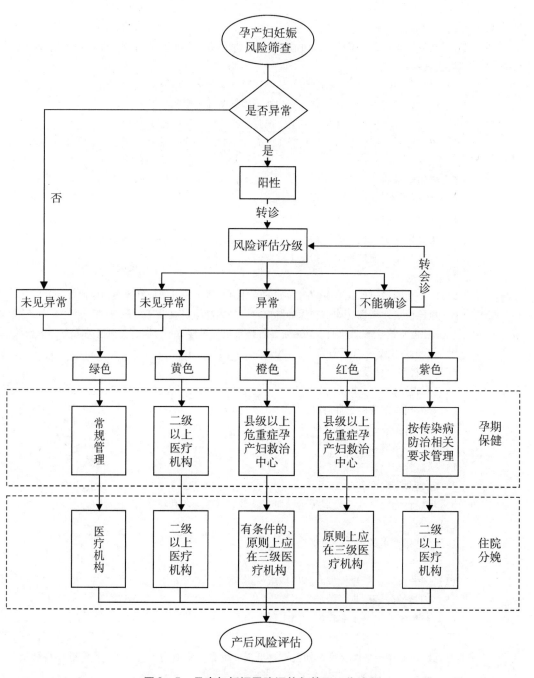

图 3-5 孕产妇妊娠风险评估与管理工作流程

（三）预警评估

早期预警评分系统（modified early warning score，MEWS）是通过对孕产妇的心率、收缩压、呼吸、体温和意识五项基本生命指标进行综合评分，将病情危重程度分值化，并根据数据进行基本分类，有针对性地对危急重症孕产妇实施紧急抢救治疗及相应的护理干预，具有迅速、便捷、科学及准确预测等优点。早期预警评分表见表3-14，当MEWS评分≥4分时，提示危重症孕产妇病情凶险，甚至有恶化趋势。

表3-14　早期预警评分表（MEWS）

评分	3	2	1	0	1	2	3
体温/℃	—	≤35.0	35.1～36.0	36.1～38.0	38.1～38.5	≥38.6	—
呼吸/（次/分）	—	≤8	—	9～14	15～20	21～29	≥30
脉搏/（次/分）	—	≤40	41～50	51～100	101～110	111～129	≥130
收缩压/mmHg	≤70	71～80	81～100	101～199	—	≥200	—
清醒程度	—	—	—	完全清醒	对声音有反应	对疼痛有反应	无反应
排尿/（mL/h）	无	＜30	—	—	—	—	—
4或5分	立即报告值班医生，协助医生评估患者状况，按需处理					30分钟内	
≥6分	由科室内较有经验的医生初步评估，必要时请疾病相关科室会诊（多学科会诊）					15分钟内	
SpO₂	≤84%	85%～89%	90%～95%	96%～100%	—	—	—
血糖/（mmol/L）	≤2.8	2.9～3.3	3.4～3.8	3.9～6.1	—	—	—

三、危重症孕产妇的护理

（一）妊娠期危重症护理

1.护理评估

（1）相关病史：①孕妇年龄、既往病史、家族史、历次产检情况。②有无妊娠合并症，如心脏病、肾脏病、肝脏病、贫血、血液病等。③本次妊娠情况有无妊娠剧吐、胎位异常、多胎妊娠、妊娠期出血（如流产、前置胎盘、胎盘早剥）、过期妊娠、先兆早产、羊水过多、羊水过少、妊娠期高血压疾病、胎儿宫内发育迟缓、妊娠期手术、意外事件等。

（2）症状评估：了解孕妇有无头痛、眼花、心悸、恶心、呕吐、阴道流血、阴道流液、上腹不适等症状。

（3）护理体查：①生命体征、子宫收缩及胎心率检测。②腹部触诊了解子宫软硬、有无压痛及大小与妊娠周数是否相符。③检查阴道流血、流液情况及水肿程度。

（4）心理评估：了解孕妇及其家属的情绪。

（5）辅助检查：①B超检查。②肝功能、肾功能、24小时尿蛋白测定。③眼底检查。④心电图、超声心动图、胎盘功能、胎儿成熟度检查等。

2．护理要点

（1）护理干预：根据MEWS分值给予相应护理干预措施（表3-15）。

表3-15　MEWS预警评分与护理干预

分值	患者情况	护理处理措施
<4分	病情稳定	按级别护理巡视观察
4分	病情可能恶化	报告主管医生，床旁交接班，增加巡视观察次数
5～7分	病情重	建立并保持静脉通路，高年资护士负责，上报责任组长和护士长。密切观察病情变化，床旁交接班，加强与孕产妇家属的沟通
≥8分	病情危重	至少建立2条静脉通路，抢救车、吸痰器备于床旁，密切观察病情变化

（2）病情观察：有条件的应将孕产妇置于单人间，专人护理，持续心电监护，根据病情每15～30分钟检查1次血压、脉搏、呼吸、胎心音及宫缩情况，及时做好护理记录。记录24小时出入量，配合完成检验标本的留取并及时送检。加强孕产妇基础护理和心理护理，注意保暖，保持呼吸道通畅，维持好抢救环境的秩序，做好终止妊娠的准备。

（3）执行医嘱：抢救危重症孕产妇时常需要执行口头医嘱，执行前必须复述一遍，经核对无误后方可实施。同时，将用完的各种急救药物空安瓿、空输液瓶、空输血袋等集中放置，便于查对和统计。

（4）急救物品：急救物品实行"四定"，即定点放置、定数量、定人管理、定期检查。生命支持仪器（如简易呼吸囊、吸痰机）应处于备用状态。急救车上的物品使用后应及时补充。

（二）分娩期危重症护理

1．护理评估

（1）分娩方式：产科危重症孕产妇分娩方式的选择除主要根据孕周、胎儿情况外，还需要结合病情严重程度。大多数妊娠期危重症孕产妇因发病急、病情重，需要在短时间内终止妊娠而选择剖宫产术。

（2）麻醉方式：剖宫产术一般采取腰硬联合麻醉，但当孕产妇出现休克、呼吸窘迫、癫痫发作、凝血功能障碍时，低血压、椎管内麻醉局部血肿的风险显著增加，需要全身麻醉。

2．护理要点

（1）护理干预：根据MEWS分值给予相应的护理干预措施。

（2）复苏准备：孕产妇分娩或剖宫产手术时必须配备充足的护理人力，且掌握急救复苏技能。

（3）安全转运：产后根据产妇和新生儿病情，如产妇是否存在多器官功能衰竭、新生儿 Agar 评分情况，结合医院实际就诊能力将产妇安全转运至 ICU 或转院治疗，将新生儿安全转运至新生儿 ICU 或转院治疗。

（三）产褥期危重症护理

1．护理评估

（1）相关病史：①产妇年龄、既往病史、家族史。②有无妊娠合并症如心脏病、肾脏病、肝脏病、贫血、血液病等。③本次妊娠情况。④分娩经过。

（2）症状评估：了解产妇有无头痛、眼花、心悸、恶心、呕吐、上腹不适、阴道流血量、伤口/切开疼痛等症状。

（3）护理体查：①体温、脉搏、呼吸、血压情况。②子宫复旧情况及宫底高度。③检查阴道流血情况。④检查乳房发育是否正常及泌乳情况。

（4）心理评估：了解产妇及其家属的情绪。

（5）辅助检查：①血常规、生化检查。②尿常规、24 小时尿蛋白测定。③眼底检查。④心电图、超声心动图、B 超检查等。

2．护理要点

（1）护理干预：根据 MEWS 分值给予相应的护理干预措施。

（2）病情观察：有条件的应将产妇置于单人间，持续心电监护，根据病情每 15 ～ 30 分钟测量 1 次血压、脉搏、呼吸，产后 4 小时内每 30 分钟检查 1 次宫缩情况及宫底高度，及时做好护理记录。记录 24 小时出入量，配合完成检验标本的留取并及时送检。加强产妇基础护理和心理护理，注意保暖，保持呼吸道通畅。

（3）执行医嘱：及时按医嘱使用各种药物，抢救危重症产妇时常需要执行口头医嘱，执行前必须复述一遍，经核对无误后方可实施。同时，将用完的各种急救药物空安瓿、空输液瓶、空输血袋等集中放置，便于查对和统计。

（4）急救准备：急救车推至产妇床旁，急救车物品使用后应及时补充。

（5）母乳喂养：根据母亲和新生儿病情、用药情况，给予个性化的母乳喂养指导；母婴分离者指导其正确挤奶技巧和（或）吸奶辅助用具的使用。

四、危重症孕产妇安全转运

危重症孕产妇病情发展迅速，不及时救治死亡率较高，而规范的危重症孕产妇转诊可为抢救提供黄金时间，及时、规范的转诊是降低孕产妇死亡率的关键。目前，多采用孕产妇妊娠风险评估表对孕产妇进行孕期风险评估，按照风险严重程度（绿色：低风险；黄色：一般风险；橙色：较高风险；红色：高风险；紫色：孕妇患有传染性疾病）实行分级分类管理，孕妇根据不同标识就诊于相应级别医院。我国建立了国家级的以医院为基础的全国危重症孕产妇监测网络，以三级医院为中心，周围医疗单位为辐射，实行危重症孕产妇安全转运，在转运过程中实施序贯性评估，可明显降低致死率。

危重症孕产妇常因诊断和治疗的需要进行转运，而转运过程可能增加危重症孕产妇患并发症的风险，因此，转运途中的安全十分重要。

（一）院内转运

1. 综合评估

危重症孕产妇在院内可能需要转运到各检查室或手术室，转运前应进行转运利益与风险的综合评估（表3-16），如果将要进行的检查、治疗和救治与预后无密切关系，则为此而进行的转运没有意义。

表3-16　危重症孕产妇转运风险评估

姓名：　　　　　年龄：

项目	5分	3分	1分	总分
生命体征	稳定	药物或仪器维持稳定	高危状态	
神志	清	昏迷	昏睡或谵妄	
瞳孔	正常	不等大或针尖样等大、对光反射存在或消失	对光反射消失	
静脉通道	无静脉通道	用头皮针或浅静脉留置针通道1～2条	用深静脉留置针通道或静脉通道3条及以上	
各种管道	无管道	有1～3条管道	有3条以上管道	
气道支持	未采取气道支持措施	通气导管或面罩吸氧、通气或气管插管与切开供氧通气	气管插管或切开并呼吸机辅助通气	
出血部位固定	不需要	普通止血包扎	止血包扎夹板固定或加压包扎止血或止血带止血	
卧位（无气道支持者）	自由体位	平卧头侧位或半卧位	端坐、平卧头后仰位或头低足高位	
头部、脊柱、肢体保护	自由体位	绝对卧床限制活动	上颈托或脊椎板	
移动孕产妇方式	指导协助下挪动	需要2人或2人以上搬动	需要3人及以上平行同轴搬动	
孕产妇安全保护	只上床栏	上床栏及四肢约束	上床栏及全身约束	
呼吸机	正常运转	1项指标异常报警	2项以上指标异常报警	
监护仪	正常运转	1项指标异常报警	2项以上指标异常报警	

注：（1）评分或所选项目用"√"形式，无发生项目取最高分。该表应在转运前10分钟内完成，满分65分。得分<30分应在医护人员严密监护下转运，提示转运风险高，需要携带急救物品。得分30～40分应在医护人员监护下转运，提示转运风险较高，转运途中可能发生病情变化，以及管道脱落、给药延迟或中断等。得分41～50分应在医护人员陪同下转运，提示有风险，应高度重视并做好相应预防措施。得分>50分，可以转运，提示转运风险较小，做好相应预防措施。

（2）需要携带的仪器和药物：①呼吸机（　）；②监护仪（　）；③除颤仪（　）；④氧气袋或氧气瓶（　）；⑤呼吸气囊（　）；⑥插管器具（　）；⑦吸痰机（　）；⑧地西泮（　）；⑨平衡液（　）；⑩保暖用具（　）；⑪急救箱（　）；⑫其他（请注明）。

（3）综合上述情况，孕产妇可以安全转运了吗？　不可以（　）；可以（　）。

（4）转运要求：医生与护士护送（　）；严密监护下转运（　）。

评估者：
年　月　日

2．安全评估

（1）与孕产妇及其家属谈话，交代转运的必要性及途中可能发生的意外，取得孕产妇及其家属同意。

（2）测量生命体征，是否上呼吸机、供氧浓度、痰液的量与性质、孕产妇意识情况等。

（3）根据孕产妇实际情况备好所需器材和药品。

（4）转运途中应继续进行生命体征监护（表3-17）。

表3-17　危重症孕产妇运送途中护士病情观察指引

看	摸	问	听
（1）看唇周、面色、呼吸。 （2）看监护数据与屏幕参数显示。 （3）看穿刺部位、输液速度。 （4）看各种管道有无滑脱、扭转。 （5）看搬运用具是否对孕产妇有损伤。 （6）看孕产妇体位是否正确	（1）摸头额及四肢皮肤温度。 （2）按压甲床判断末梢再充盈时间。 （3）轻拍孕产妇肩膀判断其反应	（1）询问孕产妇：叫什么名字？现在几点钟？现在在哪里？ （2）与孕产妇交流，判断其意识转变情况	（1）听孕产妇疾病呻吟声。 （2）听孕产妇有无哮鸣音。 （3）听仪器运转声音，有无漏气、报警

3．陪同人员

危重症孕产妇转运应有2名医护人员陪同，陪同的医护人员应接受过高级生命支持培训，掌握了监护仪器的使用方法。

（二）院外转诊

1．转诊原则

根据孕产妇妊娠风险评估分级情况，按孕产妇妊娠风险评估与管理工作流程，对需要转诊的孕产妇应就近寻求可获得救治的助产机构，争取一步到位。有严重的内外科合并症的孕产妇应直接转诊到有能力处理的综合性医院。接诊医院应做初步抢救处理，并估计在转诊途中不会发生意外方可转诊。

2．转诊流程

危重症孕产妇逐级转诊流程见图3-6。

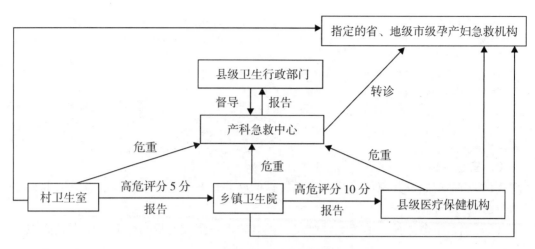

图 3-6 危重症孕产妇逐级转诊流程

（三）危重症孕产妇安全转运流程

危重症孕产妇安全转运流程见图 3-7。

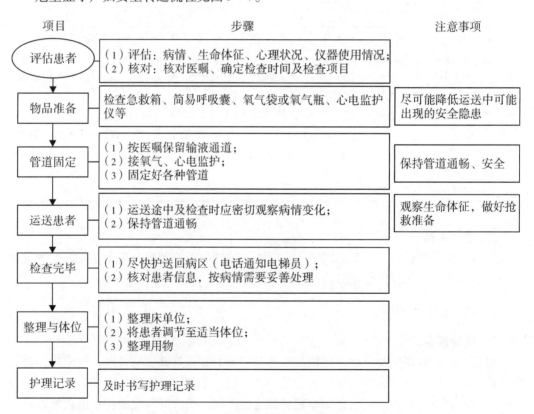

项目	步骤	注意事项
评估患者	（1）评估：病情、生命体征、心理状况、仪器使用情况； （2）核对：核对医嘱、确定检查时间及检查项目	
物品准备	检查急救箱、简易呼吸囊、氧气袋或氧气瓶、心电监护仪等	尽可能降低运送中可能出现的安全隐患
管道固定	（1）按医嘱保留输液通道； （2）接氧气、心电监护； （3）固定好各种管道	保持管道通畅、安全
运送患者	（1）运送途中及检查时应密切观察病情变化； （2）保持管道通畅	观察生命体征，做好抢救准备
检查完毕	（1）尽快护送回病区（电话通知电梯员）； （2）核对患者信息，按病情需要妥善处理	
整理与体位	（1）整理床单位； （2）将患者调节至适当体位； （3）整理用物	
护理记录	及时书写护理记录	

图 3-7 危重症孕产妇安全转运流程

（刘悦新）

第四章 新生儿护理常规

第一节 正常新生儿

一、新生儿的定义及分类

（一）定义

新生儿是指从脐带结扎到出生后 28 天内的婴儿。

（二）新生儿的分类

1. 根据出生时的胎龄分类

根据出生时的胎龄，新生儿可分为足月儿、早产儿和过期产儿，见表 4 – 1。

表 4 – 1　新生儿分类（根据出生时的胎龄）

分类名称	出生时的胎龄/周
足月儿	$37 \sim 41^{+6}$
早产儿	< 37
过期产儿	$\geqslant 42$

2. 根据出生体重分类

根据出生体重，新生儿可分为正常出生体重儿、低出生体重儿、极低出生体重儿、超低出生体重儿、巨大儿，见表 4 – 2。

表 4 - 2　新生儿分类（根据出生体重）

分类名称	出生体重/g
正常出生体重儿	2 500 ～ 3 999
低出生体重儿	<2 500
极低出生体重儿	<1 500
超低出生体重儿	<1 000
巨大儿	≥4 000

3. 根据出生体重与胎龄的关系分类

根据出生体重与胎龄关系，新生儿可分为适于胎龄儿、小于胎龄儿和大于胎龄儿，见表 4 - 3。

表 4 - 3　新生儿分类（根据出生体重与胎龄关系）

分类名称	出生体重与胎龄关系
适于胎龄儿	出生体重在同胎龄儿平均体重的第 10 ～第 90 百分位
小于胎龄儿	出生体重在同胎龄儿平均体重的第 10 百分位以下
大于胎龄儿	出生体重在同胎龄儿平均体重的第 90 百分位以上

二、正常新生儿的生理特点

绝大部分新生儿为足月分娩，即胎龄满 37 周，出生体重超过 2 500 g，且无任何疾病。其生理特点如下。

（一）呼吸系统

新生儿肋间肌较薄弱，呼吸主要靠膈肌运动，以腹式呼吸为主；呼吸表浅，频率较快，平均 35 ～ 45 次/分。新生儿喉腔较窄，呼吸时呼吸声响，尤其在吸气时，以及激惹、哭闹或吃奶时加重，安静睡眠时缓解，称为"喉鸣"。

（二）循环系统

正常足月新生儿的心率为 120 ～ 160 次/分，血压为 50 ～ 80/30 ～ 50 mmHg。血流分布主要集中在躯干和内脏部位，而四肢血流量相对较少，因此容易出现四肢发凉、末梢发绀现象。

（三）消化系统

（1）食管：新生儿食管弹力纤维和肌层发育不完善，食管上段括约肌不随食物下

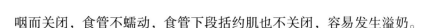

咽而关闭，食管不蠕动，食管下段括约肌也不关闭，容易发生溢奶。

（2）胃：胃呈水平位，足月新生儿出生后 10 天的胃容量为 30 ～ 60 mL。贲门括约肌不发达，在哭闹或吸气时呈开放状态，而幽门括约肌较发达，因此，新生儿易溢奶和呕吐。

（3）肠：肠壁屏障功能差，通透性高，大分子蛋白质容易通过肠壁产生过敏，如牛乳过敏等；肠腔内毒素和消化不全的产物易通过肠壁进入血液，引起中毒症状。新生儿出生后 24 小时内即排出墨绿色的黏稠状的胎便，内含黏液、胆汁、肠道分泌物、上皮细胞及胎儿吞入的胎毛，3 ～ 4 天转为黄绿色的过渡性大便。若出生超过 24 小时仍未排胎便，则需要进行检查以排除先天性畸形。

（四）泌尿系统

新生儿的肾单位的数量与成人相同，但滤过能力和浓缩功能不足，易出现水、电解质紊乱。新生儿一般于出生后 24 小时内排尿，尿量一般为 40 ～ 60 mL/（kg·d）。

（五）免疫系统

胎儿期通过胎盘获得母体的大量 IgG，其可降低新生儿感染的风险，但缺乏 IgA 和 IgM，新生儿易患呼吸道、消化道感染性疾病和败血症。

（六）体温调节

新生儿的体温调节中枢神经系统发育不完善，体温易受外界环境温度的变化而出现波动，易发生低体温和发热。新生儿刚娩出时靠糖原和脂肪代谢产热，棕色脂肪组织是产热的重要部位，占体重的 2% ～ 6%，主要分布在颈部、肩胛间、腋窝、胸腹部大血管及肾上腺周围神经末梢和血流丰富处。当外界温度低时，通过增加 2 ～ 4 倍的耗氧量以提高代谢率，维持体温。新生儿因体表面积相对较大、皮下脂肪较薄，所以散热快。新生儿正常核心温度为肛温 36.5 ～ 37.5 ℃，体表温度 36 ～ 37 ℃。

（七）生理性体重下降

新生儿体内的含水量占体重的 65% ～ 75% 或更高，出生后因水分摄入少、丢失多，体重下降 4% ～ 7%，下降范围一般不超过出生体重的 10%，称为生理性体重下降，7 ～ 10 天可恢复至出生时体重。

（八）生理性黄疸

新生儿出生后 2 ～ 3 天出现皮肤、巩膜黄染，4 ～ 5 天达到高峰，持续 7 ～ 10 天后自然消退，称为生理性黄疸。

（九）粟粒疹

新生儿在鼻尖、鼻翼等处可见针头样黄白色的粟粒疹，为皮脂腺堆积所致，脱皮后自然消失。

（十）新生儿红斑

新生儿通常在出生后 1 ～ 2 天头面部、躯干和四肢出现大小不等、边缘不清的斑丘疹，一般 1 ～ 2 天内消退，具体发生原因不明。

（十一）新生儿色素斑

一些新生儿在背部和臀部出现蓝绿色色斑，俗称"青记"或"胎生青痣"，为特殊色素细胞沉着所致，随着年龄的增长而消退。

（十二）橙红斑

新生儿的前额和眼睑上可出现微血管痣，数月后可消失。

（十三）口腔板牙与上皮珠

因上皮细胞的堆积，90% 的新生儿硬腭中线上可见大小不等的黄白色小结节，称"上皮珠"，数周后可消退；牙龈上可出现黄白色小颗粒，称"板牙"或"马牙"，一般 2 ～ 3 周可自然消退，切勿挑破以防感染。

（十四）乳腺肿大与假月经

新生儿出生后因母体雌激素影响中断，出生后 3 ～ 6 天可出现乳腺肿大，男婴、女婴均可发生，2 ～ 3 周后自行消失；一些女婴出生后 5 ～ 7 天内可有白色黏性分泌物从阴道流出，有时是少量血性分泌物，俗称"假月经"。

三、新生儿的一般护理

（一）早接触、早吸吮

对出生后 Apgar 评分好的新生儿，则立即将其抱在母亲身上进行母婴皮肤接触，吸吮母亲的乳头，这对维持新生儿体温稳定、刺激母亲乳汁分泌和促进子宫收缩降低产后出血起着非常重要的作用。

（二）环境

新生儿所处环境应安静舒适、空气清新，温、湿度适宜，室温保持在 22 ～ 24 ℃，湿度 55% ～ 65%。

（三）生命体征的观察

1. 体温

新生儿出生后 24 小时内监测体温 4 次，24 小时后每天测体温 2 次，有异常按要求监测体温。测量体温的方法有以下几种：

（1）肛温：直肠温度接近核心温度，能较准确反映体温的实际情况，但插入的深度不易掌握，且直肠壁较薄，若操作不慎可造成直肠穿孔，因此，操作时要轻柔谨慎。测量时新生儿取屈膝仰卧位，暴露臀部，肛表水银端润滑后轻轻插入肛门 2 ～ 3 cm，3 分钟后取出，用纱布擦净后读数。

（2）腋温：测量腋温简单易行，腋温比肛温约低 0.5 ℃。测量时将体温计水银端放置腋窝深处，屈肘过胸，护士应协助扶持测量的肢体夹紧体温计，测量 5 分钟后读数。

（3）颌下温：取侧卧位或平卧头侧位，将体温计水银端放于颌下与颈部皮肤之间，5 分钟后取出读数。

2．呼吸

观察新生儿呼吸的节律和频率情况，若出现鼻煽、肋间或剑突凹陷、呼吸困难、发绀等情况应及时报告医生进行处理。

（四）一般情况观察

密切观察新生儿的面色、哭声、反应、吸吮、肌张力、睡眠等情况，若发现面色苍白或发绀、反应差、肌张力低下、吸吮力弱或拒乳等情况，应及时报告医生。

（五）保暖

新生儿出生后，立即抱其至预热的辐射保暖床上，擦干全身后用提前预热好的衣被包裹身体。进行各项护理和治疗工作时，将室温调至 26 ～ 28 ℃。

（六）皮肤护理

保持新生儿皮肤清洁，以预防皮肤感染。每天清洗面部、颈部、腋下、腹股沟等处，必要时沐浴。大小便后及时更换尿布，清洁臀部后用柔软毛巾轻轻擦干，保持臀部清洁、干燥，预防臀红的发生。若使用一次性纸尿裤，要选择柔软、透气的产品。衣服和被褥也应选择纯棉、柔软的布料。

（七）脐部护理

保持新生儿脐部清洁、干燥，每次沐浴后，用消毒干棉签充分蘸干脐窝的水，并注意观察脐部有无异常分泌物，有无出血、渗血、红肿、出现臭味等情况。尿布折叠勿盖住脐部，防止尿液污染脐部。脐带一般出生后 7 ～ 14 天脱落。

（八）喂养

母婴同室，按需哺乳。对无母乳喂养禁忌者，鼓励纯母乳喂养，指导母亲正确、有效地进行母乳喂养。当母亲因各种原因不能给婴儿喂哺母乳时，则采用母乳代用品喂养婴儿。喂哺后婴儿应取右侧卧位，预防溢奶及呕吐的发生。

（九）大小便观察

至少每 2 ～ 3 小时检查 1 次新生儿大小便情况，注意观察大便的次数、颜色和性状，小便的次数、性状，必要时测量尿量，并做好详细记录。发现异常时应及时查找原

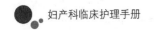

因，并报告医生。

（十）眼及口腔的护理

新生儿眼睛有分泌物时，可用盐水棉球自内眦向外轻轻拭净，必要时按医嘱使用眼药水滴眼；每天用蘸有1%～2%苏打水的棉签抹洗口腔，并观察口腔黏膜情况。

（十一）产瘤与头颅血肿

产瘤又称头皮水肿，是最常见的软组织损伤，主要是因分娩时顶枕部皮肤受压，局部软组织损伤，引起水肿和渗出。其表现为顶枕部弥漫性头皮皮下组织肿胀，边界不清，无波动感，一般数日后水肿消退，无须特殊处理。

头颅血肿主要是分娩时损伤引起的骨膜下血管破裂导致血液积聚于骨膜下，多在顶骨、枕骨部位出现局限性的肿块，边界清晰，有波动感。发生头颅血肿的婴儿需要进一步检查排除有无颅内出血。一般数周后血肿缓慢吸收，80%以上的患儿其头颅血肿可在3～4周内自然吸收，血肿部位禁止按摩，无并发症的头颅血肿无须特殊治疗。

四、新生儿的喂养方法

（一）母乳喂养

参阅第三章第十节"母乳喂养"相关内容。

（二）人工喂养

人工喂养是指因各种原因不能进行母乳喂养的情况下，采用配方奶代替母乳来喂养婴儿的方法。

1. 喂养方法

（1）准备：洗手；了解配方奶的质量和婴儿出生天数及体重，选择适宜的奶瓶和奶嘴。

（2）奶量：按出生体重与天数计算。足月新生儿出生第1天30～60 mL/（kg·d），第2天60～90 mL/（kg·d），第3天90～120 mL/（kg·d），以后根据婴儿的进食量及体重每天约增加10 mL/（kg·d）。应注意个体差异，一般按婴儿的需求喂养。

（3）配制：取消毒的奶瓶加入38～40℃的适量温开水，再加入相应的配方奶，摇匀即可。

（4）喂哺：避免吸入过多的空气，喂养时奶瓶呈斜位，使奶嘴及奶瓶的前半部分充满配方奶，每次喂哺时间为15～20分钟。

2. 注意事项

（1）用具选择：选择大小合适的奶瓶、软硬度合适的奶嘴与大小适中的奶嘴孔，清洁奶瓶、奶嘴的刷子。

（2）配制方法：先加水（温度适宜），后加奶；按照产品说明调配奶粉与水的比例，奶液过浓或过稀对婴儿均不利，可引起消化功能紊乱。

（3）现配现用：奶液最好现配现用。

（4）清洁消毒：奶瓶、奶嘴每次用完后一定要彻底清洁消毒。方法是用蒸气消毒 15 ～ 30 分钟或煮沸消毒 5 ～ 15 分钟。

（5）观察婴儿：喂哺完后应将婴儿抱起轻拍背 1 ～ 2 分钟，排出胃内空气，以防呕吐。观察婴儿反应、食欲、体重及大便性状，随时调整配方奶的量。

（三）混合喂养

1．喂养方法

（1）补授法：指喂完母乳后再补充其他代乳品直到婴儿吃饱的喂养方式。母乳喂养次数一般不变，每次先喂哺母乳，将两侧乳房吸空后再以配方奶补足母乳不足部分。补授的乳量根据婴儿食欲及母乳量多少而定，即缺多少补多少。补授法的优点是保证乳房按时受吸吮刺激，有利于保证乳汁分泌。

（2）代授法：指用代乳品完全代替一次或几次母乳的喂养方式。常见于母亲计划外出或突然生病时，需要用代乳品代替 1 次或几次母乳，或是为断奶做准备。

2．注意事项

（1）母乳优先：混合喂养时，应坚持母乳优先的原则，每天按需哺乳，哺乳时间至少 15 分钟，每次要吸空两侧乳房，再增加配方奶。建议用乳旁加奶设备，婴儿吸吮乳房时可同时获得额外乳汁，有助于增加对乳房的吸吮刺激，同时确保婴儿摄入量。

（2）保持泌乳：母亲不能及时喂哺时，要把乳汁及时挤出，挤出的母乳先冷藏，喂前隔水加热。这样既保证了母乳充分分泌，又可以满足婴儿每次的需要量。

（3）混合喂养应注意不要使用橡皮奶头、奶瓶喂婴儿，应使用乳旁加奶设备、小勺、小杯或滴管喂，以免造成乳头错觉。

五、新生儿的预防接种

计划免疫是指根据传染病的流行规律和疫苗的免疫效果，有计划地、科学地进行预防接种。疫苗免疫是预防和控制传染病最有效的手段之一。目前，国家基本免疫规划的疫苗包括乙肝疫苗、卡介苗、脊髓灰质炎疫苗、百白破疫苗、麻疹疫苗、乙脑疫苗、流脑疫苗、甲肝疫苗等。其中，新生儿期开始接种的疫苗有乙肝疫苗和卡介苗两种。

（一）乙肝疫苗

（1）新生儿乙肝疫苗第 1 剂要求出生后 24 小时内接种，第 2 剂在 1 月龄时接种，第 3 剂在 6 月龄时接种。接种部位为上臂三角肌，接种途径为肌内注射。

（2）对于 HBsAg 阳性产妇所生的新生儿，应按医嘱肌内注射 100 国际单位的乙肝免疫球蛋白，并同时在不同肢体接种第 1 剂乙肝疫苗。

（3）对于 HBsAg 阳性或不详产妇所生的新生儿，建议在出生 12 小时内尽早接种第 1 剂乙肝疫苗；对于 HBsAg 阳性或不详产妇所生的新生儿体重小于 2 000 g 者，也应在出生 12 小时内尽早接种第 1 剂乙肝疫苗，并在婴儿满 1 月龄、2 月龄、7 月龄按程序完成三剂次乙肝疫苗接种。

（二）卡介苗

（1）新生儿出生 24 小时接种 1 剂，接种部位为上臂外侧三角肌中部，接种途径为皮内注射，剂量为 0.1 mL，严禁皮下注射或肌内注射。

（2）疫苗开启后应立即使用，30 分钟内用完。接种前应备肾上腺素等急救物品和药品，接种后应现场观察 30 分钟。

（3）接种卡介苗后 2 周左右，在接种部位可出现红肿浸润、化脓，最后形成小溃疡，8～12 周结痂后形成一永久性瘢痕，不需要做特殊处理。

相 关 链 接

国家免疫规划疫苗儿童免疫程序表见表 4-4。

表 4-4　国家免疫规划疫苗儿童免疫程序表（2021 年版）

可预防疾病	疫苗种类	接种途径	剂量	接种年龄														
				出生时	1月龄	2月龄	3月龄	4月龄	5月龄	6月龄	8月龄	9月龄	18月龄	2岁	3岁	4岁	5岁	6岁
乙型病毒性肝炎	乙肝疫苗	肌内注射	10或20 μg	1	2					3								
结核病	卡介苗	皮内注射	0.1 mL	1														
脊髓灰质炎	脊灰灭活疫苗	肌内注射	0.5 mL			1	2											
	脊灰减毒活疫苗	口服	1粒或2滴					3								4		
百日咳、白喉、破伤风	百白破疫苗	肌内注射	0.5 mL				1	2	3				4					
	白破疫苗	肌内注射	0.5 mL															5
麻疹、风疹、流行性腮腺炎	麻腮风疫苗	皮下注射	0.5 mL								1		2					
流行性乙型脑炎[①]	乙脑减毒活疫苗	皮下注射	0.5 mL								1			2				
	乙脑灭活疫苗	肌内注射	0.5 mL								1、2			3		4		

续表 4 - 4

可预防疾病	疫苗种类	接种途径	剂量	接种年龄														
				出生时	1月龄	2月龄	3月龄	4月龄	5月龄	6月龄	8月龄	9月龄	18月龄	2岁	3岁	4岁	5岁	6岁
流行性脑脊髓膜炎	A群流脑多糖疫苗	皮下注射	0.5 mL							1		2						
	A+C群流脑多糖疫苗	皮下注射	0.5 mL												3			4
甲型病毒性肝炎②	甲肝减毒活疫苗	皮下注射	0.5 mL 或 1 mL										1					
	甲肝灭活疫苗	肌内注射	0.5 mL										1	2				

注：①选择乙脑减毒活疫苗接种时，采用两剂次接种程序。选择乙脑灭活疫苗接种时，采用四剂次接种程序；乙脑灭活疫苗第1、第2剂间隔7～10天。②选择甲肝减毒活疫苗接种时，采用一剂次接种程序。选择甲肝灭活疫苗接种时，采用两剂次接种程序。

（刘运霞）

第二节　高危新生儿

高危新生儿指已发生或可能发生危重情况的新生儿，因病因复杂，病情变化快且多样化，因此，对高危新生儿应密切观察和监护。

高危因素包括：

（1）母亲有异常妊娠史的新生儿：①母亲有糖尿病、孕前阴道流血、各种感染、妊娠期高血压疾病、先兆子痫、子痫、贫血、血小板减少，以及母亲为 Rh 阴性血型等。②孕妇过去有死产、死胎史。③母亲有药物依赖史。

（2）异常分娩的新生儿：①各种难产和手术产。②母亲在分娩过程中使用镇静药和止痛药。③产程异常，如急产、滞产、胎儿宫内窘迫等。④早产儿或过期产儿。⑤巨大儿、低体重儿。

（3）出生时异常的新生儿：①出生时 Apgar 评分小于 7 分。②脐带绕颈。③各种先天性畸形和疾病等。

（4）新生儿兄弟姐妹中在新生儿期有因疾病死亡者。

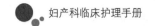

一、早产儿

早产儿指在孕 37 周前出生的新生儿。根据胎龄将早产儿分为四类：晚期早产儿（34 ~ 36^{+6}周）、中期早产儿（32 ~ 33^{+6}周）、极早产儿（28 ~ 31^{+6}周）、超早产儿（<28 周）。早产儿组织器官发育均不成熟，对外界环境适应差，容易发生各种并发症，死亡率较高。

（一）临床表现

（1）体温调节：体温调节中枢发育不成熟；体表面积大、皮下脂肪少，易散热；基础代谢率低，产热少。

（2）呼吸系统：呼吸中枢发育未成熟，呼吸浅快、不规则，常出现间歇呼吸或呼吸暂停；肺泡数量少，呼吸肌发育不全，易引起肺膨胀不全；肺泡表面活性物质少，易发生肺透明膜病；咳嗽反射弱，易引起呼吸道梗阻和吸入性肺炎。

（3）消化系统：吸吮、吞咽反射不健全，易呛咳；吞咽和呼吸不协调，通常需要管饲喂养；胃容量小，贲门括约肌松弛，幽门括约肌相对紧张，易发生胃食管反流和呕吐；胃肠分泌及消化能力弱，易导致消化功能紊乱及营养障碍；脂肪消化能力差，新生儿坏死性小肠结肠炎（neonatal necrotizing enterocolitis，NEC）发病率高。

（4）心血管系统：动脉导管关闭延迟，可导致充血性心力衰竭；心肌收缩力低、心排出量少，易发生低血压。

（5）造血系统：促红细胞生成素生成障碍、红细胞寿命短，体内贮存铁的利用和消耗增加，易出现贫血。

（6）免疫系统：免疫系统、体液免疫和细胞免疫均不成熟，对感染的抵抗力弱，容易引起败血症。

（7）肝、肾功能：葡萄糖醛酸转移酶不足，生理性黄疸持续时间长且较重；肝贮存维生素 A、维生素 D、维生素 K 少，凝血因子缺乏，易致出血和佝偻病；肝糖原转变为血糖的功能低，易发生低血糖；合成蛋白质功能不足，血浆蛋白低下，易出现水肿。肾小球滤过率低，易引起水肿和少尿，导致电解质紊乱和糖尿。

（8）视网膜病：早产儿生理和解剖结构发育不成熟，氧疗时间过长或浓度过高，会严重影响视网膜的血管形成，从而引起早产儿视网膜病变（retinopathy of prematurity，ROP）。

（二）护理要点

1. 呼吸管理

（1）保持呼吸道通畅：及时清理呼吸道分泌物和黏液。出生后即刻用吸引球抽取分泌物，先吸口腔，再吸鼻腔，吸引时间不超过 10 秒。

（2）保持适宜体位：平卧时在颈后垫一小枕，定时更换体位；喂奶后抬高床头15°，并取右侧卧位。

（3）刺激：密切观察婴儿呼吸情况，若出现呼吸暂停伴有皮肤发绀时，立即给予弹足底、托背等刺激。

（4）供氧：有缺氧症状者，按医嘱予给氧治疗。

2. 维持正常体温

保持室温 24 ～ 26 ℃、相对湿度 55% ～ 65%，根据早产儿的体重、成熟度和病情，给予不同的保暖措施。通常早产儿需要用暖箱保暖，体重 1 001 ～ 1 500 g 者箱温 32 ～ 34 ℃，体重小于 1 000 g 者，箱温 34 ～ 36 ℃，每 6 小时测量体温 1 次。

3. 预防感染

（1）皮肤护理：早产儿皮肤娇嫩，皮下脂肪少，护理不当容易造成皮肤损伤，引起感染。应使用柔软透气、吸水性强的一次性纸尿裤，并每 2 ～ 3 小时检查 1 次尿片，发现排便时及时更换，每次更换尿片时用柔软湿巾轻轻擦拭臀部，预防臀红发生。

（2）脐部护理：脐带创面是引起新生儿感染的一个重要因素，脐带未脱落时应保持脐部清洁、干燥，密切观察是否有渗血、渗液、脓性分泌物或异味等。发现异常时应及时处理。

（3）手卫生与物品管理：严格执行消毒隔离制度和手卫生，衣物、奶具要高温消毒。

4. 喂养管理

早产儿的各种消化酶不足，胃肠功能发育不成熟，消化吸收能力较差，首选母乳喂养。因吸吮—吞咽—呼吸协调功能发育开始于孕 34 ～ 36 周，至孕 37 周该功能才完全发育成熟。根据胎龄采用经口喂养、管饲喂养或肠外营养。

5. 血糖管理

预防低血糖比治疗更重要，因此，要加强血糖监测，建议血糖维持在 2.6 mmol/L 及以上。

二、过期产儿

妊娠期超过 42 周出生的新生儿为过期产儿。

（一）临床表现

大部分过期产儿胎盘功能尚正常，无明显异常表现。但有些因胎盘功能减退，导致营养受阻的胎儿可出现一系列症状。

（1）窒息：过期妊娠常有羊水减少，胎儿窘迫，出生时有窒息。

（2）胎粪吸入性肺炎：因宫内缺氧，胎粪污染的羊水被胎儿吸入。

（3）低血糖。

（二）护理要点

（1）复苏准备：过期妊娠分娩者，发生窒息率高。分娩时应提前做好窒息复苏抢救的准备。

（2）保持呼吸道通畅：胎儿娩出后及时吸干净新生儿口、鼻、咽部的污染羊水。

（3）预防低血糖：出生后立即监测血糖，血糖低于 2.6 mmol/L 者应及时予 10% 葡

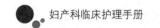

萄糖喂养，30 分钟后复测血糖。

（4）病情观察：密切观察新生儿呼吸频率和血氧饱和度，是否有呼吸困难、呼吸急促、呻吟等情况，发现异常时应及时处理。

三、大于胎龄儿

大于胎龄儿（large for gestational age，LGA）是指出生体重在同胎龄儿平均体重的第 90 百分位以上的新生儿，可以是早产儿、足月儿或过期产儿。

（一）临床表现

大于胎龄儿因身体体积过大，分娩过程中易出现难产、产伤和窒息等风险，随着体重的增加风险也增加。

（1）产伤：常见产伤有锁骨骨折、肱骨骨折、臂丛神经损伤、帽状腱膜下血肿、颅内出血、皮肤软组织损伤等。

（2）呼吸困难：主要为肺透明膜病。

（3）低血糖：母亲为糖尿病患者时，胎儿生长期处于高血糖环境，胰腺功能处于亢进状态，出生后容易发生新生儿低血糖。

（4）低血钙：可能与新生儿甲状旁腺功能减退有关。

（二）护理要点

1. 复苏准备

分娩时应提前做好窒息复苏抢救的准备，一旦出现窒息，及时积极抢救。

2. 体格检查

出生后立即进行全身检查，检查是否发生产伤。

3. 血糖监测

出生后立即测血糖，若微量血糖≤2.2 mmol/L 立即喂 10% 葡萄糖水，并尽早喂奶，30 分钟后再测血糖。

4. 产伤的护理

（1）软组织损伤：损伤部位保持干燥，尽可能暴露，沐浴时避免弄湿伤口；按医嘱局部使用药膏外涂，促进伤口愈合。

（2）颅骨腱膜下血肿：密切观察血肿发展情况，避免触碰和揉搓血肿部位，取健侧卧位。小血肿一般 2 周左右吸收；大血肿 1～2 个月吸收，甚至更长时间。向家属做好健康宣教。

（3）骨折：患肢制动，维持功能位；护理新生儿时动作轻柔，保护患肢，避免搬动患肢。

四、小于胎龄儿

小于胎龄儿（small for gestational age，SGA）是指出生体重在同胎龄儿平均体重的第 10 百分位以下或低于平均体重 2 个标准差的新生儿。

（一）临床表现

小于胎龄儿的围生期死亡率显著高于正常新生儿，其主要原因是胎儿慢性缺氧、出生时窒息等。

（1）窒息：对因胎盘功能下降处于慢性缺氧状态的胎儿，加上子宫收缩造成缺氧应激，进一步导致胎儿低氧血症、脑损伤。

（2）血糖：小于胎龄儿较正常新生儿更容易发生低血糖。

（3）体温不稳定：体表面积较大、皮下脂肪薄，热量容易丢失；加上低血糖和低氧均影响产热，导致体温不稳定。

（4）红细胞增多症：胎儿缺氧导致促红细胞生成素增加，增加血液黏滞度，影响心肺和代谢功能，造成低氧和低血糖。

（5）免疫功能低下：表现为不同程度的免疫功能低下。

（二）护理要点

（1）复苏准备：小于胎龄儿的母亲分娩时，提前做好复苏人员和物品的准备，以便及时进行有效的复苏。

（2）预防低血糖：新生儿出生后立即监测血糖变化，以防发生低血糖。血糖低于 2.6 mmol/L 时，及早喂养或给予葡萄糖，$4 \sim 8$ mg/（kg·min）为起始剂量，逐步增加直至血糖正常。经口喂养血糖提升效果不理想时应考虑静脉补充葡萄糖。

（3）喂养：首先母乳喂养；若不能提供母乳，则选用与胎龄相适应的优质配方奶。

（4）环境：应保持室温在 $24 \sim 26$ ℃，相对湿度在 $55\% \sim 65\%$。注意保暖，新生儿出生后应尽快与母亲进行皮肤接触或袋鼠式护理，需要监护者则将其置于恒温箱中保暖。

（5）病情观察：①监测生命体征变化，每 4 小时监测 1 次体温，体温应维持在 $36 \sim 37$ ℃，根据婴儿体温调节恒温箱温度。②注意婴儿进食情况、精神反应、哭声、反射、面色、皮肤颜色、肢体末梢的温度及大小便等情况。③监测微量血糖。

五、唇裂和腭裂

唇裂与腭裂是口腔颌部最常见的先天性畸形，分为单纯唇裂、唇腭裂和单纯腭裂。

（一）临床表现

（1）唇裂：唇裂通常为上唇裂。根据唇裂的程度可分为：Ⅰ度唇裂，唇裂仅限于唇红部；Ⅱ度唇裂，唇裂超过唇红，但未进入鼻孔；Ⅲ度唇裂，整个上唇裂开，并通向鼻腔，甚至伴有唇鼻翼软骨裂、牙槽突裂。

（2）腭裂：腭裂表现为鼻腔和口腔相通，吸吮时口腔内不能形成负压。根据腭裂程度可分为：Ⅰ度腭裂是指软腭及悬雍垂裂；Ⅱ度腭裂是指软腭和部分硬腭裂开；Ⅲ度腭裂是指自软腭、悬雍垂至牙槽突整个裂开，常同时伴有唇裂。

（二）治疗

唇裂和腭裂均需要手术治疗，但新生儿期一般不需要立即行手术修补。常规唇裂修复手术一般安排在出生后 3～6 个月；腭裂的手术时间目前认为在婴儿期进行，手术能明显改善发音效果，国外多选择婴儿出生后 9～12 个月进行手术治疗。

（三）护理要点

1. 喂养

唇腭裂婴儿由于口腔无法密闭造成口腔负压不足，导致吸吮困难、进食量少、喂养时间长，从而影响婴儿的生长发育。腭裂婴儿因口腔和鼻腔相通，易发生奶液反流而引起呛咳、窒息和吸入性肺炎、逆行性中耳炎等并发症。因此，手术前喂养显得特别重要。

（1）母乳喂养：鼓励母亲母乳喂养，对于单纯唇裂或轻度腭裂的患儿，可进行母乳喂养。母乳喂养时要注意采取恰当的抱婴姿势，对唇裂患儿，指导母亲用手指或乳房组织封闭嘴唇的裂口进行母乳喂养，形成密闭性。喂养时将唇裂的部位朝向乳房上方，喂哺不同侧的乳房时应采取不同的抱婴姿势，如喂养右侧唇裂的患儿，右侧乳房用摇篮式，左侧乳房用橄榄球式抱婴姿势，可以更有效地进行喂养。对双侧唇裂的患儿，则可采用面对面骑坐式的姿势进行喂养。

（2）奶瓶喂养：对于严重腭裂或唇腭裂并存的患儿，当出现吸吮母乳困难，不能实现亲喂时，可挤出母乳，采用人工喂养方法进行喂养。

A. 选择塑胶的、瓶身可挤压的奶瓶，十字形开口奶嘴，并带有排气孔和单向阀的唇腭裂患儿专用奶瓶奶嘴。

B. 喂养时患儿处于半竖直体位，与地面呈 45°，既利于奶液因重力的作用流向奶嘴，也可避免因横抱进食时奶液易从短而直的咽鼓管流入中耳而引起中耳炎。

C. 奶嘴放于非裂隙侧的颊部内侧，在喂奶时配合婴儿的吸吮动作，稍用力挤压瓶身。

D. 无论母乳喂养还是奶瓶喂养，唇裂、腭裂新生儿在吃奶时会吞下很多空气，易引起胃胀不适、胃内食物反流等。喂奶后把婴儿竖着抱起，轻拍背部，以排出胃内空气，并置于头高侧卧位。

2. 监测婴儿生长发育的变化

每 2 周进行身长、体重、头围的测量，以评估生长发育状况。

3. 健康宣教

对唇腭裂母亲与家庭进行健康宣教，内容包括喂养的指导、出现呛咳等特殊情况时的应对处理。

（刘运霞）

第三节　新生儿疾病

一、新生儿黄疸

新生儿黄疸是新生儿时期常见的症状，是由于新生儿未结合胆红素增高而引起皮肤、巩膜等黄染的现象。新生儿由于毛细血管丰富，血清总胆红素（total serum biliru-bin，TSB）超过 85 μmol/L（5 mg/dL）时，肉眼可见黄疸。新生儿黄疸分为生理性黄疸和病理性黄疸两类。病理性黄疸可导致胆红素脑病而引起死亡或严重后遗症。

（一）新生儿生理性黄疸与病理性黄疸的判别

新生儿生理性黄疸与病理性黄疸的判别见表 4－5。

表 4－5　新生儿生理性黄疸与病理性黄疸的判别

项目	生理性黄疸	病理性黄疸
黄疸出现时间	足月儿出生后 2～3 天出现，4～5 天达高峰；早产儿 3～5 天出现，5～7 天达高峰	一般在出生后 24 小时内出现
黄疸消退时间	正常新生儿于 7～10 天消退；早产儿延迟至 3～4 周消退	黄疸持续时间长，足月儿大于 2 周，早产儿大于 4 周；黄疸退而复现
一般情况	良好	较差，且进行性加重
TSB	每日升高小于 85 μmol/L（5 mg/dL）或每小时升高小于 0.85 μmol/L（0.5 mg/dL）	发展快，每日升高大于 85 μmol/L（5 mg/dL）或每小时升高大于 0.85 μmol/L（0.5 mg/dL）

通常认为足月儿 TSB 小于 220.6 μmol/L（12.9 mg/dL）、早产儿 TSB 小于 255 μmol/L（15 mg/dL），属于生理性黄疸。但临床发现，即使早产儿的 TSB 水平低于此值，也可发生胆红素脑病。因此，应结合新生儿胎龄、日龄或小时龄及是否存在引起高胆红素血症的高危因素（如溶血、缺氧、窒息、酸中毒、高热、低体温、低血糖、低蛋白血症等）进行综合判断分析，对照光疗标准，对达到光疗标准的新生儿及早进行干预。

（二）护理要点

（1）密切观察病情，注意皮肤、巩膜、大小便的色泽变化和神经系统的表现，若皮肤黄染加深明显，应报告儿科医生。

（2）指导母亲按需哺乳，鼓励频繁喂养。

（3）每天测 TSB 或经皮胆红素测定，注意动态变化趋势，对照光疗标准，达到光疗标准及时报告医生。（图 4 - 1）

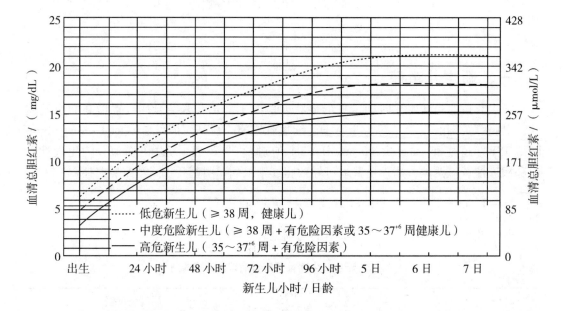

图 4 - 1　胎龄大于 35 周新生儿不同胎龄和出生后小时龄的光疗标准

资料来源：Subcommittee on hyperbilirubinemia. Management of hyperbilirubinemia in the newborn infant 35 or more weeks of gestation ［J］. Pediatrics, 2004, 114：297 - 316.

二、新生儿呕吐

呕吐是新生儿时期常见的症状之一，是胃内容物经食管和口腔逆蠕动而外排的过程，其主要与新生儿胃容量小、呈水平位、贲门括约肌发育不完善、食管下段括约肌较短等生理特点有关。轻度呕吐可引起吸入性肺炎，重度呕吐者可引起窒息性死亡，后果严重。

（一）病因及临床表现

1. 内科性呕吐

内科性呕吐表现为呕吐物以奶汁或咖啡样物为主，不含胆汁或粪便成分。其主要常见原因有：①胃黏膜受刺激，如咽下羊水、出血、服用药物等。②喂养不当，如喂奶过多或过急，吞入大量空气。③胃肠动力障碍，如幽门痉挛、便秘等。④肠道内感染、过敏性胃肠道疾病。⑤全身性疾病，如颅内压增高、感染等。

2. 外科性呕吐

外科性呕吐表现为呕吐物多含有胆汁或粪便成分，多为喷射状，呕吐量较大，常有肠梗阻表现，反复呕吐，严重者可导致脱水、电解质紊乱。其主要原因是消化道畸形。

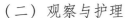

（二）观察与护理

1．观察要点

（1）呕吐物的颜色和气味：呕吐物为奶汁，伴有酸味，多来自胃内；呕吐物为绿色，可能为高位肠梗阻；呕吐物为粪便伴有臭味，多为低位肠梗阻；呕吐物为血性，考虑消化道黏膜出血，呈鲜红色考虑为新鲜活动性出血，咖啡色为陈旧性出血或吸入羊水。应注意新生儿溢奶和呕奶情况，特别是早产儿，注意呕吐物的量和性质。若呕吐频繁、呕吐物有异常，及时报告医生处理。

（2）腹部情况：观察是否伴有腹部膨隆情况，若出现腹部膨隆，多考虑为肠梗阻。

（3）排便情况：呕吐伴有排水样便、稀烂便，为肠功能紊乱、乳糖不耐受、肠炎、消化不良等所致；排便减少或不排便，伴腹胀，可能是肠梗阻所致。

2．护理要点

（1）采取正确体位：呕吐新生儿选择头高脚低位或侧卧位，避免呕吐物吸入而窒息。胃食管反流者可选择俯卧位来促进胃排空、减少反流和反流物吸入。

（2）喂养护理：鼓励母乳喂养、少量多餐。喂养时新生儿采取头高脚低位。人工喂养者注意奶孔大小适宜，喂奶时让奶液充满奶嘴，喂奶结束后斜竖位抱起新生儿，轻拍背部10分钟，之后予侧卧位。

（3）洗胃：对于多数新生儿因咽下综合征引起的呕吐应根据医嘱洗胃，以清除分娩时胎儿吞入的羊水，减少对胃黏膜的刺激。洗胃时以 37 ℃左右的 1% 碳酸氢钠溶液进行清洗，每次 5 ～ 10 mL，注入后等量回抽，反复抽吸直至抽出液为澄清液为止。洗胃后保持右侧卧位 2 小时，促进胃内容物流出。

三、新生儿低血糖症

新生儿血清葡萄糖水平大于 2.2 mmol/L（40 mg/dL）诊断为新生儿低血糖。葡萄糖是新生儿脑细胞的基本能量来源，若不及时纠正低血糖，将会造成永久性的脑损伤。

（一）临床表现

（1）大多数新生儿低血糖无临床症状，无症状性低血糖的发生率是症状性低血糖的 10 ～ 20 倍。症状性低血糖的症状和体征临床上也缺乏特异性，多发生在出生后数小时至 1 周内，表现为反应差、喂养困难、肌张力低、哭声异常等。

（2）低血糖多为暂时性，糖尿病母亲的新生儿低血糖多发生于出生后 12 小时内，也有发生于出生后 1 小时者；早产儿、小于胎龄儿、宫内生长迟缓的新生儿易出现长时间低血糖。

（3）疾病严重程度取决于低血糖持续时间和发生频率，严重者可发生低血糖脑病，表现为少动、喂养困难、低体温、昏迷、青紫、呼吸暂停或呼吸抑制等。

（二）观察与护理

1．观察要点

（1）密切观察新生儿生命体征、精神状态，以及反应、哭声、肌张力、吃奶、肤色等情况，并注意是否有嗜睡和呼吸暂停的情况。

（2）密切观察新生儿血糖的变化，对有可能发生低血糖的高危新生儿应在出生后1小时内及出生后第3、6、12、24小时测定血糖，直至血糖稳定。

2. 护理要点

（1）加强保暖，减少能量消耗是防治新生儿低血糖的重要措施，保持体温在 36 ～ 37 ℃。

（2）无症状性低血糖能进食者，可先进食，并密切监测血糖。进食后低血糖仍不能纠正者，可静脉输注葡萄糖，以 6 ～ 8 mg/（kg·min）速率输注，并每小时监测血糖 1 次，根据血糖结果调节输注速率，稳定 24 小时后逐渐停止输注。

（3）症状性低血糖者，先按医嘱予 10% 葡萄糖 200 mg/kg（2 mL/kg），予每分钟 1.0 mL 静脉注射，之后以 6 ～ 8 mg/（kg·min）速率维持。每小时监测血糖 1 次，根据血糖结果调节输注速率。血糖正常 24 小时后逐渐减慢输注速率，48 ～ 72 小时停止输注。

四、新生儿窒息

新生儿窒息是指新生儿出生后不能建立正常的自主呼吸而导致低氧血症、高碳酸血症、代谢性酸中毒及全身多脏器损害，是引起新生儿死亡和致残的重要原因之一。

出生后应立即进行复苏及评估，而不应延迟至 1 分钟 Apgar 评分后进行，并由产科医师、儿科医师、助产士及麻醉师共同协作进行。

（一）复苏方案

采用国际公认的"ABCDE"复苏方案：A（airway）——清理呼吸道；B（breathing）——建立呼吸；C（circulation）——胸外按压，维持正常循环；D（drugs）——药物治疗；E（evaluation）——评估。复苏时应严格按照 A、B、C、D、E 步骤进行复苏，不能颠倒。其中，"A"是根本，"B"是关键，评估贯穿于整个复苏过程中。呼吸、心率和血氧饱和度是复苏评估的三大指标，通过评估三大指标中的每一项来确定每一步骤是否有效。

（二）复苏步骤

（1）快速评估：出生后立即用数秒钟快速评估以下 4 项指标。①是足月儿吗？②羊水清吗？③有哭声或呼吸吗？④肌张力好吗？以上任何 1 项为"否"，则进行以下初步复苏。

（2）初步复苏：①保暖。新生儿娩出后立即置于预热的辐射保暖台上。对于早产儿或低体重儿，可将其躯体及四肢放在清洁的塑料袋内，或盖以塑料薄膜置于辐射保暖台。②摆好体位。新生儿轻微仰伸位，使咽后壁、喉和气管成一直线。③清理呼吸道。新生儿娩出后，若口咽部有分泌物立即用吸球或吸管（8F 或 10F）清理分泌物，先口咽，后鼻腔，吸引时间小于 10 秒，吸引负压不超过 100 mmHg。④擦干。用温热干毛巾快速擦干全身。⑤刺激。用手拍打或手指轻轻弹患儿的足底或摩擦背部 2 次以诱发自主呼吸。初步复苏需要在 30 秒内完成。

（3）正压通气：初步复苏后再次评估新生儿的呼吸和心率。若新生儿仍呼吸暂停或喘息样呼吸，心率小于 100 次/分，应立即予正压通气。无论足月儿或早产儿，正压通气均要在氧饱和度仪的监测指导下进行。足月儿可用空气复苏，早产儿开始时给予 21%～40% 的氧，随后用空氧混合仪根据氧饱和度调整给氧浓度，使氧饱和度达到目标值。通气频率为 40～60 次/分，压力为 20～25 cmH_2O。有效的正压通气显示心率迅速增快，以心率、胸廓起伏、氧饱和度作为评估指标。经 30 秒充分正压通气后，若有自主呼吸，且心率 100 次/分及以上，可逐步减少并停止正压通气。若达不到有效通气，心率小于 100 次/分，应做矫正通气步骤，检查面罩与面部之间是否密闭，再次畅通气道，须继续用气囊面罩或气管插管正压通气。

（4）胸外心脏按压：充分正压通气 30 秒后心率持续小于 60 次/分，应同时进行胸外心脏按压。①按压手法：第一种为拇指法，双拇指并列指端压胸骨，其余四指环抱胸廓并支撑背部；第二种为双指法，右手食指和中指指尖放在胸骨上进行按压，左手掌支撑背部。②按压的位置在双乳头连线与剑突之间（避开剑突），按压深度为胸廓前后径的 1/3。③按压与正压通气的配合：按压与通气的比例为 3∶1，即每分钟按压 90 次，正压通气 30 次，每 2 秒需要完成 1 个循环（3 次按压，1 次通气）。持续正压通气超过 2 分钟时可产生胃充盈，应常规经口插入 8F 胃管，用注射器抽气，并保持胃管远端处于开放状态。

（5）药物治疗：①肾上腺素。经正压通气、同时胸外按压 30 秒后，若心率小于 60 次/分，应立即给予 1∶10 000 肾上腺素 0.1～0.3 mL/kg，首选脐静脉导管内注入；或气管导管内注入，剂量为 1∶10 000 肾上腺素 0.1～1.0 mL/kg，5 分钟后可重复 1 次。②扩容剂。给药 30 秒后，若心率小于 100 次/分，并有血容量不足的表现时，给予生理盐水，剂量为每次 10 mL/kg，静脉缓慢输注 10 分钟以上。

（三）复苏后监护与转运

复苏后仍需要密切监测体温、呼吸、心率、血压、尿量、氧饱和度及引起窒息的多器官损伤。转运中应注意保暖、监护生命体征指标。

（刘运霞）

第五章　妇科护理常规

第一节　妇科围手术期

一、腹式手术

（一）护理评估

（1）了解手术适应证：子宫和（或）附件的病变、性质不明的下腹部包块、诊断不清的急腹症。

（2）基本情况：了解患者的姓名、年龄、受教育程度、精神、心理、营养、末次月经时间、生命体征等。

（3）病史：了解病史、现病情与治疗、药物过敏史。

（4）了解拟行手术的名称及术野皮肤状况。

（5）了解拟行手术的日期及麻醉方式。

（6）了解手术目的：诊断性、姑息性、治疗性。

（7）查看术前相关检查与检验结果。

（二）护理要点

1. 手术前护理

（1）心理—社会支持：

A. 主动和患者及其家属沟通，宣教疾病相关知识、手术目的与方法、麻醉方法等。

B. 及时为患者及其家属解答疑问。

C. 讲解手术前后的配合与注意事项。

D. 有经济顾虑者应告知手术所需的费用。

E. 关心、鼓励和支持患者，指导家属照料与关心患者。

（2）按医嘱执行手术前检查及检验。

（3）手术前合并症的护理：

A. 呼吸系统：配合医嘱用药治疗上呼吸道感染，抽烟者告知在术前 2 周戒烟。

B ＞循环系统：合并高血压者按医嘱用药控制血压；合并心脏病者请内科会诊并控制病情，待心功能稳定后手术。

C. 血液系统：血小板低于 $50 \times 10^9 \, L^{-1}$ 者按医嘱输注血小板，白细胞低于 $2 \times 10^9 \, L^{-1}$ 时需要用药提升白细胞，血红蛋白在 $80 \sim 100 \, g/L$ 以上方可手术。

D. 内分泌系统：合并糖尿病患者术前监测及控制血糖平稳、尿中无酮体方可施行手术。

（4）其他：若营养状况较差或电解质紊乱等应给予相应的护理与治疗。

（5）皮肤准备：检查全身皮肤，尤其术野皮肤有无破损、感染等。若术野皮肤有较长体毛，于手术前一日剃除。嘱患者做好术前个人卫生清洁，洗澡、洗头等。手术备皮范围：上至剑突，下至大腿内侧上 1/3 处，两旁至腋中线。注意脐部清洁。

（6）阴道准备：保持外阴清洁，按手术部位及途径等不同要求决定是否施行阴道冲洗、填纱等。注意若有阴道流血，不做阴道冲洗，未婚女性不做阴道窥器操作。

（7）肠道准备：

A. 一般妇科手术：如全子宫切除、附件切除等，手术前 1 日予缓泻剂或肥皂水灌肠；术前晚流质饮食；术前 8 小时禁食禁饮。

B. 妇科恶性肿瘤手术估计可能涉及肠道者，手术前 1 日予缓泻剂、术前 1 晚行清洁灌肠。年老体弱者须注意防虚脱、防跌倒等。

（8）镇静：对情绪紧张者可于睡前给予镇静剂。

（9）膀胱准备：手术当日予留置导尿管。

（10）个人物品处置：患者于手术日取下假牙、首饰，贵重物品妥善保管。

（11）身份核对：进入手术室时须核对患者姓名、住院号、所属科室、手术名称及手术带药。

2. 手术后护理

（1）手术结束，患者被送回病房后，护士查阅麻醉记录、麻醉恢复室记录，了解手术过程、术中特殊情况、麻醉方式、出入量等。

（2）协助患者过床，了解患者是否清醒，并按麻醉方式不同给予不同体位。

A. 硬膜外麻醉：去枕平卧 6 小时。

B. 蛛网膜下腔麻醉：去枕平卧 12 小时。

C. 全身麻醉：平卧，头偏一侧至清醒。

（3）查看手术伤口敷料处是否干燥，有渗血、渗液迹象者应立即报告医师，并密切观察敷料处外渗面积有无扩展。

（4）查看各种引流管道是否通畅，引流液的量、颜色、性质是否正常。

A. 尿管的护理：每天消毒会阴 1 ～ 2 次；每月更换尿管 1 次，每 7 天更换尿袋 1 次；拔尿管后 2 ～ 4 小时督促患者排尿。

B. 尿管停留时间：行肿瘤或囊肿剥除术、附件切除术者，尿管停留 12 ～ 24 小时；

行全子宫切除术者，尿管停留 24～48 小时；行子宫广泛切除者，停留 7～14 天。

（5）即时测量生命体征及血氧饱和度，有条件者行心电监护。

A．血压：术后每半小时测量血压 1 次，测量 4 次；平稳后每小时测量 1 次，测量 2 次。

B．体温：每日测体温 4 次，术后体温升高不应超过 38.5 ℃。

（6）伤口疼痛的护理：一般术后 4～6 小时出现。指导患者深呼吸、分离注意力等方式技巧，同时观察疼痛的程度及性质，排除伤口裂开、感染等异常情况后，根据疼痛评分按医嘱使用止痛药。

（7）观察有无恶心、呕吐、腹胀等情况，症状明显者报告医生协助处理。鼓励患者床上活动及尽早离床活动以促进胃肠功能的恢复。

（三）手术后健康教育

（1）心理—社会支持：多巡视患者，并与患者及其家属沟通，使之了解更多手术后的注意事项。伤口疼痛时，鼓励和支持患者，指导患者减痛的方法。

（2）饮食：一般手术 24 小时后可进食适量流质食物；肛门排气后改进食半流质食物；手术后 3 天，肠蠕动完全恢复可恢复普通饮食。

（3）呼吸与咳嗽：手术后指导患者多做深部的胸式呼吸，改善肺功能；咳嗽、咳痰时捂住伤口。

（4）活动：拔除各种留置管道后，鼓励患者早期下床活动；术后未能下床活动者，于床上进行肢体活动。

（四）出院健康教育

（1）休息及性生活：全子宫切除者术后休息及禁止性生活、盆浴 3 个月，肌瘤剔除或附件切除手术者休息及禁止性生活、盆浴 3 个月。

（2）饮食：高蛋白质、高维生素、足量纤维素饮食。

（3）伤口：拆线后可淋浴，若伤口有红、肿、热、痛等炎症反应时应及时就诊。

（4）阴道流血：阴道流血量若超过月经量须及时就诊；全子宫切除者术后 7～10 天因阴道残端缝线吸收会有粉红色分泌物，无须处理。

二、阴式手术

（一）护理评估

（1）了解手术适应证：外阴、阴道、宫颈病变及尿瘘的手术治疗，黏膜下子宫肌瘤摘除，阴式全子宫切除。

（2）基本情况：了解患者的姓名、年龄、受教育程度、精神、心理、营养、末次月经时间、生命体征等。

（3）病史：了解病史、现病情与治疗、药物过敏史。

（4）了解拟行手术的名称及术野皮肤状况。

（5）了解拟行手术的日期及麻醉方式。

（6）查看术前相关检查与检验结果。

（二）护理要点

1．手术前护理

（1）心理—社会支持：与腹式手术的手术前护理相同。

（2）皮肤准备：外阴皮肤损伤、感染者，按医嘱治疗好后才手术，手术前 1 日备皮，范围：上至耻骨联合上 10 cm，下至大腿内侧上 1/3，包括会阴和肛门。

（3）肠道准备：术前 8 小时开始禁食，手术前 1 日予缓泻剂或肥皂水灌肠（注意患者有无体虚、无力、头晕等，做好防跌倒措施）。

（4）阴道准备：术前 3 日开始行阴道抹洗。

（5）膀胱准备：术前排空膀胱，不必停留尿管。

（6）其他手术前准备与腹式手术的手术前准备相同。

2．手术后护理

（1）体位：处女膜手术及阴道成形术，术后予半卧位；外阴癌根治术后予平卧位，双腿屈膝外展，膝下垫软枕；阴道壁、盆底修补术后予平卧位。

（2）伤口：观察有无炎症反应；观察阴道分泌物颜色、性质、量和气味；保持外阴清洁，每日消毒外阴 2 次，排便后也应消毒外阴；有阴道塞纱布者于术后 24～48 小时取出。

（3）肠道护理：不禁食，但直肠或膀胱阴道瘘、阴道壁修补等涉及肠道的手术，术后予流质或半流质饮食 3～5 天，控制排便时间在术后 5～7 天。

（4）其余手术后护理与腹式手术的手术后护理相同。

3．健康教育

（1）活动：术后半年避免重体力劳动，积极预防咳嗽、便秘、久蹲等增加腹压的行为。

（2）性生活：术后 1～3 个月禁止性生活。

（3）饮食：进食高蛋白、高维生素、高纤维素的食物。

（4）保持会阴清洁，盆腔疼痛不适、会阴或阴道出血者及时就诊。

三、腹腔镜手术

腹腔镜手术是在密闭的盆腔、腹腔内进行检查或治疗的内镜手术操作。

（一）护理评估

（1）了解手术适应证：①急腹症，如异位妊娠、卵巢囊肿破裂、卵巢囊肿蒂扭转等。②盆腔包块。③子宫内膜异位症。④确定不明原因急、慢性腹痛和盆腔痛的病因。⑤不孕症。⑥生育保健措施并发症，如寻找和取出异位宫内节育器、子宫穿孔等。⑦有手术指征的各种妇科良性疾病。⑧子宫内膜癌分期手术和早期子宫颈癌根治术。

（2）了解手术禁忌证：①绝对禁忌证，如严重的心脑血管疾病及肺功能不全、严

妇产科临床护理手册

重的凝血功能障碍、绞窄性肠梗阻、大的腹壁疝或膈疝、腹腔内大出血。②相对禁忌证，如盆腔肿块过大、妊娠大于 16 周、腹腔内广泛粘连、晚期或广泛转移的妇科恶性肿瘤。

（3）基本情况：了解患者的姓名、年龄、受教育程度、精神、心理、营养、末次月经时间、生命体征等。

（4）病史：了解病史、现病情与治疗、药物过敏史。

（5）了解拟行手术的名称及术野皮肤状况。

（6）了解拟行手术的日期。

（7）查看术前相关检查与检验结果。

（二）护理要点

1. 手术前护理

（1）心理—社会支持：与腹式手术的手术前护理相同。

（2）皮肤准备：除经阴道辅助手术者须做阴部手术备皮外，余无须剃除阴毛；注意脐部清洁。

（3）阴道准备：除腹腔镜辅助经阴道手术者需要，术前行阴道冲洗外，余无须阴道准备。

（4）肠道准备：

1）一般准备：术前 1 天晚餐为半流质饮食，术前禁食 12 小时，禁水 8 小时。

2）子宫广泛切除，或估计手术复杂可能损伤肠道者须清洁灌肠，术前 1 天晚餐为流质饮食。

（5）按医嘱执行手术前检查及检验。

（6）术晨准备：患者于手术日取下假牙、首饰，贵重物品妥善保管；排空膀胱，送往手术室。

2. 手术后护理

（1）协助过床，了解患者是否清醒。视具体情况，卧床休息 2 ～ 24 小时。术后 1 ～ 2 小时鼓励患者翻身，4 ～ 6 小时可予半卧位、下床活动，促进二氧化碳尽快排出。

（2）饮食原则同腹式手术饮食原则，须等肠道功能恢复后才能进行普通饮食。

（3）并发症的观察：

A. 与二氧化碳有关的并发症：上腹部不适和肩痛，术后数日可自行消退；腹膜外气肿、皮下气肿等，气肿较大时须穿刺排气。

B. 血管损伤：怀疑有腹部血管损伤导致出血症状者，须立即报告医师处理。

C. 脏器损伤：内生殖器邻近的器官（如肠管、膀胱、输尿管）的损伤等。

D. 高碳酸血症和酸中毒：发现有血压急剧下降、脉搏细弱、呼吸抑制等症状立即通知医生处理。

（三）健康教育

（1）伤口护理：保持伤口清洁干燥，观察伤口有无炎症反应。

· 188 ·

（2）阴道出血：术后会有少量阴道流血，若阴道流血超过2周，需要及时就诊；行全子宫切除者，2周内阴道有少许粉红色或咖啡色分泌物流出属正常现象。

（3）活动指导：手术后2周避免提重物、骑马、骑自行车、久坐等。

（4）饮食指导与腹式手术饮食指导相同。

（5）性生活：手术后2周可恢复性生活。

相 关 链 接

腹腔镜手术是将接有冷光源照明的腹腔镜经腹壁插入腹腔内，运用数字摄像技术，将拍摄到的图像实时显示在专用监视器上，医生通过监视器屏幕上所显示的患者器官不同角度的图像，对患者的病情进行分析判断，并且运用特殊的腹腔镜器械进行手术。

通过视屏检查诊断疾病称为诊断腹腔镜；在体外操纵进入盆腔、腹腔的手术器械，直视屏幕对疾病进行手术治疗称为手术腹腔镜。

四、宫腔镜手术

宫腔镜检查是应用膨宫介质扩张宫腔，通过插入宫腔的光导玻璃纤维窥镜直视观察宫颈管、宫颈内口、子宫内膜及输卵管开口的生理与病理变化，以便针对病变组织直观准确取材并送病理检查；同时也可直接在宫腔镜下行手术治疗。

（一）护理评估

（1）了解手术适应证：①宫腔镜检查。包括异常子宫出血、可疑宫腔粘连及畸形、可疑妊娠物残留、影像学检查提示宫腔内占位病变、原因不明的不孕或反复流产、宫内节育器异常、宫腔镜术后相关评估。②宫腔镜手术。包括子宫内膜息肉切除、子宫黏膜下肌瘤及部分影响宫腔形态的肌壁间肌瘤剔除，宫腔粘连分离，纵隔子宫切除，子宫内膜切除，宫腔内异物取出（如嵌顿节育器及流产残留物等），宫腔镜引导下输卵管插管通液、注药及绝育术。

（2）了解手术禁忌证：①绝对禁忌证。包括急性、亚急性生殖道感染，心、肝、肾功能衰竭急性期及其他不能耐受手术的情况。②相对禁忌证。包括体温大于37.5 ℃、子宫颈瘢痕、子宫不能充分扩张、近期（3个月内）有子宫穿孔史或子宫手术史、浸润性子宫颈癌、生殖道结核未经系统抗结核治疗等。

（3）基本情况：了解患者的姓名、年龄、受教育程度、精神、心理、营养、末次月经时间、生命体征等。

（4）病史：了解病史、现病情与治疗、药物过敏史。

（5）了解拟行手术的日期。

（6）查看术前相关检查与检验结果。

（二）护理要点

1．手术前护理

（1）心理—社会支持：与腹式手术的手术前护理相同。

（2）手术时间：月经干净后1周，3～7天内为宜，此期宫腔分泌物少，视野清晰。

（3）按医嘱执行手术前检查及检验：全身检查、妇科检查、宫颈脱落细胞学及阴道分泌物检查。

（4）术前禁食6～8小时。

2．手术后护理

（1）术后观察生命体征，每30～60分钟测量血压、脉搏、心率1次，连续测量6次；若出现短暂发热，可予退烧药。

（2）禁食6小时，慎防呕吐造成误吸。

（3）注意阴道流血及腹痛等情况。

（4）注意水、电解质及酸碱平衡。

（5）注意并发症的观察，如子宫穿孔、泌尿系及肠管损伤、出血、过度水化综合征、盆腔感染、心脑综合征和术后宫腔粘连等的观察。

（三）健康教育

（1）注意个人卫生，保持外阴清洁；禁止性生活、盆浴2周。

（2）术后1个月少量阴道流血属正常现象；阴道流血增多或术后3个月仍有出血须及时就诊。

相 关 链 接

过度水化综合征是指因大量灌流液被吸收入血循环，导致血容量过多及低钠血症，故又称水中毒。其表现为血压下降、疲倦感、头晕、头痛、恶心、呕吐、反应迟钝、精神恍惚、神志淡漠等。

（谢品燕）

第二节　妇科急腹症

一、异位妊娠

受精卵在子宫体腔以外着床称为异位妊娠（俗称宫外孕），临床表现以停经、阴道不规则出血及腹痛较为多见。异位妊娠是妇产科最常见的急腹症之一。95%的异位妊娠为输卵管妊娠。异位妊娠根据受精卵在子宫体腔外种植部位不同分为输卵管妊娠、卵巢妊娠、腹腔妊娠、阔韧带妊娠、宫颈妊娠（图5-1）。

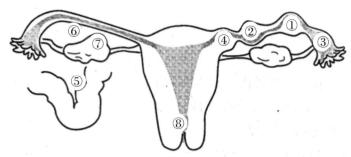

①输卵管壶腹部妊娠；②输卵管峡部妊娠；③输卵管伞部妊娠；④输卵管间质部妊娠；
⑤腹腔妊娠；⑥阔韧带妊娠；⑦卵巢妊娠；⑧宫颈妊娠。

图5-1　异位妊娠的发生部位

资料来源：谢幸，孔北华，段涛. 妇产科学［M］. 9版. 北京：人民卫生出版社，2018.

（一）护理评估

（1）病史、高危因素：了解患者停经史，有无放置节育器及盆腔炎等。

（2）了解患者生命体征、神志、腹痛及阴道流血情况。

（3）心理状态：了解患者是否焦虑、恐惧等。

（二）护理要点

（1）给予患者平卧位，注意保暖、吸氧。

（2）迅速建立2条或以上的静脉通道、配血、输液及按医嘱抽取血标本、用药等。

（3）注意患者精神状态、脸色、四肢温度变化；密切监测生命体征及腹痛变化及记录出入量，必要时留置尿管，警惕休克征象。

（4）配合行后穹隆穿刺或B超检查。

（5）做好手术前准备与配合。

（6）术后护理见本章第一节"妇科围手术期"相关内容。

（7）对于可采取非手术治疗者：①嘱患者卧床休息，提供生活护理。②密切观察生命体征与腹痛、阴道流血情况。③嘱患者避免突然改变体位及增加腹压，有腹痛加剧、肛门坠胀感应及时告知医护人员。④补充营养增强抵抗力，增加铁的摄入。⑤保持外阴清洁，以防逆行感染。

（8）须用化疗药物治疗者，其护理见本章第十节"妇科疾病化疗"相关内容。

（9）心理—社会支持：关心、尊重患者，为患者保密隐私。

（三）健康教育

（1）指导下次妊娠应及时就医，不宜轻易终止妊娠。

（2）养成良好卫生习惯，杜绝不良性生活，防止盆腔感染。

（3）盆腔感染或生殖道炎症时应积极治疗。

二、黄体破裂

黄体破裂是妇科常见的急腹症，好发于 14～30 岁的年轻女性。黄体破裂后黄体内的血管被破坏，血液流向腹腔，引发一系列临床症状，严重者会出现出血性休克，若治疗不及时，可危及生命。

（一）护理评估

（1）病史、高危因素：了解有无黄体功能不全；了解发病前有无突然增加腹压，如剧烈跳跃、奔跑、用力咳嗽、解大便或性生活等。

（2）了解腹痛部位、性质、疼痛程度，有无阴道流血。

（3）了解患者的心理状态、精神意识。

（二）护理要点

（1）给予患者平卧位，保暖、吸氧。

（2）迅速建立 2 条或以上的静脉通道、配血、输液及按医嘱抽取血标本、用药等。

（3）密切观察生命体征，尤其要注意观察面色、血压、心率、尿量、体温变化，警惕休克征象。

（4）密切观察腹痛的部位、性质及进展。

（5）做好手术前准备与配合。

（6）术后护理见本章第一节"妇科围手术期"相关内容。

（7）心理—社会支持：手术前支持和鼓励患者，并告知手术的方法与效果。术后经常巡视，主动与患者交流，认真听取主诉，给予心理安慰，缓解和消除其恐惧、焦虑情绪。

（三）健康教育

（1）黄体功能不全者，出院后应按时复诊、按医嘱服药及调节激素水平。

（2）指导患者及其性伴侣在性生活时不要过于粗暴。

三、卵巢肿瘤蒂扭转

卵巢肿瘤蒂扭转是一种比较常见的妇科急腹症，卵巢肿瘤蒂发生急性扭转后，致使肿瘤充血或血管破裂出血，而产生一系列的临床症状。

（一）护理评估

（1）病史、高危因素：了解有无卵巢肿瘤病史、突然改变体位、妊娠期、产褥期等。

（2）了解腹痛部位、性质、疼痛程度，有无阴道流血。

（3）了解患者的心理状态、精神意识。

（二）护理要点

（1）给予患者平卧位，注意保暖、吸氧。

（2）迅速建立静脉通道、配血、输液及按医嘱抽取血标本、用药等。

（3）注意观察患者精神状态、脸色、四肢温度变化，密切观察腹痛的变化，警惕休克征象。

（4）密切监测生命体征变化。

（5）做好手术前准备。

（6）手术后留取肿瘤组织行病理检查，判断肿瘤性质。

（7）术后护理见本章第一节"妇科围手术期"相关内容。

（8）心理—社会支持：因疾病突发，患者毫无心理准备，且疼痛剧烈，因此多数患者极为痛苦、恐惧、紧张不安。护理人员应支持、鼓励患者，告知其手术治疗的效果。

（三）健康教育

（1）肿瘤良性者术后1个月复诊。

（2）肿瘤恶性者遵医嘱长期随访及监测。

相 关 链 接

异位妊娠、急性盆腔炎、卵巢肿瘤蒂扭转的鉴别见表5-1。

表5-1 异位妊娠、急性盆腔炎、卵巢肿瘤蒂扭转鉴别

项目	异位妊娠	急性盆腔炎	卵巢肿瘤蒂扭转
停经	多有	无	无
发热	体温正常，有时低热	体温升高	体温稍高
腹痛	突然撕裂样剧痛，自下腹一侧开始向全腹扩散，伴肛门下坠感	下腹持续性疼痛	下腹一侧突发性疼痛，与体位改变有关
阴道出血	量少，暗红色，可有蜕膜管型排出	无	无
宫颈举痛	有	有	无
宫旁包块	有	无	有
休克	程度与外出血不成正比	无	无
后穹隆穿刺	可抽出不凝血	可抽出渗出液或脓液	无
妊娠试验	阳性	阴性	阴性
白细胞计数	正常或稍高	升高	稍高
血红蛋白	下降	正常	正常
B超	附件包块	附件充血	附件肿物

四、盆腔炎

（一）急性盆腔炎

女性盆腔生殖器官及其周围的结缔组织、盆腔腹膜发生炎症时，称为盆腔炎，是妇女常见病之一。

1. 护理评估

（1）病史、高危因素：了解有无宫腔内手术史、下生殖道感染、经期卫生习惯不良、不洁性生活、阑尾炎、腹膜炎、慢性盆腔炎、放置宫内节育器等。

（2）了解生命体征、腹痛情况，有无高热、寒战、头痛、心率加快、腹部压痛等。

（3）了解妇科查体及检验结果。

（4）心理状态：了解患者是否紧张、焦虑或感到羞耻等。

2. 护理要点

（1）嘱患者取半坐卧位，利于炎症局限和引流。

（2）配合医生行实验室检查，按医嘱使用抗生素或输液治疗。

（3）观察生命体征变化，发热期间多喝水，高热时可采取物理降温及药物降温。

（4）指导放松及转移注意力的技巧，以缓解疼痛。必要时给予镇痛剂或镇静剂。

（5）进食高热量、高蛋白、高维生素、易消化的食物。

（6）注意个人卫生，保持外阴清洁；避免不必要的阴道检查，以免炎症扩散。

（7）针对需要手术者应做好术前常规准备。

3. 健康教育

（1）教育患者注意经期卫生，避免经期性行为。

（2）积极治疗生殖道炎症。

（3）积极治疗急性盆腔炎，以免转化为慢性盆腔炎。

（二）慢性盆腔炎

慢性盆腔炎多是由于急性盆腔炎未彻底治愈，或由患者体质差、病程迁延所致。慢性盆腔炎病情比较顽固，当机体抵抗力下降，可急性发作。

1. 护理评估

（1）病史、高危因素：了解有无急性盆腔炎史，其余与慢性盆腔炎的相同。

（2）了解生命体征，有无低热、下腹坠痛（经期或性交后加重）、月经失调、不孕、下腹压痛等。

（3）了解妇科查体及检验结果。

（4）心理状态：了解患者是否紧张、焦虑或感到羞耻等。

2. 护理要点

（1）减轻不适：①指导学会放松及转移注意力的技巧，以缓解疼痛。必要时给予镇痛剂或镇静剂。②中药保留灌肠，以晚上睡觉前灌肠为宜，有利于药物保留吸收。

（2）观察生命体征变化，留意是否有盆腔炎急性发作的临床表现。

（3）进食高热量、高蛋白、高维生素、易消化的食物，增强机体抵抗力。

（4）若需要手术治疗者，按妇科手术护理常规进行。

3. 健康教育

（1）教育患者注意经期卫生，避免经期性行为。

（2）积极治疗生殖道炎症。

（3）教育患者除增加营养外，应锻炼身体，保持乐观情绪，提高机体的抵抗能力。

（谢品燕）

第三节 外阴及阴道炎症

一、非特异性外阴炎

非特异外阴炎主要指外阴部的皮肤与黏膜的炎症。由于外阴部暴露在外，又与尿道、肛门、阴道邻近，与外界接触较多，因此，外阴易发生炎症，其中以大阴唇、小阴唇的炎症最多见。

外阴与尿道、肛门邻近，经常受到经血、阴道分泌物、尿液、粪便的刺激，若不注意皮肤清洁易引起外阴炎。糖尿病患者因尿液刺激、粪瘘患者因粪便刺激及尿瘘患者因尿液长期浸渍等，也易引起外阴炎。此外，穿紧身化纤内裤、经期使用卫生巾导致局部通透性差、局部潮湿，均可引起非特异性外阴炎。

（一）护理评估

（1）病史、高危因素：了解有无外阴阴道炎史、下生殖道感染病史、经期卫生习惯不良、不洁性行为。

（2）了解有无阴道分泌物增加或异常气味，以及阴道分泌物性状。

（3）了解有无外阴阴道的瘙痒和/或烧灼感。

（4）了解妇科查体及检验结果。

（5）了解是否有诱发因素，如应用广谱抗生素、妊娠、糖尿病、大量应用免疫抑制剂等。

（6）心理状态：了解患者是否紧张、焦虑或感到耻辱等。

（二）护理要点

（1）积极消除诱因，学会放松及转移注意力的技巧，以减轻不适。

（2）配合医生行实验室检查，按照医嘱局部或者全身使用抗生素，使用止痒药物。

（3）注意月经期间及时更换卫生巾，避免皮肤受到月经血的长时间污染。

（4）注意个人卫生，保持外阴清洁，避免不必要的阴道检查，以免炎症扩散。

（5）妊娠期用药物治疗，用药前应获得患者知情同意。

（三）健康教育

（1）注意个人卫生，教育患者保持会阴清洁、干燥，非月经期不使用卫生护垫，选择棉质、透气性好的内裤，不穿过紧的内裤，配偶也应注意个人卫生。

（2）教育患者注意经期卫生，避免经期性行为。

（3）外阴破溃患者应预防继发感染，指导其使用柔软、无菌的会阴垫，减少摩擦和混合感染的机会。

（4）反复发作的外阴炎患者，必要时应检查血糖，积极治疗原发病；糖尿病患者应注意控制血糖。

二、前庭大腺炎

病原体侵入前庭大腺引起的炎症称为前庭大腺炎。前庭大腺位于两侧大阴唇后 1/3 深部，腺管开口处于处女膜与小阴唇之间，在性交、分娩等情况下，因污染外阴部易发生炎症。该病育龄妇女多见，幼女及绝经后期妇女少见。其主要病原体为葡萄球菌、大肠埃希菌、链球菌、肠球菌等。随着性传播疾病发病率的增加，淋病奈瑟菌及沙眼衣原体已成为最常见的病原体。急性前庭大腺炎发作时，病原体首先侵犯腺管，导致前庭大腺导管炎，腺管开口往往因肿胀或渗出物凝集而阻塞，脓液不能外流、积存而形成脓肿，称为前庭大腺脓肿。

（一）护理评估

（1）病史、高危因素：了解有无前庭大腺炎史、下生殖道感染病史。

（2）了解有无局部皮肤红肿、发热、压痛，是否有发热等全身症状。

（3）了解妇科检查及检验结果。

（4）了解是否有诱发因素，如应用广谱抗生素、妊娠、糖尿病、大量应用免疫抑制剂等。

（5）心理状态：了解患者是否紧张、焦虑或感到耻辱等。

（二）护理要点

（1）注意个人卫生，保持外阴清洁，避免不必要的阴道检查，以免炎症扩散。

（2）注意月经期间及时更换卫生巾，避免皮肤受到月经血的长时间污染。

（3）注意体温变化、局部肿胀或疼痛程度、分泌物的量及性状变化。

（4）配合医生行实验室检查，按照医嘱局部或者全身使用抗生素。

（5）囊肿手术后，局部用引流条填塞，每日使用 0.1% 安多福溶液外阴抹洗 2 次。注意伤口有无红肿及引流物的性质。

（三）健康教育

（1）教育患者保持会阴清洁干燥，局部禁止搔抓，指导其注意月经期、孕期、分

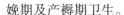

娩期及产褥期卫生。

（2）保持良好卫生习惯，发现有异常时及时就诊，勤换内裤。

（3）若有外阴溃破者，可使用柔软、无菌的会阴垫，减少摩擦和交叉感染的机会。急性期禁性生活。

（4）指导患者注意消除诱因，积极治疗阴道炎、尿失禁、糖尿病等。

（5）教会患者配制坐浴溶液的方法和坐浴的方法，包括溶液的浓度、温度和坐浴的注意事项。月经期暂停坐浴。

三、前庭大腺囊肿

前庭大腺囊肿系因前庭大腺管开口部阻塞，分泌物积聚于腺腔而形成。

引起前庭大腺管阻塞的原因有：①前庭大腺脓肿消退后，腺管阻塞，脓液吸收后由黏液分泌物代替。②先天性腺管狭窄或腺腔内黏液浓稠，分泌物排出不畅，导致囊肿形成。③前庭大腺损伤，如分娩时会阴与阴道裂伤后形成的瘢痕阻塞腺管口，或会阴侧切手术损伤腺管。前庭大腺囊肿可继发感染，形成脓肿并反复发作。

前庭大腺囊肿的护理与前庭大腺炎的护理相同。

四、阴道炎症

（一）滴虫阴道炎

滴虫阴道炎是由阴道毛滴虫引起的阴道炎，是常见的性传播疾病。

滴虫阴道炎的传播方式：①经性交直接传播是主要的传播方式。由于男性感染滴虫后常无症状，易成为感染源。②间接传播。经公共浴池、浴盆、浴巾、游泳池、坐式便器、衣物等间接传播，还可通过污染的器械及敷料传播。

1. 护理评估

（1）病史、高危因素：了解有无滴虫阴道炎病史、经期卫生习惯不良、不洁性行为。

（2）了解有无阴道分泌物增加或异常气味，以及阴道分泌物性状。

（3）了解有无外阴阴道的瘙痒和/或烧灼感、疼痛、性交痛等。

（4）了解有无尿频、尿痛或血尿。

（5）妇科查体及检验结果。

（6）心理状态：了解患者是否紧张、焦虑及感到耻辱等。

2. 护理要点

（1）指导患者自我护理：注意个人卫生，保持外阴部的清洁、干燥。勤换内裤，内裤、坐浴及洗涤用物应煮沸消毒 5 ～ 10 分钟以消灭病原体，避免交叉和重复感染的机会。尽量避免挠抓外阴部以免皮肤破损。治疗期间禁止性生活。

（2）指导患者配合检查：告知患者取分泌物前 24 ～ 48 小时避免性交、阴道灌洗或局部用药。分泌物取出后应及时送检并注意保暖，否则滴虫活动力减弱，易造成辨认困难。

（3）告知全身用药注意事项：甲硝唑口服后偶见胃肠道反应，如食欲减退、恶心、呕吐，以及头痛、皮疹、白细胞减少等，一旦发现应报告医生并停药。

（4）随访及治疗失败者的处理：对症状持续存在或症状复发的患者进行随访及病原体检测。滴虫阴道炎患者再感染率高，患有滴虫阴道炎的性活跃女性应在最初感染3个月后重新进行筛查。

（5）妊娠期用药物治疗，用药前应获得患者知情同意。

3．健康教育

（1）注意个人卫生，教育患者保持会阴清洁、干燥，非月经期不使用卫生护垫，选择棉质、透气性好的内裤，不穿过紧的内裤，配偶也应注意个人卫生。

（2）教育患者注意经期卫生，避免经期性行为。

（3）要求性伴侣同时治疗。滴虫阴道炎主要由性行为传播，性伴侣应同时进行治疗，治愈前避免无保护性交。

（二）外阴阴道假丝酵母菌病

外阴阴道假丝酵母菌病是由假丝酵母菌引起的外阴阴道炎症，曾称为外阴阴道念珠菌病，发生率高。

外阴阴道假丝酵母菌病的传播方式：①内源性感染。其为主要感染途径，假丝酵母菌除作为条件致病菌寄生于阴道外，还可寄生于人的口腔、肠道，当局部环境条件适合时易发病，这三个部位的假丝酵母菌可互相传染。②性交传染。部分患者可通过性交直接传染。③间接传染。少数患者是接触感染的衣物而间接传染。

1．护理评估

（1）病史、高危因素：了解有无外阴阴道炎史、下生殖道感染病史、经期卫生习惯不良、不洁性行为。

（2）了解有无阴道分泌物增加或异常气味，以及阴道分泌物性状。

（3）了解有无外阴阴道的瘙痒、灼痛、性交痛及尿痛。

（4）了解妇科检查及检验结果。

（5）了解是否有诱发因素，如应用广谱抗生素、妊娠、糖尿病、大量应用免疫抑制剂等。

（6）心理状态：了解患者是否紧张、焦虑或感到耻辱等。

2．护理要点

（1）指导患者自我护理：注意个人卫生，保持外阴部的清洁、干燥。勤换内裤，尽量避免搔抓以免皮肤破损。

（2）用药护理：向患者讲解用药的目的和方法，按医嘱完成正规疗程。指导患者正确用药。需要阴道用药的患者应洗手后戴手套，用食指将药沿阴道后壁推进达阴道深部，宜在晚上睡前放置，以保证药物局部作用时间。

（3）治疗期间应定期复查，检测疗效及药物副作用。

（4）妊娠期合并感染者以局部治疗为主。

3．健康教育

（1）告知患者发病的因素及治疗原则，使其积极配合治疗方案；教育患者保持会阴清洁、干燥，避免交叉感染，勤换内裤，用过的内裤、毛巾及盆均用开水烫洗。

（2）随访：若症状持续存在或诊断后2个月内复发者，需要再次复诊。

（3）性伴侣治疗：对有症状的性伴侣应进行假丝酵母菌检查及治疗，避免女性反复感染。

（三）萎缩性阴道炎

萎缩性阴道炎常见于自然绝经或人工绝经后的妇女，也可见于产后闭经或药物假绝经的妇女。

绝经后妇女因卵巢功能衰退，雌激素水平降低，阴道壁萎缩，黏膜变薄，上皮细胞内糖原含量减少，阴道内 pH 增高，嗜酸性的乳杆菌不再为优势菌，局部抵抗力降低，其他致病菌过度繁殖或外源性致病菌容易入侵而引起炎症。

1．护理评估

（1）病史：了解患者年龄，是否已经绝经或者闭经。

（2）了解有无外阴阴道炎史、下生殖道感染病史、经期卫生习惯不良、不洁性行为。

（3）了解有无外阴灼热不适、瘙痒，阴道分泌物稀薄、血样脓性白带。

（4）了解妇科查体及检验结果。

（5）心理状态：了解患者是否紧张、焦虑或感到耻辱等。

2．护理要点

（1）加强健康教育：注意保持会阴部清洁，勤换内裤，出现症状应及时到医院就诊。

（2）用药护理：向患者讲解用药的目的、方法和注意事项，使患者主动配合治疗。阴道局部应用抗生素，应放进阴道深部。对于阴道局部干涩明显者，可应用润滑剂。通常在阴道冲洗后进行阴道局部用药。

（3）可采用1%乳酸或0.5%醋酸冲洗阴道，以增加阴道酸度。老年且有用药困难者，指导其家属协助用药。

（4）雌激素制剂可局部给药，局部可涂用雌三醇软膏。

3．健康教育

（1）告知患者发病的因素及治疗原则，使其积极配合治疗方案；教育患者保持会阴清洁、干燥，勤换内裤，避免交叉感染。

（2）对于老年性阴道炎，全面检查后，适当补充雌激素，但乳腺癌及子宫内膜癌患者慎用。

（四）细菌性阴道炎

细菌性阴道炎是由阴道内正常菌群失调引起的一种混合感染，但临床及病理特征无炎症改变。

正常阴道微生物群中以乳杆菌为优势菌，乳杆菌不但能够维持阴道的酸性环境，还能产生 H_2O_2 等抗微生物因子，可抑制致病菌微生物的生长；同时，通过竞争排斥机制阻止致病微生物黏附于阴道上皮细胞，维持阴道微生态平衡。频繁性交、多个性伴侣或阴道灌洗等情况下，乳杆菌减少，导致其他微生物，如加德纳菌、厌氧菌及人型支原体大量繁殖，其中以厌氧菌居多，这些微生物的数量增加，其代谢产物使阴道分泌物增加。胺类物质可使阴道分泌物增多并有臭味。酶和有机酸可破坏宿主的防御机制，若溶解宫颈黏液，致病微生物更易进入上生殖道，引起炎症。

1. 护理评估

（1）病史、高危因素：了解有无外阴阴道炎史、下生殖道感染病史、经期卫生习惯不良、不洁性行为。

（2）了解有无阴道分泌物增加或伴有鱼腥臭味、阴道分泌物性状。

（3）了解有无外阴阴道的瘙痒和/或烧灼感。

（4）了解妇科查体及检验结果。

（5）心理状态：了解患者是否紧张、焦虑等。

2. 护理要点

（1）指导患者自我护理：注意个人卫生，保持外阴部清洁干燥，勤换内裤，尽量避免挠抓外阴部导致皮肤破损，出现症状应及时诊断和治疗。

（2）用药护理：向患者讲解用药的目的、方法和注意事项，指导患者正确用药；阴道局部用药，应放进阴道深部。

（3）任何有症状的细菌性阴道炎孕妇及无症状早产高风险孕妇均需要筛查及治疗。

3. 健康教育

（1）教育患者保持会阴清洁、干燥，勤换内裤，避免交叉感染。

（2）随访。治疗后无症状者无须常规随访，对妊娠合并细菌性阴道炎者需要随访治疗效果。细菌性阴道炎复发较常见，对症状持续或症状反复出现者，应告知患者复诊。

（王琼娟）

第四节　子宫颈炎症

子宫颈炎症是妇科常见疾病之一，包括宫颈阴道部炎症及宫颈管黏膜炎症。临床多见的是急性子宫颈管黏膜炎，若急性子宫颈管黏膜炎未及时诊治或病原体持续存在，可导致慢性子宫颈炎症。

一、急性子宫颈炎

急性子宫颈炎又称急性宫颈炎，以宫颈管黏膜柱状上皮感染为主，包括局部充血、水肿，上皮变性、坏死，黏膜、黏膜下组织、腺体周围见大量中性粒细胞浸润，腺腔中可有脓性分泌物。急性子宫颈炎可由多种病原体引起，也可由物理、化学因素刺激，或机械性子宫颈损伤、子宫颈异物伴发感染所致。

急性子宫颈炎的病原体包括：①性传播疾病病原体。如淋病奈瑟菌及沙眼衣原体，主要见于性传播疾病的高危人群。②内源性病原体。主要包括需氧菌和厌氧菌，部分子宫颈炎的病原体是引起细菌性阴道病的病原体。但也有部分患者其病原体不清楚。

（一）护理评估

（1）病史、高危因素：了解有无子宫颈炎病史。
（2）了解有无阴道分泌物增多、阴道分泌物刺激引起的外阴瘙痒及灼热感。
（3）了解有无月经间期出血、性交后出血等症状。
（4）了解有无尿路感染症状，如尿急、尿频、尿痛等。
（5）心理状态：了解患者是否紧张、焦虑等。

（二）护理要点

（1）加强会阴部护理，保持外阴清洁、干燥，减少局部摩擦。
（2）配合医生行实验室检查。
（3）按照医嘱使用抗生素，及时、足量、规范用药。阴道用药应在月经干净后第3天开始，经期停用。
（4）指导放松及转移注意力的技巧，以减轻患者不适。

（三）健康教育

（1）教育患者注意个人卫生，保持外阴清洁干燥；注意经期、产褥期卫生，避免感染；选择合适的棉质内裤，每日清洁外阴2次。
（2）合并细菌性阴道病的患者，应同时治疗细菌性阴道病。
（3）若患者的病原体为沙眼衣原体或淋病奈瑟菌，指导其性伴侣进行相应的检查及治疗。

二、慢性子宫颈炎

慢性子宫颈炎又称慢性宫颈炎，指子宫颈间质内有大量淋巴细胞、浆细胞等慢性炎细胞浸润，可伴有子宫颈腺上皮及间质的增生和鳞状上皮化生。慢性子宫颈炎症可由急性子宫颈炎迁延而来，也可因病原体持续感染所致，病原体与急性子宫颈炎的相似。

慢性子宫颈炎以局部治疗为主，不同病变采用不同的治疗方法。物理治疗适用于宫颈柱状上皮异位，常用的方法有激光、微波、红外线、冷冻等；药物治疗适用于糜烂面积小和病变较浅的患者；手术治疗适用于糜烂面积大、病变较深或累及宫颈管者，或者合并宫颈息肉者。

（一）护理评估

（1）病史、高危因素：了解有无急性或慢性子宫颈炎症史，有无沙眼衣原体及淋病奈瑟菌的再次感染。

（2）了解有无阴道分泌物增多及阴道分泌物的性状。

（3）了解有无血性白带或性交后出血，了解性伴侣是否已进行治疗。

（4）了解阴道菌群失调是否持续存在。

（5）心理状态：了解患者是否紧张、焦虑等。

（二）护理要点

（1）加强会阴部护理，保持外阴清洁、干燥，减少局部摩擦。

（2）慢性子宫颈炎尤其是宫颈柱状上皮异位在治疗前，应进行子宫颈细胞学检查和/或人乳头瘤病毒（human papilloma virus，HPV）检测，必要时行阴道镜及活组织检查以除外子宫颈上皮内瘤变或子宫颈癌。

（3）物理治疗常用方法有激光、冷冻、红外线、微波治疗等，治疗时间在月经干净后3～7天内进行。

（4）指导注意自我症状的观察，观察阴道分泌物及阴道出血量、颜色和气味，有异常时及时就医。

（5）由于病程长，患者经常缺乏自信心，应耐心向其解释，使其树立信心，主动配合治疗。

（三）健康教育

（1）教育患者注意个人卫生，注意经期、产褥期卫生，避免感染；选择合适的棉质内裤。

（2）若为沙眼衣原体及淋病奈瑟菌的再次感染，指导其性伴侣进行相应的检查及治疗。

（3）物理治疗者，应保持外阴清洁，在创面未完全愈合期间应避免盆浴、阴道冲洗及性生活等。解释治疗的方法，及时、规范用药的重要性，嘱其术后定期到医院复查，以了解创面愈合情况。

（王琼娟）

第五节　宫颈机能不全

宫颈机能不全是指在没有宫缩的情况下，子宫颈由于解剖或功能缺陷不能维持妊娠至足月。宫颈机能不全是引起复发性流产和早产的主要原因之一，其发病率为0.1%～2.0%。本节主要介绍患者孕前或早孕期治疗宫颈机能不全的腹腔镜下宫颈环扎术。宫颈环扎术被认为是治疗宫颈机能不全的有效方法之一，它能增加宫颈的承受力，避免宫颈管受胎儿重力的作用而进一步扩张，延长孕周，避免再次发生流产或早产，从而提高妊娠成功率，在一定程度上改善围产结局。

一、护理评估

（1）病史：了解既往病史、月经史、婚育史，既往有无中期流产病史，有无妇科手术史如宫颈锥切术。

（2）了解发病时间、治疗经过、药物过敏史、生命体征等。

（3）了解患者精神、情绪、睡眠、压力应对能力、营养状况、排泄状况等。

（4）了解患者及其家属对疾病的了解程度、家庭经济状况、家属的态度等。

（5）查看相关检查结果：实验室检查报告、影像检查结果、宫腔镜检查结果等。

二、护理要点

（1）一般护理：①注意休息，保证睡眠时间及质量。②进食高蛋白、高维生素、易消化的食物。③每日清洗外阴并更换内裤，保持外阴清洁。④合并妊娠患者，应观察有无阴道流血及腹痛，观察肛门排气，保持小便通畅，以免因腹胀、尿潴留引起宫缩。早孕期行宫颈环扎术的患者术前及术后使用安胎药物。

（2）心理—社会支持：关心患者，耐心回答患者问题，做好关于手术的宣教。

（3）围手术期护理：见本章第一节"一、腹式手术的护理""二、阴式手术的护理"相关内容。

三、健康教育

（1）指导患者手术期间应注意多休息，尽早肛门排气，恢复期可逐渐增加活动，但避免过度劳累。

（2）指导患者进食高蛋白、清淡、富含粗纤维的食物。

（3）合并妊娠患者用药指导：指导患者用药目的、方法、途径、不良反应等。

（4）孕前宫颈环扎手术患者进行妊娠指导。

（5）出院指导：①妊娠指导。②合并妊娠患者定期进行产检指导。

（郑锦萍）

第六节　宫　颈　肿　瘤

一、宫颈鳞状上皮内病变

宫颈鳞状上皮内病变是与子宫颈浸润癌密切相关的一组子宫颈病变，常发生于25～35岁的妇女，可分为低级别和高级别病变。大部分低级别鳞状上皮内病变可自然消退，但高级别鳞状上皮内病变具有癌变潜能，发病与高危型HPV持续感染密切关系。宫颈鳞状上皮内病变反映了子宫颈癌发生发展中的连续过程，通过筛查可发现宫颈鳞状

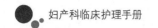

上皮内病变。及时治疗高级别病变；是预防子宫颈浸润癌行之有效的措施。

（一）护理评估

（1）病史、高危因素：了解既往病史、家族病史、婚育史、宫颈炎病史，有无吸烟史、口服避孕药和免疫抑制剂等。

（2）了解发病时间、治疗经过，是否合并贫血、高血压、糖尿病、心脏病等内科合并症，以及药物过敏史、生命体征等。

（3）了解患者精神、情绪、睡眠、压力应对能力、营养状况、排泄状况，有无痛性或接触性阴道出血及出血量多少、有无月经来潮等。

（4）了解患者及其家属对疾病的了解程度、家庭经济状况、家属的态度等。

（5）查看相关检查结果：实验室检查报告、影像检查结果、宫颈细胞学筛查和HPV 检查结果、病理活检结果等。

（二）护理要点

（1）一般护理：①嘱患者注意休息，保证睡眠时间及质量。②进食高蛋白、高维生素、易消化的食物，增强机体抵抗力。③每日清洗外阴并更换内裤，保持外阴清洁。

（2）治疗配合：①保守治疗：推荐随访，不予手术治疗，根据细胞学检查及 HPV检查结果定期随访及联合筛查，必要时行阴道镜检查。②破坏性治疗和切除性治疗：观察患者出血、分泌物有无异味、分泌物量的情况，以及术后排二便情况，协助医生对有阴道填塞患者更换或拔除塞纱。必要时进行输液抗感染治疗。

（三）健康教育

（1）饮食指导：宜进食高热量、高蛋白质的食物，以提高机体的抵抗力。

（2）作息指导：视患者的具体情况而定。手术治疗者应注意休息，避免过劳。

（3）用药指导：止血药物适用于创面较大患者，指导用药目的、方法、途径、不良反应等。

（4）出院指导：①注意个人卫生。②保证足够的休息和合理的营养。③术后复查手术残端，愈合良好者可恢复性生活。④有异常阴道流血、流液及发热者及时就诊。⑤随访指导：根据病情进行随访，包括筛查、细胞学检查、HPV 检查、阴道镜检查等。

二、子宫颈癌

子宫颈癌是最常见的妇科恶性肿瘤，高发年龄为 50～55 岁。目前由于子宫颈癌筛查的普及，子宫颈癌和宫颈癌前病变得以早期发现和治疗，发病率和死亡率均明显下降。宫颈癌的高危因素有高危型 HPV 感染、性生活过早、多个性伴侣、多孕多产等；另外，与患有前列腺癌、阴茎癌或其性伴侣曾患宫颈癌的高危男子有性接触的妇女也容易患宫颈癌。患者表现为异常阴道流液和接触性出血，转移途径主要为直接蔓延和淋巴转移。根据临床分期选择治疗方法，一般早期采用手术治疗，晚期采用放射治疗。

（一）护理评估

（1）病史、高危因素：了解既往病史、家族病史、婚育史，以及有无宫颈炎病史等。

（2）了解发病时间、治疗经过，是否合并贫血、高血压、糖尿病、心脏病等内科合并症，以及药物过敏史、生命体征等。

（3）了解患者精神、情绪、睡眠、压力应对能力、营养状况、排泄状况，有无痛性或接触性阴道出血及出血量多少、有无月经来潮等。

（4）了解患者及其家属对疾病的了解程度、家庭经济状况、家属的态度等。

（5）查看相关检查结果：实验室检查报告、影像检查结果、病理活检结果等。

（二）护理要点

（1）心理—社会支持：见本章第十节"妇科疾病化疗"相关内容。

（2）观察患者阴道流血、流液情况，注意阴道出血量及性状、生命体征变化等，警惕癌肿侵犯大血管引起出血。

（3）若出现血压下降、面色苍白、头晕、心悸应立即配合抢救并做好介入治疗的准备：①迅速建立静脉通道。②配合阴道填塞无菌纱或碘方纱。③配血、输血。④吸氧、心电监护、备皮等。

（4）疼痛的护理：了解疼痛的强度及持续时间，协助患者通过改变体位、分散注意力等方法缓解疼痛，必要时按医嘱使用止痛剂。

（5）围手术期护理：见本章第一节中"一、腹式手术的护理"相关内容。

（三）健康教育

（1）饮食指导：宜进食高热量、高蛋白质的食物，以提高机体的抵抗力。

（2）作息指导：视患者的具体情况而定。一般行放疗或手术治疗者应注意卧床休息，避免过劳。

（3）用药指导：化疗作为手术后的辅助治疗，常用紫杉醇/顺铂化疗方案（TP方案）。

（4）放射治疗指导。

（5）出院指导：①注意个人清洁卫生。②保证足够的休息和合理的营养。③术后复查手术残端，愈合良好者可恢复性生活。④随访指导：宫颈癌手术复发率为5%～20%。绝大多数发生在术后3年以内（复发率：1年内50%，2年内75%～80%）。术后2年内每3个月复查1次，3～5年内每6个月复查1次，以后每年复查1次，长期坚持。随诊的检查包括盆腔检查、细胞病理学检查、高危型HPV检测、影像学检查、血清肿瘤标志物检查及可疑病变的组织病理学检查等。

（郑锦萍　李惠娴）

第七节　子　宫　肿　瘤

一、子宫肌瘤

子宫肌瘤是女性生殖器官最常见的良性肿瘤，由平滑肌及结缔组织组成，常见于30～50岁妇女。子宫肌瘤按生长部位分为宫体肌瘤（90%）和宫颈肌瘤（10%）；按肌瘤与子宫肌壁的关系可分为肌壁间肌瘤（60%～70%）、浆膜下肌瘤（20%）和黏膜下肌瘤（10%～15%）。子宫肌瘤的临床症状及体征与肌瘤的生长部位、大小、有无变性有关。子宫肌瘤的治疗方案有保守治疗与手术治疗两类。

（一）护理评估

（1）病史：了解既往妇科疾病史、月经史、生育史，近期有无手术史（包括子宫、卵巢、垂体等部位的手术史），近期是否使用过可能致经量增多的特殊药物，有无内科合并症如内分泌系统疾病、血液系统疾病等。

（2）了解发病时间、临床表现、治疗经过、药物过敏史、生命体征等。

（3）了解患者精神、情绪、睡眠、压力应对能力、营养状况、排泄状况，有无月经来潮等。

（4）了解患者及其家属对疾病的了解程度、家庭经济状况、家属的态度等。

（5）查看相关检查结果：实验室检查报告、影像检查结果等。

（二）护理要点

（1）一般护理：嘱患者防止过度疲劳，经期尤其需要注意休息。多吃蔬菜、水果，少食辛辣食品。保持外阴清洁，指导患者每日清洗外阴并更换内裤，以防感染。

（2）观察：①观察阴道出血量情况，出血量多时需要住院治疗，密切观察并记录生命体征变化情况。②肌瘤增大压迫邻近器官时，若致小便、大便不畅时应予导尿和使用缓泻剂，以缓解尿潴留、便秘症状。

（3）治疗配合：①保守治疗。使用止血药和子宫收缩剂，如促性腺激素释放激素类似物、米非司酮、雄性激素；必要时配血、输血以纠正贫血，指导注意可能出现的不良反应。②需要接受手术治疗者，其护理见本章第一节中"一、腹式手术的护理""二、阴式手术的护理"相关内容。

（三）健康教育

（1）饮食指导：宜进食高热量、高蛋白质、富含铁质的食物，以提高机体的抵抗力。

（2）作息指导：避免过度劳累。

（3）用药指导：保守药物治疗者定期检查随访。

（4）出院指导：①注意个人清洁卫生。②保证足够的休息和合理的营养。③定期随访。

（郑锦萍）

二、子宫肉瘤

子宫肉瘤恶性程度高，占女性生殖道恶性肿瘤的1%，占子宫恶性肿瘤的2%～4%。子宫肉瘤来源于子宫间质、结缔组织或平滑肌组织等，病因尚不明确，部分患者存在盆腔放疗病史。子宫肉瘤的临床特点是缺乏特征性的临床表现，难以在术前诊断。由于肿瘤恶性程度高，即使是早期病例也易于出现局部复发、淋巴侵犯和血行转移，并且对放疗及化疗均不敏感，治疗较困难，大多数预后极差。

（一）护理评估

（1）病史：了解既往有无子宫肌瘤病史，妇科手术史，有无盆腔放疗史，月经史、生育史。

（2）了解发病时间、临床表现，如阴道不规则流血、阴道排液或合并下腹胀痛，以及治疗经过、药物过敏史、生命体征等。

（3）了解患者精神、情绪、睡眠、压力应对能力、营养状况、排泄状况，有无月经来潮等。

（4）了解患者及其家属对疾病的了解程度、家庭经济状况、家属的态度等。

（5）查看相关检查结果：实验室检查报告、影像检查结果、病理结果等。

（二）护理要点

（1）一般护理：①嘱患者注意休息，保证睡眠时间及质量。②进食高蛋白、高维生素、易消化的食物，增强机体抵抗力。③每日清洗外阴并更换内裤，保持外阴清洁。

（2）心理—社会支持：见本章第十节"妇科疾病化疗"相关内容。

（3）观察患者阴道流血、流液情况，注意阴道出血量及性状、生命体征变化等，警惕癌肿侵犯大血管引起出血。观察患者有无咳嗽、咯血，警惕肺转移。

（4）治疗配合：①围手术期护理见本章第一节中"一、腹式手术的护理"相关内容。②化疗、放疗护理：按照化疗、放疗常规护理。③内分泌药物治疗：若使用孕激素治疗，指导患者注意药物不良反应，定期检查肝功能。

（三）健康教育

（1）指导患者若出现突然下腹疼痛，异常阴道流血、流液等，应立即告知医护人员。

（2）手术、化疗或放疗期间应多卧床休息；恢复期可逐渐增加活动，但避免过度劳累。

·207·

（3）指导患者进食高蛋白、清淡、富含粗纤维的食物。

（4）帮助患者了解使用化疗药物、抗生素类药物的注意事项。

（5）出院指导：术后按医嘱定时化疗或放疗，疗程结束后仍需要长期随访，随访内容包括临床症状、体征、全身及盆腔检查，尤其是肺部检查。

（李惠娴）

三、子宫内膜癌

子宫内膜癌是发生于子宫内膜的一组上皮性恶性肿瘤，以来源于子宫内膜腺体的腺癌最常见。子宫内膜癌为女性生殖道三大恶性肿瘤之一，占女性全身恶性肿瘤的7%，占女性生殖道恶性肿瘤的20%～30%。近年来，该病的发病率在世界范围呈上升趋势。平均发病年龄为60岁，其中75%发生于50岁以上妇女。子宫内膜癌可分为雌激素依赖型（Ⅰ型）和非雌激素依赖型（Ⅱ型），Ⅱ型预后不良。

（一）护理评估

（1）病史：高度重视患者的高危因素，如老年、肥胖、绝经期推迟、少育不育，以及停经后接受雌激素补充治疗等病史、生育史。

（2）了解发病时间、临床表现，如阴道不规则流血、阴道排液或合并下腹疼痛，以及治疗经过、药物过敏史、生命体征等。

（3）了解患者精神、情绪、睡眠、压力应对能力、营养状况、排泄状况，有无月经来潮等。

（4）了解患者及其家属对疾病的了解程度、家庭经济状况、家属的态度等。

（5）查看相关检查结果：实验室检查报告、影像检查结果、宫腔镜或分段诊断性刮宫病理结果、细胞学检查结果等。

（二）护理要点

（1）一般护理：①嘱患者注意休息，保证睡眠时间及质量。②进食高蛋白、高维生素、易消化的食物，增强机体抵抗力。③每日清洗外阴并更换内裤，保持外阴清洁。

（2）心理—社会支持：见本章第十节"妇科疾病"相关内容。

（3）观察患者阴道流血、流液情况，注意阴道出血量及性状、生命体征变化等，警惕癌肿侵犯大血管引起出血。

（4）若出现血压下降、面色苍白、头晕、心悸，应立即配合抢救并做好介入手术的准备：①迅速建立静脉通道。②配合阴道填塞无菌纱或碘方纱。③配血、输血。④吸氧、心电监护、备皮、导尿等。

（5）治疗配合：①围手术期护理见本章第一节中"一、腹式手术的护理"相关内容。②化疗、放疗护理：根据患者子宫内膜癌高危因素分组决定是否辅助治疗。按照化疗、放疗常规护理。③内分泌药物治疗：如孕激素治疗。指导患者注意药物不良反应，定期检查肝功能。

（三）健康教育

（1）指导患者手术、化疗或放疗期间应多卧床休息；恢复期可逐渐增加活动，但避免过度劳累。

（2）指导患者进食高蛋白、清淡、富含粗纤维的食物。

（3）帮助患者了解使用化疗药物、抗生素类药物、内分泌药物的注意事项。

（4）出院指导：术后按医嘱定时化疗或放疗，疗程结束后仍需要长期随访，建议术后2～3年内每3个月随访1次，3年后每半年随访1次，5年后每年随访1次，低危组的随访频率可适当减少。晚期患者可查CA125，肺部影像学检查可以1年检查1次。

（郑锦萍）

第八节　卵　巢　肿　瘤

卵巢肿瘤是常见的妇科肿瘤，其中以卵巢上皮性肿瘤最为常见，占原发性肿瘤的50%～70%。在卵巢上皮性肿瘤中，上皮性癌也是最常见的卵巢恶性肿瘤，占85%～90%，多见于中老年妇女。由于卵巢上皮性癌发病隐匿，早期常无症状，晚期主要表现为腹胀、腹部肿块、腹腔积液等症状，晚期病例缺乏有效的治疗手段，因此，其致死率居妇科恶性肿瘤首位，已成为严重威胁女性生命和健康的主要肿瘤。卵巢肿瘤的治疗原则为手术治疗为主，联合化疗、放疗等综合治疗。

一、护理评估

（1）病史、高危因素：了解既往病史、家族病史、婚育史、饮食习惯（高胆固醇饮食）等。

（2）了解发病时间、临床表现、治疗经过、药物过敏史、生命体征等。

（3）了解患者精神、情绪、睡眠、压力应对能力、营养状况、排泄状况，有无月经来潮等。

（4）了解患者及其家属对疾病的了解程度、家庭经济状况、家属的态度等。

（5）查看相关检查结果：实验室检查报告、影像检查结果、病理活检结果等。

二、护理要点

（1）心理—社会支持：见本章第十节"妇科疾病"相关内容。

（2）观察：①是否有压迫症状，如腹胀、便秘、尿频等。②有无不规则阴道出血。③是否出现消瘦、严重贫血等恶病质表现。④是否合并高血压、糖尿病、心脏病等内科疾病。

（3）观察患者有无突然下腹疼痛、恶心、呕吐、发热等，必要时立即做好急救及

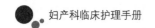
手术准备。

（4）术前、术后护理见本章第一节中"一、腹式手术的护理"相关内容。

三、健康教育

（1）指导患者若出现突然下腹疼痛、恶心、呕吐、发热等应立即告知医护人员。

（2）指导患者手术、化疗或放疗期间应多卧床休息；恢复期可逐渐增加活动，但避免过度劳累。

（3）指导患者进食高蛋白、富含维生素 A 的食物，避免进食高胆固醇的食物。

（4）帮助患者了解使用化疗药物、抗生素类药物的注意事项。

（5）出院指导：术后按医嘱定时化疗或放疗，治愈后仍需要长期随访和监测。卵巢恶性肿瘤易复发，应长期随访和监测。一般在治疗后第 1 年，每 3 个月随访 1 次；第 2 年后，每 4 ～ 6 个月随访 1 次；第 5 年后每年随访 1 次。随访内容包括临床症状、体征、全身及盆腔检查、B 超或 CT 或 MRI 检查、肿瘤标志物检测。

（李惠娴）

第九节　妊娠滋养细胞疾病

妊娠滋养细胞疾病是一组来源于胎盘滋养细胞的疾病，根据组织学不同可将其分为葡萄胎、侵蚀性葡萄胎、绒毛膜癌及胎盘部位滋养细胞肿瘤，其中，侵蚀性葡萄胎、绒毛膜癌及胎盘部位滋养细胞肿瘤又统称为妊娠滋养细胞肿瘤。

一、葡萄胎

葡萄胎因妊娠后胎盘绒毛滋养细胞增生、间质水肿，而形成大小不一的水泡，水泡间借蒂相连成串，形如葡萄而得名。葡萄胎是一种滋养细胞的良性病变。

（一）护理评估

（1）了解患者是否有停经史，停经后是否出现反复阴道流血，并伴有水泡状物流出，是否有腹痛、子宫增大与妊娠月份不符的情况及妊高征的表现。了解患者及其家属的心理情况，是否焦虑、恐惧等。

（2）辅助检查：①HCG 测定：葡萄胎时血清中 HCG 滴度明显高于正常孕周的相应值，而且在停经8 ～ 10 周期间开始持续上升。② B 超检查：葡萄胎时见明显增大的子宫腔内充满弥漫分布的光点和小囊样无回声区，仪器分辨率低时呈粗点状或落雪状图像，但未见妊娠囊，也无胎儿结构及胎心搏动征。

（二）护理要点

（1）观察阴道流血量及腹痛情况，检查阴道排出物内有无水泡状组织。流血过多时，密切观察生命体征，及时发现失血性休克征象。

（2）一般护理：葡萄胎随时有出血的可能，故确诊后要卧床休息。保持外阴清洁，指导患者每日清洗外阴并更换内裤，以防感染。饮食以高蛋白、高维生素、易消化的食物为宜，以增强体质。

（3）治疗配合：葡萄胎一经确诊，应及时清宫，目前一般采用吸宫术，其优点是手术时间短、出血量少、安全。

（4）预防性化疗：葡萄胎是否需要预防性化疗仍存在争议，仅适用于有高危因素且随访困难患者。葡萄胎清宫术后恶变的高危因素有：年龄超过 40 岁或重复葡萄胎；刮宫前血 HCG≥100 000 U/L、刮宫后血 HCG 值不进行性下降；子宫明显大于停经月份者；卵巢黄素化囊肿直径大于 6 cm。

（5）正确及时配合留取尿或血的标本。

（6）做好患者的心理疏导。

（三）健康教育

（1）随访内容：

1）定期血 HCG 测定：葡萄胎清宫术后每周 1 次，直至连续 3 次阴性，以后每个月 1 次共 6 个月，然后再每 2 个月 1 次共 6 个月，自第一次阴性后共计随访 1 年。

2）注意有无异常阴道流血、咳嗽、咯血及其他转移灶的症状，并做妇科检查、盆腔 B 超及 X 线胸片检查。

（2）避孕：葡萄胎处理后应可靠避孕 1 年，HCG 成对数下降者阴性后 6 个月后可以妊娠，但对 HCG 下降缓慢者，应延长避孕时间。避孕方法宜用避孕套或口服避孕药，不选用宫内节育器。

（3）刮宫术后禁止性生活 1 个月。

（4）注意营养与休息。

（5）若发生不规则阴道流血、咯血、头痛或其他不适时，应立即到医院检查。

（郑锦萍）

二、侵蚀性葡萄胎与绒毛膜癌

侵蚀性葡萄胎（invasive hydatidiform mole）是指葡萄胎组织侵入子宫肌层引起组织破坏，或并发子宫外转移者，一般为恶性程度不高的恶性肿瘤。绒毛膜癌（choriocarcinoma）是一种继发于正常或异常妊娠后的滋养细胞肿瘤。两者均多发生在生育年龄，但绒毛膜癌恶性程度极高。侵蚀性葡萄胎和绒毛膜癌的临床表现、治疗原则与要点基本相同；其治疗手段以化疗为主，手术和放疗为辅。

（一）护理评估

（1）与疾病相关的病史、致病因素：重点了解有无曾患葡萄胎、孕产史、月经史。

（2）身体状况：①症状评估。了解在葡萄胎排空、流产或足月产后有无出现阴道持续出血，有无一段时间的正常月经后停经、之后阴道流血；了解转移灶症状。②护理体检。观察患者有无贫血征象，测量生命体征，检查腹部有无压痛、反跳痛，估计阴道出血量。

（3）心理—社会支持：患者与其家属由于担心预后不良，害怕承受不起化疗的毒性反应，焦虑、忧郁情绪较明显。

（4）辅助检查：①血清 HCG 测定。葡萄胎排空 9 周以上，或流产、异位妊娠、足月产后 4 周以上，HCG 持续高水平或下降后又升高者应考虑为滋养细胞肿瘤。② B 超、X 线、CT 和磁共振的检查有提示意义。③组织的病理检查可确诊。

（二）护理要点

（1）一般护理：①嘱患者注意休息，保证睡眠时间及质量。②进食高蛋白、高维生素、易消化的食物，增强机体抵抗力。③每日清洗外阴并更换内裤，保持外阴清洁。

（2）治疗配合：①化疗者按化疗护理进行常规护理。②手术治疗者按外科手术前后的护理进行常规护理。③做好患者心理疏导，必要时建议前往心理门诊咨询。

（3）转移症状护理：

1）阴道转移患者的护理：①嘱患者卧床休息，监测阴道出血量、生命体征并记录。②严禁做不必要的检查和阴道窥器检查。③做好急救准备工作，如配血备用、准备好抢救物品。④若出现溃破大出血，立即报告医生，并准备消毒长纱条填塞阴道压迫止血，同时建立静脉通道，遵医嘱输血、输液，使用抗生素。⑤填塞阴道的纱条须 24～48 小时内取出，取出后要继续观察阴道出血情况。

2）肺转移患者的护理：①嘱患者卧床休息，呼吸困难者取半坐卧位、吸氧。②监测生命体征并记录。③遵医嘱给予镇静剂及化疗药物，化疗药物一般吸入给药效果好。④若大量咯血，易窒息、休克，甚至死亡，应立即取头低侧卧位，轻击背部，以利于引流，保持呼吸道通畅，并通知医生。⑤做好急救准备。

3）脑转移患者的护理：①监测生命体征、出入量、观察脑转移症状及电解质紊乱的表现，并记录。②遵医嘱静脉输液、吸氧，用止血剂及脱水剂等。③掌握预防坠床、吸入性肺炎、压疮等并发症的护理措施。④做好 HCG 测定、腰穿、CT 等检查的配合工作。⑤对昏迷、偏瘫的患者提供相应的护理措施。

（三）健康教育

（1）出院后 3 个月随访，然后每 6 个月随访 1 次至第 3 年，此后每年随访 1 次至第 5 年。也有推荐低危患者随访 1 年，高危患者可随访 2 年。随访期间应严格避孕，一般于化疗停止 12 个月及以上方可妊娠。

（2）注意有无异常阴道流血、咳嗽、咯血及其他转移灶的症状，并做妇科检查、盆腔 B 超及 X 线胸片检查。

（3）节制性生活，做好避孕措施。

（4）注意营养与休息。

（5）若发生不规则阴道流血、咯血、头痛或其他不适时，应立即到医院检查。

（李惠娴　郑锦萍）

第十节　妇科疾病化疗

一、化疗护理常规

化学药物治疗（简称"化疗"）在恶性肿瘤治疗中已取得了肯定的疗效，目前化疗已成为恶性肿瘤的主要治疗方法之一。化疗是通过全身或局部使用抗癌化学药物，杀死或抑制人体内的某些细胞，从而达到治疗目的。

（一）护理评估

（1）病史：了解患者所患疾病，治疗过程及疗效，药物过敏史，是否合并贫血、高血压、糖尿病、心脏病等内科合并症。

（2）了解患者生命体征、意识状态、营养状况、进食情况等。

（3）了解目前治疗方案、用药后反应。

（4）查阅用药前后的辅助检查结果。

（5）心理状况：了解患者的焦虑、恐惧、痛苦情绪，睡眠状况，压力应对能力，家庭经济状况，治疗依从性。

（二）护理要点

（1）心理—社会支持：

A．主动接触患者，讲解疾病的相关知识及用药后的反应，增强患者心理应对能力；解释化疗前及化疗中的检查的必要性；介绍治疗成功的案例，增强患者的信心；指导脱发者佩戴假发，以逐渐适应角色的转变。

B．主动接触患者家属，介绍疾病的知识、及时告知治疗的进展；鼓励家属多关心患者，陪伴患者渡过难关；指导其为患者的饮食和护理提供配合。

（2）化疗药物副作用观察与护理：

A．抑制造血系统功能：主要表现为白细胞和血小板减少。做好保护性隔离，血小板异常者注意预防出血。

B．消化系统损害：主要表现为恶心、呕吐、腹泻、口腔溃疡。对症治疗，合理安排饮食，做好口腔护理。

C．神经系统损害：主要表现为指（趾）端麻木。做好保暖，防烫伤及抓伤。

D．肝脏损害：主要表现为转氨酶升高、黄疸。进行护肝治疗。

E．泌尿系统损害：主要表现为出血性膀胱炎。指导患者多饮水，尿量保持在每天 3 000 mL 以上。

F．皮疹和脱发：对症处理，外出戴假发。

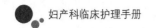

（3）用药护理：

A. 准确测量体重并记录，用药前和用药中各测量 1 次，在早上空腹并排空大小便后测量，注意减去衣服质量。

B. 严格"三查九对"，准确配置药物（通常由配置中心完成），现配现用，一般不超过 1 小时。须避光的药物用避光袋包好，输液管使用避光管。

C. 保护血管：选择中心静脉导管，如经外周插管的中心静脉导管（peripherally inserted central catheter，PICC）、输液港。避免药液渗出血管外，药物不慎外渗时应立即冰敷局部，普鲁卡因局部封闭，使用金黄散、多磺酸黏多糖乳膏等外敷。做好患者的管道维护并指导患者对管道的日常护理。

（三）健康教育

（1）帮助患者了解化疗常识，包括药物类别、可能出现的副反应及应对措施。

（2）教会患者自我病情观察及护理。

（3）指导患者进食高蛋白、高维生素、易消化的食物，少量多餐，避免进食油腻食物；说明必须进食的重要性。

（4）指导患者适当锻炼身体，避免去人多的地方，注意保暖及个人卫生。

（5）说明定时回院化疗的必要性。

（6）就诊指导：实验室检查结果异常，或自觉有发热、头痛等不适，出现皮下出血点等表现时，及时就诊。

（7）患者带 PICC、输液港出院的护理注意事项。

（郑锦萍）

二、妇科常用化疗药物

（一）卵巢恶性肿瘤化疗方案

1. 初始上皮性卵巢癌、输卵管癌和腹膜癌化疗方案

（1）紫杉醇/卡铂化疗方案。

紫杉醇为红豆杉科植物红豆杉的干燥根、树枝及树皮的提取物，为白色结晶体粉末，无臭、无味，不溶于水，易溶于氯仿、丙酮等有机溶剂。紫杉醇可促进微管双聚体装配并阻止其解聚，从而阻止细胞分裂，主要用于进展期卵巢癌的一线和后继治疗、乳腺癌、非小细胞肺癌等。紫杉醇对心脏的传导系统有影响，主要表现为房室传导阻滞、心律失常等，化疗期间应进行心电监护。

卡铂类似烷化剂，主要是引起 DNA 的链内及链间交联，破坏 DNA 分子，使其螺旋解体，主要用于治疗不能耐受顺铂治疗所致呕吐的晚期卵巢癌、睾丸癌、头颈部癌、肺癌等。

A. 核对内容：医嘱、患者、药物、化疗方案表。

B. 护理评估：

a. 患者：病情、用药史、合并症、过敏史、外周静脉导管还是中心静脉导管，以

及患者是否具备所用药物的相关知识、患者对用药的心理反应及合作程度等。

b. 适应证：了解患者应用紫杉醇及卡铂的适应证。

c. 禁忌证：了解患者有无使用紫杉醇及卡铂的禁忌证。对紫杉醇及卡铂有过敏史者禁用，肝功能不全者、妊娠或哺乳期妇女禁用，有内科疾病尤其是水痘、带状疱疹、感染、肾功能减退者慎用，不能耐受甘露醇者慎用。

C. 护理要点：

a. 使用紫杉醇应全程进行心电监护。

b. 使用该方案必须进行正规的预处理（地塞米松＋苯海拉明）。预处理的目的是降低紫杉醇过敏事件的发生率。

D. 健康教育：

a. 告知患者紫杉醇及卡铂的作用，可能出现的情况与不良反应。

b. 嘱患者用药后出现呼吸困难和全身荨麻疹等不适时须及时告知医护人员。

c. 嘱患者勿擅自调节输液滴速。

相 关 链 接

（1）过敏反应与紫杉醇制备程中使用蓖麻油有关，主要出现在用药后5分钟内。过敏反应主要表现为血压降低、呼吸困难（气管痉挛）和皮疹（荨麻疹）。绝大部分患者用药过程中会出现颜面潮红，该反应多由紫杉醇中的酒精导致，患者出现此反应时多不会有血压降低。

（2）与其他种类的糖皮质激素相比，地塞米松具有以下优势：抗休克作用更为显著且无须肝代谢、不加重患者的水肿和电解质紊乱、经济。

（3）苯海拉明不会与紫杉醇产生相互作用，且不掩盖顺铂的神经毒性（尤其是耳毒性）。

（4）用药顺序必须是先用紫杉醇，再用卡铂。

（5）由于紫杉醇容易发生过敏且价格较贵，可以先给小剂量观察有无过敏，患者可以接受时再配置剩余的药量并注入。

（2）脂质体多柔比星/卡铂化疗方案（AC方案）。

脂质体多柔比星为橘红色的冻干粉剂，药物可穿透进入细胞，与染色体结合，抑制DNA聚合酶，从而既抑制DNA合成，也抑制RNA合成，为抗有丝分裂和细胞毒性药物，主要用于治疗急性白血病、恶性淋巴瘤、乳腺癌、肺癌、卵巢癌等。

A. 核对内容：医嘱、患者、药物、化疗方案表。

B. 护理评估：

a. 患者评估：病情、用药史、合并症、过敏史、外周静脉导管还是中心静脉导管，以及患者是否具备对所用药物的相关知识、患者对用药的心理反应及合作程度等。

b. 适应证：了解患者应用脂质体多柔比星及卡铂的适应证。

c. 禁忌证：了解患者有无使用脂质体多柔比星及卡铂的禁忌证。对脂质体多柔比星及卡铂有过敏史者禁用，心脏疾病伴心肺功能不全、明显感染或发热、水痘或带状疱疹患者禁用，妊娠或哺乳期妇女禁用，有肾功能减退者慎用，不能耐受甘露醇者慎用。

C. 护理要点：

a. 推荐用于紫杉醇过敏、有神经系统合并症、糖尿病及对脱发有强烈顾虑的患者。

b. 脂质体多柔比星具有组织刺激性，药物外渗可导致组织严重坏死，因此，绝对禁止药物肌内注射和皮下注射。使用脂质体多柔比星应选择中心静脉导管给药，禁止选择外周静脉导管给药。给药前先回抽，观察有无回血再给药。

c. 使用脂质体多柔比星后需要常规使用粒细胞集落刺激因子。

d. 用 250 mL 5% 葡萄糖配置，使用前后用 5% 葡萄糖冲管；使用普通输液器滴注；滴注时间为 90 分钟。

D. 健康教育：

a. 告知患者脂质体多柔比星及卡铂的作用，可能出现的情况与不良反应。

b. 嘱患者用药后若出现胸闷、心悸、呼吸困难等不适，须及时告知医护人员。

c. 嘱患者勿擅自调节输液滴速。

相 关 链 接

（1）处理脂质体多柔比星制剂时，应戴手套，如果皮肤直接与药物接触应立即用肥皂水清洗。

（2）手掌－足底红斑性感觉迟钝（也称为手足综合征）是脂质体多柔比星较特异的不良反应。一般在用药 6 周后出现，伴有疼痛，多数患者可在 2 周内自行缓解，使用糖皮质激素可减轻症状。

（3）脂质体多柔比星具有心脏毒性，骨髓毒性严重。

（4）使用脂质体多柔比星后第一次排的尿呈红色，应告知患者无须惊慌。

（3）含有贝伐单抗的化疗方案。

贝伐单抗为抗血管生成的靶向药物，临床上应用于治疗转移性结直肠癌，晚期、转移性或复发性非小细胞肺癌和卵巢癌等。

A. 核对内容：医嘱、患者、药物、化疗方案表。

B. 护理评估：

a. 患者评估：病情、用药史、合并症、过敏史、外周静脉导管还是中心静脉导管，以及患者是否具备对所用药物的相关知识、患者对用药的心理反应及合作程度等。

b. 适应证：了解患者应用贝伐单抗的适应证。

c. 禁忌证：了解患者有无使用贝伐单抗的禁忌证。对贝伐单抗有过敏史者禁用，妊娠或哺乳期妇女禁用。

C. 护理要点：

a. 首次使用贝伐单抗时，用药时间应至少为 90 分钟。

b. 使用贝伐单抗出现伤口愈合不良及手术并发症的概率会增加，因此，手术前至少停药 28 天；伤口完全愈合后使用，手术后 28 天内不应使用该药。

c. 贝伐单抗对控制腹水具有较好的效果。

d. 用药时可能发生严重或致死性并发症，包括消化道穿孔、出血、高血压、肾病综合征、充血性心力衰竭。其中，出血包括咯血、胃肠道出血、中枢神经系统出血、鼻出血及阴道出血。因此，有严重出血或者近期曾有咯血的患者不应接受贝伐单抗治疗。

e. 使用贝伐单抗期间和用药后应常规监测血压、尿常规，应特别重视尿常规中尿蛋白的变化情况。

f. 不可使用糖溶液溶解贝伐单抗。

D. 健康教育：

a. 告知患者贝伐单抗的作用及可能出现的情况与不良反应。

b. 嘱患者用药后若出现高血压、出血等不适，须及时告知医护人员。

c. 嘱患者勿擅自调节输液滴速。

2. 卵巢恶性生殖细胞肿瘤化疗方案

（1）博来霉素/依托泊苷（VP-16）/顺铂化疗方案。

博来霉素属于碱性糖肽类抗生素，主要抑制胸腺嘧啶核苷参入 DNA，其与 DNA 结合使之破坏、分解，作用于增殖细胞周期的 S 期，主要用于治疗肺癌、宫颈癌、阴道癌、食道癌、头颈部及皮肤鳞状癌。

依托泊苷为细胞周期特异性抗肿瘤药物，作用于 DNA 拓扑异构酶 Ⅱ，形成药物－酶－DNA 稳定的可逆性复合物，阻碍 DNA 修复，主要用于治疗小细胞肺癌、恶性淋巴瘤、恶性生殖细胞瘤、白血病等。

顺铂属于细胞周期非特异性药物，具有细胞毒性，可抑制癌细胞的 DNA 复制过程，并损伤其细胞膜结构，有较强的广谱抗癌作用，用于治疗卵巢癌、前列腺癌、乳腺癌等多种实体肿瘤。

A. 核对内容：医嘱、患者、药物、化疗方案表。

B. 护理评估：

a. 患者：病情、用药史、合并症、过敏史、外周静脉导管还是中心静脉导管，以及患者是否具备对所用药物的相关知识、患者对用药的心理反应及合作程度等。

b. 适应证：了解患者应用博来霉素、依托泊苷、顺铂的适应证。

c. 禁忌证：了解患者有无使用博来霉素、依托泊苷、顺铂的禁忌证。对博来霉素、依托泊苷、顺铂有过敏史者禁用，老年患者、肺部经过放射治疗者及肺功能不良者慎用，白细胞和血小板明显低下及严重心、肝、肾功能不全者禁用，妊娠或哺乳期妇女禁用，有肾功能减退者慎用。

C. 护理要点：

a. 博来霉素会导致药物热，需要使用非甾体抗炎药进行预防。

b. 博来霉素的肺毒性具有剂量依赖性，主要导致间质性肺炎，发生后其致死率为1%。出现博来霉素肺毒性的高危因素包括剂量 300 mg 及以上、年龄 40 岁及以上、肿瘤处于晚期、肾功能异常（博来霉素主要通过肾脏快速排出）。

c. 用药后避免日晒；静脉注射应缓慢，不可少于 10 分钟。

D. 健康教育：

a. 告知患者博来霉素、依托泊苷、顺铂的作用及可能出现的情况与不良反应。

b. 嘱患者用药后若出现呼吸困难、恶心呕吐等不适，须及时告知医护人员。

c. 嘱患者勿擅自调节输液滴速。

（2）依托泊苷（VP-16）/异环磷酰胺/顺铂化疗方案。

异环磷酰胺进入人体内代谢为具有活性作用的磷酰胺氮芥，破坏 DNA 的复制，临床上用于治疗睾丸癌、卵巢癌、恶性淋巴瘤、非小细胞肺癌等。

A. 核对内容：医嘱、患者、药物、化疗方案表。

B. 护理评估：

a. 患者：病情、用药史、合并症、过敏史、外周静脉导管还是中心静脉导管，以及患者是否具备对所用药物的相关知识、患者对用药的心理反应及合作程度等。

b. 适应证：了解患者应用依托泊苷、异环磷酰胺、顺铂的适应证。

c. 禁忌证：了解患者有无使用依托泊苷、异环磷酰胺、顺铂的禁忌证。对依托泊苷、异环磷酰胺、顺铂有过敏史者禁用，白细胞和血小板明显低下及严重心、肝、肾功能不全者禁用，严重骨髓抑制者禁用，妊娠或哺乳期妇女禁用，有肾功能减退者慎用等。

C. 护理要点：

a. 异环磷酰胺具有膀胱毒性，用药期间需要水化并使用美司钠解毒。

b. 使用异环磷酰胺时需要记录用药开始时间。

c. 美司钠：主要用于预防泌尿道毒性。在使用异环磷酰胺给药时间 0 段（与异环磷酰胺同一给药时间）、给药后 4 小时和 8 小时给药，共 3 次；剂量为异环磷酰胺使用剂量的 20%；给药方法为静脉推注。

D. 健康教育：

a. 告知患者依托泊苷、异环磷酰胺、顺铂的作用及可能出现的情况与不良反应。

b. 嘱患者用药后若出现血尿、恶心呕吐等不适，须及时告知医护人员。

c. 嘱患者勿擅自调节输液滴速。

（二）子宫体恶性肿瘤的化疗方案

1. 子宫肉瘤化疗方案

（1）多烯紫杉醇/吉西他滨化疗方案。

多烯紫杉醇是淡黄色至黄色澄清的黏稠液体，其作用机制是加强微管蛋白聚合作用和抑制微管解聚作用，导致形成稳定的非功能性微管束，因而可以破坏肿瘤细胞的有丝分裂，适用于使用先期化疗失败的晚期或转移性非小细胞肺癌、卵巢癌等的治疗。

吉西他滨的活性代谢产物二磷酸及三磷酸核苷可抑制 DNA 合成，主要用于治疗小细胞肺癌、胰腺癌。

A. 核对内容：医嘱、患者、药物、化疗方案表。

B. 护理评估：

a. 患者：病情、用药史、合并症、过敏史、外周静脉导管还是中心静脉导管，以及患者是否具备所用药物的相关知识、患者对用药的心理反应及合作程度等。

b. 适应证：了解患者应用多烯紫杉醇、吉西他滨的适应证。

c. 禁忌证：了解患者有无使用多烯紫杉醇、吉西他滨的禁忌证。对多烯紫杉醇、吉西他滨有过敏史者禁用，妊娠或哺乳期妇女及儿童禁用，肝肾功能不全者禁用，放疗期间禁用。

C. 护理要点：

a. 预处理：使用地塞米松。

b. 注意事项：①该方案主要用于子宫平滑肌肉瘤患者，是目前治疗子宫平滑肌肉瘤的首选化疗方案。②第 1 天采用吉西他滨单药，第 8 天采用吉西他滨和多烯紫杉醇双药，吉西他滨需要维持 90 分钟。

D. 健康教育：

a. 告知患者多烯紫杉醇、吉西他滨的作用及可能出现的情况与不良反应。

b. 嘱患者用药过程中若出现呼吸困难和全身荨麻疹等不适，须及时告知医护人员。

c. 嘱患者勿擅自调节输液滴速。

（2）脂质体多柔比星单药静脉化疗方案。

A. 核对内容：医嘱、患者、药物、化疗方案表。

B. 护理评估：

a. 患者：病情、用药史、合并症、过敏史、外周静脉导管还是中心静脉导管，以及患者是否具备所用药物的相关知识、患者对用药的心理反应及合作程度等。

b. 适应证：了解患者应用脂质体多柔比星的适应证。

c. 禁忌证：了解患者有无使用脂质体多柔比星的禁忌证。对多柔比星有过敏史者禁用，心脏疾病伴心肺功能不全、明显感染或发热、水痘或带状疱疹者禁用，妊娠或哺乳期妇女禁用。

C. 护理要点：

a. 治疗子宫肉瘤时，脂质体多柔比星用量为大剂量。

b. 用药后需要常规使用粒细胞集落刺激因子。

c. 脂质体多柔比星具有组织刺激性，药物外渗可导致组织严重坏死，因此，绝对禁止药物肌内注射和皮下注射。使用脂质体多柔比星应选择中心静脉导管给药，禁止选择外周静脉给药。给药前先回抽，观察无回血再给药。

d. 用 250 mL 5% 葡萄糖配置，使用前后用 5% 葡萄糖冲管；使用普通输液器滴注；滴注时间为 90 分钟。

D. 健康教育：

a. 告知患者脂质体多柔比星的作用及可能出现的情况与不良反应。

b. 嘱患者用药后若出现胸闷、心悸、呼吸困难等不适，须及时告知医护人员。

c. 嘱患者勿擅自调节输液滴速。

2. 子宫颈癌放疗过程中化疗增敏方案

（1）紫杉醇/顺铂化疗方案（TP 方案）。

A. 核对内容：医嘱、患者、药物、化疗方案表。

B. 护理评估：

a. 患者：病情、用药史、合并症、过敏史、外周静脉导管还是中心静脉导管，以及患者是否具备对所用药物的相关知识、患者对用药的心理反应及合作程度等。

b. 适应证：了解患者应用紫杉醇及顺铂的适应证。

c. 禁忌证：了解患者有无使用紫杉醇及顺铂的禁忌证。对紫杉醇及顺铂有过敏史者禁用，肝功能不全者、妊娠或哺乳期妇女禁用，肾功能减退者慎用。

C. 护理要点：

a. 使用紫杉醇应全程进行心电监护。

b. 使用该方案必须进行正规的预处理（地塞米松＋苯海拉明）。预处理的目的是降低紫杉醇过敏事件的发生率。

c. 用药顺序必须是先用紫杉醇，后用顺铂。

d. 使用顺铂时要注意止呕和水化，水化以使用顺铂当天和用药后第 2 天最重要，每日静脉补液量至少需要 1500 mL 以上。

e. 使用顺铂时以增加血容量为主来减少其肾毒性，建议增加静脉补液量，避免使用利尿剂而增加肾小管毒性。

D. 健康教育：

a. 告知患者紫杉醇及顺铂的作用及可能出现的情况与不良反应。

b. 嘱患者用药后出现呼吸困难和皮疹等不适时须及时告知医护人员。

c. 嘱患者勿擅自调节输液滴速。

（2）顺铂/氟尿嘧啶化疗方案。

氟尿嘧啶为白色结晶或粉末，为嘧啶类氟化物，属于抗代谢抗肿瘤药，能抑制胸腺嘧啶核苷酸合成酶，阻断脱氧嘧啶核苷酸转换成胸腺嘧啶核苷酸，干扰 DNA 合成，对 RNA 的合成也有一定的抑制作用，用于结肠癌、乳腺癌、卵巢癌、宫颈癌等的治疗。

A. 核对内容：医嘱、患者、药物、化疗方案表。

B. 护理评估：

a. 患者：病情、用药史、合并症、过敏史、外周静脉导管还是中心静脉导管，以及患者是否具备所用药物的相关知识、患者对用药的心理反应及合作程度等。

b. 适应证：了解患者应用顺铂及氟尿嘧啶的适应证。

c. 禁忌证：了解患者有无使用顺铂及氟尿嘧啶的禁忌证。对顺铂及氟尿嘧啶有过敏史者禁用，妊娠或哺乳期妇女禁用，肾功能减退者慎用，伴发水痘或带状疱疹者禁用，感染、肝功能异常、出血或发热者慎用。

C. 护理要点：

a. 先用顺铂后用氟尿嘧啶。

b. 使用顺铂时要注意止呕和水化，水化以使用顺铂当天和用药后第 2 天最重要，每日静脉补液量至少需要 1 500 mL 以上。

c. 使用顺铂时以增加血容量为主来减少其肾毒性，建议增加静脉补液量，避免使用利尿剂而增加肾小管毒性。

D. 健康教育：

a. 告知患者顺铂及氟尿嘧啶的作用及可能出现的情况与不良反应。

b. 嘱患者用药后出现胸闷、心悸、腹泻等不适时须及时告知医护人员。

c. 嘱患者勿擅自调节输液滴速。

（三）妊娠滋养细胞肿瘤的化疗方案

1. EMA/CO 化疗方案

更生霉素（kengsengmycin，KSM）即放线菌素 D，为鲜红色结晶或橙红色结晶性粉末。其可嵌合于 DNA 双链内与 DNA 鸟嘌呤基团结合，抑制 DNA 依赖的 RNA 聚合酶活性，应用于治疗霍奇金病、神经母细胞瘤、无转移的绒毛膜癌初治等。

甲氨蝶呤（methotrexate，MTX）为竞争性叶酸还原酶抑制剂，干扰 DNA 的生物合成，应用于治疗急性白血病、绒毛膜癌、乳腺癌等。

（1）核对内容：医嘱、患者、药物、化疗方案表。

（2）护理评估：

A. 患者：病情、用药史、合并症、过敏史、外周静脉导管还是中心静脉导管，以及患者是否具备所用药物的相关知识、患者对用药的心理反应及合作程度等。

B. 适应证：了解患者应用更生霉素、依托泊苷和甲氨蝶呤的适应证。

C. 禁忌证：了解患者有无使用更生霉素、依托泊苷和甲氨蝶呤的禁忌证。对更生霉素、依托泊苷和甲氨蝶呤有过敏史者禁用；白细胞和血小板明显低下者禁用；妊娠或哺乳期妇女禁用；全身极度衰竭，恶病质，心、肺、肝、肾功能不全者禁用。

（3）护理要点：

A. 具体用法：

第 1 天 EMA 方案：

a. 先使用更生霉素和依托泊苷后再静脉推注甲氨蝶呤，并记录静脉推注时间。

b. 静脉推注甲氨蝶呤后再静脉滴注，维持 12 小时。

c. 更生霉素须避光使用。

第 2 天 EMA 方案：

从静脉推注甲氨蝶呤 24 小时后开始使用亚叶酸钙，每 12 小时 1 次，共 4 次。

第 8 天 CO 方案：

A. 静脉推注长春新碱，并记录时间。

B. 静脉推注长春新碱 3 小时后，静脉滴注环磷酰胺，维持 2 小时。

B. 注意事项：

a. 记录尿量，每日尿量应大于 2 500 mL，不足者应补液。

b. 需要碱化尿液，每天测尿 pH 2 次，共 4 天。若尿 pH <6.5，则上报医生处理。

c. 静脉推注长春新碱，若漏于皮下可导致组织坏死、蜂窝织炎，一旦漏出或可疑外漏，应立即停止输液，并予相应处理。

d. 使用此方案化疗的患者应选择中心静脉导管给药，禁止外周静脉给药。给药前先回抽，观察无回血再给药。

（4）健康教育：

A. 告知患者更生霉素、依托泊苷和甲氨蝶呤的作用及可能出现的情况与不良反应。

B. 嘱患者用药后出现胸闷、心悸等不适时须及时告知医护人员。

C. 嘱患者勿擅自调节输液滴速。

2. 更生霉素（KSM）＋氟尿嘧啶（5-FU）化疗方案

（1）核对内容：医嘱、患者、药物、化疗方案表。

（2）护理评估：

A. 患者：病情、用药史、合并症、过敏史、外周静脉导管还是中心静脉导管，以及患者是否具备所用药物的相关知识、患者对用药的心理反应及合作程度等。

B. 适应证：了解患者应用更生霉素和氟尿嘧啶的适应证。

C. 禁忌证：了解患者有无使用更生霉素和氟尿嘧啶的禁忌证。对更生霉素和氟尿嘧啶有过敏史者禁用，妊娠或哺乳期妇女禁用，伴发水痘或带状疱疹者禁用，感染、肝功能异常、出血或发热者慎用。

（3）护理要点：

A. 更生霉素须避光使用，先用更生霉素后用氟尿嘧啶。

B. 氟尿嘧啶应匀速静脉给药，5-FU 24 ～ 26 mg/kg ＋5% 葡萄糖 500 mL，维持 8 小时。

C. 注意观察有无腹泻，若有，及时报告医生处理，警惕出现伪膜性肠炎。

（4）健康教育：

A. 告知患者更生霉素和氟尿嘧啶的作用及可能出现的情况与不良反应。

B. 嘱患者用药后出现腹泻、胸闷等不适时须及时告知医护人员。

C. 嘱患者勿擅自调节输液滴速。

（詹慧旦）

第十一节　子宫内膜异位症和子宫腺肌症

一、子宫内膜异位症

具有生长功能的子宫内膜组织（腺体和间质）出现在子宫腔被覆内膜及宫体肌层以外的其他部位时，称为子宫内膜异位症。腹腔镜检查是诊断盆腔子宫内膜异位症的标准方法。药物治疗适用于症状明显、有生育要求及无卵巢子宫内膜异位症者，手术适用于药物治疗无效、生育功能未能恢复或卵巢囊肿较大者。

（一）护理评估

（1）病史：了解既往妇科疾病史、月经史、生育史、家族史，有无痛经、性交痛，有无周期性咯血、血便、血尿等。

（2）了解发病时间、临床表现、治疗经过、药物过敏史、生命体征等。

（3）了解患者精神、情绪、睡眠、压力应对能力、营养状况、排泄状况，有无月经来潮等。

（4）了解患者及其家属对疾病的了解程度、家庭经济状况、家属的态度等。

（5）查看相关检查结果：实验室检查报告特别是 CA125 检测结果，泌尿系统、妇科等的超声或其他影像学检查结果。

（6）心理—社会支持状况：患者长期治疗病史、不孕，担心复发。了解患者是否有焦虑、抑郁表现，患者家属对其理解、关心和支持程度。

（二）护理要点

（1）一般护理：嘱患者注意休息，保证睡眠时间及质量。进食高蛋白、高维生素、易消化的食物。每日清洗外阴并更换内裤，保持外阴清洁。

（2）心理—社会支持：理解、尊重患者，向其解释子宫内膜异位症是良性疾病，以及治疗、自我护理、预后等相关知识。

（3）治疗配合：

A. 保守治疗：①随访。耐心向患者说明定期随访的意义，使其明确随访的具体时间和内容，主动配合随访。②药物治疗。使患者了解用药目的、剂量、具体方法、可能出现的不良反应与应对方法。

B. 围手术期护理：见本章第一节"一、腹式手术"相关内容。

（三）健康教育

（1）饮食指导：宜进食高热量、高蛋白质、富含铁质的食物，以提高机体的抵抗力。

（2）作息指导：避免过度劳累。

（3）用药指导：保守药物治疗者应定期检查随访。

（4）出院指导：

A. 注意个人清洁卫生。

B. 保证足够的休息和合理的营养。

C. 妊娠指导：鼓励已属婚龄妇女及时结婚或婚后痛经妇女及时生育，已有子女者、有高发家族史、容易带器妊娠者遵医嘱使用避孕药等。

D. 定期随访：保守治疗或术后补充药物治疗的患者需要定期门诊复诊监测症状变化，观察月经改变、有无因激素水平改变而致身体不适的情况，明确用药目的、方法、途径、不良反应、自我保健等。

（郑锦萍）

二、子宫腺肌症

子宫腺肌症是指子宫内膜腺体和间质存在于子宫肌层中，伴随周围肌层细胞的代偿性肥大和增生。该病多发生于 30 ～ 50 岁经产妇，约15%的患者同时合并子宫内膜异位症，约半数合并子宫肌瘤。子宫腺肌症与子宫内膜异位症病因有所不同，但均受雌激素的调节。子宫腺肌症治疗方案众多，根据患者年龄、症状和生育要求进行个体化选择，包括药物治疗、手术治疗和介入治疗。

（一）护理评估

（1）病史：了解既往妇科疾病史、月经史、生育史，有无进行性痛经，近期有无手术史（包括子宫、卵巢、垂体等部位的手术史），近期是否使用过可能致经量增多的特殊药物，有无内科合并症如内分泌系统疾病、血液系统疾病等。

（2）了解发病时间、临床表现、治疗经过、药物过敏史、生命体征等。

（3）了解患者精神、情绪、睡眠、压力应对能力、营养状况、排泄状况，有无月经来潮等。

（4）了解患者及其家属对疾病的了解程度、家庭经济状况、家属的态度等。

（5）查看相关检查结果：实验室检查报告、超声或其他影像学检查结果等。

（二）护理要点

（1）一般护理：嘱患者避免过度疲劳，尤其是在经期应注意休息。多吃蔬菜、水果，少食辛辣食品。保持外阴清洁，指导患者每日清洗外阴并更换内裤，以防感染。

（2）观察：观察阴道出血量情况，出血量多时须住院治疗，应密切观察并记录其生命体征变化情况。

（3）治疗配合：

A. 保守治疗：使用非甾体抗炎药、促性腺激素释放激素类似物、孕激素等。必要时配血、输血以纠正贫血，告知患者可能出现的不良反应。

B. 需要接受手术治疗者，按照妇科腹部手术进行常规护理。

C. 介入治疗者，行子宫动脉栓塞术，按介入手术进行常规护理，注意活动指导，警惕肺栓塞。

（三）健康教育

（1）饮食指导：宜进食高热量、高蛋白质、富含铁质的食物，以提高机体的抵抗力。

（2）作息指导：避免过度疲劳，尤其是经期。

（3）用药指导：对药物治疗者解释用药目的、方法、途径、不良反应等。

（4）出院指导：

A. 注意个人清洁卫生。

B. 保证足够的休息和合理的营养。

C. 定期随访：药物治疗或术后补充药物治疗的患者需要定期门诊复诊监测症状变化，观察月经改变、有无因激素水平改变而致身体不适的情况，明确用药目的、方法、途径、不良反应、自我保健等。

（李惠娴）

第十二节　盆底功能障碍性及生殖器官损伤疾病

女性盆底支持组织因退化、创伤等因素导致其支持薄弱，从而发生盆底功能障碍（pelvic floor dysfunction，PFD）。盆底功能障碍性疾病可表现为阴道前壁膨出、阴道后壁膨出、子宫脱垂、压力性尿失禁等。当损伤导致女性生殖器官与相邻的泌尿道、肠道出现异常通道时，可出现生殖道瘘。

一、盆腔器官脱垂

盆腔器官脱垂主要包括阴道前壁膨出（膀胱膨出）、阴道后壁膨出（直肠膨出）、子宫脱垂（图 5-2）。

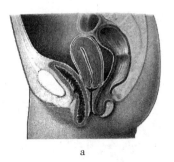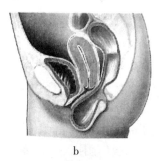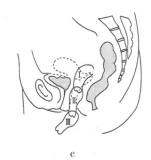

a. 阴道前壁膨出（膀胱膨出）；b. 阴道后壁膨出（直肠膨出）；c. 子宫脱垂。

图 5-2　盆腔器官脱垂

资料来源：谢幸，苟文丽. 妇产科学 [M]. 8 版. 北京：人民卫生出版社，2013.

（一）护理评估

（1）病史、高危因素评估：了解患者有无产程过长、阴道助产及盆底组织撕裂等病史，有无慢性咳嗽、盆腔肿瘤、长期便秘等诱因。

（2）了解患者有无下腹坠胀、腰痛症状，是否有大小便困难或尿失禁、阴道肿物脱出，在用力下蹲或增加腹压时是否加重，有无生殖道炎症。

（3）评估患者盆腔器官脱垂分度。

（4）评估患者的心理状况、性生活情况。

（二）护理要点

（1）保持会阴部清洁，穿着透气、宽松棉质内裤并每日更换。术前 3 天开始阴道抹洗，予 1∶5 000 高锰酸钾溶液坐浴。

（2）积极治疗原发病，如慢性咳嗽、便秘等。

（3）术后护理：①术后予低流量吸氧并监测生命体征及血氧饱和度。②观察患者有无腹痛、腹胀、阴道流血。观察患者阴道分泌物颜色、性质、量和气味。③术后留置尿管，做好尿管的护理，避免感染。④术后当天禁食，第二天开始无渣流质饮食。⑤术后避免增加腹压的活动，保持大便通畅。

（4）心理—社会支持：理解、安慰患者，让患者积极参与治疗；向患者家属做好解释，让家属理解患者，协助患者早日康复。

（三）健康教育

（1）活动指导：术后半年避免重体力劳动，避免久站、久蹲等增加腹压的活动。术后 1～3 个月禁止性生活。

（2）康复锻炼：指导患者行盆底肌肉锻炼［也称凯格尔（Kegel）锻炼］治疗，嘱咐患者做收缩肛门运动，用力收缩盆底肌肉 3 秒以上后放松，每次 10～15 分钟，每日 2～3 次。

（3）饮食指导：进食高蛋白、高纤维素、高维生素的食物。

（4）避免诱因：保持大便通畅，积极治疗慢性咳嗽。

（5）保持会阴部清洁，有盆腔不适或不正常阴道出血时及时就诊。

相 关 链 接

根据检查时患者平卧用力向下屏气时子宫下降的程度，将子宫脱垂分为三度：

Ⅰ度：子宫颈下垂距处女膜缘小于 4 cm，但未脱出阴道口外。轻型：宫颈外口距处女膜缘小于 4 cm，未达处女膜缘。重型：宫颈已达处女膜缘，阴道口可见子宫颈。

Ⅱ度：子宫颈及部分子宫体已脱出阴道口外。轻型：宫颈脱出阴道口，宫体仍在阴道内。重型：部分宫体脱出阴道口。

Ⅲ度：子宫颈及子宫体全部脱出阴道口外。

二、压力性尿失禁

压力性尿失禁（stress urinary inconvenience，SUI）指腹压突然增加导致的尿液不自主流出，但不是由逼尿肌收缩压或膀胱壁对尿液的张力压所引起。其特点是正常情况下无遗尿，而腹压突然增加时尿液自动流出。2006 年中国流行病学调查结果显示，压力性尿失禁在成年女性的发生率为 18.9%，是一个重要的卫生和社会问题。

（一）护理评估

（1）病史、高危因素：了解患者有无产程过长、阴道助产及盆底组织撕裂等病史，了解患者的年龄、妊娠史、雌激素水平等情况。

（2）了解患者有无尿频尿急、排尿后膀胱区胀满感，有无伴阴道前壁膨出，有无外阴性皮炎、外阴瘙痒等。

（3）评估患者压力性尿失禁程度：Ⅰ级尿失禁，只发生在剧烈压力下，如咳嗽、打喷嚏或慢跑。Ⅱ级尿失禁，发生在中度压力下，如快速运动或上下楼梯。Ⅲ级尿失禁，发生在轻度压力下，如站立时，但患者在仰卧位时可控制尿液。

（4）心理状态：了解患者是否紧张、焦虑或有羞耻感。

（二）护理要点

（1）指导患者行盆底肌肉锻炼，必要时进行盆底康复治疗。

（2）避免增加腹压的活动：嘱咐患者尽量避免一过性使腹腔内压力增加的活动，如用力排便、咳嗽或用力提重物。指导患者正确的负重姿势，如屈膝保持背部挺直。

（3）嘱患者保持会阴部清洁，穿着透气、宽松棉质内裤并每日更换，每2小时更换1次会阴垫。

（4）饮食指导：多进食富含粗纤维的食物，预防便秘，改善排便习惯，定时排便，必要时使用缓泻剂。保持足够的水分摄入，并在规律的时间内排空膀胱。睡前2小时限制饮水，以减少夜间尿量。

（5）需要手术治疗患者，术后护理与盆腔脏器脱垂的术后护理相同。

（6）心理—社会支持：治疗过程中，对患者的进步给予积极的肯定和鼓励，增加其治疗的信心。同时，向患者家属做好解释，让家属理解患者，协助患者早日康复。

（三）健康教育

（1）活动指导：尽量避免一过性增加腹腔内压力的活动。术后1～3个月禁止性生活。教会患者进行盆底肌肉锻炼的方法。

（2）饮食指导：进食高蛋白、高纤维素、高维生素的食物。

（3）嘱患者保持会阴部清洁，勤换会阴垫。

三、生殖道瘘

由于各种原因导致生殖器官与其毗邻器官之间形成的异常通道称为生殖道瘘（图5-3）。临床上以尿瘘（urinary fistula）最常见，其次为粪瘘（fecal fistula）。两者同时存在时，称混合性瘘（combined fistula）。

（一）护理评估

（1）病史、高危因素评估：了解患者有无产伤或盆腔手术史，有无外伤史或放射性治疗史等。

（2）了解患者有无阴道持续性无痛性漏尿或漏粪，有无外阴性皮炎、外阴瘙痒，有无尿频、尿急、尿痛及下腹不适等症状。

（3）怀疑尿瘘者行亚甲蓝试验：用稀释的亚甲蓝溶液300 mL充盈膀胱，在阴道置入纱块，若纱块蓝染则为阳性。

（4）心理状态：了解患者是否紧张、焦虑或有羞耻感。

（二）护理要点

（1）嘱患者保持会阴部清洁，穿着透气、宽松棉质内裤并每日更换，每2小时更换

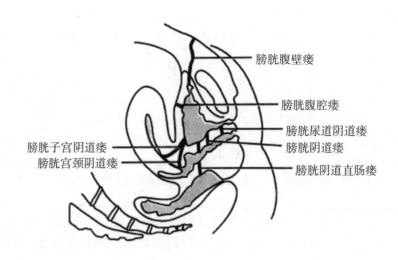

膀胱腹壁瘘

膀胱腹腔瘘

膀胱尿道阴道瘘

膀胱阴道瘘

膀胱子宫阴道瘘

膀胱宫颈阴道瘘

膀胱阴道直肠瘘

图 5-3　生殖道瘘

资料来源：谢幸，苟文丽. 妇产科学［M］. 8 版. 北京：人民卫生出版社，2013.

1 次会阴垫。

（2）鼓励患者多饮水：指导患者每日饮水 2 000 mL 以上，避免尿液浓缩对皮肤造成刺激。每间隔 2～4 小时排尿 1 次。睡前 2 小时限制饮水，以减少夜间尿量。

（3）遵医嘱使用抗生素，避免感染。

（4）尿瘘手术应等 3 个月，待组织水肿消退后进行，其间应注意有无外阴性皮炎及泌尿系统感染的症状。

（5）术后护理：①术后予低流量吸氧并监测生命体征及血氧饱和度。②观察患者有无腹痛、腹胀、阴道流血、漏尿。③术后留置尿管，每天会阴抹洗 2 次，避免感染。④术后饮食根据手术情况而定。⑤术后避免增加腹压的活动，保持大便通畅。

（6）心理—社会支持：理解、安慰患者，让患者积极参与治疗。同时，向患者家属做好解释，让家属理解患者，协助患者早日康复。

（三）健康教育

（1）活动指导：术后 1～3 个月禁止性生活。

（2）饮食指导：进食高蛋白、高纤维素、高维生素的食物。

（3）嘱患者保持会阴部清洁，穿宽松棉质内裤，下装以裙子或宽松裤子为宜。

（谢品燕）

第十三节　生殖内分泌疾病

一、异常子宫出血

异常子宫出血（abnormal uterine bleeding，AUB）是指与正常月经的周期频率、周期规律性、经期长度、经期出血量任何一项不符的、源自子宫腔的异常出血，需要排除妊娠和产褥期相关出血。病情严重者会出现贫血，影响正常工作和生活。无排卵性 AUB 常见于青春期、绝经过渡期，生育期也可发生。排卵性 AUB 较无排卵性 AUB 少见，多发生于生育期妇女，患者有周期性排卵，因此，临床上有可辨认的月经周期。（表 5 - 2）

表 5 - 2　异常子宫出血

月经的临床评价指标	术语	范围
周期频率	月经频发	<21 天
	月经稀发	>35 天
周期规律性（近 1 年的周期之间的变化）	规律月经	<7 天
	不规律月经	≥7 天
	闭经	≥6 个月无月经
经期长度	经期延长	>7 天
	经期过短	<3 天
经期出血量	月经过多	>80 mL
	月经过少	<5 mL

国际妇产科联盟（FIGO）将异常子宫出血分为两大类 9 个类型：两大类分别为"与子宫结构异常相关的出血"和"与子宫结构异常无关的出血"；9 个类型为"PALM-COEIN"，即子宫内膜息肉所致子宫异常出血（AUB-P）、子宫腺肌病所致子宫异常出血（AUB-A）、子宫平滑肌瘤所致子宫异常出血（AUB-L）、子宫内膜恶变和不典型增生所致子宫异常出血（AUB-M）、全身凝血相关疾病所致子宫异常出血（AUB-C）、排卵障碍相关的子宫异常出血（AUB-O）、子宫内膜局部异常所致子宫异常出血（AUB-E）、医源性子宫异常出血（AUB-I）和未分类的子宫异常出血（AUB-N）。

（一）护理评估

（1）健康史：询问患者年龄、月经史、婚育史、避孕措施、既往史、有无慢性病

（如血液病、高血压及代谢性疾病等），排除妊娠，了解患者发病前有无精神紧张、情绪受打击、过度劳累及环境改变等引起子宫异常出血的诱发因素，询问发病时间、目前流血情况及诊疗经历。

（2）身心状况：观察患者的精神和营养状态，有无肥胖、贫血貌、出血点或其他病态表现。进行体格检查，包括妇科检查和全身检查。患者随着病情延长并发感染或止血效果不佳容易产生焦虑与恐惧情绪，影响身心健康。

（3）协助完善相关检查：全血细胞计数、凝血功能检查、基础体温测定、性激素测定、诊断性刮宫、宫腔镜检查等。

（二）护理要点

（1）观察并记录患者的生命体征、出入量，嘱患者保留会阴垫以便更准确地估计出血量，出血量较多者嘱其卧床休息，避免过度疲劳和剧烈运动。

（2）协助完善各项相关检查，诊断性刮宫或宫腔镜检查前按护理常规做好术前准备。

（3）遵医嘱做好配血、输血、输液及止血措施。

（4）严密观察与感染有关的征象，如体温、脉搏，有无下腹压痛等，监测白细胞计数及分类。

（5）做好会阴清洁护理，观察阴道出血的性质及量，观察是否有异味。

（6）适当补充营养，改善患者全身状况，可补充铁剂、维生素及蛋白质，保证患者获得足够的营养。

（7）嘱患者按时按量使用性激素类药物，不得随意停服和漏服。

（8）加强心理护理，了解患者感受，减轻患者心理负担。

（9）为需要进行手术治疗的患者提供手术常规护理。

（三）健康教育

（1）耐心倾听患者诉说，解答患者的疑虑，增强患者的治疗信心。

（2）向患者解释病情及提供相关信息，帮助患者解除思想顾虑，摆脱焦虑。

（3）看电视、看书等方式可起到放松、分散患者注意力的作用。

（4）对出血量较多者，指导其卧床休息，避免过度疲劳和剧烈运动。

（5）指导正确使用性激素类药物。

二、闭经

闭经（amenorrhea）是多种疾病导致的女性体内病理生理变化的外在表现，是一种临床症状而并非某一种疾病，表现为无月经或月经停止。

按生殖轴病变和功能失调的部位分为下丘脑性闭经、垂体性闭经、卵巢性闭经、子宫性闭经及下生殖道发育异常性闭经。闭经还可分为原发性闭经和继发性闭经。原发性闭经指年龄大于 14 岁、第二性征未发育，或年龄大于 16 岁、第二性征已发育，但月经还未来潮。继发性闭经指正常月经周期建立后，月经停止 6 个月以上，或按自身原有月经周期计算，停止 3 个月经周期以上。

（一）护理评估

（1）健康史：询问患者婴幼儿期生长发育过程，有无先天性缺陷或其他疾病。了解家族是否有相同疾病者。详细询问月经史，包括初潮年龄、第二性征发育情况，月经周期、经期、经量、有无痛经。了解闭经期限及伴随症状。已婚妇女询问生育史及产后并发症等情况。了解引起闭经的诱发因素如精神因素、环境改变、体重增减、剧烈运动、各种疾病及用药影响等。

（2）身心状况：观察患者的精神、营养、全身发育状况，测量身高、体重、智力情况、躯干和四肢比例，检查五官生长特征、有无多毛、皮肤色泽、第二性征发育情况，有无体格发育畸形，甲状腺有无肿大，挤压双侧乳房是否有乳汁分泌。患者会担心闭经对自己的健康、性生活和生育能力产生不良影响，病程长会加重患者及其家属的心理压力，造成患者情绪低落，对治疗和护理失去信心，反过来又加重闭经病情。

（3）协助完善相关检查：生育期妇女闭经首先应排除妊娠。进行卵巢功能检查、垂体功能检查、药物撤退试验、B 超检查、诊断性刮宫、宫腔镜检查、腹腔镜检查、染色体检查等。

（二）护理要点

（1）协助完善各项相关检查。诊断性刮宫或宫腔镜检查前按护理常规做好术前准备。

（2）建立良好的护患关系，鼓励患者表达自己的情绪，向患者提供诊疗信息，解除患者担心疾病的心理压力。

（3）鼓励患者加强锻炼，增强体质。运动性闭经者应适当减少运动量。

（4）适当补充营养，保持标准体重。

（5）嘱患者按时按量使用性激素药物，不得随意停服和漏服。

（三）健康教育

（1）耐心倾听患者诉说，解答患者的疑虑，增强患者的治疗信心。

（2）向患者提供诊疗信息，帮助患者解除思想顾虑，摆脱焦虑。

（3）鼓励患者与同伴、亲人交往，参与力所能及的社会活动，保持心情舒畅，正确对待疾病。

（4）指导正确使用性激素类药物，向患者说明药物的作用、不良反应、具体用法及使用时间。

三、多囊卵巢综合征

多囊卵巢综合征（polycystic ovary syndrome，PCOS）是生育年龄妇女常见的一种复杂的内分泌及代谢异常所致的疾病，以慢性无排卵（排卵功能紊乱或丧失）和高雄激素血症（妇女体内男性激素产生过剩）为特征，主要临床表现为月经周期不规律、不

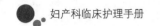

孕、多毛、高雄激素血症、卵巢多囊样改变和/或痤疮，是最常见的女性内分泌疾病。1935 年，Stein 和 Leventhal 将其归纳为闭经、多毛、肥胖及不孕四大病症，称之为 Stein-Leventhal 综合征（S-L 综合征）。

PCOS 的内分泌特征：雄激素过多、雌酮过多、黄体生成素/卵泡刺激素比值增大、胰岛素过多。产生这些变化可能的机制有：①下丘脑－垂体－卵巢轴调节功能异常；②胰岛素抵抗和高胰岛素血症；③肾上腺内分泌功能异常。

（一）护理评估

（1）健康史：询问患者月经史、婚育史，了解有无高血压、肥胖、多毛、痤疮或黑棘皮病等症状，了解患者既往 B 超、性激素水平、子宫内膜检查结果等，了解诊疗经历与用药种类、剂量、疗效、不良反应等。

（2）身心状况：询问患者有无月经稀发、月经量过少、闭经或不规则阴道流血等情况，评估是否有高血压、肥胖、多毛等情况。随着病程延长，患者容易产生焦虑与恐惧情绪从而对治疗失去信心。

（3）协助完善相关检查：B 超检查、基础体温测定、性激素测定、诊断性刮宫、宫腔镜检查等。

（二）护理要点

（1）鼓励患者及其家属积极参与诊疗计划，调整心态，消除心理顾虑。

（2）协助完善各项相关检查，诊断性刮宫或宫腔镜检查前按护理常规做好术前准备。

（3）通过饮食调节和运动降低体重，每天控制总热量、限制脂肪和糖的摄入量，保证蛋白质、维生素和电解质的摄入。

（4）指导合理用药，按时按量使用性激素类药物，不得随意停服和漏服。

（三）健康教育

（1）指导患者良好的生活方式。对于肥胖型多囊卵巢综合征患者，应控制饮食和增加运动以降低体重和缩小腰围，以增加胰岛素敏感性，降低胰岛素、睾酮水平，从而恢复排卵和生育功能。

（2）避免饮食、运动、体重及烟酒对排卵的影响，减低体脂及控制体重。

（3）指导正确、合理口服性激素类药物。

四、围绝经期综合征

围绝经期综合征（perimenopausal syndrome，PMS）又称更年期综合征，指妇女绝经前后出现性激素波动或减少所致的一系列以自主神经系统功能紊乱为主，伴有神经心理症状的一组症候群。绝经可分为自然绝经和人工绝经两类。自然绝经指卵巢内卵泡生理性耗竭所致的绝经。人工绝经者更容易发生围绝经期综合征。

临床表现：近期症状表现为月经紊乱、潮热等血管舒缩症状，心悸、眩晕、头痛、失眠、耳鸣等自主神经失调症状，注意力不集中、情绪波动大等精神神经症状等；远期症状表现为泌尿生殖器绝经后综合征、骨质疏松、阿尔茨海默病、心血管病变等。

（一）护理评估

（1）健康史：询问患者年龄、月经史、婚育史、避孕措施、既往史、有无慢性病（如血液病、高血压及代谢性疾病等）。

（2）身心状况：由患者卵巢功能减退及雌激素不足引起的症状，若家庭和社会环境变化可加重身体与精神负担，引起心情不愉快、忧虑、多疑、孤独等，较易发生失眠、多虑、抑郁、易激动等。因此，需要对患者进行全身状况的体格检查，包括妇科检查，生殖、泌尿系统检查，排除器质性病变并识别患者的主要健康问题。

（3）协助完善相关检查：卵巢功能测定、诊断性刮宫等。

（二）护理要点

（1）协助完善各项相关检查，诊断性刮宫前按护理常规做好术前准备。

（2）观察阴道流血情况，做好会阴清洁护理，观察阴道出血的性质及量，观察是否有异味。

（3）建立良好的护患关系，耐心倾听，帮助患者树立治疗的信心。

（4）嘱患者按时按量使用性激素类药物，不得随意停服和漏服。

（三）健康教育

（1）向患者耐心解释绝经是一个生理过程，以及绝经发生的原因及绝经前后身体将发生的变化，帮助患者消除顾虑。

（2）向患者介绍减轻症状的方法，如适当摄取钙剂防止骨质疏松，参加体育锻炼促进血液循环，维持肌肉良好的张力，正确对待性生活等。

（3）指导正确使用性激素类药物。

（4）保持生活规律化，坚持力所能及的体育锻炼，少食动物脂肪，多吃蔬菜水果，避免饮食无节，忌烟、酒。

（梁玉莲）

第六章　生育保健护理常规

第一节　生育保健

生育保健工作主要包括避孕和绝育。避孕措施有工具避孕（阴茎套、阴道套及宫内节育器）、药物避孕与外用避孕；绝育措施包括输卵管结扎术和输卵管粘堵术。早期人工流产术与中期妊娠引产术是避孕失败的补救措施。

一、护理评估

（1）病史：详细了解接受生育保健措施妇女的健康状况，包括现病史、既往史、月经史、婚育史及有无各种生育保健措施的禁忌证。

（2）身体及心理状况：通过对接受生育保健措施妇女进行体格检查，了解全身急慢性病、妇科各种炎症、肿瘤及宫颈的病变。同时，针对存在的不同思想顾虑为其提供良好的心理支持，如担心使用避孕套影响性快感，担心药物避孕对身体有害或使体重增加，害怕手术疼痛等。

（3）辅助检查：根据接受生育保健措施妇女的健康状况，按需要选择相应的检查，如血常规、尿常规、出凝血时间、肝功能、肾功能、心电图、B超、阴道分泌物等常规检查。

二、健康教育

（1）帮助接受生育保健措施妇女选择最适宜、安全及有效的避孕措施。

A．新婚夫妇：因其尚未生育，需要选择使用简便、短效的避孕方法。可采用男用避孕套，也可采用短效口服避孕药或外用避孕栓、薄膜等，一般暂不选用宫内节育器。

B．生育后夫妇：应选择长效、安全、可靠的避孕方法。可采用宫内节育器、男用避孕套、口服避孕药物、长效避孕针或缓释避孕药等各种方法。若对某种避孕方法有禁忌证，则不宜使用该方法。

C．哺乳期妇女：选择不影响乳汁质量和婴儿健康的避孕方法。宜选用男用避孕套、宫内节育器，不宜选用甾体激素避孕药。哺乳期放置宫内节育器，应先排除妊娠，操作应轻柔，防止损伤子宫。

D. 绝经过渡期妇女：其仍有排卵可能，应坚持避孕。首选男用避孕套。原来采用宫内节育器无不良反应者可继续使用，至绝经后半年取出宫内节育器。不宜选用甾体激素避孕药。年龄超过 45 岁的妇女一般不用口服避孕药或注射避孕针。

（2）指导落实生育保健措施。

A. 采用工具及药物避孕者，无须到医院，但应学会其使用方法、如何观察副反应及应对措施。

B. 宫内节育器放置、取出及人工流产术需要在医院门诊进行。

C. 输卵管结扎术、钳刮术需要住院进行。

第二节　药　物　避　孕

目前常用的药物避孕几乎都是女用避孕药，大多由雌激素和孕激素配伍而成，也有一些为非甾体类药物，如离子表面活性剂、醇醚类等。其原理是通过抑制排卵、阻碍受精和阻碍受精卵的着床而达到避孕效果。

一、护理评估

（1）适应证：健康育龄妇女均可采用。

（2）禁忌证：①严重心血管疾病，如高血压病、冠心病。②急性肝炎、慢性肝炎或肾炎。③血液病或血栓性疾病。④内分泌疾病，如糖尿病、甲状腺功能亢进。⑤恶性肿瘤、癌前病变、子宫病变或乳房肿块。⑥哺乳期不宜使用复方口服避孕药。⑦月经稀少或年龄大于 45 岁。⑧原因不明的阴道异常流血。⑨有精神疾病生活不能自理者。

（3）评估病史、身体及心理状况。根据接受生育保健措施妇女的健康状况，按需要选择相应的检查，如血常规、尿常规、肝功能、肾功能、心电图、B 超、阴道分泌物等常规检查。

二、护理要点

（一）服药方法

（1）短效避孕药：目前常用的短效避孕药有炔诺酮、甲地孕酮、炔诺孕酮、左炔诺孕酮等孕激素与炔雌醇组成的各种复方制剂，除一般的复方片外，还有双相片和三相片。使用方法如下：

A. 自月经周期第 5 日开始，每晚 1 片，连服 22 日，若漏服可于次日清晨补服 1 片。多于停药后 2 ～ 3 日有撤药性出血。若月经来潮，则于月经周期第 5 日开始服用下一周期药物；若停药 7 日无月经来潮，仍于第 8 日进入下一周期用药。若第 2 个月仍无月经来潮，应查找原因。

B. 强效孕激素制剂用法为月经周期第 1 日开始服，每晚 1 片，连服 21 日，然后停药 7 日，第 29 日开始服用下一周期药物。

（2）长效避孕药：长效避孕药分为口服与注射两类，效果与用药的方法有关。常用的口服类长效避孕药有复方炔诺孕酮、复方炔雌醚，注射类长效避孕药有复方己酸羟孕酮注射液、庚炔诺酮注射液等。使用方法如下：

A. 长效口服避孕药：第一次服药自月经周期第 5 日服 1 片，第 10 日服第 2 片，以后按第 1 次服药日期每月服 1 片。服药 1 次可避孕 1 个月。

B. 长效避孕针：目前有单孕激素制剂和雌、孕激素复合制剂两种。临床主要应用雌、孕激素复合制剂。一般每月注射 1 次，可避孕 1 个月。首次于月经周期第 5 日和第 12 日各肌内注射 1 支，第 2 个月在每次月经周期第 10 ～ 12 日肌内注射 1 支。一般于注射后 12 ～ 16 日月经来潮。

（3）速效避孕药：如甲地孕酮等，服用时间不受经期限制，房事后立即服用 1 片，次日清晨再服用 1 片，适用于短期探亲夫妇。

（4）缓释避孕药：是将避孕药（主要是孕激素）与具备缓慢释放性能的高分子化合物制成多重剂型，在体内持续恒定进行微量释放，起长效避孕作用。常用作皮下埋植或阴道避孕环。

（二）药物副反应的观察

（1）类早孕反应：用药后可能出现食欲不振、恶心、呕吐，甚至出现乏力、头晕等，一般无须特殊处理，数日后可减轻或消失。严重者持续 1 ～ 3 个用药周期后也可自行消退。个别妇女需要服药方可缓解症状。

（2）月经改变：对用药后发生不规则少量阴道流血、停经或月经过少的妇女，应根据不同情况予以解释，并详细了解：①有无漏服药、迟服（不定时服）药；②服药方法是否正确；③药片质量是否受损等情况。告知用药的正确方法及调整药物剂量。

（3）对用药时间长的妇女，注意体重增加及面部蝴蝶斑的出现。

（4）长期用药者每年随访 1 次，并记录月经情况、避孕效果、副反应、血压、肝脾功能、甲状腺、眼底及妇科情况。

三、健康教育

（一）短效避孕药的指导

（1）复方短效口服避孕药宜睡前服用，可减轻副反应引起的不适。若漏服应在 12 小时内补服。

（2）哺乳期妇女不宜口服避孕药，药物可影响乳汁的分泌，并通过乳汁授予婴儿。

（3）产后妇女尚未月经复潮者，可任选一天开始服药，连服 22 日，停药后 2 ～ 4 日月经即来潮，以后从月经周期的第 5 日开始服药。

（4）若需要生育，应提前半年停药，改用其他避孕措施。

（5）糖衣包裹的避孕药应保持干燥，糖衣潮解或脱落后会影响药效，不宜服用。

（6）服用避孕药期间不宜同时服用以下药物：利福平、巴比妥类药物、新霉素类抗生素、抗抑郁类药物及抗凝血药物等。

（二）长效避孕药的指导

（1）长效避孕针一般注射后 12～16 日来月经。第 1 个周期注射后，若第 19 日左右行经是正常现象。若第 2 个周期缩短至不满 23 日者，则需要到医院就诊。

（2）嘱使用长效避孕针的妇女必须按时注射。

（3）用药妇女若拟停药时，为防止体内雌激素蓄积导致月经失调，应在月经周期第 5 日，改用口服短效避孕药 3 个月，作为停用长效避孕药的过渡。

第三节　宫内节育器放置

宫内节育器（intrauterine device，IUD）是一种相对安全、有效、简便、经济而且可逆的避孕方法，是我国育龄妇女的主要避孕措施之一。

一、护理评估

（1）放置适应证：凡育龄妇女无禁忌证、要求放置宫内节育器者均可放置。

（2）置器禁忌证：妊娠或妊娠可疑者；生殖道急性炎症；人工流产出血多，怀疑有妊娠组织物残留或感染可能；中期妊娠引产、分娩或剖宫产胎盘娩出后，子宫收缩不良有出血或潜在感染可能；生殖器官肿瘤；生殖器官畸形；宫颈内口过松、重度陈旧性宫颈裂伤或子宫脱垂；严重的全身性疾病；宫腔小于 5.5 cm 或大于 9.0 cm（除外足月分娩后、大月份引产后或放置含铜无支架 IUD）；近 3 个月内有月经失调、阴道不规则流血；有铜过敏史者不能放置含铜 IUD。

（3）放置时间：

A. 置器时间：常规为月经干净后 3～7 日无性交时放置；人工流产后立即放置；产后 42 日恶露已净，会阴伤口愈合，子宫恢复正常后放置；含孕激素 IUD 在月经周期第 4～7 日放置；自然流产于月经后放置，药物流产 2 次正常月经后放置；哺乳期放置应先排除早孕；性交后 5 日内放置为紧急避孕方法之一。

B. 取器时间：月经干净后 3～7 日为宜；带器早期妊娠行人工流产同时取器；带器异位妊娠术前行诊断性刮宫时，或在术后出院前取出 IUD；子宫不规则出血者，随时可取，取 IUD 同时须行诊断性刮宫，刮出组织送病理检查，排除子宫内膜病变。

（4）评估病史、身体及心理状况。根据接受生育保健措施妇女的健康状况，按需要选择相应的检查，如血常规、尿常规、肝功能、肾功能、心电图、B 超、阴道分泌物

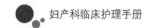

等常规检查。

二、护理要点

（一）宫内节育器放置术前准备

（1）术前护理：①测体温（一般体温在37.3 ℃以上应延迟手术）。②术前排空膀胱。③了解患者心理需求，解除思想顾虑。

（2）物品准备：①外阴、阴道消毒用物。②无菌放环包（内有弯盘、阴道窥器、宫颈钳、子宫探针、放置器、取置器、无齿圈钳、小孔巾、纱布、棉球、棉签等）。

（3）宫内节育器准备。

（二）宫内节育器放置术中配合

（1）术中密切关注受术者一般情况及情绪变化。

（2）术中随时补充所需物品（如扩宫器、节育器等）。

（3）遇取器困难者，可请B超、X线有关科室协助或借助宫腔镜取出。

（4）术毕扶受术者到休息室休息，并发给受术者置器/取器证明。

（5）协助填写手术记录。

（三）宫内节育器放置术后的观察及护理

（1）术后注意观察阴道流血情况，少数妇女出血量多的可根据出血量及时选用止血药。

（2）对术后出现较为严重的腰骶部和下腹部胀痛不适者，指导休息或按医嘱给药。

（四）心理护理

置器前后全面评估患者的心理状态，针对个体的不同特点，为其提供良好的心理支持，减轻其恐惧心理与疼痛感，以及对置器后影响性生活的顾虑等。

三、健康教育

（1）评估患者对宫内节育器放置的认识水平及接受程度，使患者了解宫内节育器放置术的方法及术前、术后的注意事项，配合手术。

（2）指导患者术前3天禁性生活；注意保暖，防止感冒。

（3）置器后休息2日，取器后休息1日，1周内忌重体力劳动，2周内禁性生活及盆浴，保持外阴清洁。

（4）嘱患者术后若发生不规则阴道流血、月经延迟、急性腹痛或严重的腰痛，应及时到医院就诊。

（5）嘱患者置器后定期进行随访，3个月内每次月经期或排便时注意有无宫内节育器脱落。

（6）建议生育期取器者采用其他避孕措施。

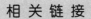

相 关 链 接

　　宫内节育器取出的适应证：①有并发症及副反应且经治疗无效。②拟改用其他避孕措施或绝育。③带器妊娠，包括宫内和宫外妊娠。④计划再生育或已无性生活不再需要避孕。⑤放置期限已满需要更换。⑥绝经过渡期停经1年内。

第四节　早期人工终止妊娠术

　　早期人工终止妊娠术是一种避孕失败的补救措施，其方法可分为药物流产和手术流产，都称为人工流产（artificial abortion）。

一、药物流产

　　药物流产是用药物而非手术终止早孕的一种避孕失败的补救措施。目前，临床应用的流产药物为米非司酮和米索前列醇，两者配伍应用终止早孕完全流产率达90%以上。

　　（一）护理评估

　　（1）适应证：早期妊娠≤49日可门诊行药物流产；早期妊娠>49日应酌情考虑，必要时住院流产；本人自愿，血或尿HCG阳性，超声确诊为宫内妊娠；有人工流产术高危因素者，如瘢痕子宫、哺乳期、宫颈发育不良或严重骨盆畸形；多次手术流产史，对手术流产有恐惧和顾虑心理者。

　　（2）禁忌证：①应用米非司酮的禁忌证如肾上腺及其他内分泌疾病、妊娠期皮肤瘙痒史、血液病、血管栓塞等。②使用前列腺素药物禁忌证如心血管疾病、青光眼、哮喘、癫痫、结肠炎等。③带器妊娠、异位妊娠。④其他：过敏体质，妊娠剧吐，长期服用抗结核、抗癫痫、抗抑郁、抗前列腺素药等。

　　（二）护理要点

　　（1）指导服药方法：

　　A.米非司酮分顿服法和分服法。顿服法为200 mg一次口服。分服法为总量150 mg，分2日服用，第1日晨服50 mg，12小时后再服25 mg，连服2日。每次服药前后至少空腹2小时。于家里服药。

　　B.于服药的第3日早上口服米索前列醇0.6 mg，服药前后空腹2小时。

　　（2）告知患者服药后注意阴道流血时间，若流血多随时回院就诊。

　　（3）安排第3日口服米索前列醇后回医院观察：

　　A.观察阴道流血情况。

　　B.观察患者出现的副反应，如恶心、呕吐、腹痛、腹泻。子宫收缩痛时安慰患者并告知药物的副反应，做好心理护理及生活护理。

    C. 嘱患者有阴道排出物时要留取检查。

    D. 检查阴道排出物有无绒毛、胚胎，并注意检查是否完整。

    E. 观察有无过敏及感染出血等，做好阴道大出血抢救的各种准备。

    （4）若第 3 日回院观察至 10:00，患者未排组织物者，应通知医生予补服药量；至 14:30 仍未排组织物者，应再报告医生进行处理。

（三）健康教育

（1）完全排出胚胎、绒毛者，2 周后抽血查 HCG。

（2）绒毛排出不全或未排出者，1 周后抽血查 HCG，必要时行 B 超检查。

（3）阴道流血多，随诊。

（4）禁性生活及盆浴 1 个月。

（5）月经来潮干净后门诊复查。

二、人工流产术

因意外妊娠、疾病等原因而采用人工方法终止妊娠，是避孕失败的补救方法。

（一）护理评估

（1）适应证：妊娠 10 周内要求终止妊娠而无禁忌证，患有某种严重疾病不宜继续妊娠。

（2）禁忌证：生殖道炎症；各种疾病的急性期；全身情况不良，不能耐受手术；手术当日 2 次体温在 37.5 ℃以上。

（3）评估病史、身体及心理状况。按需要选择相应的检查，如血常规、尿常规、肝功能、肾功能、心电图、B 超、阴道分泌物等常规检查。

（二）护理要点

1. 药物流产服药后的观察与护理

（1）密切观察血压、脉搏，阴道出血，有无胚囊排出，及腹泻、腹痛副反应，个别副反应严重的需要对症处理。

（2）胚囊排出后，要认真检查并注意观察出血情况，出血多的要及时处理。

2. 人工流产术前后的观察与护理

（1）术前询问病史及进行必要的检查，协助医生掌握手术适应证和禁忌证；术前体温不超过 37.5 ℃。

（2）术中要严格无菌操作；随时注意观察患者的反应，若出现面色苍白、出冷汗等情况，要立即报告医生暂停操作，给予吸氧、测血压，待异常情况排除后方可继续手术。

（3）术后应留院休息 1～2 小时，观察腹痛及阴道流血等情况，若无异常可回家休息。

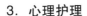

3. **心理护理**

术前后全面评估患者的心理状态，向患者简单介绍手术过程，针对个体的不同特点，提供良好的心理支持。

（三）健康教育

（1）对药物流产后出血时间较长和出血量较多的患者予以关心，帮助其配合治疗。

（2）指导患者术后保持外阴清洁，1个月内禁盆浴。

（3）一般术后1周左右阴道会有少量的出血，若出血多于月经量并伴有腹痛应随时到医院就诊。

（4）吸宫术后休息2周，钳刮术后休息2～4周。有腹痛或出血多者，应随时到医院就诊。

（5）指导夫妇双方采用安全可靠的避孕措施。

相 关 链 接

人工流产术并发症

（1）出血：妊娠月份较大时，因子宫较大，子宫收缩欠佳，出血量多。

（2）子宫穿孔：是人工流产术的严重并发症。发生率与手术者操作技术及子宫本身情况（如哺乳期子宫妊娠、剖宫产后瘢痕子宫妊娠等）有关。

（3）人工流产综合反应：指手术时疼痛或局部刺激，使受术者在术中或术毕出现恶心、呕吐、心动过缓、心律不齐、面色苍白、头昏、胸闷、大汗淋漓，严重者甚至出现血压下降、昏厥、抽搐等迷走神经兴奋症状。这与受术者的情绪、身体状况及手术操作有关。

（4）漏吸或空吸：施行人工流产术未吸出胚胎及绒毛而导致继续妊娠或胚胎停止发育，称为漏吸。误诊宫内妊娠行人工流产术称为空吸。

（5）吸宫不全：指人工流产术后部分妊娠组织物的残留。

（6）感染：可发生急性子宫内膜炎、盆腔炎等。

（7）羊水栓塞：少见。

（8）远期并发症：有宫颈粘连、宫腔粘连、慢性盆腔炎、月经失调、继发性不孕等。

第五节　中期人工终止妊娠术

孕妇患有严重疾病不宜继续妊娠或为防止先天畸形儿出生，需要终止中期妊娠，可以采取乳酸依沙吖啶引产或水囊引产。

一、护理评估

（1）适应证：①妊娠 13 周至不足 28 周患有严重疾病不宜继续妊娠。②妊娠早期接触导致胎儿畸形的因素，检查发现胚胎异常。

（2）禁忌证：①严重的全身疾病。②各种急性感染性疾病、慢性疾病急性发作期及生殖器官急性炎症。③肝肾疾病能耐受手术者不作为水囊引产禁忌证。④剖宫产术或子宫肌瘤剔除术 2 年内、宫颈有陈旧性裂伤者慎用。⑤术前 24 小时内 2 次体温超过 37.5 ℃。⑥前置胎盘或局部皮肤感染。

（3）评估病史、身体及心理状况。按需要选择相应的检查，如血常规、尿常规、肝功能、肾功能、心电图、B 超、阴道分泌物等常规检查。

二、护理要点

1. 物品准备

（1）乳酸依沙吖啶引产穿刺包：无齿卵圆钳 2 把，7 号或 9 号腰椎穿刺针 1 个，弯盘 1 个，5 mL 注射器 2 个，孔巾，纱布，灭菌手套。

（2）水囊引产包：将消毒后的 2 个避孕套套在一起成双层用作制备水囊，再将 14 号橡皮导尿管送入避孕套内 1/3，用丝线将囊口缚扎于导尿管上。排空囊内空气后将导尿管末端扎紧，灭菌后备用。宫颈扩张器 1 套。其余物品同乳酸依沙吖啶引产穿刺包。

2. 术前护理

（1）向患者做好解释，消除其顾虑。

（2）遵医嘱做皮肤准备，清洁脐部。

（3）术日清晨测体温、脉搏、呼吸、血压，有异常者及时报告医生。

（4）乳酸依沙吖啶引产者，注药前自解小便，排空膀胱。

（5）水囊引产者，术前 3 天行阴道抹洗，每天 1 次。

（6）协助医生制备水囊。

3. 术后护理

（1）乳酸依沙吖啶引产者，注药后嘱孕妇按压腹部注射点 30 分钟。

（2）水囊引产者卧床休息，每日清洁外阴 2 次。

（3）每日测体温、脉搏、呼吸 3 次。

（4）严密观察腹痛及阴道流液、流血情况，有规律宫缩者转送产房待产。

（5）水囊引产者注意水囊有无脱出，24 小时无宫缩者，转送产房牵引水囊，并静脉滴注催产素。

（6）接产处理与正常分娩处理相同。

（7）产后按产褥期的护理进行常规护理。

三、健康教育

（1）评估孕产妇情绪变化，予以同情、宽慰、鼓励和帮助，减轻其无助感。

（2）予以饮食及休息指导。

（3）嘱产妇产后 6 周禁止性生活及盆浴。

（4）为产妇提供避孕指导。

（5）嘱产妇发现异常情况应及时返院就诊。

第六节　输卵管绝育术

输卵管绝育术是通过切断、结扎、电凝、钳夹、环套输卵管或用药物粘堵、栓堵输卵管管腔，使精子与卵子不能相遇而达到绝育目的，是一种安全、永久性的节育措施，且可逆性高。临床常用的手术方法有传统的经腹壁小切口输卵管结扎术和经腹腔镜输卵管绝育术。

一、护理评估

（1）适应证：①自愿接受绝育术且无禁忌证。②患有严重全身疾病不宜生育。③患某些遗传病或精神分裂症。

（2）禁忌证：①全身状况不佳，如心力衰竭、患血液病等，不能耐受手术。②各种疾病急性期，腹部皮肤有感染灶或患有急性、慢性盆腔炎。③患严重的神经官能症。④ 24 小时内 2 次体温达 37.5 ℃或以上。⑤患有腹腔粘连、心肺功能不全、膈疝等，其为腹腔镜下输卵管绝育术的禁忌证。

（3）手术时间选择：①非孕妇女在月经干净后 3 ～ 4 日。②人工流产或取节育器后。③自然流产月经复潮后；分娩后 48 小时内；剖宫产同时实施绝育术。④哺乳期或闭经妇女则应排除早孕后再行绝育术。

（4）麻醉方式：采用局部麻醉、硬膜外麻醉或静脉全身麻醉。

二、护理要点

1．术前护理

（1）协助医生掌握手术适应证和禁忌证，选择恰当的手术时间。

（2）术前 24 小时内测体温 2 ～ 3 次均正常，常规做皮肤准备。

（3）术前 1 日口服缓泻剂或肥皂水灌肠，术前 1 日晚上用镇静剂。

（4）术日清晨禁食，术前排空膀胱。

2．术后护理

（1）术后为患者提供安静舒适的环境，定期测量血压、脉搏、呼吸、体温并记录。

（2）注意观察腹痛、腹腔内出血或脏器损伤征象。注意观察腹部伤口渗血情况。

（3）除全身麻醉、硬膜外麻醉外，可不禁食。术后静卧数小时后可下床活动。鼓励患者及早排尿。

（4）术后观察有无体温升高，以防止并发感染。

（5）心理护理：术前、术后全面评估患者的心理状态，针对个体的不同特点，为其提供良好的心理支持，减轻其恐惧心理与疼痛感，以及对手术后遗症、手术对性生活的影响等的顾虑。

三、健康教育

（1）评估患者对手术的认识水平及接受程度，使患者了解绝育术的方法，麻醉方式，用药及术前、术后的注意事项，配合手术。

（2）术后鼓励患者早期下床活动，指导初次起床时，坐立片刻后再下床活动，防止因直立性低血压所致的跌倒。

（3）嘱术后休息 3～4 周，禁止性生活 1 个月。

（4）嘱定期随访。

（谢品燕）

第七章 辅助生殖护理常规

第一节 宫腔内人工授精术

人工授精（artificial insemination，AI）是指通过非性交方式将精子原液或处理后的精液注入女性生殖道内以实现精子和卵子自然结合，达到妊娠目的的助孕方式。其目的是通过精液处理提高精子活力，增加到达受精部位的精子数量，提高受孕的机会。

一、护理评估

（1）了解患者的不孕原因、年龄、职业、月经史。

（2）查看术前检查是否完善。

（3）检查身份证、结婚证和自愿接受辅助生殖技术承诺书是否齐全。

（4）已签署手术知情同意书。

（5）心理—社会支持：了解患者的担忧、焦虑、经济顾虑等。

（6）适应证：①男性因为少精、弱精、精液液化时间延长或不液化、性功能障碍、生殖器畸形等原因不育。②女性因宫颈因素不孕。③女性因生殖道畸形及心理因素导致性交不能等而不孕。④免疫性不孕。⑤不明原因不孕。

（7）禁忌证：①男、女一方患有严重的遗传、躯体疾病或精神心理疾患。②男、女一方有生殖泌尿系统的急性感染性疾病或性传播疾病。③男、女一方近期接触致畸射线、毒品、药品并处于作用期。④男、女一方有吸毒等严重不良嗜好。

二、护理要点

（一）准备

（1）护士：洗手，戴口罩、帽子。

（2）物品：消毒妇产科内窥镜、无菌人工授精管、1 mL 注射器、大头棉签、无菌生理盐水、宫颈钳（必要时）、有标识的已处理好的精液。

（3）环境：层流手术室。

（4）患者：排空膀胱，仰卧截石位。

（二）操作程序

（1）向患者解释操作的过程、目的及可能的感受，以减轻其紧张情绪。

（2）配合医生调整冷光源，及时递送所需物品。

（3）指纹识别患者身份，和患者一起核对其名字与精液标本上的名字是否一致。

（4）协助医生用阴道窥器暴露宫颈及阴道。

（5）协助医生用细小棉签轻轻拭去阴道宫颈分泌物，再次与医生、患者一起核对精液标本上的名字后，协助医生用 1 mL 注射器把精液吸入人工授精管，再注入患者宫腔内。

（6）送患者回病房，执行术后医嘱。

（7）嘱术后放松平卧半小时，无不适即可回家。

三、健康教育

（1）术后不需要久卧，休息 30 分钟后无不适可离院。回家后可正常活动，但应避免盆浴及剧烈运动。

（2）术后第 2 天回生殖中心行 B 超检查，如卵泡已破裂，可以按医嘱给予黄体支持，以利于胚胎着床。

（3）告知人工授精可能发生的并发症如卵巢过度刺激综合征、异位妊娠、盆腔感染等。若发生并发症，须及时就诊。

（4）嘱患者术后 14 ～ 16 天检查尿或血 HCG，以确认是否妊娠。

（5）如果妊娠，继续黄体支持，3 周后回院行 B 超检查，以明确胚胎发育情况。

（6）如果未妊娠，可停用黄体支持药物，停药后月经会自然来潮。需要继续治疗者，可择期回院就诊，确定下一步治疗方案。

相 关 链 接

（1）人工授精的时间在排卵前 48 小时至 12 小时内最易成功。预测排卵日的准确而可靠的方法是测定 LH、E2，主要根据血清或尿中的 LH 峰值时间预测排卵日。若使用血清或尿标本测定 LH 应在估计排卵日前 2 ～ 3 天开始。行人工授精应在血 LH 峰值当天或尿 LH 峰值后 1 ～ 2 天进行。若注射 HCG 控制排卵时间，则应在 HCG 注射后 24 ～ 36 小时进行。

（2）人工授精时注入精液过快、过量时，常因精液中含有前列腺素，使子宫平滑肌收缩而导致下腹痉挛性疼痛，故应控制注入精子悬液的量和速度。同时，避免操作时擦伤子宫颈管、子宫内膜。注入量一般不超过 0.3 mL。

第二节　体外受精和胚胎移植

体外受精－胚胎移植技术（in vitro fertilization and embryo transfer，IVF-ET），俗称试管婴儿，是指从卵巢内取出卵子，与精子在体外受精形成胚胎，再移植到子宫腔内，着床发育成胎儿的全过程。IVF-ET 包括控制性超促排卵、取卵、体外受精和胚胎移植四个步骤。

一、控制性超促排卵

控制性超促排卵（controlled ovarian hyperstimulation，COH）是指采用药物手段，在可控范围内刺激卵巢诱发多个卵泡的发育和成熟的方法。

（一）护理评估

（1）了解患者年龄、职业、受教育程度、住址、不孕时间、不孕原因、月经史、体重。

（2）了解患者对其使用的促排卵方案的了解程度及其心理反应。

（3）查看应用辅助生育技术前的体格检查是否完善。

（4）检查身份证、结婚证和自愿接受辅助生殖技术承诺书是否齐全。

（5）适应证：应用 IVF-ET 等技术行辅助生育的不孕患者。

（二）护理要点

1．准备

（1）护士：着装整洁，执行无菌操作时戴口罩，洗手。

（2）物品：带阴道探头 B 超机 1 台、消毒探头套、碘附、外用生理盐水、妇检单、注射器、消毒棉签、安尔碘。

（3）环境：整齐清洁的注射室、B 超室。

（4）患者：做 B 超前排空膀胱，仰卧截石位。

2．操作程序

（1）健康教育。详细介绍 IVF-ET 整个流程安排、费用、成功率，让患者清楚了解整个过程的时间安排。

（2）指导患者完成各项常规化验检查，对于化验检查结果异常者，应及时就诊治疗。

（3）证件准备。进行 IVF-ET 治疗的夫妻必须是合法夫妻，并且必须符合国家生育政策。不孕夫妇需要准备双方身份证、结婚证，证件核查后扫描或复印留档，签署允许生育承诺书并建立 IVF-ET 档案。

（4）指导签署知情同意书。协助医生向患者充分解释知情同意书的内容，并指导不孕夫妇双方签署相应的知情同意书，尊重患者的知情权和选择权。

（5）遵医嘱使用促排卵药物，并告知患者促排卵药物的性能、剂量、用法及药物的保存方法。

（6）协助医生行阴道超声监测卵泡发育，并记录卵泡数目、大小和子宫内膜的厚度。

（7）每次做 B 超后嘱有关用药注意事项和下次复查时间。

（8）遵医嘱抽血查相关性激素水平，及时追踪结果并报告医生。

（9）卵泡直径达 14 ～ 15 mm 时，提醒患者丈夫排精 1 次，避免由于长时间不排精影响取卵日精子的质量。需要检测尿 LH 的患者，教会患者正确使用 LH 检测尿板，监测尿 LH 峰值的出现。

（10）当主导卵泡直径达 18 ～ 20 mm 时，按医嘱抽血测性激素水平及用 LH 尿板测 LH 水平，嘱患者晚上按时按量注射 HCG 药物。

（11）嘱患者于注射 HCG 后 34 ～ 38 小时（即隔一天上午 7∶30）回院行取卵术。取卵日需要吃早餐，但避免喝太多水，避免使用香水等芳香物质。若拟麻醉下取卵者，术前禁食、禁饮 8 小时。

（12）嘱取卵日上午患者丈夫来院取精。

（13）患者对药物反应不良或反应过度时，及时采取心理疏导，舒缓患者焦虑和恐惧心理。

（三）健康教育

（1）告知患者整个促排卵方案的时间安排。

（2）嘱按时按量正确使用促排卵药物，按时回院复查。

（3）嘱有药物不良反应要及时告知医生或护士。

（4）避免剧烈运动，如跑步、打球、瑜伽等。

（5）正常作息，均衡饮食，避免熬夜、感冒、腹泻。

（6）保持轻松、愉悦心态，避免不良情绪，从而影响人体内分泌系统。

相 关 链 接

Michael 等学者根据促性腺激素释放激素（gonadotropin-releasing hormone，GnRH）在 IVF-ET 的应用情况，将控制性超促排卵方案分为经典长方案、短方案、超长方案、拮抗剂方案及近年来采用的改良长方案、微刺激方案、自然周期方案、黄体期促排方案等。根据患者的卵巢功能，选择合适的促排卵方案，目的是使患者在最短的时间内，花费最少的开支，获得优质卵子，培育成优质胚胎进行移植并获得妊娠，同时减少患者应用大剂量促排药物引起的不适与并发症。

二、经阴道超声显像引导下穿刺取卵术

经阴道超声显像引导下行穿刺取卵术（ovum-pick up，OPU）是在阴道超声显像引导下穿刺卵泡，抽出卵泡液，从而获得卵子，是一种安全、有效、相对简单、可重复进行的取卵术式，是目前 IVF 常规收集卵子的方法。

（一）护理评估

（1）了解患者的不孕时间、不孕原因、年龄、职业、月经史。

（2）了解患者对取卵术的了解程度及心理反应。

（3）查看术前检查是否完善。

（4）检查身份证、结婚证、自愿接受辅助生殖技术承诺书是否齐全。

（5）检查是否已签署术前知情同意书。

（6）适应证：①应用 IVF-ET 技术辅助生育的患者。②促排卵治疗中卵巢反应过度的患者。

（二）护理要点

1. 准备

（1）护士：穿手术衣，戴消毒口罩、帽子，洗手。

（2）物品：无菌取卵敷料包（内有底巾 1 块、孔巾 1 块、裤腿 2 条、探头布套 1 块）、无菌取卵器械包（内有弯盘 1 个、小烧杯 2 个、敷料盅 1 个、妇产科内窥镜 1 个、弯头卵圆钳 1 个、纱球 8 块、大头棉签 6 支）、穿刺针、消毒大胶管、消毒穿刺架、无菌生理盐水、无菌大试管、无粉无菌手套、无菌探头套、试管保温器（保温器调至 37 ℃）、负压吸引器（负压调至 120 ～ 140 mmHg）、无菌手术衣。

（3）环境：洁净的手术室。

（4）患者：查对患者夫妻双方身份证、结婚证、指纹，人脸核对，患者戴腕带（标注夫妻双方姓名、年龄、手术日期、手术类型），换手术衣，戴消毒帽，排空膀胱。

2. 操作程序

（1）指导患者排空膀胱，取膀胱截石位。

（2）通过指纹、腕带识别患者身份，与医生、患者及培养室人员一起核对患者夫妇的姓名、年龄、周期数、助孕方式。

（3）取卵前测量生命体征，术中行心电监护，密切观察生命体征变化。

（4）需要肌内注射杜冷丁止痛者，应详细询问有无注射禁忌证。若需要静脉麻醉者，应评估患者有无禁食、禁饮及近期有无呼吸道感染情况，并建立静脉通道，吸氧。

（5）用无菌生理盐水冲洗外阴和阴道直至阴道无分泌物为止。

（6）配合医生调整冷光源，及时递送所需物品。

（7）协助医生把无菌探头套套在阴道 B 超探头上。

（8）取卵针连接试管和负压吸引器，检查抽吸系统连接是否紧密不漏气，负压吸引器压力是否正常，试管恒温架温度是否正常。

（9）术中配合医生抽吸卵泡液，及时更换大试管，避免卵泡液过满吸进负压吸引装置。

（10）卵泡液吸出后，尽快将试管交与培养室人员，缩短传递时间，注意试管保温和避光。

（11）术中注意观察患者的一般情况，非静脉麻醉者可向患者解释取卵进程，强调穿刺时身体不能移动，以免伤到邻近脏器。

（12）取卵术后监测患者血压、脉搏，观察腹痛、阴道出血、排尿情况。若穿刺点有出血，可阴道塞纱止血并做好记录，2～4小时后取出，必要时遵医嘱使用止血药物。

（13）遵医嘱给予药物黄体支持，做好用药指导。告知患者行胚胎移植术的时间及注意事项。

（14）患者术后观察1～2小时无明显不适，测量血压、脉搏正常后方可离院。

（15）部分患者可能会出现腹胀、恶心、呕吐，严重者甚至出现尿少、呼吸困难、心悸、头晕眼花等卵巢过度刺激征症状，应及时就诊。

（三）健康教育

（1）告知取卵术中可能出现的不适，指导患者配合手术操作。

（2）术后必须留院观察1～2小时，经医护人员检查无异常方可离院。

（3）术后2周禁止性生活及剧烈运动，避免急剧和大幅度改变体位，预防卵巢扭转。

（4）回家后若有发热、头晕、剧烈下腹痛、阴道流血多于月经量，或腹胀、恶心、呕吐、尿少、呼吸困难等，应立即急诊就诊。

（5）术后宜高热量、高蛋白、高维生素、易消化饮食，注意保暖，避免感冒。

（6）按医嘱使用黄体支持的药物，告知胚胎移植的时间及有关注意事项。

相 关 链 接

取卵过程尽量避免影响卵子的质量，正确处理无菌和无毒的关系，灭菌剂在杀菌的同时，若有残留也可能对胚胎产生毒性，如酒精可能引起受精卵的无性分裂。因此，除了手术者的手部消毒以外，在保证患者术前没有患感染性疾病的前提下，整个术程均可以无菌生理盐水的彻底清洗代替灭菌剂以求尽可能无菌。若用灭菌剂消毒，必须再用生理盐水彻底冲洗，避免灭菌剂残留。

三、胚胎移植术

胚胎移植（embryo transfer，ET）是指通过胚胎移植导管把体外受精培养获得的胚胎移植到子宫腔内。目前大多数采用经腹部B超引导行胚胎移植。

（一）护理评估

（1）了解患者的不孕时间、不孕原因、年龄、职业、月经史，了解新鲜周期治疗或前次冷冻移植周期经过、术后情况。

（2）了解患者对胚胎移植术了解程度。

（3）检查身份证、结婚证和自愿接受辅助生殖技术承诺书是否齐全。

（4）检查是否已签署知情同意书。

（5）了解术前各项常规检查是否齐全。

（6）适应证：①应用 IVF-ET 技术辅助生育的患者。②有冷冻胚胎保存的患者。

（二）护理要点

1．准备

（1）护士：穿手术衣，戴消毒口罩、帽子，洗手。

（2）物品：消毒移植包（内有底巾 1 块、孔巾 1 块、裤腿 2 条、弯盘 1 个、小烧杯 1 个、妇产科内窥镜 1 个、宫颈钳 1 个、无齿弯头卵圆钳 1 个、纱球 2 块、大头棉签 5 支、小棉签 3 支）、移植管、1 mL 注射器、外用生理盐水、无粉消毒手套。

（3）环境：洁净手术室。

（4）患者：查对患者夫妻双方身份证、结婚证，指纹、人脸核对，患者戴腕带（标注夫妻双方姓名、年龄、手术日期、手术类型），换手术衣，戴消毒帽，保持膀胱轻度充盈。

2．操作程序

（1）通过指纹、腕带识别患者身份。和医生、患者及培养室人员一起核对患者夫妇姓名、移植胚胎个数和胚胎类型。

（2）患者取膀胱截石位，移植前 2 小时免解小便，让膀胱处于半充盈状态有利于超声下观察子宫腔。

（3）配合医生调整冷光源，及时递送所需物品。

（4）医生用大棉签拭净患者阴道、宫颈分泌物，宫颈口及宫颈内管的分泌物则以细小棉签蘸取生理盐水擦净。

（5）把胚胎移植内管连接 1 mL 注射器，核对患者夫妻姓名后递给培养室技术员装载胚胎。

（6）医生把移植外管置入宫腔适当位置，护士将装载胚胎的内管送入外管套内，注入胚胎前再次核对患者夫妻姓名，确认无误后，把胚胎注入宫腔。注后退管时拇指要顶紧 1 mL 注射器活塞，以免胚胎遗留在移植管内。

（7）取出移植管，把移植管送回培养室检查胚胎有无遗留。

（8）术后嘱患者不要憋尿，休息 15 分钟后即可离院。

（9）继续使用黄体支持药物。

（三）健康教育

（1）向患者讲解胚胎移植过程，避免紧张情绪。

（2）术后不要憋尿，休息 15 分钟后即可离院。

（3）2 周内避免做剧烈的体力活动及重体力劳动，避免较热的淋浴特别是桑拿浴。

（4）术后均衡饮食，避免感冒、腹泻及性生活，避免接触化学性刺激物质。

（5）按时按量正确使用黄体支持药物。

（6）部分患者可能会出现腹胀、恶心、呕吐，严重者甚至出现尿少、呼吸困难、心悸、头晕眼花等卵巢过度刺激综合征的症状，应及时就诊。

（7）移植术后第 14 天，留晨尿做妊娠试验，阳性者要回院抽血查 HCG 值，继续黄体支持。3 周后行 B 超检查，了解胎囊数目与胎心搏动情况。如果出现多胎应施行减胎术。妊娠后定期进行产科检查，以确保母婴安全。

（8）妊娠试验阴性者，停用黄体支持药物，停药后月经会自然来潮。需要继续治疗者，可择期回院就诊，确定下一步治疗方案。

（9）有胚胎继续冷冻保存者，告知其数目及续费相关注意事项。

相 关 链 接

《人类辅助生殖技术规范》规定，每周期移植卵子、合子、胚胎总数不超过 3 个。体外受精与胚胎移植第 1 周期，若患者年龄小于 35 岁，移植胚胎总数不超过 2 个。

四、经阴道卵巢囊肿穿刺术

经阴道卵巢囊肿穿刺术是在阴道超声显像指引下，把卵巢内液性囊肿通过负压抽出体外。

（一）护理评估

（1）了解患者疾病诊断、年龄、月经周期及治疗方案。

（2）根据 B 超报告了解卵巢囊肿位置、大小。

（3）了解患者对卵巢囊肿的认识程度及心理反应，检查膀胱排空情况，测量生命体征。

（4）适应证：在做 IVF-ET 前行 B 超检查发现的卵巢内液性囊肿。

（二）护理要点

1. 准备

（1）护士：穿手术衣，戴消毒口罩、帽子，洗手。

（2）物品：无菌敷料包（治疗巾 1 块、底巾 1 块、孔巾 1 块、裤腿 2 条、探头布套 1 块）、无菌器械包（弯盘 1 个、小烧杯 2 个、敷料盅 1 个、弯头卵圆钳 1 个、阴道窥器 1 个、纱球 8 块、大头棉签 5 支）、16G 取卵针、无菌大胶管、无菌穿刺架、安多福、无菌大试管、无粉无菌手套、无菌 B 超探头套、负压吸引器、无菌手术衣。

（3）环境：洁净手术室。

（4）患者：查对患者身份证，人脸证件核对。患者佩戴腕带（标注姓名、年龄、

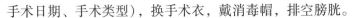

手术日期、手术类型），换手术衣，戴消毒帽，排空膀胱。

2. 操作程序

（1）核对患者腕带信息，向患者解释卵巢囊肿穿刺的手术过程，以缓解患者紧张心理。

（2）患者解小便，取膀胱截石位。用安多福冲洗外阴和阴道直至阴道无分泌物为止。

（3）术前测体温、血压、脉搏。

（4）术中配合医生抽吸囊肿液，心电监护注意观察患者的一般情况，向患者强调穿刺时身体不能移动。

（5）如果抽出液体是黏稠巧克力状液体，应加大负压压力。若穿刺针堵塞，可用生理盐水加大负压把堵塞物吸出；若不能吸出，应更换穿刺针。

（6）术后监测患者血压、脉搏，观察腹痛、阴道出血情况。若穿刺点有出血，可阴道塞纱球止血并做好记录，2～4小时后取出，必要时遵医嘱使用止血药物。

（7）抽出液用标本瓶装好，写上姓名，注明左侧还是右侧卵巢，术后送检。

（8）患者术后观察1～2小时无明显不适，测量血压、脉搏，无异常方可离院。

（三）健康教育

（1）告知患者术中可能出现不适及手术配合方法。

（2）告知患者手术后的注意事项及随诊指征。

（3）告知患者1周后有病理报告，并复诊。

相 关 链 接

体外授精 - 胚胎移植中，在超排卵前进行常规 B 超检查，以了解卵巢情况，若发现卵巢液性囊肿，通常会行卵巢囊肿穿刺术，把囊肿液抽出，以避免影响超排卵监测，但由于囊肿包膜还存在，一段时间后卵巢囊肿会复发。

五、附睾/睾丸取精术

附睾/睾丸取精是指通过微创手术获取附睾或睾丸精子后行卵胞质内单精子注射（intracytoplasmic sperm injection，ICSI）或冷冻，是治疗梗阻性无精子症的助孕技术。

（一）护理评估

（1）了解患者年龄、男科检查情况、性激素检查和染色体核型检查结果。

（2）了解患者对附睾/睾丸取精术的认知度。

（3）评估手术环境。

（4）适应证：①阻塞性无精症。②部分非阻塞性无精症。

（二）护理要点

1. 准备

（1）护士：更换手术衣，戴消毒口罩、帽子，洗手。

（2）物品：无菌取精手术包（孔巾1块、弯盘1个、取精钳2个、输精管分离钳1个、眼科镊1个、眼科剪1把、大方纱10块）、安多福、外用生理盐水、头皮针1支、10 mL注射器1支、30 mL注射器1支、大头棉签、无菌手套、长胶布、0.1%利多卡因1～2支。

（3）环境：洁净的手术室，同时没有其他患者同室手术，以照顾患者心理。

（4）患者：查对患者身份证，人脸证件核对。患者佩戴腕带（标注姓名、年龄、手术日期、手术类型），更换手术衣，戴一次性帽子，排空膀胱。

2. 操作程序

（1）核对腕带，嘱患者解小便，取膀胱截石位。

（2）用安多福擦洗外阴、阴茎、阴囊，再用外用生理盐水把安多福冲洗掉。

（3）用5 mL注射器吸取0.1%利多卡因5 mL做局部麻醉准备。

（4）调整冷光源，及时递送手术所需物品。

（5）附睾取精时，局部麻醉后协助医生从附睾抽吸精液，并把抽出液注入装有培养液的培养皿并传递至培养室以检查其内有无精子。若发现有足够精子，结束手术。若未发现精子或精子数量不足，穿刺抽吸另一侧附睾。若仍未发现精子，则行睾丸取精术。

（6）睾丸取精时，协助医生把从睾丸取出的曲细精管放在装有培养液的培养皿并传递至培养室培养。

（7）术中观察患者面色、疼痛程度，指导其深呼吸，使其放松。

（8）术毕用纱块按压手术部位1～3分钟，必要时加压包扎，无出血后用大方纱固定。嘱患者穿贴身内裤以托起阴囊。

（9）术后留观1小时，确保手术部位无出血、无阴囊肿胀、无明显疼痛及头晕等症状方可离院。

（10）按医嘱口服抗生素6天。

（三）健康教育

（1）术后3天内，保持伤口清洁、干燥。

（2）适当休息，术后2周禁止剧烈运动，如跑步、打球、骑自行车等。

（3）术后禁止性生活2周。

（4）遵医嘱服用抗生素预防感染。

（5）若有发热、伤口渗血、伤口疼痛加剧、阴囊肿胀等不适应及时随诊。

（6）对穿刺找到精子的患者，建议将精子冷冻保存准备后续卵细胞质内单精子注射治疗；对未找到精子的患者，做好解释安慰工作，告知其前往男科复诊或咨询有关供精助孕的流程和相关事宜。

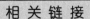

相 关 链 接

对无精症患者，通过穿刺附睾或提取睾丸组织获得其精子，必须通过 ICSI 注射进行辅助受精。而此项技术绕过了自然受精过程对精子的筛选，可能将携带染色体异常、基因缺陷或突变的精子注入卵泡浆内，从而将各种遗传缺陷传给下一代，且在临床使用前缺乏足够的动物试验和临床资料证明其安全性，因此，无论在科学方面还是伦理方面，ICSI 都存在争议和批评，不能滥用。

第三节 卵细胞质内单精子注射

卵胞质内单精子注射（ICSI）是将单个精子通过显微注射的方法注入卵母细胞胞质内，从而使精子和卵母细胞被动结合受精，形成受精卵并进行胚胎移植，以达到妊娠的目的。

一、护理评估

（1）健康史：询问男女双方有无影响生育的疾病、外伤史；了解男女双方结婚年龄、婚育史及性生活情况；询问双方生活习惯、嗜好及环境情况；询问女方年龄、生长发育情况、月经史及生育史，既往行 IVF 或 ICSI 的治疗经历，既往行宫腔镜或腹腔镜手术治疗经历。

（2）体格检查：对双方进行全身检查，重点检查生殖器官的发育和病变情况。

（3）辅助检查：了解男女双方进入治疗周期前的系列辅助检查是否完善。男方精液常规检查异常者应至少复查 2 次。无精症的患者需要了解附睾或睾丸活检手术史，确定有存活精子可考虑 ICSI 治疗。必要时可行染色体核型分析，Y 染色体微缺失及少、弱、畸形精子症相关遗传性疾病基因的检查。

（4）检查双方身份证、结婚证和自愿接受辅助生殖技术承诺书是否齐全。

（5）适应证：①严重少、弱、畸形精子症。②不可逆的梗阻性无精子症。③生精功能障碍（排除遗传缺陷所致）。④免疫性不育。⑤体外授精失败。⑥精子顶体异常。⑦需要行植入前胚胎遗传学检测。⑧取精困难或取卵后不能射精者，可平时收集精液冻存备用。若紧急情况无备用精子，可取附睾或睾丸精子进行 ICSI 作为一种补救措施。

（6）禁忌证：①男女任何一方患有严重的精神疾患、泌尿生殖系统急性感染性传播疾病。②患有《中华人民共和国母婴保健法》规定的不宜生育的、目前无法进行胚胎植入前遗传学诊断的遗传性疾病。③任何一方具有吸毒等严重不良嗜好。④任何一方接触致畸量的射线、毒物、药品并处于作用期。⑤女方子宫不具备妊娠功能或患严重躯体疾病不能承受妊娠。

二、护理要点

见本章第二节"体外受精和胚胎移植"相关内容。

三、健康教育

见本章第二节"体外受精和胚胎移植"相关内容。

相 关 链 接

ICSI 是把自然情况下很难受精的精子直接注射到卵细胞内，避开了自然受精过程对精子的筛选，这很有可能将遗传缺陷传给下一代，且 ICSI 的操作对卵子会造成一定程度的损害。目前，对其安全性的研究主要集中在以下三方面：

（1）用于 ICSI 的精子可能将基因缺陷传给下一代，如将 Y 染色体微缺失、先天性双侧输精管缺失等传给男性后代；将染色体结构异常传给后代。

（2）ICSI 对卵子的损害：若 ICSI 直接将精子注入卵浆内可能损害卵子中纺锤体连接的微丝系统，从而有可能影响染色体的分离或纺锤体方向的改变，导致卵子损害或胚胎异常。

（3）胚胎的污染：ICSI 注射过程中有可能将纤维素气泡等杂质注入卵子，造成胚胎污染，从而导致胚胎发育异常。

第四节　植入前胚胎遗传学检测

植入前胚胎遗传学检测（preimplantation genetic testing，PGT）是在胚胎植入前，对配子和（或）胚胎的遗传物质进行分析，判断其是否存在特定遗传异常，选择不带有致病基因的胚胎植入宫腔，从而获得正常胎儿的技术。PGT 是一种极早期的产前诊断方法，把筛选遗传缺陷的时机提早到了早期胚胎阶段，避免了选择性流产和多次流产对患者造成的身体、心理伤害及伦理道德观念的冲突，使患者更容易接受。

一、护理评估

（1）健康史：了解男女双方家族有无遗传性疾病史，男女双方染色体情况。

（2）辅助检查：了解男女双方进入治疗周期的系列辅助检查、遗传实验室检查是否完整；实验室准备相关探针、芯片。

（3）检查双方身份证、结婚证和自愿接受辅助生殖技术承诺书是否齐全。

（4）适应证：①染色体结构或数目异常的患者。②可进行基因诊断的单基因遗传病患者或携带者。③夫妻一方为性连锁遗传疾病（如血友病、假肥大性肌营养不良）

的携带者。④用于解决骨髓移植供体来源困难的 HLA 配型。⑤有不明原因反复自然流产或反复种植失败等的患者。

（5）禁忌证：①患有《中华人民共和国母婴保健法》规定的不宜生育的疾病。②患有目前无法进行 PGT 的遗传学疾病，复发率＜10% 的遗传病。③夫妻中一方为严重遗传性神经、精神疾病患者，或有严重智力、心理和精神问题。④有 IVF-ET 其他禁忌证的夫妇。

二、护理要点

见本章第二节"体外受精和胚胎移植"相关内容。

三、健康教育

（1）详细介绍 PGT 流程、费用、成功率，让患者清楚了解整个流程的安排。

（2）告知患者 PGT 技术的可行性、检测范围的局限性、风险、进行 PGT 后取消移植的可能性。

（3）告知患者由于 PGT 技术对于胚胎的要求不同，患者进行移植手术的日期将另行告知。

（4）指导患者签署 PGT 知情同意书。

（5）随访指导：对妊娠的患者指导围生期保健；孕 12 周后行无创产前基因检测，必须在孕中期行羊水穿刺染色体检查，随访至分娩。若未妊娠的患者，及时给予心理支持。

第五节　辅助生殖技术并发症

一、卵巢过度刺激综合征

卵巢过度刺激综合征（ovarian hyperstimulation syndrome，OHSS）是一种人体对促排卵药物产生过度反应，有双侧卵巢增大、卵巢多卵泡发育、体内雌激素过高、毛细血管通透性增加、体液和蛋白急性外渗进入第三间隙引起的一系列临床症状的并发症。其表现为卵巢增大、腹胀、胃肠道不适、胸腔积液、腹水、少尿等，严重者引起血液浓缩、血栓形成、肝肾功能损害、成人呼吸窘迫综合征，甚至危及生命。

（一）护理评估

（1）病史、高危因素：了解患者是否使用促排卵药物，是否有多胎妊娠、葡萄胎、绒毛膜上皮癌等。

（2）症状及体征：了解患者有无下腹不适、沉重感、纳差、疲乏、腹胀痛、恶心、

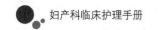

呕吐、多饮、尿少、体重增加，查看患者腹部是否膨隆明显，有无呼吸困难、不能平卧等。

（二）护理要点

1. 轻度 OHSS

（1）用 HCG 作黄体支持者，停止注射 HCG，改用黄体酮。

（2）注意休息，避免剧烈运动，防止发生卵巢扭转或破裂。

（3）饮食宜清淡、易消化。

（4）自我观察指导：教会患者每日测量并记录体重、腹围和尿量，当腹胀、恶心、呕吐加重，尿少时，应回院就诊，以便采取措施，防止重度 OHSS 发生。

（5）OHSS 是一种自限性疾病，若没有妊娠，病程持续约 2 周；妊娠的患者，病程延长，病情加重，若发展至中、重度 OHSS，须入院治疗。

2. 中度 OHSS

（1）告知患者宜住院观察治疗，注意卧床休息。

（2）鼓励患者进食，少量多餐，宜清淡饮食。

（3）记录 24 小时尿量及腹围，抽血监测水、电解质、酸碱平衡和肝肾功能，及时对症治疗。

（4）症状严重者遵医嘱对症处理。

3. 重度 OHSS

（1）必须住院治疗，严密观察，控制病情。

（2）卧床休息，平卧困难者可半坐卧位。可适当进行下肢活动的锻炼，穿弹力袜，防止下肢静脉血栓形成。

（3）每天准确测量体重、腹围：每日清晨空腹、排空大小便、穿单衣测量体重；测量腹围时，患者平卧、双腿伸直，在呼气末经脐部绕腹部一圈。记录体重、腹围的变化。

（4）每天准确记录 24 小时出入量，嘱患者家属将每日饮食的种类和量进行记录，并使用专用量杯记录尿量。

（5）配合医生行超声引导下穿刺引流腹水或胸腔积液，以减轻腹部胀痛、呼吸困难及肾脏、循环功能障碍所致症状。每次抽腹水不能超过 3 000 mL，防止虚脱，同时严密观察生命体征。

（6）遵医嘱输注白蛋白、血浆、低分子右旋糖酐，纠正低蛋白血症及扩容。

（7）抽血监测水、电解质、酸碱平衡和肝肾功能及凝血状态，及时对症治疗。必须控制补液量，以防止腹水增加，加重病情，慎用利尿剂。

（8）保持床单元清洁、干燥、柔软、平整，避免搔抓皮肤导致皮肤破损。外阴水肿时，要保持外阴清洁，穿棉质宽松内裤，予 50% 硫酸镁溶液湿敷或红外线灯物理治疗。

（9）注意腹痛情况，若腹痛剧烈，出现急腹症体征，应考虑有卵巢破裂或卵巢蒂扭转的可能，及时报告医生，做好手术准备。

（10）在治疗护理中，应注意患者有妊娠的可能，防止药物对胎儿的影响，同时警惕妊娠可加重 OHSS。严重患者即使已怀孕，也应考虑终止妊娠。

（11）在 IVF-ET 周期中发生重度 OHSS，可将胚胎冷冻保存，再选择时机行冷冻胚胎移植，可减轻病情及其他并发症。

（三）健康教育

（1）为患者介绍疾病的相关知识，消除患者的恐惧心理。

（2）教育患者保持皮肤清洁，卧床期间定时更换体位，以免皮肤受压损伤。

（3）加强营养，增强机体免疫力。

（4）出院患者嘱其出院后继续安胎治疗，定期随访，按时做产前检查。

（5）若出现腹胀、腹部不适、呼吸困难等症状应及时就诊。

二、经阴道穿刺引流腹水术

由于应用促排卵药物导致 OHSS、出现严重的腹水时，可在 B 超指引下经阴道穿刺，利用负压把腹水抽吸出来，从而减轻患者的不适症状。

（一）护理评估

（1）了解患者的精神状况。

（2）了解患者促排卵方案和取卵情况及获卵数。

（3）检查患者的血常规、血生化和雌激素水平。

（4）测量患者体重、腹围和尿量。

（5）适应证：使用促排卵药物导致中、重度卵巢过度刺激综合征。

（二）护理要点

1.　准备

（1）护士：更换手术衣，戴消毒口罩、帽子，洗手。

（2）物品：消毒包（内有底巾 1 块、孔巾 1 块、裤腿 2 个、弯盘 1 个、小烧杯 2 个、妇产科内窥镜 1 个、弯头卵圆钳 1 个、纱球 8 块、大头棉签 6 支）、穿刺针、消毒穿刺架、消毒大胶管、安多福、无菌外用盐水瓶 2 个、无菌手套、无菌探头套、负压吸引器（负压调至 120 ～ 150 mmHg）、无菌手术衣。

（3）患者：核查身份后戴腕带，更换患者手术衣，戴一次性帽子。

2.　操作程序

（1）核对患者腕带信息，嘱患者排空小便，协助患者上手术床，床头摇高至患者感到舒适，取膀胱截石位。

（2）安抚患者，向患者解释手术过程。

（3）术前测血压、脉搏，术中行心电监护。

（4）用安多福冲洗外阴和阴道。

（5）连接负压装置：穿刺针连接管连接无菌外用盐水瓶及负压吸引器。

（6）术中配合医生抽吸腹水，承接腹水的盐水瓶到"500 mL"刻度时及时更换，记录抽出腹水的总量、性质，每次抽腹水不超过3 000 mL，避免腹压骤减导致虚脱或卵巢扭转。

（7）腹水引流时严密观察生命体征，注意有无咳嗽、呼吸困难、胸痛、腹痛，必要时吸氧。

（8）术后遵医嘱静脉应用白蛋白。

（9）根据病情留院观察。

（三）健康教育

（1）告知患者术中可能出现的不适及手术配合方法。

（2）告知患者手术后的注意事项。

相 关 链 接

（1）OHSS是一种医源性疾病，可危及生命，且缺乏针对性强的有效的治疗方法；它又是一种自限性疾病，无妊娠时可在10～14天快速自行缓解，一旦妊娠，症状体征将会持续2～3个月。

（2）取卵时静脉滴注白蛋白或免疫球蛋白以预防OHSS的发生。其具体作用机理尚不清楚，可能有利于保持胶体渗透压，降低游离E_2及一些有害因子水平，是目前常用的预防方法。

三、多胎妊娠减胎术

多胎妊娠减胎术是为了改善多胎妊娠的结局，采用人为的方法减灭一个或多个胚胎，从而改善妊娠的产科结局及其他方面的结局。减胎手术方法主要有经阴道减胎术和经腹部减胎术两种。

（一）护理评估

（1）了解患者的年龄、体重、身高、营养状况。

（2）了解妊娠胎数、孕周。

（3）检查B超、血常规、凝血功能、β-HCG、甲胎蛋白（alpha fetoprotein，AFP）等检验是否齐全。

（4）适应证：一次妊娠同时有2个或2个以上的胎儿形成的患者。

（二）护理要点

1. 准备

（1）护士：更换手术衣，戴消毒口罩、帽子，洗手。

（2）物品：

A. 经阴道减胎：消毒包（内有底巾 1 块、孔巾 1 块、裤腿 2 个、弯盘 1 个、小杯 2 个、妇产科内窥镜 1 个、弯头卵圆钳 1 个、纱球 8 块、大头棉签 6 支）、取卵穿刺针、消毒大胶管、消毒穿刺架、无菌生理盐水、碘附、无菌大试管、无粉无菌手套、无菌探头套、负压吸引器。

B. 经腹部减胎：消毒包（大孔巾 1 块、弯盘 1 个、小烧杯 2 个、弯头卵圆钳 1 个、纱球 8 块、大方纱 4 块）、消毒腹部探头穿刺架、无菌生理盐水、10% 氯化钾 10 mL、5 mL 注射器 2 个、灭菌液体石蜡、75% 酒精、2% 碘酒、无菌手套、无菌手术衣、止血贴 1 块。

（3）患者：

A. 术前遵医嘱口服抗生素，肌内注射黄体酮 40 ～ 60 mg。

B. 患者核验身份后戴腕带，更换手术衣，戴一次性帽子，排空膀胱。

2. 操作程序

（1）核对患者腕带信息，嘱患者解小便，取膀胱截石位（经腹手术者平卧，用安多福消毒腹部皮肤）。

（2）用安多福消毒外阴和阴道，再用生理盐水把消毒液擦洗干净，避免消毒液残留，动作轻柔，避免刺激宫颈。

（3）协助医生用无菌探头套套阴道探头，安置穿刺架（经腹者用消毒腹部探头）。

（4）记录各孕囊和胚芽大小及位置关系，保存并打印图片。

（5）穿刺针连接大试管和负压吸引器（经腹者活检针直接连注射器）。

（6）穿刺针在 B 超指引下经阴道壁、子宫壁刺入胚体，加负压抽吸，并遵医嘱随时加大负压，直至把胚体全部或部分吸出，胚胎心搏消失（经腹减胎者，活检针在腹部经腹壁、子宫壁直至胎心搏动处，拔出针芯，用注射器回抽见血，即更换接上吸有 5 mL 10% 氯化钾的注射器并向心腔注射 2 ～ 3 mL，注射时可在荧屏中见被选择的胚胎剧烈挣扎数秒，继而胎心搏动消失）。

（7）术中密切观察患者生命体征，并经常询问患者有何不适，给予安慰和鼓励。

（8）术后抹干净阴道并检查穿刺点有无渗血（经腹者抹干净腹部耦合剂，用止血贴覆盖穿刺点）。

（9）术后观察患者有无腹痛和阴道流血（经腹减胎者观察穿刺点有无出血）。留观 2 ～ 3 小时，生命体征无异常，无不适即可出院。

（三）健康教育

（1）嘱患者第二天回院行 B 超检查存活和被减灭的胚囊。

（2）按医嘱继续使用抗生素及黄体支持治疗。

（3）注意休息，禁止性生活至妊娠 12 周。

（4）定期产检，观察胎儿生长发育情况，指导围生期保健，定期随诊。

相 关 链 接

（1）经阴道减胎术于妊娠7～8周进行，操作准确性高，胚胎在负压下完整性被破坏并通过穿刺针被吸出，分娩时几乎所有妊娠物被吸收而不留任何痕迹。

（2）文献报道减胎术后的流产率为6%～22%，一般认为与采取的手术方式、时间等有关。流产可能是多胎妊娠的自然减胎过程和减胎手术的影响两者综合作用的结果。

（3）多胎妊娠减胎术只是多胎妊娠后的补救措施，重点应放在合理应用促排卵药物辅助生育技术以降低多胎妊娠的发生率。

（邓明芬）

第八章　胎儿医学护理常规

第一节　遗 传 咨 询

遗传咨询是从事医学遗传的专门人员，对遗传病、出生缺陷患者及其家属提出的有关该病的发病原因、遗传方式、诊断与防治，以及在家属与子女中再发生此病的风险等问题予以解答的过程。

一、护理评估

（1）病史：详细了解接受遗传咨询的夫妇健康状况，包括现病史、既往史、月经史、婚育史、家族史及有无患其他遗传疾病。

（2）了解夫妇双方是否高龄，有无遗传病病史、不良孕产史、近亲结婚、病毒感染，以及孕妇血清学筛查是否异常。

（3）了解夫妇双方的心理状况及思想顾虑。

（4）辅助检查：根据接受遗传咨询夫妇的健康状况，按需要选择相应的检查，如血型检查、血常规检查、地中海贫血筛查、血清学筛查、超声波检查、染色体检查、染色体微阵列分析（chromosomal microarray analysis，CMA）检查等。

二、护理要点及健康教育

（1）心理护理：针对存在的不同心理情况和思想顾虑，为其提供良好的心理支持。

（2）婚前指导：

A. 婚前要做全面体格检查，若有急性传染病，严重心、肝、肾等重要脏器疾病均应治疗或病情稳定后才可结婚。

B. 生理知识辅导：主要是男女生殖器构造、功能及卫生护理等知识。

C. 性知识指导：重点是男女性卫生知识，如女性在经期、妊娠后期及产褥期禁止性生活。

D. 避孕指导：新婚夫妇避孕最好用避孕套，或选用短期避孕药，且应在停药半年再妊娠。

E. 婚前遗传咨询：禁止近亲婚配。对有遗传病或遗传家族史的患者，要详细询问遗传病病史，明确诊断，给予婚配及生育指导，以阻断遗传病的蔓延。

（3）孕前指导：

A. 生育最佳年龄是 25 ～ 29 岁，随年龄增大，生育异常儿的风险增加。

B. 若有多次早孕自然流产史，应对夫妇进行外周血染色体核型分析。

C. 曾有习惯性流产、死胎、新生儿黄疸、水肿儿死亡史者，应尽快查明原因，寻找防治措施。

（4）孕期指导：

A. 妊娠早期，胚胎最易受外界因素干扰致染色体畸变而导致自然流产。在自然流产胚胎中，染色体异常者占 50% 。因此，从优生角度说，自然流产是一种对不良因素引起的胚胎异常的自然淘汰，故不必盲目保胎。

B. 诱发胚胎畸形的环境因素：妊娠的前 3 个月是诱发胚胎畸形的敏感期，以 8 周内最敏感，此期内应尽量避免病毒感染和高热。

C. 孕妇营养不良也可致胎儿畸形，蛋白质、叶酸、维生素 B_{12}、锌对胎儿发育很重要，因此，对曾生过神经管缺陷儿的孕妇，应尽早补充上述物质。

第二节　侵入性产前诊断

侵入性产前诊断是利用各种诊断技术，对胎儿疾病做出宫内诊断，主要有绒毛活检术、羊膜腔穿刺术、脐带血管穿刺术三种。

一、经腹部绒毛活检术

产前诊断是预防出生缺陷的重要措施。而产前诊断的原则是尽最大可能在妊娠早期做出诊断。绒毛与胚胎组织共同来源于受精卵的分裂，故能在一定程度上反映胎儿的遗传特征，是产前诊断胎儿染色体异常、代谢病、基因病及某些其他类型胎儿异常的最佳材料之一。经腹部绒毛活检术是指在彩色超声引导下，经腹壁穿刺进入胎盘绒毛边缘部分抽取绒毛组织的手术。经腹部绒毛活检术操作简便，可门诊操作，无须住院，与经宫颈途径比较，可有效避免宫颈外口及宫颈管的微生物感染，且自然流产率低，并有较高取材成功率，是早期诊断胎儿遗传性疾病的重要手段。

（一）护理评估

（1）经腹部绒毛活检术常见的并发症为出血和流产，此外少见的并发症有羊水渗漏、感染、孕妇腹壁及子宫壁血肿等。多数阴道流血可通过休息自行止血。经腹部绒毛活检术总的流产率与孕中期羊膜腔穿刺术的相当，甚至低于孕中期羊膜腔穿刺术的流产率（经腹部绒毛活检术的流产率为 3.00%～5.00%，而孕中期羊膜腔穿刺术的流产率为 1.00%～1.57%）。

（2）术前了解胎儿宫内超声检查情况，如胚胎发育、胎心搏动情况。测量头臀长度以核对孕周，定位胎盘叶状绒毛部位，彩色多普勒了解胎盘、脐带附着位置及子宫壁血流情况。了解有无手术适应证及禁忌证。详细询问孕妇生育史及手术史，充分估计术中可能出现的风险。

术前常规检查：血常规、血型鉴定、地中海贫血筛查组合及凝血功能检查是最基本的检查项目，必要时根据患者的具体情况应行尿常规、心电图、肝功能、肾功能等生化检查，了解重要脏器功能有无异常。

（3）手术适应证：①适用于早期诊断，最合适孕周是孕 11～14 周。②年龄超过 35 周岁的高龄孕妇。③夫妇一方有染色体异常。④有不良孕产史，包括畸胎史、染色体异常儿妊娠或生育史、死胎、新生儿死亡。⑤孕早期时接触过可能导致胎儿先天缺陷的物质。⑥血清学或超声筛查异常。⑦有遗传病家族史，包括某些单基因遗传病，如地中海贫血、假性肥大性肌营养不良等，以及 X 连锁遗传病等。

（4）手术禁忌证：①体温超过 37.5 ℃。②穿刺局部皮肤急性期感染。③患急性期的疾病。④有较频宫缩及其他先兆流产或早产征象。

（二）护理要点

1. 物品准备

无菌器械包（弯盆 1 个、小杯 3 个、大方纱 2 块、小方纱 1 块、棉签 1 支、小纱球 4 个），敷料包（手术衣 1 件、大孔巾 1 条、探头套 1 条、袖套 2 只），注射器 5 mL、20 mL 各 1 支，灭菌探头套 1 个，活检针包括 17～18 号引导套针及 19～20 号活检针 1 套，50 mL 消毒试管，10% 利多卡因 5 mL，肝素 1 支，0.9% 生理盐水 20～50 mL，另备穿刺手术并发症抢救所需要的药品。

2. 术中配合

（1）孕妇取仰卧位，协助医生 B 超观察胚胎发育、胎心搏动情况，测量头臀长度以核对孕周，定位胎盘叶状绒毛部位，彩色多普勒了解胎盘、脐带附着绒毛位置及子宫壁血流情况。

（2）协助医生常规消毒皮肤、铺巾，在穿刺点用利多卡因进行局部麻醉，深度达子宫壁肌层。

（3）术中随时补充所需物品（如利多卡因、穿刺针等）。

（4）超声引导下，先将引导套针经腹壁及子宫刺入胎盘绒毛边缘部分，拔出针芯，然后将活检针经引导套针内送入胎盘绒毛组织，连接含 1～2 mL 生理盐水（含少许肝素）的 20 mL 注射器，抽吸产生约 10 mL 的空气负压，上下移动活检针吸取绒毛组织。

（5）将抽吸的组织注入盛有生理盐水（含少许肝素）的无菌试管中，标本应仔细检查以确定是否有绒毛组织，必要时进行重复抽吸取样，肉眼检查见典型的绒毛组织后方可拔针，随后立即观察胎盘部位有无出血及胎心情况。

（6）根据不同的诊断需要，将所取绒毛组织分别送检。

（7）术毕扶孕妇到观察室休息，并交代注意事项。

（8）协助填写手术记录并交代检查项目及复诊时间。

（三）健康教育

（1）评估孕妇对经腹部绒毛活检术的认识水平及接受程度，使孕妇了解经腹部绒毛活检术的操作方法，以及术前、术后注意事项，主动配合手术。

（2）指导孕妇术前注意保暖，防止感冒；手术当天吃饱早餐，勿空腹，并带食物如牛奶、甜点心以备术前进餐。

（3）穿刺点用无菌纱布覆盖并手指按压穿刺点 1 小时以上。

（4）术后第二天复查超声，交代注意事项和复查时间。根据患者情况，必要时按医嘱使用抗生素预防感染，及使用安胎药。

（5）术后休息 3 天，避免重体力活动，禁止性生活 1 个月。

（6）术后注意腹痛、阴道流水或流血、胎动情况，若有上述情况出现及时与医务人员联系，若有其他并发症及不适随诊。

二、羊膜腔穿刺术

自 20 世纪 60 年代实施孕中期诊断性羊膜腔穿刺术以取羊水细胞并培养来检测胎儿染色体核型以来，羊膜腔穿刺术已成为评估胎儿染色体畸形、用于产前诊断的标准工具，其检测结果的可靠性和相对的安全性已得到公认。羊膜腔穿刺术是指在 B 超监测下，用穿刺针穿过腹壁和子宫进入羊膜腔吸取少量羊水的技术。

（一）护理评估

（1）羊膜腔穿刺术是安全的，但仍有流产、胎儿及母亲损伤等风险。国外有报道羊膜腔穿刺术后的流产率为 0.5%。高龄孕妇及血清筛查异常、既往有流产史、曾有阴道流血、抽取到的羊水为绿色或褐色的孕妇，其羊膜腔穿刺术后流产的风险明显增加。

为了提高羊膜腔穿刺术的安全性，必须严格掌握手术禁忌证，术前完善必要的常规检查，术中严格遵循无菌操作，并选择羊膜腔穿刺的适宜时机，提高实验室培养成功率。妊娠 17～24 周为妊娠相对稳定期，羊水量多，增长快，为最佳穿刺期。

（2）术前行超声检查了解胎儿宫内情况，如胎儿发育及胎盘、羊水等附属物情况；了解有无手术适应证及手术禁忌证，若有内科合并症及并发症，应请相关专业医生共同商定手术中可能出现意外情况的处理对策。详细询问孕妇生育史及手术史，充分估计术中可能出现的风险。

术前常规检查：血常规、血型鉴定、地中海贫血筛查组合是最基本的检查项目，必要时根据患者的具体情况应行尿常规、凝血功能、心电图、肝功能、肾功能等检查以了解重要脏器功能有无异常。

（3）手术适应证：

A. 妊娠中期羊膜腔给药引产适应证：严重或致死性胎儿畸形，胎儿染色体异常，死胎，部分葡萄胎合并活胎要求引产，严重双胎合并症要求引产，计划外妊娠要求引

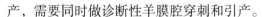

产，需要同时做诊断性羊膜腔穿刺和引产。

B. 妊娠中期诊断性羊膜腔穿刺术适应证：年龄超过35周岁的高龄孕妇；有不良孕产史，包括畸胎史、染色体异常儿妊娠或生育史、死胎、新生儿死亡、复发性流产史；母胎血型不合，怀疑溶血者；血清学或超声筛查异常；胎儿生长受限；胎儿先天畸形；羊水量异常；夫妇一方染色体异常；有遗传病家族史，包括某些单基因遗传病如地中海贫血、假性肥大性肌营养不良等，以及X连锁遗传病等；宫内感染（TORCH、B-19感染）；孕早期时接触过可能导致胎儿先天缺陷的物质；亲子鉴定。

C. 其他适应证：羊膜腔穿刺给药；羊膜腔内灌注；羊水过多需要羊水减量者。

（4）手术禁忌证：体温超过37.5 ℃；穿刺局部皮肤处于急性感染期；患急性期疾病；有较频宫缩及其他先兆流产或早产征象。

（二）护理要点

1. 物品准备

无菌器械包（弯盆1个、小杯3个、大方纱2块、小方纱1块、棉签1支、小纱球4个）、敷料包（手术衣1件、大孔巾1条、探头套1条、袖套2只），另备22G穿刺针1支、止血贴、手套2对、注射器5 mL和10 mL数支、黄色试管、标本袋、2%戊二醛原液浸泡的探头和导向架、灭菌注射用水1 500 mL，以及穿刺手术并发症抢救所需要的药品。

2. 操作步骤及配合

（1）孕妇取仰卧位，为了防止孕妇发生仰卧位低血压综合征，可取侧卧位行羊膜腔穿刺术。

（2）协助医生做B超检查，选择最佳穿刺部位，并密切观察胎心音变化及其他情况。

（3）协助行常规消毒皮肤、铺巾。

（4）术中随时补充所需物品（如穿刺针、注射器等）。

（5）取羊水标本，按诊断要求抽取5～50 mL做产前诊断，产前诊断时弃去开始的1～2 mL羊水，因为此段羊水可能被母亲细胞污染。

（6）对于双胎的产前诊断，术前根据胎儿、胎盘情况仔细定位，并详细记录定位依据，术时应分别对两个羊膜腔进行定位穿刺抽吸羊水，标本要分别注明。

（7）羊水过少的羊膜腔穿刺，可先注入生理盐水（37 ℃）。

（8）需要羊膜腔给药者，将事先用注射器抽吸好的备用药物，经二人核对，通过穿刺针注入羊膜腔。

（9）若术时发现羊水颜色、性质等异常，保留异常羊水标本，及时报告上级医生，并将异常羊水交给主管医生及护士，做好交接班。

（10）术毕扶孕妇到观察室休息，并听胎心音及交代注意事项。

（11）协助填写手术记录，并交代检查项目及复诊时间。

（三）健康教育

（1）告知孕妇了解羊膜腔穿刺术的方法与术中配合。

（2）指导孕妇术前注意保暖，防止感冒。

（3）手术当天吃饱早餐，勿空腹，并带食物如牛奶、甜点心以备术前进餐。

（4）穿刺点用无菌纱布覆盖并手指按压穿刺点 1 小时以上。

（5）术后休息 3 天，避免重体力活动，禁止性生活 1 个月。

（6）术后注意腹痛、阴道流水或流血、胎动情况，若有上述情况出现及时与医务人员联系或急诊就诊。

（7）若有其他并发症及不适随诊。

三、脐带血管穿刺术

自 1983 年 Daffors 首次报道 B 超下经皮脐静脉穿刺获取脐血以来，其已成为目前产前诊断中直接获取胎儿血标本的一种安全有效的方法，对胎儿染色体异常、地中海贫血、宫内感染、血液疾病和遗传性代谢疾病等具有诊断价值，并可鉴别绒毛或羊水细胞培养的结果如嵌合体，还可用于胎儿宫内输血等宫内治疗。脐带血管穿刺术是指在 B 超引导下经腹进行脐静脉穿刺取胎儿血术，是诊断胎儿遗传性疾病和评估胎儿宫内情况的一种重要手段。

（一）护理评估

脐带血管穿刺术可能出现的并发症有胎儿心动过缓、穿刺点出血（包括胎盘出血、脐带出血或脐带血肿）、绒毛膜羊膜炎等，严重的出现死胎、流产。

（1）胎儿心动过缓：胎儿一过性心动过缓是脐带血管穿刺术常见的并发症，国内文献报道其发生率为 3.9%～5.2%，可能与脐血管痉挛刺激迷走神经兴奋，或误穿入脐动脉，或抽取脐血速度过快有关。胎儿一过性心动过缓多为特发性，术前不可预计。小孕周（<22 周）穿刺者发生率较高。心动过缓若在 1～2 分钟内恢复正常，无须处理，但胎儿心动过缓持续时间较长易导致胎儿死亡。发生胎儿心动过缓时，应立即停止操作，孕妇左侧卧位并吸氧、进食、静脉注射高渗葡萄糖，必要时用阿托品，绝大多数病例的情况即可改善。

（2）穿刺点出血：穿刺点出血指穿刺针进入部位的胎盘（前壁）或脐带出血。一般情况下，应用 B 超可直视出血情况。国内报道的脐带穿刺点出血发生率为 15.3%～32.9%，经胎盘穿刺时胎盘穿刺点出血发生率为 43%～70%，总的脐带或胎盘出血发生率为 13.1%～30.3%。由于脐血管壁收缩及胎儿凝血机制参与作用，渗血多在 15～30 秒内停止，对胎儿无明显影响。脐带及胎盘渗血与胎儿心动过缓无明显相关性，但如果渗血时间长，则需要注意胎心率变化。

（3）胎儿丢失：胎儿丢失是脐带血管穿刺术中最严重的并发症，发生率为 1.0%～1.9%。其发生与心动过缓密切相关。异常胎儿的流产率较正常胎儿高，这可能是异常胎儿由于发育异常、耐受力较差之故。此外，据文献报道，胎儿流产率与穿刺时间呈正相关。穿刺时间大于 10 分钟者流产率为 5.4%，穿刺时间小于 10 分钟者流产率为 0.4%，因此，缩短穿刺时间尤为重要。

（4）子宫收缩：子宫收缩的发生除与子宫敏感性有关外，还与手术时间及穿刺针的抽插频率有关。此外，孕妇精神过度紧张亦可致子宫收缩频密。术后左侧卧位休息，必要时予宫缩抑制剂口服、留院观察，绝大部分病例12小时内宫缩缓解。

（5）其他并发症：宫内感染、脐带撕裂、胎盘早剥、胎死宫内、羊水栓塞等。

（6）术前准备：术前行超声检查了解胎儿宫内情况，如胎儿发育及胎盘、羊水等附属物情况；了解有无手术适应证与禁忌证，若有内科合并症及并发症，应请相关专业医生共同商定手术中可能出现意外情况的处理对策。详细询问孕妇生育史及手术史，充分估计术中可能出现的风险。

术前常规检查：血常规、血型鉴定、地中海贫血筛查组合是最基本的检查项目，必要时根据患者的具体情况应行尿常规、凝血功能、心电图、肝功能、肾功能等检查以了解重要脏器功能有无异常。

（7）手术适应证：同羊膜腔穿刺术的适应证。此外，可以检测采用血液能检测的所有项目，如诊断对母胎血型不合，对怀疑溶血者可直接检测胎儿血型、血红蛋白、红细胞压积及抗球蛋白试验等；诊断宫内 TORCH 感染可以检查脐血 IgM。

（8）手术禁忌证：同羊膜腔穿刺术的禁忌证。

（二）护理要点

1. 物品准备

无菌器械包（弯盆、小杯3个、大方纱2块、小方纱1块、棉签1支、小纱球4个）、敷料包（手术衣1件、大孔巾1条、探头套1条、袖套2只）、22G 穿刺针1支、止血贴、手套2对、注射器5 mL 数支、一次性氧管1条和酒精灯1盏，另备2%戊二醛原液浸泡的探头和导向架、灭菌注射用水1 500 mL，以及穿刺手术并发症抢救所需要的药品。

2. 术中配合

（1）孕妇取仰卧位，为了预防孕妇发生仰卧位低血压综合征，稍取侧卧位。

（2）协助医生常规消毒皮肤、铺巾。

（3）术中随时补充所需物品（如穿刺针等）。

（4）给孕妇低流量吸氧，密切观察胎心音变化，预防胎儿心动过缓。

（5）穿刺成功后，处理好胎儿血标本，依不同需要留取胎儿血标本，做好标记送检。脐血中怀疑混有羊水时，不宜做血常规检测，应更换注射器再次抽血后留取。

（6）若脐带血不能确定为胎儿血，可做血红蛋白电泳确定并及时追踪结果，有异常时及时汇报。

（7）术毕扶孕妇到观察室休息，并听胎心音及交代注意事项。

（8）协助填写手术记录，并交代检查项目及复诊时间。

（9）出现胎心率变化，即按胎儿宫内窘迫处理：

A. 停止脐带血管穿刺操作，并压迫穿刺针口。

B. 孕妇左侧卧位。

C. 吸氧。

D. 可进食高热量的饮料（妊娠合并糖尿病、糖耐量异常患者除外），如糖水、牛

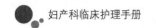

奶等。

　　E. 5%碳酸氢钠250 mL静脉缓慢滴注（滴速≤60滴/分）。

　　F. 必要时可予阿托品0.125～0.500 mg加50%葡萄糖溶液20～40 mL静脉推注，或加入5%葡萄糖溶液500 mL静脉滴注或50%葡萄糖溶液20～40 mL+维生素C 0.5～1.0 g静脉推注；定时监测胎心变化，记录胎心恢复情况。

　　G. 若遇顽固性、延长性胎儿心动过缓，经积极处理不能恢复或出现反复，应及时通知上级医生参与处理。

　　H. 必要时留院观察，并进行胎心电子监护。

　　I. 必要时做好紧急剖宫产术前准备。

　　（三）健康教育

　　（1）评估孕妇对脐带血管穿刺术的认识水平及接受程度，告知孕妇脐带血管穿刺术的方法、术前与术后的注意事项，使之主动配合手术。

　　（2）指导孕妇术前注意保暖，防止感冒，手术当天吃饱早餐，勿空腹，并带食物如牛奶、甜点心以备术前进餐。

　　（3）穿刺点用无菌纱布覆盖并手指按压穿刺点1小时以上。

　　（4）术后休息3天，避免重体力活动，禁止性生活1个月。

　　（5）术后注意腹痛、阴道流水、流血、胎动情况，若有上述情况出现及时与医务人员联系。

　　（6）若有其他并发症及不适随诊。

第三节　胎儿宫内治疗

　　随着医学诊断技术和治疗学的发展，胎儿疾病的诊治在目前已成为可能。胎儿宫内治疗可分为药物治疗和手术治疗。其中，药物治疗的方法有三种：通过胎儿脐带血穿刺将药物直接注入胎儿血循环；通过羊膜腔穿刺将药物注入羊水中，胎儿通过吞咽和呼吸运动将药物吸收；通过母体的血循环经胎盘到达胎儿体内。

一、羊水减量术

　　羊水过多的发生率为0.19%～1.70%。羊水过多使羊膜腔内压力升高，可造成母体不适，孕妇容易出现不能平卧、心悸等压迫症状。此外，羊水过多增加了胎膜早破、早产、胎儿窘迫等母胎并发症的发病风险。羊水减量术通过容积减量降低羊膜腔内压力，减少相关并发症，适用于羊水过多的对症处理。最初的羊水减量术采用18G/20G脊髓穿刺针刺入羊膜腔，以注射器抽吸羊水。在大容积减量时，该法存在操作繁复、术程过长等缺点。1994年，Elliott等在双胎输血综合征的产前治疗中对羊水减量术做出改良，提出采用负压吸引装置代替注射器进行快速大容量羊水减量。近年来，随着实时超声仪的推广，羊水减量术应用更为广泛。

（一）护理评估

（1）介入性宫内操作对胎膜和胎盘的损伤：羊膜腔穿刺可引起胎膜的机械性损伤及继发性炎症，从而引起羊膜剥离及胎膜早破。

（2）羊膜腔内压力增加：羊膜腔内压力的增加可能使羊水通过穿刺点进入胎膜或胎盘间隙，从而引起并发症。多胎妊娠减量前的羊水量比单胎的高，且存在多个胎儿，使羊膜腔内压力较高，而双胎输血综合征的羊水过多常在减量后短时间内重现，增加了羊水进入穿刺口的风险。

（3）子宫腔容积减少过多或减量过程中压力下降过快：减量时子宫腔表面积随容积下降而减少，如果子宫腔表面积减少过多或变化过快，均可能引起胎盘与子宫壁的明显错位而致胎盘剥离。

（4）穿刺路径经过胎盘：穿刺点出血可引起继发性胎盘血肿和剥离。

（5）术前准备：同羊膜腔穿刺术的术前准备。

（6）手术适应证：羊水过多达中度以上（最大羊水深度≥120 mm），或羊水过多合并母体症状或体征，如明显腹胀、宫缩等；无条件进行激光治疗的双胎输血综合征；在注射乳酸依沙吖啶引产前为避免临产破膜时羊膜腔内压力骤减，注药前行羊水减量术。

（7）手术禁忌证：对于已出现规律宫缩和明确的羊膜腔感染的孕妇不主张使用羊水减量术；前置胎盘者亦不主张使用羊水减量术；一般体温在37.3 ℃以上者应延迟手术。

（二）护理要点

1．物品准备

无菌器械包（弯盆、小杯3个、大方纱2块、小方纱1块、棉签1支、小纱球4个）、敷料包（手术衣1件、大孔巾1条、探头套1条、袖套2只）、16G穿刺针1套、注射器数支、止血贴、手套2对、引流管和负压瓶，另备2%戊二醛原液浸泡的探头和导向架、灭菌注射用水1 500 mL，以及穿刺手术并发症抢救所需要的药品。

2．术中配合

（1）孕妇取仰卧位，为了防止孕妇发生仰卧位低血压综合征，可取左侧卧位行羊水减量术。

（2）协助医生进行B超检查，选择最佳穿刺部位。

（3）给孕妇低流量吸氧，并密切观察胎心音变化。

（4）协助医生常规消毒皮肤、铺巾。

（5）术中随时补充所需物品（如穿刺针、三通管、注射器等）。

（6）术者将穿刺针垂直插入子宫，取出针芯，见羊水溢出后，接好引流管和负压瓶，以无菌引流管连接引流瓶，开启入墙式负压吸引装置。术中应尽量保持穿刺针的位置不要移动。

（7）调节引流羊水的速度，吸机负压小于 0.04 Mpa，以三通管阀门控制减量启闭和速度，羊水减量标准为超声下羊水最大厚径尽量达到正常。

（8）术中密切观察羊水引流速度和羊水性质。若引流不畅或出现血性羊水应停止负压吸引，超声检查胎盘和胎儿以明确原因，根据情况调节穿刺针方向；出现原因不明或疑胎盘早剥的血性羊水应立即拔针停止手术，进一步观察处理。

（9）术中注意观察孕妇一般情况和宫缩，出现头晕气促或宫缩密等情况应及时处理，给予侧卧位、吸氧，报告上级医生，必要时停止手术。

（10）术毕扶孕妇到观察室休息，并听胎心音及交代注意事项。

（11）协助填写手术记录并交代检查项目及复诊时间。

（三）健康教育

（1）告知孕妇了解羊水减量术的方法及注意事项，使之主动配合手术。

（2）指导孕妇术前注意保暖，防止感冒，术前应进餐，勿空腹。

（3）穿刺点用无菌纱布覆盖并手指按压穿刺点 1 小时以上。

（4）术后休息 3 天，避免重体力活动，禁止性生活 1 个月。

（5）术后注意腹痛、阴道流水或流血、胎动情况。若有上述情况出现及时与医务人员联系。

（6）若有其他并发症及不适随诊。

二、羊膜腔灌注术

羊水是胎儿生长的外环境，对胎儿的生长发育非常重要。羊水可缓冲宫缩及外来压力对胎儿的冲击和压迫，为胎儿提供活动空间，保障胎儿骨骼肌肉系统的发育。对于羊水过少的妊娠，在子宫收缩过程中可能会出现脐带受压而引起胎儿窘迫；羊水过少持续时间过长使胎儿宫内活动受限，姿势相对固定，可引起胎儿骨骼肌肉系统发育不良。另外，胎儿通过吞咽羊水使肺泡扩张，这是胎肺正常发育的必要条件，长期羊水过少可引起胎肺发育不良。因此，维持适当的羊水量对胎儿的正常发育相当重要。羊膜腔灌注在超声引导下进行，避开胎盘、胎儿肢体，选择羊膜腔内较深的液性暗区作为穿刺点。灌注过程中根据超声提示的羊膜腔容量变化决定具体的灌注量。目前，最常用的灌注液是生理盐水，其次是与羊水等渗的林格氏液及合成羊水。

（一）护理评估

羊膜腔灌注可引起胎膜早破、早产、宫内感染、羊水栓塞等。其并发症的发生与多次穿刺损伤胎盘、缺乏超声引导难以准确定位胎儿及其胎盘位置、宫腔内压过高有关。

（1）医源性羊水过多及宫内压力过高：羊膜腔灌注液输入过多、过快可导致医源性羊水过多及宫内压力过高。

（2）新生儿低体温：羊膜腔灌注后出现新生儿寒战和低体温，估计为应用冷的灌注液所致。

（3）脐带脱垂：见于已破膜的病例。在羊膜腔灌注过程中导管放置不当或原有隐

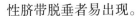

性脐带脱垂者易出现。

（4）感染：羊膜腔灌注作为一种介入性操作，存在潜在感染的危险。因此须严格无菌操作，对合并有感染者，应用抗生素控制感染。

（5）误伤胎儿：经腹羊膜腔灌注在羊膜腔穿刺时有可能误伤胎儿。

（6）胎盘早剥：如果穿刺路径经过胎盘，有可能形成穿刺位置血肿甚至胎盘早剥。穿刺后需要用超声详细检查穿刺位置，注意患者腹部不适症状及子宫张力变化。

（7）术前准备：同羊膜腔穿刺术的术前准备。

（8）手术适应证：羊水粪染、羊水过少、胎儿宫内窘迫出现变异减速、胎膜早破、内脏外翻。

（9）手术禁忌证：前置胎盘、胎盘早剥、有可能再次破裂的瘢痕子宫、生殖道炎症等。

（二）护理要点

1. 物品准备

无菌器械包（弯盆、小杯 3 个、大方纱 2 块、小方纱 1 块、棉签 1 支、小纱球 4 个）、敷料包（手术衣 1 件、大孔巾 1 条、探头套 1 条、袖套 2 只）、18G/20G 穿刺针 1 支、止血贴、手套 2 对、注射器 5 mL 和 20 mL 数支，另备 2% 戊二醛原液浸泡的探头和导向架、灭菌注射用水 1 500 mL，以及穿刺手术并发症抢救所需要的药品、补充液（生理盐水等，液体需要预热至 37 ℃，在输注过程要保温）。

2. 术中配合

（1）孕妇取仰卧位，为了防止孕妇发生仰卧位低血压综合征，可取左侧卧位行羊膜腔灌注术。协助医生进行 B 超检查，选择最佳穿刺部位。

（2）给孕妇低流量吸氧，并密切观察胎心音变化。

（3）协助医生常规消毒皮肤、铺巾。

（4）术中随时补充所需物品（如穿刺针等）。

（5）术者将穿刺针垂直插入子宫，取出针芯，回抽见羊水后，接好输液管，向羊膜腔中注入 37 ℃生理盐水。术中应尽量保持穿刺针的位置不要移动。

（6）羊水灌注的速度及灌注量：①产时应用。首次滴速可略快，10 ～ 30 mL/min 滴入；此后 3 mL/min 滴入，或间断输入。总量以不超过 800 mL 为宜。术中检测羊水指数≥8 cm。②孕期应用。输液量依孕龄而定，孕中期为 250 ～ 500 mL，慢速输入以免诱发宫缩。滴速小于 100 mL/h，用重力输入，避免使用推注。

（7）术中密切观察羊水性质及孕妇胎心、宫缩情况。

（8）术毕扶孕妇到观察室休息，并听胎心音及交代注意事项。

（9）协助填写手术记录，并交代检查项目及复诊时间。

（三）健康教育

（1）评估孕妇对羊膜腔灌注术的认识水平及接受程度，使孕妇了解羊膜腔灌注术的方法，以及术前、术后注意事项，主动配合手术。

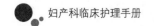

（2）其余与羊水减量术的健康教育内容相同。

三、宫内输血

宫内输血（intrauterine transfusion，IUT）是指将血液成分输入胎儿体内，达到治疗胎儿疾病的目的。IUT 主要通过输注红细胞治疗胎儿贫血以来，最常用于 Rh 同种免疫性溶血；罕见的情况下，通过输注血小板治疗胎儿血小板减少症。偶见报道将 IUT 技术用于输注药物治疗胎儿的某些疾病。

IUT 技术的应用是临床胎儿医学领域的重大突破。自 1963 年 Liley 首先报道在 X 光引导下进行胎儿腹腔内输血治疗胎儿贫血以来，宫内输血一直是治疗同种免疫性溶血最有效的方法。1977 年，出现超声引导下腹腔内输血。20 世纪 80 年代初期，Rodeck 首先在胎儿镜引导下进行脐血管内输血。80 年代中期，出现超声引导下穿刺脐静脉进行 IUT 的技术并沿用至今，目前，该技术仍是应用最为广泛的 IUT 技术。

（一）护理评估

IUT 是安全的。根据较大样本量统计，手术相关并发症约为 3.1%，总的胎儿丢失率约为 4.8%。首次 IUT 前的胎儿贫血程度与预后关系密切。胎儿总的生存率达 84%～89%，非水肿胎为 92%～94%，水肿胎为 74%～78%，严重水肿者为 55%。

（1）术中并发症：包括心动过缓、脐带血肿、穿刺点出血，最严重的为脐带撕裂、死胎。一过性心动过缓最为常见，发生率约为 8%。穿刺脐动脉输血更容易出现血管痉挛致心动过缓，水肿胎心功能差者发生率更高，可转变为持续性心动过缓甚至死胎。

（2）术后并发症：包括胎膜早破、胎膜剥离、绒毛膜羊膜炎、早产、宫内死亡等。此外，操作引起的胎母输血发生率为 2.3%～17.0%，可能加重母亲的致敏；反复输注外源性血液可能导致产生新的抗体。

（3）心动过缓的处理：非水肿胎术中发生心动过缓可能为穿刺到脐动脉，或输血速度过快，心脏负荷过重。轻者仅需要减慢输血速度并密切观察，若不能缓解则停止输血，心率可能很快自然恢复。水肿胎发生的心动过缓多因为心脏超负荷引起，需要即时停止输血并及时抢救。术中予以输氧可能有助于降低心动过缓的发生率。可采用如下抢救措施：①指导孕妇取左侧卧位，加大吸氧流量。②因水肿胎多有酸中毒，可给孕妇静脉滴注 5% 碳酸氢钠。③给孕妇静脉推注阿托品 0.25 mg 加葡萄糖。由于阿托品的作用高峰可能滞后，心率恢复正常后，常常出现心率过快，故一旦心率正常即停止注射。阿托品导致的心率加快无须处理可自然恢复。

应注意的是，严重贫血尤其是水肿胎，若出现持续性心动过缓，即使经抢救恢复正常心率仍要密切观察，若出现再次心率减慢，可能发生死胎。

（4）术前准备：胎儿贫血的原因有多种，不同原因的贫血评估方法有所不同。而脐带穿刺取胎儿血检查，是确诊贫血的"金标准"。以下以 IUT 最常用于治疗的疾病——Rh 同种免疫性溶血为例说明。脐带穿刺检查胎儿血常规是 IUT 前必不可少的确诊步骤。检测内容包括：血型、红细胞、血红蛋白（hemoglobin，Hb）、红细胞压积（hematocrit，HCT）、血小板、有核红细胞、网织红细胞、直接抗人球蛋白试验

（Coombs 试验）、Rh 抗体游离试验和放散试验、总胆红素。当脐血 HCT 低于 0.3 考虑进行 IUT。

A. 供血者血液准备：采用 Rh 阴性、O 型、HCT 为 0.75～0.85 的新鲜浓缩红细胞，采集时间一般不超过 3 天，经筛查无乙型肝炎病毒、丙型肝炎病毒、HIV、巨细胞病毒，经放射移除白细胞以避免移植物抗宿主反应；与母亲血配型无凝集反应；输注时过滤白细胞。

B. 孕妇准备：测量孕妇体温，一般体温在 37.3 ℃ 以上应延迟手术。必要时给予镇静剂和/或给予硝苯地平预防子宫收缩。

（5）宫内输血的适应证：各种原因导致的胎儿贫血。

A. 红细胞同种免疫性溶血：胎儿红细胞同种免疫性溶血（isoimmune hemolysis）是指由于母胎之间红细胞血型不合，胎儿的血型抗原进入母体使母亲致敏而产生特异性同种免疫性抗体，其通过胎盘进入胎儿循环与红细胞抗原结合，导致溶血、胎儿贫血，严重者发生免疫性水肿（immune hydropsfetalis，IHF）甚至死胎。Rh 同种免疫（rhesus alloimmunization）指母亲为 Rh 阴性、胎儿为 Rh 阳性，由此引起的妊娠期同种免疫反应。

B. 胎儿母体输血综合征：胎儿母体输血综合征（fetomaternal hemorrhage，FMH）是指因某种原因胎儿血液通过胎盘时发生出血，血液经过绒毛间隙进入母体循环，引起胎儿贫血或母体溶血性输血反应的一组症候群，是导致胎儿非免疫性水肿的原因之一。对确诊为中重度贫血的未成熟儿，IUT 是唯一的治疗手段。由于胎儿血可以不断地进入母体循环，一些病例需要系列 IUT。

（6）宫内输血的禁忌证：先兆早产或先兆流产，子宫收缩未能控制；胎膜早破，宫内感染；母亲感染性疾病尚未能控制。

（二）护理要点

1. 物品准备

无菌器械包（弯盆、小杯 3 个、大方纱 2 块、小方纱 1 块、棉签 1 支、小纱球 4 个）、敷料包（手术衣 1 件、大孔巾 1 条、探头套 1 条、袖套 2 只）、20G/22G 穿刺针 1 套、注射器数支、止血贴、手套 2 对、三通延长管数个，另备 2% 戊二醛原液浸泡（探头、导向架）、灭菌注射用水 1 500 mL。

2. 血液准备

经放射处理的新鲜 O 型血液，巨细胞病毒（－）、浓缩洗涤红细胞（HCT 0.7～0.8）；母儿为 Rh 血型不合时，输注血液为 Rh 阴性。术前护士二人核对血液和患者信息是否正确，核对正确后取供血者血液 1.0 mL 送化验室查血常规。

3. 药物准备

准备肌松剂及胎儿心动过缓抢救药品：50% 葡萄糖、5% 葡萄糖生理盐水、阿托品、碳酸氢钠注射液。

4. 确定宫内输血方案

脐静脉输血/胎儿腹腔内输血。

5. 术中配合

（1）孕妇根据拟穿刺的血管位置，选择平卧位、稍微左侧或右侧卧位。

（2）协助医生进行 B 超检查，选择最佳穿刺部位。

（3）给孕妇低流量吸氧，并密切观察胎心音变化。

（4）协助医生常规消毒皮肤、铺巾。

（5）术中随时补充所需物品。

（6）首先进行脐静脉穿刺术，具体操作详见脐静脉穿刺常规。

（7）第一次抽取脐血 1.0 mL，查胎儿血常规（急查）及其他必要的检查项目；协助脐静脉内注射维库溴安 0.1 mg/kg 胎儿体重（超声估重），可见胎动即刻停止。穿刺针接一延长管，其末端接注射器或输血装置，血液必须经过白细胞过滤器。

（8）行 IUT。输注量 V = ［（HCT3 – HCT1）/HCT2］×胎儿估重（kg）×胎儿胎盘循环血量（150 mL/kg），其中，HCT3 为拟达到的红细胞压积值，HCT1 为输血前红细胞压积值，HCT2 为供血者的红细胞压积值。输血速度一般为 2 ~ 5 mL/min，若为水肿胎，输血速度减慢，输血量不宜多，以防血容量过多加重胎儿心脏负荷。术中应尽量保持穿刺针的位置不要移动。

（9）术中密切监测胎心率，注意出现心动过缓，注意观察孕妇一般情况和宫缩，若不适随时报告医生。

（10）输血完毕注射 0.9% 生理盐水 1.0 mL 冲管后，回抽约 1 mL 血弃去，再抽脐血 1.0 mL 查血常规（急查），根据 Hb 和 HCT 评估输血效果，HCT 一般达到 0.4 ~ 0.5 为理想结果。

（11）退出穿刺针，观察穿刺点出血情况。观察胎儿心率、MCA-PSV（一般 IUT 完毕后可能尚未马上恢复正常，可等待 30 ~ 60 分钟后再测定）。

（12）术毕扶孕妇到观察室休息，密切监测胎心音并交代注意事项。

（13）术后护士再用 PDA 机核对血液和患者信息是否正确，无误后填写手术护理记录，并交代检查项目及按医嘱预防性口服头孢类抗生素 2 ~ 3 天。

（三）健康教育

（1）评估孕妇对宫内输血的认识水平及接受程度，使孕妇了解宫内输血的方法，以及术前、术后注意事项，主动配合手术。

（2）其余与羊水减量术的健康教育内容相同。

四、脐带电凝减胎术

脐带电凝减胎术是指在超声引导下将双极电凝钳通过穿刺鞘置入拟减胎的羊膜腔内，沿脐带短轴钳夹脐带，术者固定电凝钳，彩色多普勒超声观察脐带中未见明显血流，证明钳夹完全，观察两个胎儿心率，确认钳夹的是拟减胎胎儿的脐带。从 5 W（持续 1 ~ 2 分钟）开始逐步增加电凝功率，至多普勒超声确定胎儿脐动脉血流消失，甚至心脏搏动停止，松开电凝钳，抖落已电凝的脐带，选择其近端处重复电凝 1 次，以确保凝固完全，再次多普勒超声确定胎儿脐动脉血流消失。

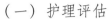

（一）护理评估

需要接受脐带电凝减胎术者往往是复杂性多胎妊娠，在手术前必须进行充分的母体情况、胎儿情况评估，严格把握手术指征，制订严密的并发症防治预案，以降低手术风险，减少并发症，改善预后。

（1）母体评估：重视孕妇全身状况评估，检查各器官功能状况，及时、积极处理内外科合并症及并发症。若有感染征象或较严重的甲亢等，宜积极治疗后手术。术前常规行孕妇超声心动图检查以排除心功能不全。

多胎妊娠，尤其是合并羊水过多的多胎妊娠容易出现宫颈管缩短，从而导致减胎术后流产率、早产率升高。术前需要经阴道超声测量宫颈管长度，观察宫颈内口有无扩张，必要时根据情况在减胎术前或术后行宫颈环扎术。

（2）胎儿评估：术前须明确多胎妊娠胎儿的绒毛膜性。绒毛膜性决定采用何种减胎方法。错误的绒毛膜性的判断或者不考虑绒毛膜性造成的后果往往是非常严重的，容易导致拟保留胎儿的死亡。现有的超声技术已可在妊娠早期（孕 7 ～ 14 周）对绒毛膜性做出准确的判断。

（3）手术适应证：

A. 单绒毛膜多胎中一胎严重畸形需要终止妊娠。

B. 单绒毛膜多胎中一胎患严重遗传性疾病（如重型地中海贫血）需要终止妊娠。

C. 双胎输血综合征（TTTS）Ⅲ期（部分）、Ⅳ期，根据胎儿、胎盘情况选择减灭供血胎或受血胎。

D. 选择性胎儿宫内生长受限（sIUGR）Ⅱ型或Ⅲ型，估计一胎宫内死亡可能性大时可考虑脐带电凝减胎术。

E. 无心双胎，若脐带足够长且容易暴露，可行脐带电凝减胎术。

F. 双胎贫血－红细胞增多序列征（twin anemia-polycythemia sequence，TAPS）是否行脐带电凝减胎术有争议。

（4）手术禁忌证：

A. 母体活动性感染。应在控制感染后进行手术。

B. 母体心功能不全。一般情况下，孕妇出现严重的心功能不全不适宜继续妊娠。但某些复杂性双胎妊娠如双胎输血综合征Ⅳ期可以合并母胎镜像综合征而导致孕妇心功能不全，此时施行选择性减胎可能有助于缓解病情。

C. 中央性前置胎盘状态或血管前置是手术的相对禁忌证，术前需要反复评估并确认手术的必要性，与患者及其家属充分沟通手术风险，术前、术中做好大出血抢救的准备。

D. 临产和先兆临产时施行手术容易引起胎膜早破、流产、早产，甚至羊水栓塞，是手术禁忌证。

E. 宫颈过短或宫颈机能不全是手术的相对禁忌证。对有手术指征的患者，可考虑术前或术后行宫颈环扎术。

（二）护理要点

1. 物品准备

胎儿镜 1 个加外鞘 1 个、双极电凝柄 2 个、双极电凝钳 2 个、Trocar 2 套、胎儿镜外鞘（金属套管）2 套、电源线 1 条、引流器 1 个、无菌器械包（手术尖刀、弯盆、小杯 3 个、大方纱 2 块、小方纱 1 块、棉签 1 支、小棉球 4 个）、敷料包（手术衣 1 件、大孔巾 1 条、探头套 1 条、袖套 2 只）、18G/20G 穿刺针 1 支、注射器数支、手套 2 对、注射器 5 mL 和 10 mL 数支，另备 2% 戊二醛原液浸泡（探头、导向架）、灭菌注射用水 1 500 mL，以及穿刺手术并发症抢救所需要的药品。

2. 术前准备

术前除对胎儿行详细的超声检查外，还需要对孕妇进行外科手术术前常规检查：血常规（包括血型）、尿常规、出凝血功能、肝功能、肾功能、电解质、甲状腺功能检查、心电图、超声心动图检查等。术前常规交叉配血，建立有效的静脉通道，做好各种并发症的应急处理措施。术后常规使用抗生素预防感染。

3. 腰硬联合麻醉

手术前须禁食 6 小时以上，禁水 4 小时以上。手术当天测量体温、血压，预防感染可采用生理盐水 100 mL 加头孢呋辛 1.5 g 静脉滴注。术前 30 分钟肌内注射苯巴比妥钠 0.2 g，减少孕妇的焦虑和胎动，以利于手术的进行。孕妇术前留置尿管，避免术中膀胱充盈而影响手术操作。除了常规的手术室配置之外，脐带电凝减胎术还需要准备双极电凝发射系统、双极电凝钳、彩色多普勒超声仪、羊水灌注仪（包括 37 ℃ 生理盐水）、负压吸引器及其他辅助设备；如果是胎儿镜下的脐带电凝减胎术，还需要准备视频监控系统、诊断型胎儿镜系统等。术前需要确认所有系统运作良好，尤其需要确认双极电凝钳工作正常，确保手术顺利进行。

4. 术中护理配合

（1）协助孕妇取左侧 15° 卧位，在 B 超指导下仔细区分正常与异常胎儿的位置、特征、胎盘位置，对需要减灭胎儿进行定位，防止误穿。

（2）孕妇静脉全身麻醉。先接上输液，协助孕妇双手各放于身体两侧，以防影响手术操作，按常规协助腹部皮肤消毒、铺无菌巾及连接穿刺探头，调节穿刺线，在超声引导下，确定拟减胎儿方位。通常将异常胎作为拟减胎。根据胎盘、胎儿位置及拟电凝的脐带节段选择孕妇腹壁穿刺部位。在孕妇腹壁做一小切口，穿刺套管针经腹壁切口进入拟减胎的羊膜腔。运用胎儿镜及超声联合定位拟电凝的脐带节段，置入双极电凝钳，在超声引导下钳夹拟减胎的脐带，确认无误后启动电凝机，电凝方案为 5 W 2 分钟、10 W 2 分钟、15 W 1 分钟、20 W 1 分钟、25 W 1 分钟、30 W 1 分钟、35 W 1 分钟、40 W 1 分钟、45 W 2 分钟，直至超声下见电凝部位出现"气泡"征象（局部热效应表现），并在多普勒超声仪下确认脐带血流消失，胎心搏动停止。在首次电凝部位附近再次钳夹脐带后电凝，反复 2～3 次，确保脐带血流完全被阻断，胎儿镜下确认电凝部位脐带缩窄。术毕拔出穿刺套管针，处理腹壁伤口。术中间断用超声监测拟保存胎儿的心跳情况，注意给孕妇保暖，同时监测孕妇有无寒战，监测孕妇生命体征，防止低血压的发生。

（三）健康教育

（1）评估孕妇对脐带电凝减胎术的认识水平及接受程度，使孕妇了解脐带电凝减胎术的方法及术前、术后的注意事项，主动配合手术。

（2）术后孕妇卧床休息，肠蠕动减弱容易引起便秘，指导孕妇多进食高营养、高蛋白、富含纤维素且易消化的食物。手术后必须注意有无母体子宫收缩，注意控制宫缩，及时使用宫缩抑制剂，静脉滴注硫酸镁或利托君，辅以口服硝苯地平等。

（3）减胎术后常规观察胎动、胎心率，次日复查 B 超，妊娠期定期监测，了解妊娠合并症和结局，交代定期复查凝血功能。术后胎儿的监测以彩色多普勒超声检查为主，术后 1 小时、术后当天及术后每天均须复查彩色多普勒超声，观察胎儿生长发育情况、羊水量，测量脐动脉、脐静脉、静脉导管、大脑中动脉血流频谱。观察胎儿心脏各瓣膜有无反流，必要时测量胎儿心胸比、心肌厚度和心肌做功指数（Tei 指数）等。术后 1 周内超声动态监测胎儿大脑中动脉血流峰值速度变化、脐动脉血流频谱和羊水量。出院后视情况每 1 ～2 周随访 1 次，复查时行超声监测及评估活胎生长发育情况。

（陈涌珍　钟春玲）

五、射频消融减胎术

射频消融减胎术是目前临床为获得最优妊娠结局而采用的一种优生措施，其原理是通过专用射频针加热脐动脉促使血供完全停止，直至胎心消失，具有损伤小、操作精准等优点。

（一）护理评估

（1）适应证：①多胎妊娠。②双胎反向动脉灌注序列征。③单绒毛膜性双胎中一胎合并致死性畸形。④选择性胎儿宫内生长受限Ⅱ型与Ⅲ型。⑤双胎输血综合征。

（2）测体温：一般体温在 37.3 ℃以上时应延迟手术。

（3）术前禁食 6 ～ 8 小时，禁水 4 小时。

（4）了解孕妇心理状态。

（5）了解术前血常规、血型、出凝血常规、尿常规及肝功能检查结果等。

（6）夫妇双方签署知情同意书。

（二）护理要点

1. 术前准备

（1）手术当天早上测量生命体征。

（2）遵医嘱术前 30 分钟口服硝苯地平。

（3）术前开放静脉通道及留置尿管。

2. 术后护理

（1）术毕检查孕妇极板附着处有无灼伤，按压穿刺点 5 ～ 10 分钟，密切观察穿刺点有无红肿、渗血、渗液等，保持穿刺点敷料干燥，24 小时后把敷料撕掉。

（2）术后 24 小时，监测孕妇生命体征及胎心音。

（3）遵医嘱适当使用宫缩抑制剂及抗生素。

（4）注意观察有无腹痛、阴道流血或流液、异常分泌物、发热等症状。

（三）健康宣教

（1）评估孕妇对射频消融减胎术的认识水平及接受程度，使孕妇了解射频消融减胎术的方法及术前、术后注意事项，主动配合手术。

（2）指导孕妇术前注意保暖，预防感冒。

（3）术后避免持续卧床，适当下床活动，预防血栓；保持外阴清洁；避免重体力劳动。

（4）饮食宜清淡，忌食油腻、易产气的食物，多进食高蛋白、富含维生素和纤维素且易消化的食物，多吃水果、蔬菜促进胎儿发育，保持大便通畅。

（5）术后第二天及出院 1 周后复查超声，评估保留胎胎盘、羊水、生长发育情况、大脑中动脉血流、脐血流等。定期复查，如有不适，随诊。

（肖美玲）

第三编

妇产科护理技术操作规程

第九章 产科护理技术

第一节 产前、产时常用护理技术

一、检查胎位及胎心音

（一）目的

（1）判定胎方位、胎先露及胎产式。
（2）估计胎儿的大小和羊水的多少。
（3）了解先露部是否衔接。

（二）适应证

（1）常规孕期检查，评估胎儿宫内生长发育和羊水增多的情况。
（2）产前检查，评估分娩方式。

（三）操作流程

1．评估
（1）孕妇的孕产史和本次怀孕的基本情况，包括年龄、身高、体重、孕周、孕期合并症和相关检查（如 B 超）的结果等；本次检查的目的。
（2）孕妇对检查的理解和配合程度。
（3）环境舒适度、室温和隐蔽条件。

2．准备
（1）护士：着装整洁，洗手，戴帽子、口罩。
（2）物品：手提式胎心多普勒仪、耦合剂和卫生纸。
（3）环境：关好门窗，保持室温 25 ～ 28 ℃，遮挡孕妇。
（4）孕妇：排空小便，取仰卧屈膝位。

3．操作程序

检查胎位及胎心音操作程序见表9-1。

表9-1　检查胎位及胎心音操作程序

项目	步骤	分值	扣分细则
评估 （10分）	（1）孕妇的孕产次、孕周、一般情况	10	孕妇的孕产次、孕周、身高、体重、年龄情况等。漏1项扣0.5分
	（2）孕妇对四步触诊的认知		漏1项扣0.5分
	（3）孕妇对正常胎心率的认识		
	（4）孕妇腹部皮肤情况		漏1项扣1分
	（5）孕妇二便情况		未评估扣1分
	（6）环境情况		漏1项扣0.5分
操作前准备 （20分）	（1）护士准备	8	护士着装整洁，洗手，戴口罩、帽子；核对孕妇身份、医嘱；向孕妇解释四步触诊及胎心监测的目的、方法、临床意义、注意事项及配合要点；流动水下行七步洗手法。漏1项扣1分
	（2）物品准备	6	多普勒仪、耦合剂、纸巾、弯盆、快干手消毒液、口罩、无床帘时备屏风。漏1项扣0.5分
	（3）环境准备	3	环境清洁、安静、温湿度适宜、光线充足，有床帘或屏风遮挡。未保护孕妇隐私扣2分
	（4）孕妇准备	3	协助孕妇取仰卧屈膝位，暴露腹部（剑突下至耻骨联合上方）。未准备好扣2分
检查胎方位及胎心音（40分）	（1）护士站在孕妇的右侧，左手置于子宫底部，先初步估计宫底的高度是否与孕周相符	5	站在孕妇右侧，左手置于子宫底部。漏1项扣1分，未注意保暖扣0.5分

续表 9 - 1

项目	步骤	分值	扣分细则
检查胎方位及胎心音（40分）	（2）四步触诊： A. 面对孕妇头部，两手置于子宫底部，检查子宫底高度，估计胎儿大小与妊娠月份是否相符，同时分辨在子宫底部的是胎头还是胎臀； B. 面对孕妇头部，两手各放于子宫左右侧，一手固定，另一手轻轻深按检查，两手交替，判断胎背及胎儿四肢的位置和估计羊水的多少； C. 右手大拇指和其他四指分开，置于耻骨联合上方握住胎先露，向上下左右推动，了解先露部的性质及入盆情况； D. 面对孕妇足端，两手置于先露部两侧，向骨盆入口下方深压，进一步确定先露部及其入盆程度	35	未初步估计宫底高度与孕周是否相符扣2分
			操作顺序欠正确扣3分，操作手法欠正确扣3分
			无法正确判断先露部的形状、大小和软硬扣3分
			胎背位置判断欠准确，多次才找准听诊位置扣5分
	（3）根据前面的检查确定胎背的位置： A. 将多普勒仪探头涂上耦合剂置于胎背处，寻找听诊胎心音最强处； B. 听诊时间≥1分钟，观察胎儿心率和心律的变化		检查造成孕妇不适扣2分，探头未贴紧腹壁扣1分，听诊位置胎心音非最强扣1分，听诊时间不足1分钟扣1分，未能判断胎心音与脐带血流杂音的区别扣3分
操作后处理（20分）	（1）协助孕妇穿好裤子	2	未协助孕妇穿好裤子扣2分
	（2）操作后核对	3	操作后未核对扣3分
	（3）垃圾分类处理	2	未按垃圾处理原则处理垃圾扣2分
	（4）护士洗手	2	操作后未洗手扣2分
	（5）做好记录	1	未按要求记录扣1分
	（6）健康教育	10	根据孕妇病情进行健康教育，内容涉及：自数胎动的方法及意义、胎儿电子监护的方法及意义、饮食及活动指导、临产或术前指导。漏1项扣1分

续表 9 – 1

项目	步骤	分值	扣分细则
整体 (10 分)	（1）操作熟练，动作稳重、准确、流畅	4	床单整洁、用物分类处置、清洁仪器。漏 1 项扣 0.5 分。 动作轻柔、检查过程中注意与孕妇沟通，指导孕妇放松和配合。漏 1 项扣 1 分
	（2）仪器：用卫生纸擦净多普勒仪探头上的耦合剂，导联线盘旋好，多普勒仪探头放在固定的位置	2	
	（3）态度和蔼，关心孕妇，孕妇无不适	4	

4．评价

（1）孕妇能说出检查的目的和意义，主动配合检查。

（2）护士动作轻柔，检查过程中注意和孕妇沟通，指导孕妇放松和配合，孕妇无不适。

（3）护士动作娴熟，检查结果准确，孕妇无受凉。

（肖美玲）

二、外阴消毒

（一）目 的

（1）为阴道检查、外阴和阴道手术、接生做皮肤消毒。

（2）防止生殖系统、泌尿系统的逆行感染。

（二）适 应 证

（1）外阴、阴道的手术。

（2）接生。

（三）操作流程

1．评估

（1）孕妇的疾病诊断、病情、年龄、产次和孕周及外阴消毒的目的。

（2）孕妇对外阴消毒的认知程度及心理反应。

（3）孕妇外阴部情况，有无水肿、血肿、伤口等。

（4）环境舒适度、室温和隐蔽条件。

2．准备

（1）护士：着装整洁，洗手，戴帽子、口罩。

（2）物品：10% 肥皂水棉球、镊子、2 个冲洗壶（一个盛 38～40 ℃ 的温水，另一个盛 0.1% 安多福或氯己定消毒液）、污水桶、裤套、一次性垫巾、口罩、手套、手消

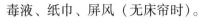

毒液、纸巾、屏风（无床帘时）。

（3）环境：注意保暖、遮挡孕妇。

（4）孕妇：排空膀胱，脱去裤子，套上裤套，取舒适膀胱截石位。

3．操作程序

外阴消毒操作程序见表9-2。

表9-2　外阴消毒操作程序

项目	步骤	分值	扣分细则
评估 （10分）	（1）孕妇产程情况	2	孕妇的产程进展、意识状态、二便情况、子宫收缩情况等。漏1项扣0.5分
	（2）孕妇对外阴消毒的认知	1	孕妇阴道分泌物情况，有无血块。漏1项扣0.5分
	（3）会阴部皮肤及伤口情况	4	漏1项扣1分
	（4）有无阴道流血	1	
	（5）过敏史	1	注意是否对消毒液过敏。未评估扣1分
	（6）二便情况	1	漏1项扣0.5分
操作前准备 （20分）	（1）操作者准备	8	护士着装整洁，洗手，戴口罩、帽子；核对孕妇身份、医嘱，解释外阴消毒的目的、方法、临床意义、注意事项及配合要点；流动水下行七步洗手法。漏1项扣1分
	（2）物品准备	6	10%肥皂水棉球、镊子、冲洗壶2个（1个盛38～40℃的温水，另一个盛0.1%安多福或氯己定消毒液）、污水桶、裤套、一次性垫巾、口罩、手套、手消毒液、纸巾、无床帘时备屏风。漏1项扣0.5分
	（3）环境准备	3	环境清洁、安静、温湿度适宜、光线充足或有足够的照明，有床帘或屏风遮挡。未保护孕妇隐私扣2分
	（4）孕妇准备	3	臀下铺一次性垫巾，用毕放置污物桶内，协助孕妇脱去裤子，更换裤套，取截石位，两腿分开。未准备好扣2分

续表 9 - 2

项目	步骤	分值	扣分细则
外阴消毒 (40 分)	(1) 消毒顺序：阴阜（耻骨联合上 3～4 cm）→双侧腹股沟→双侧大腿内侧上 1/3→阴道口→双侧小阴唇→双侧大阴唇→会阴部→肛门	20	消毒顺序错误扣 10 分，漏 1 个部位扣 2 分，污染扣 20 分，未冲洗干净扣 10 分
	(2) 消毒液选择：第一遍用 10% 肥皂水清洗，第二遍用 38～40 ℃ 的温开水将肥皂水冲洗干净，第三遍用消毒液按以上顺序清洗一遍	15	漏消毒 1 遍扣 5 分
	(3) 清洗完后，擦干会阴部，撤除污水桶、一次性垫巾等，及时更换打湿的衣物	5	衣物打湿未更换扣 3 分
操作后处理 (20 分)	(1) 协助孕妇穿好裤子	2	未协助孕妇穿好裤子扣 2 分
	(2) 操作后核对	3	操作后未核对扣 3 分
	(3) 垃圾分类处理	2	未按垃圾处理原则处理垃圾扣 2 分
	(4) 护士洗手	2	操作后未洗手扣 2 分
	(5) 必要时做好记录	1	—
	(6) 健康教育	10	根据孕妇情况进行健康教育，内容涉及：接生配合、会阴部皮肤清洁、并发症处理、术后饮食及活动注意事项、子宫按摩方法、产后出血的观察、新生儿情况、母乳喂养知识。漏 1 项扣 1 分
整体 (10 分)	(1) 操作熟练，动作稳重、准确、流畅	4	—
	(2) 态度亲切，关心孕妇	2	
	(3) 无菌观念强	4	

4. 评价

（1）孕妇能说出外阴消毒的目的，主动配合操作。

（2）严格遵守无菌操作要求，消毒到位。

（3）动作轻巧，关心体贴孕妇，孕妇无不舒适。

（李丹萍　李绮薇）

三、阴道检查

(一) 目的

(1) 产前阴道检查可确诊胎先露，了解骶骨弯曲度、坐骨棘宽度及骶尾关节活动度。

(2) 产时阴道检查可了解子宫颈的成熟度、子宫口开张和胎先露下降的情况。

(二) 适应证

(1) 临产前了解产道情况，协助决定分娩方式及分娩时机。

(2) 临产后了解产程进展情况。

(三) 操作流程

1. 评估

(1) 孕妇产次、孕周、病情、宫高、腹围、产程进展、胎心、宫缩等情况。

(2) 孕妇对阴道检查的认知程度及心理反应。

(3) 孕妇采用阴道检查的适应证。

(4) 环境舒适度、室温和隐蔽条件。

2. 准备

(1) 护士：着装整洁，洗手，戴帽子、口罩。

(2) 物品：①冲洗车，包括消毒液、妇科棉签、胶单、裤套 (2 条)、污水桶；②妇检包，包括袖套、孔巾、妇科内窥镜；③其他：胎心多普勒仪、无菌液体石蜡、无菌手套、一次性尿管和皮钳 (必要时)。

(3) 环境：关好门窗、隐蔽舒适、温湿度适宜，适合操作。

(4) 孕妇：排空膀胱。

3. 操作程序

阴道检查操作程序见表 9 - 3。

表 9 - 3 阴道检查操作程序

项目	步骤	分值	扣分细则
操作前准备 (17 分)	(1) 护士： A. 仪容仪表； B. 评估； C. 解释操作目的	6	戴帽子、戴口罩、修剪指甲、洗手。漏1 项扣 2 分。 孕产史、产程、胎方位、阴道流血、流液、操作指征未评估或解释不恰当扣2 分

续表 9 - 3

项目	步骤	分值	扣分细则
操作前准备（17分）	（2）物品： A. 冲洗车； B. 妇检包； C. 其他物品：消毒液、妇科棉签、胶单、裤套、污水桶、孔巾、多普勒仪、液体石蜡、手套、尿管和皮钳（必要时）	5	漏1项扣1分
	（3）环境：隐蔽舒适	2	未遮挡扣2分
	（4）孕妇： A. 着患者服，排空膀胱； B. 体位舒适	4	未询问扣2分
操作过程（63分）	（1）协助摆膀胱截石位，消毒外阴（必要时导尿）	6	体位不正确扣2分，消毒不规范1处扣2分
	（2）打开无菌包，戴无菌手套，铺孔巾，暴露操作部位	6	违反无菌操作原则不合格，暴露不充分扣2分
	（3）视诊外阴发育情况有无异常	3	—
	（4）润滑食指及中指，食指、中指伸入阴道，拇指和其余四指屈曲避免触碰肛门	4	未润滑扣2分，手法错误扣2分
	（5）检查阴道发育有无异常	4	未检查或检查错误该项不得分
	（6）了解耻骨弓、骶尾关节、坐骨棘间径等骨盆情况	4	未检查或检查错误该项不得分，漏1项扣2分
	（7）了解宫颈位置、消退程度、软硬程度、容受和开张大小、有无水肿等情况	10	未检查或检查错误该项不得分，漏1项每项扣2分
	（8）了解是否破膜、羊水性状等情况，包括破膜时间，羊水的颜色、性状和量	6	漏1项扣2分
	（9）了解胎先露下降、胎方位、胎头产瘤及胎头变形等胎儿情况	8	未检查或检查错误该项不得分，漏1项扣2分
	（10）临产后，了解宫缩时与宫缩间歇期的宫口开张、胎先露下降情况，经产妇以宫缩时检查结果为准	4	未检查或检查错误该项不得分，漏1项扣2分
	（11）汇报记录阴检结果、羊水情况	4	汇报记录不全面每项扣2分，未记录不得分
	（12）汇报记录宫缩情况、胎心情况	4	汇报记录不全面每项扣2分，未记录不得分

续表 9 - 3

项目	步骤	分值	扣分细则
操作后整理 (10 分)	(1) 为孕妇穿上裤子，摆好舒适体位	2	未根据病情进行针对性宣教扣 2 分
	(2) 整理床单	2	
	(3) 用物归类放置，保持整洁	2	
	(4) 洗手、记录、宣教	4	
整体 (10 分)	(1) 操作熟练，工作有条理	2	违反无菌操作原则，该操作不合格
	(2) 全程严格无菌操作	2	
	(3) 关心患者，注意保暖	2	
	(4) 根据阴检结果，初步评估产程进展情况，提出下一步的观察护理重点	4	

4．评价

(1) 孕妇能说出阴道检查的目的，主动配合操作。

(2) 操作有条理，严格遵守无菌操作要求。

(3) 关心体贴孕妇。

相 关 链 接

(1) 前置胎盘或疑为前置胎盘者忌盲目行肛门检查或阴道检查。严重的痔疮、脱肛者尽量不做肛门检查。

(2) 阴道检查与肛门检查：过去认为肛门检查避免了直接进入软产道进行检查，可以减少因检查引起的感染。但阴道检查比肛门检查直接，检查结果清楚、明确，充分消毒、规范操作可避免感染增加，且肛门检查带出的粪便更容易污染会阴部，现临床已基本不采用肛门检查。

（陈志昊）

四、会阴切开缝合术

（一）目的

(1) 避免会阴及盆底严重裂伤。

(2) 减轻盆底组织对胎头的压迫，缩短第二产程。

（二）适应证及禁忌证

1．适应证

(1) 会阴组织弹性差：过紧（充分扩张仍不足以娩出胎头）、水肿或脆性增加、瘢痕等，估计分娩时会阴撕裂不可避免者。

（2）因母儿有病理情况急需结束分娩者。

（3）产钳或胎头负压吸引器助产者（视母胎情况和手术者经验决定）。

（4）早产胎头明显受压者。

2．禁忌证

（1）死胎分娩。

（2）不能经阴道分娩者。

（三）操作流程

1．评估

（1）产妇状态、孕产次、孕周、病情、宫高、腹围、胎儿估重、产程进展、胎心、宫缩、胎方位及头盆是否相称、膀胱是否充盈、过敏史等情况。

（2）产妇会阴部情况：会阴体长度及组织弹性，会阴部有无炎症、水肿及瘢痕等皮肤异常情况。

（3）骨盆底情况：有无巴氏腺囊肿、肛管直肠周围脓肿、阴道直肠瘘等损伤及功能障碍性疾病。

（4）产妇对会阴切开缝合术的认知程度及心理反应。

（5）环境舒适度、室温、隐蔽条件。

2．准备

（1）操作者：着装整洁，戴帽子、口罩，外科洗手，穿手术衣，戴无菌手套；向产妇解释行会阴切开缝合术的目的和方法。

（2）物品：①无菌器械，包括会阴切开剪、直剪、组织剪、弯血管钳、无齿直血管钳、有齿镊、持针器、弯盘、大圆碗各1件，10 mL注射器、22号穿刺针各1套，有齿直血管钳、小圆碗各2件，带针可吸收缝线若干；②无菌敷料，包括大治疗巾，手术衣，大孔巾、小孔巾各1件，手套2对，有尾带纱6条，棉球8个，妇科棉签若干；③药物，包括2%利多卡因、0.9%氯化钠溶液、安多福（0.05%含碘量）、75%酒精；④屏风。

（3）环境：室温25～28 ℃，注意保暖，遮挡产妇。

（4）产妇：取舒适膀胱截石位，臀部齐床沿，两腿屈曲分开，套上裤套，两脚蹬脚踏，必要时两腿用脚托托起。消毒外阴。

3．操作程序

会阴切开缝合术操作程序见表9－4。

表9－4　会阴切开缝合术操作程序

项目	步骤	分值	扣分细则
评估 （8分）	（1）产妇情况	5	了解产妇状态、孕产次、孕周、病情、宫高、腹围、胎儿估重、产程进展、胎心、宫缩、胎方位及头盆是否相称、膀胱是否充盈、过敏史等情况。漏1项扣0.5分

续表 9-4

项目	步骤	分值	扣分细则
评估 (8分)	(2) 产妇对会阴切开缝合术的认知和态度	2	了解产妇会阴部情况：会阴体长度及组织弹性，会阴部有无炎症、水肿及瘢痕等皮肤异常情况。漏1项扣0.5分。 了解骨盆底情况：有无巴氏腺囊肿、肛管直肠周围脓肿、阴道直肠瘘等损伤及功能障碍性疾病。漏1项扣0.5分。 了解产妇对会阴切开缝合术的认知程度及心理反应。漏1项扣0.5分
	(3) 环境情况	1	环境舒适、隐蔽良好、室温适宜。漏1项扣0.5分
手术前准备 (7分)	(1) 向产妇解释行会阴切开的目的和方法，指导产妇配合操作	2	—
	(2) 调节产床的高度至方便操作	1	
	(3) 外阴消毒	2	外阴消毒顺序：尿道口→阴道口→双侧小阴唇→双侧大阴唇→会阴部→阴阜（耻骨联合上3～4 cm）→双侧腹股沟→双侧大腿内侧上1/3→肛门。漏1个部位扣0.5分，消毒顺序错误扣1分，污染扣2分，违反无菌操作扣2分
	(4) 打开接生器械、敷料包，添加所需物品及药物	2	—
铺巾 (7分)	(1) 重叠大治疗巾垫于产妇臀下	1	污染双手扣1分
	(2) 穿手术衣、戴无菌手套	2	污染手术衣、手套扣2分
	(3) 铺大孔巾，孔的下缘位于会阴后联合水平	1	未遮盖肛门扣0.5分
	(4) 再次消毒外阴	2	再次消毒外阴顺序：尿道口→阴道口→小阴唇、大阴唇→尿道口→阴道口。漏1个部位扣0.5分，消毒顺序错误扣1分，污染扣2分
	(5) 清点纱布、棉球和器械的数目	1	未清点数目扣1分

续表 9 - 4

项目	步骤	分值	扣分细则
阴部神经阻滞麻醉（15分）	（1）用75%酒精棉球消毒切开侧皮肤	2	未消毒扣2分
	（2）一手食指和中指伸入阴道确定坐骨棘指示点，大拇指定位坐骨结节位置	2	未定位扣2分
	（3）另一手持注射器，取坐骨结节与肛门连线中点进针，以坐骨棘为指示点将针向坐骨棘下方1 cm处刺入，回抽无回血后注入1%利多卡因5～10 mL以阻滞麻醉阴部神经	9	未回抽扣3分，回抽有血后仍注射药液扣5分，刺破手套、损伤胎儿扣9分
	（4）在切开侧皮下做扇形皮下注射	2	未做扇形皮下注射扣2分
切开（25分）	（1）操作者左手食指、中指伸入阴道与先露部之间，撑起会阴壁，将会阴切开剪放在会阴后联合中线偏左或右侧45°位置，若会阴高度膨隆，切开角度增大至60°	5	未用手指撑起会阴壁扣2分，会阴切开位置错误扣3分
	（2）待子宫收缩产妇用力屏气，会阴高度扩张变薄时做会阴全层切开，长度3～5 cm	10	会阴切开时机过早或过晚扣5分，切开后切口未用纱布压迫止血扣5分
	（3）行正中切开，则沿会阴后联合正中垂直切开，长度2.5～3.5 cm，注意不要损伤肛门括约肌	10	损伤肛门括约肌扣10分
缝合（25分）	（1）胎儿胎盘娩出后在外阴处加盖孔巾，用安多福消毒、清洁切口周围及外阴，检查宫颈及阴道有无撕裂	3	未对伤口及周围皮肤消毒、清洁扣1分；检查过程粗暴，未指导产妇配合扣1分；检查不全面扣1分
	（2）阴道内塞1条有尾带纱	2	带纱尾端未放置阴道外扣2分

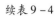

续表 9 – 4

项目	步骤	分值	扣分细则
缝合 (25分)	（3）缝合阴道黏膜：使用0号或2/0号可吸收线，从切口顶端上0.5～1.0 cm处开始连续或间断缝合直到处女膜环处；若有出血汹涌处，应先缝合止血	6	缝合前未消毒扣1分；选择缝线型号与伤口深度不符扣1分；未充分暴露切口扣1分；未先缝合出血汹涌处扣2分；未从切口顶端上0.5～1.0 cm起开始缝合扣2分；缝合伤口时留有无效腔扣2分；进针次数过多扣1分；缝线打结、过松或过紧扣1分；损伤组织解剖关系恢复不正确扣2分；总缝合时间超过0.5小时扣0.5分，超过1小时扣1分；术毕未取出阴道内纱布扣1分；未行肛门指检扣1分；缝线过直肠或未能准确判断缝线已过直肠扣1分；未清点数目扣2分；未做伤口护理宣教扣1分；未能对突发事件做出有效应对扣10分
	（4）缝合肌层及皮下层：用酒精消毒切口周围皮肤后，用0号或2/0号可吸收线连续或间断缝合肌层及皮下层，勿留无效腔	5	
	（5）缝合皮肤：使用3/0或4/0可吸收线行连续皮内缝合，或间断缝合于皮肤外一侧留出0.5～1.0 cm线端	3	
	（6）术毕取出阴道内纱布，检查伤口，做肛门指检	3	
	（7）清点纱布、棉球和器械的数目	2	
	（8）宣教	1	
整理 (6分)	（1）产妇：为产妇垫好卫生巾，更衣盖被	2	未注意保暖扣1分
	（2）用物：分类处理	2	未按医疗废物处理办法分类处理污物扣2分
	（3）操作者：洗手	2	操作后未洗手扣2分
记录 (7分)	（1）记录会阴切开的方式	3	未正确完成记录，错1项扣1分
	（2）记录术中用物数量	2	
	（3）记录缝合方式、材料，外缝针数	2	

4．评价

（1）无违反无菌操作原则。

（2）会阴切开时机合适，操作手法正确。

（3）产妇能主动配合操作。

相 关 链 接

（1）国内有医院将会阴切口角度改为25°～30°。

（2）有报道指出阴部神经阻滞麻醉及局部浸润麻醉采用0.25%罗哌卡因15 mL。罗哌卡因具有起效快、镇痛作用强和维持时间长等优点。

（3）会阴侧切与正中切开的优缺点：①会阴侧切可充分扩大阴道口，不易出现会阴及盆底严重裂伤，临床上常采用；但切开组织较多，出血较多，缝合技术要求较高，术后疼痛感较重。②会阴正中切开由于切开组织较少，故易缝合，且术后疼痛轻，愈合后瘢痕不明显；但易出现会阴Ⅲ～Ⅳ度裂伤。

（4）会阴切口缝合方法及优缺点：

1）阴道黏膜、肌肉及皮下脂肪缝合：①间断缝合。用1/0或2/0可吸收线间断缝合阴道黏膜、肌肉及皮下脂肪。此种缝合方法历时长，伤口暴露时间长，组织内结扎线头多，缝线吸收不完全，易形成切口部硬结，拆线后患者仍感觉会阴部疼痛不适。②连续缝合。用1/0或2/0可吸收线连续缝合阴道黏膜、肌肉及皮下脂肪。此法缝合快，切口暴露时间短，组织内结扎线头少，缝线吸收完全。

2）皮肤缝合：①间断缝合。用3/0或4/0丝线间断缝合于皮肤外一侧，留出0.5～1.0 cm线端，1周后拆线。此法缝合快，但皮肤对合不齐，拆线后仍有伤口裂开的风险。②连续缝合。用3/0或4/0可吸收手术缝线连续皮内缝合。此法切口皮肤层不留针眼，对合良好，外表美观，避免丝线暴露在外引起感染，无须拆线，可缩短住院时间。

（庞庆广　李绮薇）

五、枕前位助娩技术

（一）目的

（1）保护会阴，防止会阴重度裂伤。

（2）协助胎儿娩出。

（3）协助胎盘娩出。

（二）适应证

胎位是左枕前和右枕前且软产道和骨产道无异常的产妇。

（三）操作流程

1. 评估

（1）产妇产次、孕周、病情、宫高、腹围、产程进展、胎心、宫缩等情况。

（2）产妇对配合接生的认知程度及心理反应。

（3）环境舒适度、室温、隐蔽条件。

2. 准备

（1）操作者：着装整洁，戴帽子、口罩，外科洗手。

（2）物品：

A．产包（无菌）：①敷料，包括中单、手术衣、大孔巾、夹纱、有尾带纱、小孔巾；②器械，包括弯盘、小杯（装棉球或纱球）、持针钳、有齿直钳、中直钳、小弯钳、会阴侧剪、短有齿镊、大碗（装胎盘）、治疗碗、聚血盘等。

B．其他物品（无菌）：10 mL 注射器、9 号长针头、手套、针和缝线。

C．药物：75%酒精、0.1%碘附、1%利多卡因、0.9%生理盐水 10 mL、催产素 20 单位、消毒液。

D．接新生儿物品（无菌）：弯盘、小弯（直）钳、弯剪、棉签、脐圈或脐夹、纱球、三角纱、中方纱、脐布、吸球、治疗巾。

E．新生儿复苏用品：装上合适叶片的喉镜、导管、导管芯、100 mL 简易呼吸囊、合适的面罩、调节负压吸引装置（压力小于 100 mmHg）、吸引连接管、吸痰管、氧气。

（3）环境：室温 25～28 ℃，注意保暖，遮挡产妇，预热开放抢救台。

（4）产妇：取舒适膀胱截石位，两腿屈曲分开，两脚蹬脚踏，两手握紧把手，保持良好的状态。

3．操作程序

枕前位助娩操作程序见表 9-5。

表 9-5　枕前位助娩操作程序

项目	步骤	分值	扣分细则
评估 （10分）	（1）相关专科情况：了解产妇产次、孕周、病情、宫高、腹围、产程进展、胎心、宫缩等情况	5	漏1项扣0.5分
	（2）产妇：对配合接生的认知程度及心理反应	2	漏1项扣0.5分
	（3）环境：环境舒适、室温适宜、隐蔽良好	3	漏1项扣0.5分
操作前 准备 （20分）	（1）操作者准备：着装整洁，洗手，戴口罩、帽子。核对产妇身份、医嘱。向产妇解释接生目的、方法、意义、注意事项及配合要点。行外科洗手法洗手，常规外阴消毒后铺无菌巾，穿手术衣，再次消毒外阴，铺大孔巾，开放抢救台铺上无菌巾	8	漏1项或操作不规范扣1分
	（2）物品准备：产包、药物、接新生儿物品及新生儿复苏用物	6	漏1项扣0.5分
	（3）环境准备：清洁、安静、温湿度适宜、光线充足或有足够的照明，有床帘或屏风遮挡	3	未保护孕妇隐私扣2分
	（4）产妇准备：取舒适膀胱截石位，两腿屈曲分开，两脚蹬脚踏，两手握紧把手	3	未准备好扣2分

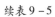

续表 9 - 5

项目	步骤	分值	扣分细则
会阴切开	有会阴切开指征者予行会阴切开术，详见会阴切开缝合术相关步骤		详见会阴切开缝合术扣分细则
协助胎儿娩出（30分）	（1）右手拇指与其余四指分开，手握消毒纱垫紧贴会阴部，用大鱼际肌保护会阴部，宫缩间隙时，保护会阴的手稍放松	5	保护会阴方法不恰当扣2分
	（2）当宫缩胎头拔露时向上向内用力，左手四指并拢向下轻压协助胎头俯屈	5	俯屈、仰伸、复位、外旋转方法。错1项扣2分
	（3）胎头枕部到达耻骨弓下时协助胎头仰伸，及时挤出口鼻内的黏液和羊水	4	未及时清理口鼻腔黏液或羊水扣2分
	（4）协助胎头复位及外旋转，使胎儿双肩径与骨盆出口前后径相一致	5	前、后肩娩出手法。错1项扣2分
	（5）左手将胎儿颈部向下轻压，右手保护会阴，协助前肩娩出	5	
	（6）左手托胎儿颈部向上，右手保护会阴，协助后肩娩出	4	
	（7）先用吸泵或长管负压吸引，清除新生儿口鼻腔内的黏液，在距脐根部15～20 cm处用2把血管钳钳夹，在两钳之间剪断脐带	2	—
协助胎盘娩出（10分）	（1）确认胎盘剥离	3	胎盘剥离前，用手按压宫底或牵拉脐带扣2分
	（2）左手置于宫底并按压，右手轻拉脐带，协助胎盘娩出	4	娩出胎盘手法有误扣2分
	（3）检查胎盘、胎膜是否完整，测量胎盘、脐带长度	3	未检查胎盘、胎膜完整性扣2分，未两人确认胎盘、胎膜完整性扣2分，未测量胎盘及脐带长度扣2分
操作后处理（20分）	（1）产妇：垫好卫生巾、更衣盖被	2	产时出血量估计不准确扣3分，分娩记录不完整扣2分，未测量生命体征扣2分，未整理床单扣2分，产妇体位不合适或身上有血污扣2分，用物未妥善处理扣2分，未宣教或宣教不恰当扣2分
	（2）正确估算出血量，并填写分娩记录单	5	
	（3）观察子宫收缩及阴道流血情况	4	
	（4）测量生命体征	2	
	（5）整理病床单	2	
	（6）健康教育	3	
	（7）用物：分类处理，器械按要求处置	2	

续表 9-5

项目	步骤	分值	扣分细则
整体 (10分)	(1) 操作熟练，动作稳重、准确、流畅	5	态度生硬、不关心产妇、不注意保护产妇隐私扣 2 分，未执行"三查九对"扣 2 分，无菌观念不强扣 3 分，操作不熟练，动作欠稳重、准确扣 3 分
	(2) 态度和蔼，关心产妇	2	
	(3) 无菌观念强	3	

4．评价

(1) 严格遵守无菌操作。

(2) 正确协助娩出胎儿和胎盘。

(3) 产妇能主动配合操作。

（委红锁　李绮薇）

六、胎头吸引术的护理配合

（一）目的

协助医生在第二产程使用胎头吸引器直接牵引胎头以加快或实现胎儿阴道分娩。

（二）适应证

(1) 第二产程延长。

(2) 明确或可疑的胎儿窘迫。

(3) 因母体因素需要缩短第二产程，如体力耗竭、妊娠合并心脏病及其他疾病导致产妇无法屏气用力等情况。

（三）操作流程

1．评估

(1) 产妇产次、孕周、病情、宫高、腹围、产程进展、胎心、宫缩等情况。

(2) 产妇对胎头吸引术的认知程度及心理反应。

(3) 产妇采用胎头吸引术的适应证。

(4) 环境：是否宽敞明亮，温湿度是否适宜，是否适合手术操作。

2．准备

(1) 护士：着装整洁，洗手，戴帽子、口罩。

(2) 物品：①手术器械，包括持针钳、有齿直钳、中弯钳、短有齿镊、侧切剪、直剪、缝合针、胎头吸引器等；②手术敷料，包括孔巾、治疗巾、中单、夹纱、手术衣、无菌手套等；③药物，包括缩宫素等；④接新生儿物品，包括弯盘、小弯（直）钳、弯剪、棉签、脐圈、吸球、中单、手术衣、治疗巾等；⑤其他物品，包括消毒用物（安多福、妇科棉签等）、吸引装置、连接管、母婴抢救用物等。

（3）环境：宽敞明亮，温湿度适宜，适合手术操作。

（4）产妇：取舒适膀胱截石位，两腿屈曲分开，两脚蹬脚踏，两手握紧把手，保持良好的状态。

3. 操作程序

胎头吸引术护理配合操作程序见表9-6。

表9-6 胎头吸引术护理配合操作程序

项目	步骤	分值	扣分细则
评估 （6分）	（1）核对产妇身份	2	了解产妇姓名、住院号、分娩方式等。漏1项扣0.5分
	（2）了解产妇病情，解释手术目的	2	了解产妇产次、孕周、胎心、宫缩、先露下降情况、手术指征等。漏1项扣0.5分
	（3）评估环境是否适宜	2	层流开启，温湿度适宜（温度24～26 ℃，湿度50%～60%），适合分娩。漏1项扣1分
术前准备 （10分）	（1）护士准备：着洗手衣，戴帽子、口罩，修剪指甲，取下首饰，洗手	2	漏1项扣1分
	（2）物品准备： A. 手术设备； B. 手术器械、物品； C. 新生儿复苏用物； D. 其他物品	6	检查分娩床、无影灯、负压吸引器、胎儿监护仪、辐射台等性能良好；检查器械包、敷料包、缝针、接新生儿包、吸痰管、缩宫素等。漏1项扣1分
	（3）产妇准备：着分娩服（不着内衣裤），取下首饰、假牙等，开通静脉通道	2	选择合适型号套管针，避免使用头皮针输液。输液不通畅扣2分，其他漏1项扣1分
术中巡回配合 （24分）	（1）协助产妇摆膀胱截石位，外阴冲洗、消毒2遍	4	漏1项扣2分，冲洗有遗漏不得分
	（2）打开无菌包、添加手术用物，其包括胎头吸引器、液体石蜡、安多福、手术衣、导尿管等	4	违反无菌操作原则为不合格，加物不齐1项扣1分，未检查物品有效期及灭菌标示扣4分
	（3）协助穿手术衣，调节分娩床的高度，调节手术灯，连接负压吸引装置	2	—

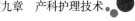

续表 9 - 6

项目	步骤	分值	扣分细则
术中巡回配合（24分）	（4）预热辐射台，备新生儿复苏用物，含辐射台预热、氧源负压、T组合复苏器或呼吸囊、喉镜、气管插管等	4	漏1项扣1分
	（5）与台上接产者对点手术用物，详细记录、签名	4	术前、术后分别点数2次。漏点数该操作为不合格，点数、记录不规范每次扣2分
	（6）观察手术进展，协助输血、输液	2	询问过敏史，遵医嘱用药。1项不规范扣2分
	（7）护理新生儿	4	注意新生儿颜面部有无破损、有无胎头血肿和颅内出血的表现
术中器械配合（40分）	（1）外科洗手、穿手术衣	4	洗手不规范扣4分；汇报检查结果，了解先露下降、胎方位、骨盆情况，漏1项扣2分；术前、术后分别点数2次，漏点数该操作为不合格；点数、记录不规范每次扣3分；麻醉方法不规范1处扣2分；手法不规范1处扣2分；违反无菌操作原则为不合格
	（2）协助术者铺巾、行导尿术及阴道检查术	4	
	（3）与巡回护士对点手术用物，详细记录、签名	6	
	（4）配合行阴部阻滞麻醉	4	
	（5）行会阴侧切术	4	
	（6）协助检查吸引器有无损坏、漏气，协助连接负压吸引	4	
	（7）配合医生放置胎头吸引器，协助调解负压至200～300 mmHg	4	
	（8）牵引时，协助保护会阴	4	
	（9）以后娩出及处理同正常分娩	6	
术后整理（10分）	（1）恢复产床至平卧位，协助产妇垫卫生巾，更换衣裤，指导产后注意事项	2	—
	（2）妥善处理胎盘或其他标本	2	认真核对标本后留取，做好登记
	（3）清洁、消毒，术间用物归类放置，保持整洁	2	特殊感染器械按特殊器械处理程序
	（4）观察产妇生命体征、宫缩、阴道出血、伤口情况，完善文书记录，整理病历	4	—

续表9-6

项目	步骤	分值	扣分细则
整体 (10分)	(1) 操作熟练，工作有条理	2	违反无菌操作原则，该操作不合格； 加物时未正确点数、记录扣2分
	(2) 全程严格无菌操作	2	
	(3) 手术助产及时、准确，挽救胎儿生命	2	
	(4) 关心产妇，注意保暖	2	
	(5) 医护合作默契	2	

4．评价

（1）产妇能说出有关分娩的知识，主动配合操作。

（2）严格遵守无菌操作要求。

（3）关心体贴产妇，医护合作默契。

（4）操作及时、准确、严谨，挽救胎儿生命。

相 关 链 接

（1）胎头吸引器的类型：①金属空筒（直形或牛角形），直径为 5.5 cm 和 6.0 cm；②硅胶胎头吸引器，直径为 6.0 cm 和 9.0 cm。

（2）阴道手术助产的器械选择：无论是产钳还是胎头吸引器，都能够缩短胎儿娩出时间，降低母儿并发症风险。产钳使用成功率较胎头吸引器高，但因产钳助产时头盆关系更为紧张，故会阴部损伤更为常见，更易造成严重会阴裂伤。孕周小于34周时，不推荐使用胎头吸引器，产钳助产适用于所有孕周。在实际临床工作中，医护人员的选择应基于分娩时的情况进行个体化选择，同时需要兼顾操作者的经验和习惯，选择操作者最为熟悉的助产器械进行阴道手术助产。

（江桂娟　陈志昊）

七、钳产术的护理配合

（一）目的

协助医生在第二产程使用产钳直接牵引胎头以加快或实现胎儿阴道分娩。

（二）适应证

（1）第二产程延长。

（2）明确或可疑的胎儿窘迫。

（3）因母体因素需要缩短第二产程，如体力耗竭、妊娠合并心脏病及其他疾病导致产妇无法屏气用力等情况。

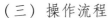

（三）操作流程

1．评估

（1）产妇产次、孕周、病情、宫高、腹围、产程进展、胎心、宫缩等情况。

（2）产妇对钳产术的认知程度及心理反应。

（3）产妇采用钳产术的适应证。

（4）环境：是否宽敞明亮，温湿度是否适宜，是否适合手术操作。

2．准备

（1）护士：着装整洁，洗手，戴帽子、口罩。

（2）物品：①手术器械，包括持针钳、有齿直钳、中弯钳、短有齿镊、侧切剪、直剪、缝合针、产钳等；②手术敷料，包括孔巾、治疗巾、中单、夹纱、手术衣、无菌手套等；③药物，如缩宫素等；④接新生儿的物品，包括弯盘、小弯（直）钳、弯剪、棉签、脐圈、吸球、中单、手术衣、治疗巾等；⑤其他物品，包括消毒用物（安多福、妇科棉签等）、吸引装置、连接管、母婴抢救用物等。

（3）环境：宽敞明亮，温湿度适宜，适合手术操作。

（4）产妇：取舒适膀胱截石位，两腿屈曲分开，两脚蹬脚踏，两手握紧把手，保持良好的状态。

3．操作程序

钳产术的护理配合操作程序见表9-7。

表9-7　钳产术护理配合操作程序

项目	步骤	分值	扣分细则
评估 （6分）	（1）核对产妇身份	2	了解产妇姓名、住院号、分娩方式等。漏1项扣0.5分
	（2）了解产妇病情，解释手术目的	2	了解产妇产次、孕周、胎心、宫缩、先露下降情况、手术指征等。漏1项扣0.5分
	（3）评估环境是否适宜	2	层流开启，温湿度适宜（温度24～26℃，湿度50%～60%），适合分娩。漏1项扣1分
术前准备 （10分）	（1）护士准备：着洗手衣，戴帽子、口罩，修剪指甲，取下首饰，洗手	2	漏1项扣1分
	（2）物品准备： A．手术设备； B．手术器械、物品； C．新生儿复苏用物； D．其他物品	6	检查分娩床、无影灯、负压吸引器、胎儿监护仪、辐射台等性能良好；检查器械包、敷料包、缝针、接生包、吸痰管、缩宫素等。漏1项扣1分

续表 9-7

项目	步骤	分值	扣分细则
术前准备（10分）	（3）产妇准备：着分娩服（不着内衣裤），取下首饰、假牙等，开通静脉通道	2	选择合适型号套管针，避免使用头皮针输液。输液不通畅扣2分，其他漏1项扣1分
术中巡回配合（24分）	（1）协助产妇摆膀胱截石位，外阴冲洗消毒2遍	4	漏1遍扣2分，冲洗有遗漏不得分
	（2）打开无菌包、添加手术用物，其包括产钳、液体石蜡、安多福、手术衣、导尿管等	4	违反无菌操作原则为不合格，加物不齐1项扣1分，未检查物品有效期及灭菌标示扣4分
	（3）协助穿手术衣，调节分娩床的高度，调节手术灯	2	—
	（4）预热辐射台，备新生儿复苏用物	4	含辐射台预热、氧源负压、T组合复苏器或呼吸囊、喉镜、气管插管等。漏1项扣1分
	（5）与台上接产者对点手术用物，详细记录、签名	4	术前、术后分别点数2次。漏点数该操作为不合格；点数、记录不规范每次扣2分
	（6）观察手术进展，协助输血、输液	2	询问过敏史，遵医嘱用药。1项不规范扣2分
	（7）护理新生儿	4	注意新生儿颜面部有无破损、有无胎头血肿和颅内出血的表现
术中器械配合（40分）	（1）外科洗手、穿手术衣	4	洗手不规范扣4分
	（2）协助术者铺巾、行导尿术及阴道检查术	4	汇报检查结果，了解先露下降、胎方位、骨盆情况。漏1项扣2分
	（3）与巡回护士对点手术用物，详细记录、签名	6	术前、术后分别点数2次，漏点数该操作为不合格；点数、记录不规范每次扣3分
	（4）配合行阴部阻滞麻醉	4	麻醉方法不规范1处扣2分
	（5）行会阴侧切术	4	
	（6）协助润滑，准备产钳，协助扶持产钳	4	—

续表 9 − 7

项目	步骤	分值	扣分细则
术中器械配合 （40 分）	（7）宫缩时医生向外向下牵拉产钳时，注意保护会阴	4	手法不规范 1 处扣 2 分
	（8）胎头额部牵出后松解取出产钳后，继续保护会阴	4	手法不规范 1 处扣 2 分
	（9）以后娩出及处理同正常分娩	6	违反无菌操作原则为不合格
术后整理 （10 分）	（1）恢复产床至平卧位，协助产妇垫卫生巾，更换衣裤，指导产后注意事项	2	—
	（2）妥善处理胎盘或其他标本	2	认真核对标本后留取，做好登记
	（3）清洁消毒，术间用物归类放置，保持整洁	2	特殊感染器械按特殊器械处理程序
	（4）观察产妇生命体征、宫缩、阴道出血、伤口情况，完善文书记录，整理病历	4	—
整体 （10 分）	（1）操作熟练，工作有条理	2	违反无菌操作原则，该操作不合格；加物时未正确点数、记录扣 2 分
	（2）全程严格无菌操作	2	
	（3）手术助产及时、准确，挽救胎儿生命	2	
	（4）关心产妇，注意保暖	2	
	（5）医护合作默契	2	

4．评价

（1）产妇能说出有关分娩知识，主动配合操作。

（2）严格遵守无菌操作要求。

（3）关心体贴产妇，医护合作默契。

（4）操作及时、准确、严谨，挽救胎儿生命。

相 关 链 接

1．阴道手术助产的禁忌证

（1）胎头未衔接。

（2）胎头位置或胎方位未知。

（3）胎儿成骨不全。

（4）胎儿凝血功能障碍（如血友病、同种免疫性血小板减少症等）。

（5）其他不适合阴道分娩的特殊情况。

2．产钳助产的分类及使用条件

（1）出口产钳：①不需要分开阴唇即可见到胎儿头皮。②胎儿颅骨骨质部最低点已达到骨盆底。③胎头达到会阴体部。④矢状缝位于骨盆前后径上，或为左枕前、右枕前，或为左枕后、右枕后。⑤胎头旋转不超过45°时，旋至枕前位或枕后位均可实施，不必强求枕前位。

（2）低位产钳：①胎儿颅骨骨质部最低点位于+2 cm或以下，但未达到骨盆底。②胎方位旋转45°及以下至枕前位或枕后位，或旋转45°及以上至枕前位。

（3）中位产钳：胎儿颅骨骨质部最低点位于+2 cm或以上，且胎头已衔接。

（陈志昊）

八、剖宫产术的护理配合

（一）目的

作为器械护士、巡回护士，协助完成剖宫产手术。

（二）适应证

剖宫产手术指征为不能经阴道分娩或不宜经阴道分娩的病理或生理状态。其原因包括：

1．胎儿原因

（1）胎儿窘迫：短时间内不能经阴道分娩者。

（2）脐带脱垂：胎儿存活，不能迅速经阴道分娩者。

（3）巨大儿。

（4）胎位异常：臀位、横位、颏后位等。

（5）多胎或双胎妊娠。

2．产妇原因

（1）瘢痕子宫：多次剖宫产史或既往其他手术穿透宫腔者。

（2）产道异常：①骨产道异常，如头盆不称、绝对头盆不称或相对头盆不称经充分阴道试产失败时。②软产道异常，如阴道横隔、外阴或阴道严重静脉曲张、生殖道感染性疾病、妊娠合并肿瘤等。

（3）产力异常：①宫缩乏力，经处理无效，伴有产程延长或停滞者。②充分引产失败，需要在短时间结束分娩者。

（4）妊娠合并症和并发症：①妊娠合并心脏病、呼吸系统疾病、严重妊娠高血压疾病等，不能承受阴道分娩者。②产前出血如前置胎盘、胎盘早剥等。

（三）操作流程

1．评估

（1）产妇产次、孕周、病情、宫高、腹围、产程进展、胎心、宫缩等情况。

（2）产妇对剖宫产术的认知程度及心理反应。

（3）采用剖宫产手术的适应证。

（4）环境：是否宽敞明亮，温湿度是否适宜，是否适合手术操作。

2．准备

（1）护士：着装整洁，洗手，戴帽子、口罩。

（2）物品：①手术器械，包括海绵钳、持针钳、有齿直钳、皮钳、中弯钳、布巾钳、短有齿镊、中无齿镊、甲钩、腹钩、肠压板、子宫下段钩、直剪、弯剪、子宫剪、大刀柄、吸球、大碗、治疗碗、缝合针（三角针、圆针）等。②手术敷料，包括开腹孔巾、治疗巾、中单、夹纱、中方纱、纱球、手术衣、无菌手套等。③药物，如缩宫素、抗生素等。④接新生儿物品，包括弯盘、小弯（直）钳、弯剪、棉签、脐圈、纱球、三角纱、中方纱、脐布、吸球、中单、手术衣、治疗巾等。⑤其他物品，包括吸引装置、连接管、母婴抢救用物等。

（3）环境：宽敞明亮，温湿度适宜，适合手术操作。

（4）产妇：开通静脉通道，仰卧位，必要时（如出现仰卧位低血压综合征）可倾斜手术台或改侧卧位。

3．操作程序

剖宫产术护理配合操作程序见表9-8。

表9-8　剖宫产术护理配合操作程序

项目	步骤	分值	扣分细则
评估 （10分）	（1）核对产妇身份	2	姓名、住院号、手术方式等。漏1项扣0.5分；未核对身份该操作为不合格
	（2）了解产妇病情，解释手术目的	2	产次、孕周、胎心、宫缩、手术指征等。漏1项扣0.5分
	（3）评估术前准备情况	2	检查、检验、配血、留置尿管、手术带药、手术医嘱、带入物品如脐血袋等。漏1项扣0.5分
	（4）评估手术是否有特殊要求	2	如留病理、培养、脐带血等特殊标本，备儿科会诊等。漏1项扣1分
	（5）评估环境是否适宜	2	层流开启，温湿度适宜（温度20～24℃，湿度50%～60%），适合手术操作。漏1项扣1分
术前准备 （10分）	（1）护士准备：着洗手衣，戴帽子、口罩，修剪指甲，取下首饰，洗手	2	漏1项扣1分
	（2）物品准备： 1）手术设备； 2）手术器械、物品； 3）新生儿复苏用物； 4）其他物品	6	检查手术床、器械台、无影灯、监护仪、负压吸引器、多普勒仪、辐射台等性能良好，检查器械包、敷料包、吸引管、缝针、接生包、吸痰管、缩宫素、抗生素等。漏1项扣1分

续表 9－8

项目	步骤	分值	扣分细则
术前准备 （10 分）	（3）产妇准备：着患者服（不着内衣裤），取下首饰、假牙等，进入术间，开通静脉通道	2	选择合适型号套管针，避免使用头皮针输液。输液不通畅扣 2 分，其他漏 1 项扣 1 分
术中巡回配合 （27 分）	（1）协助摆麻醉体位，配合麻醉医生添加物品	2	长时间等待时注意左侧倾斜手术床，体位不当扣 2 分
	（2）麻醉后协助摆手术体位并约束	2	
	（3）术前听诊胎心音，暴露手术部位	2	
	（4）备器械台、脚踏板，打开手术灯，调节手术床，协助连接负压吸引装置	2	漏 1 项扣 1 分
	（5）预热辐射台，备新生儿复苏用物	2	辐射台预热、氧源负压、T 组合复苏器或呼吸囊、喉镜、气管插管等。漏 1 项扣 1 分
	（6）协助器械护士打开无菌包、添加手术用物	3	违反无菌操作原则为不合格，加物不齐 1 项扣 1 分，未检查物品有效期及灭菌标示扣 3 分
	（7）与器械护士对点手术用物，详细记录、签名	10	手术前、关闭子宫前、关腹前、手术结束后分别点数 2 次。漏点数该操作为不合格；点数、记录不规范每次扣 3 分
	（8）观察手术进展，协助输血、输液	4	询问过敏史，遵医嘱用药。1 项不规范扣 2 分
术中器械配合 （33 分）	（1）检查手术备物是否齐全，打开手术包，添加手术用物	3	加物不齐 1 项扣 1 分，未检查物品有效期及灭菌标示扣 3 分
	（2）外科洗手	4	洗手不规范扣 4 分
	（3）与巡回护士对点手术用物，详细记录、签名	10	手术前、关闭子宫前、关腹前、手术结束后分别点数 2 次。漏点数该操作为不合格；点数、记录不规范每次扣 3 分
	（4）协助医生铺巾、贴手术膜	2	器械传递有误 1 次扣 2 分，手术流程欠熟练扣 4 分
	（5）观察手术进展，按需传递器械	10	
	（6）妥善保管手术过程切下的组织	2	
	（7）全程遵循无菌操作原则，并质控监督所有手术人员无菌操作	2	违反无菌操作原则，该操作为不合格

续表 9 - 8

项目	步骤	分值	扣分细则
术后整理 （10分）	（1）协助覆盖伤口，妥善转运	2	贴好胶布，协助穿衣过床，输液管、尿管、镇痛泵等放置有序、标识清晰
	（2）妥善处理胎盘或其他标本	2	认真核对标本后留取，做好登记
	（3）书写记录，整理病历，正确交接	4	医嘱、治疗本、各类记录核对无误，填写完整，交接产妇、新生儿病情。漏1项扣1分
	（4）清洁、消毒，术间用物归类放置，保持整洁	2	特殊感染器械按特殊器械处理程序
整体 （10分）	（1）操作熟练，工作有条理	2	违反无菌操作原则，该操作不合格；加物时未正确点数、记录扣2分
	（2）全程严格无菌操作	2	
	（3）补充物品及时、主动	2	
	（4）关心产妇，注意保暖	2	
	（5）医护合作默契	2	

4．评价

（1）产妇能说出有关手术知识，主动配合操作。

（2）严格遵守无菌操作要求。

（3）手术顺利进行，关心体贴产妇，医护合作默契。

相 关 链 接

1．剖宫产手术的时机

（1）择期剖宫产：具有剖宫产手术指征时，孕妇及胎儿状态良好，有计划、有准备，先于分娩发动进行择期手术。除双胎妊娠、多胎妊娠、前置胎盘等特殊情况外，一般不建议在妊娠39周前实施剖宫产手术，以减少新生儿发生呼吸道感染并发症的风险。

（2）急诊剖宫产：威胁到母儿生命的紧急状况下，应争取在最短时间内结束分娩。

2．减少剖宫产手术的措施

（1）孕期宣教：了解阴道分娩与剖宫产手术的优缺点、分娩过程及注意事项，产前模拟分娩，增强孕妇自然分娩的信心。

（2）分娩期人性化护理措施：如导乐陪伴分娩。

（3）引产时机：无妊娠合并症的孕妇妊娠达41周应给予引产处理，有利于降低围产儿死亡率和剖宫产率。

（4）分娩镇痛：可减轻分娩疼痛，增强产妇阴道分娩的信心。

（陈志昊）

第二节　产后常用护理技术

一、产后外阴抹洗

（一）目的

（1）保持会阴部清洁，预防生殖系统、泌尿系统感染。

（2）观察产妇会阴伤口愈合情况。

（3）清除外阴分泌物，使产妇舒适。

（二）适应证

（1）产后、会阴部有伤口者。

（2）留置尿管者。

（3）卧床产妇。

（三）操作流程

1. 评估

（1）产妇疾病诊断、病情、年龄、产妇的产次和外阴抹洗目的。

（2）产妇对外阴抹洗的认知程度及心理反应。

（3）产妇外阴部有无水肿、血肿、伤口等情况。

（4）环境舒适度、室温和隐蔽条件。

2. 准备

（1）护士：着装整洁，洗手，戴帽子、口罩。

（2）物品：康护垫、口罩、手套、手消毒液、弯盘、消毒液（预热至 40～45 ℃），无床帘时备屏风。

（3）环境：注意保暖、遮挡产妇。

（4）产妇：脱去裤子，取屈膝仰卧位。

3. 操作程序

产后外阴抹洗操作程序见表 9-9。

表 9 - 9　产后外阴抹洗操作程序

项目	步骤	分值	扣分细则
评估 (10 分)	(1) 产妇情况	2	产妇疾病诊断、分娩方式、分娩经过、配合程度。漏 1 项扣 0.5 分
	(2) 外阴部情况	2	外阴部有无伤口，有无感染、阴道流血情况。漏 1 项扣 1 分
	(3) 产妇对外阴抹洗的认知程度及心理反应	2	—
	(4) 二便情况	2	二便情况。漏 1 项扣 1 分
	(5) 过敏史	2	—
操作前准备 (20 分)	(1) 护士准备	4	举止、仪表符合规范，流动水下行"七步洗手法"洗手。漏 1 项扣 2 分
	(2) 物品准备	3	康护垫、口罩、手套、手消毒液、碗盘、消毒液（预热至40 ～ 45 ℃），无床帘时备屏风。漏 1 项扣 0.5 分；放置乱，妨碍操作扣 1 分
	(3) 环境准备	4	温湿度适宜，床帘或屏风遮挡保护隐私。漏 1 项扣 2 分
	(4) 产妇准备	9	在产妇臀下铺一次性垫巾，脱远侧裤腿盖在近侧腿上，产妇取屈膝仰卧位。漏 1 项扣 3 分
外阴抹洗 (40 分)	(1) 抹洗顺序：①阴阜、两侧大阴唇自上而下抹洗；②小阴唇内侧往下抹洗；③尿道口、阴道口、肛门及肛周；④伤口；⑤干棉签先抹伤口，再从内至外，由上而下抹干会阴	35	未核对扣 5 分。抹洗顺序错误扣 5 分，漏 1 个部位扣 2 分。干棉球抹洗顺序不正确扣 5 分。若有伤口红肿，可用75%酒精棉球抹伤口周围；若有会阴水肿，用消毒镊子夹取硫酸镁纱布敷伤口15 ～ 20 分钟。伤口红肿处理不正确扣 5 分，伤口水肿处理不正确扣 5 分。未抹洗干净扣 10 分
	(2) 清洗完后，撤除康护垫，及时更换打湿的衣物	5	未撤除康护垫扣 2 分，衣物打湿未更换扣 3 分

续表 9 - 9

项目	步骤	分值	扣分细则
操作后处理（15 分）	（1）整理	10	未整理患者及病床单元扣 5 分，未物归原处及正确处理扣 5 分
	（2）健康教育	5	根据产妇具体病情进行健康教育，内容涉及：保持会阴部清洁的目的及方法、伤口观察、产后出血观察、饮食指导、活动注意事项。漏 1 项扣 1 分
整体（15 分）	（1）态度和蔼，关心产妇	5	—
	（2）执行"三查九对"	5	
	（3）操作熟练，动作轻巧、稳重、准确	5	

4．评价

（1）产妇能说出外阴消毒的目的，主动配合操作。

（2）严格遵守无菌操作要求，消毒到位。

（3）护士动作轻巧，关心体贴产妇，产妇无不舒适。

（徐敏）

二、会阴伤口热射

（一）目的

（1）促进血液循环，减轻局部水肿。

（2）促进炎症吸收，减轻疼痛。

（3）有利于组织的生长和修复，促进会阴伤口愈合。

（4）保持会阴伤口干燥，增加产妇舒适感。

（二）适应证

产妇会阴水肿、血肿、伤口硬结、愈合不良。

（三）操作流程

1．评估

（1）产妇分娩时间、病情。

（2）产妇对会阴热射的认知程度及心理反应。

（3）阴道出血量及会阴部伤口情况，如会阴有无水肿、血肿、伤口硬结或感染。

（4）环境舒适度、室温和隐蔽条件。

2. 准备

（1）护士：着装整洁，洗手，戴帽子、口罩。

（2）物品：会阴抹洗物品、红外线治疗仪或高效电磁波治疗仪。

（3）环境：注意保暖、遮挡产妇。

（4）产妇：排空膀胱，脱去裤子，取屈膝仰卧位，暴露会阴部。

3. 操作程序

会阴伤口热射操作程序见表9-10。

表9-10 会阴伤口热射操作程序

项目	步骤	分值	扣分细则
评估（10分）	（1）产妇产程情况	2	产妇疾病诊断、分娩方式、分娩经过、出血情况。漏1项扣0.5分
	（2）产妇对会阴伤口热射的认知程度及心理反应	2	—
	（3）阴道出血量及会阴部伤口情况	2	产妇阴道出血量，会阴部伤口有无水肿、血肿、伤口硬结或感染。漏1项扣1分
	（4）二便情况	2	二便情况。漏1项扣1分
	（5）红外线治疗仪的性能	2	检查治疗仪性能，选择合适治疗仪。漏1项扣1分
操作前准备（20分）	（1）护士准备	4	举止、仪表符合规范，流动水下行"七步洗手法"洗手。漏1项扣2分
	（2）物品准备	4	物品准备：康护垫、口罩、手套、手消毒液、碗盘、消毒液（预热至40～45℃）、红外线治疗仪、无床帘时备屏风。漏1项扣0.5分；放置乱，妨碍操作扣1分
	（3）环境准备	6	温湿度适宜，床帘或屏风遮挡保护隐私。漏1项扣2分；未注意产妇安全扣2分
	（4）产妇准备	6	产妇取屈膝仰卧位，正确暴露会阴部。漏1项扣3分
会阴伤口热射（40分）	（1）会阴抹洗顺序：①阴阜、两侧大阴唇自上而下抹洗；②小阴唇内侧往下抹洗；③尿道口、阴道口、肛门及肛周；④伤口；⑤干棉签先抹伤口，再从内至外，由上而下抹干会阴	10	未双人核对扣2分；抹洗顺序错误扣3分，漏1个部位扣2分；干棉球抹洗顺序不正确扣3分；未抹洗干净扣2分

续表 9 – 10

项目	步骤	分值	扣分细则
会阴伤口热射（40分）	（2）会阴热射：①放置红外线治疗仪在双腿之间，距离照射部位 20～30 cm；②调节照射时间为 20～30 分钟	30	理疗灯放置距离不正确扣 15 分，照射时间调节不正确扣 15 分
操作后处理（15分）	（1）观察、宣教	6	未每 10 分钟观察照射部位的皮肤情况扣 3 分，未指导产妇会阴热射的注意事项扣 3 分
	（2）整理患者及病床单元	5	未整理产妇及病床单元扣 5 分
	（3）物归原处及正确处理	4	未物归原处及正确处理扣 4 分
整体（15分）	（1）态度和蔼，关心产妇	5	—
	（2）执行"三查九对"	5	
	（3）操作熟练，动作轻巧、稳重、准确	5	

4. 评价

（1）产妇能说出会阴伤口热射的目的，主动配合操作。

（2）严格遵守无菌操作要求，消毒到位。

（3）护士动作轻巧，关心体贴产妇，每10分钟观察照射部位皮肤情况；产妇无不舒适。

（徐敏）

三、会阴伤口湿热敷法

（一）目的

（1）促进血液循环，减轻局部水肿。

（2）促进炎症吸收，减轻疼痛。

（3）有利于组织的生长和修复，促进会阴伤口愈合。

（4）保持会阴伤口干燥，增加产妇舒适感。

（二）适应证

产妇会阴水肿、血肿、伤口硬结、愈合不良。

（三）操作流程

1. 评估

（1）产妇疾病诊断、病情。

（2）产妇对会阴伤口湿热敷法的认知程度及心理反应。

（3）会阴部伤口情况，如出血量，有无水肿、血肿、伤口硬结或感染。

（4）环境舒适度、室温和隐蔽条件。

2．准备

（1）护士：着装整洁，洗手，戴帽子、口罩。

（2）物品：会阴抹洗物品、治疗碗（内盛药液）、弯盘、镊子2把、纱布2块。

（3）环境：注意保暖、遮挡产妇。

（4）产妇：排空膀胱，脱去裤子，取屈膝仰卧位，暴露外阴部。

3．操作程序

会阴伤口湿热敷法操作程序见表9－11。

表9－11 会阴伤口湿热敷法操作程序

项目	步骤	分值	扣分细则
评估 （10分）	（1）产妇病情	2	产妇疾病诊断、分娩方式、分娩经过、出血情况。漏1项扣0.5分
	（2）产妇对会阴伤口湿热敷的认知程度及心理反应	2	漏1项扣0.5分
	（3）阴道出血量及会阴部伤口情况	2	阴道出血情况及会阴部伤口有无水肿、血肿、伤口硬结或感染。漏1项扣1分
	（4）二便情况	2	二便情况。漏1项扣1分
	（5）过敏史	2	—
操作前 准备 （20分）	（1）护士准备	4	举止、仪表符合规范，流动水下行"七步洗手法"洗手。漏1项扣2分
	（2）物品准备：会阴抹洗物品、治疗碗（内盛药液）、镊子2把、纱布2块	4	漏1项扣0.5分；放置乱，妨碍操作扣1分
	（3）环境准备	6	温湿度适宜，床帘或屏风遮挡保护隐私。漏1项扣2分； 未注意产妇安全扣2分
	（4）产妇准备	6	产妇取屈膝仰卧位，正确暴露会阴部。漏1项扣3分
会阴伤口 湿热敷 （40分）	（1）会阴抹洗顺序：①阴阜、两侧大阴唇自上而下抹洗；②小阴唇内侧往下抹洗；③尿道口、阴道口、肛门及肛周；④伤口；⑤干棉签先抹伤口，再从内至外，由上而下抹干会阴	10	未双人核对扣2分；抹洗顺序错误扣3分，漏1个部位扣2分；干棉球抹洗顺序不正确扣3分；未抹洗干净扣2分

续表 9 - 11

项目	步骤	分值	扣分细则
会阴伤口湿热敷（40分）	（2）湿热敷：①将纱块浸入药液中，双手持镊子将敷布拧至不滴水，抖开纱块敷于患处；②予红外线治疗仪照射会阴部	30	热敷部位涂凡士林、盖纱布方法不正确扣15分，敷布热敷方法不正确扣15分
操作后处理（15分）	（1）观察	6	未定时观察局部皮肤情况扣3分，未询问产妇感觉扣3分
	（2）整理患者病床	5	未整理患者病床扣5分
	（3）物归原处及正确处理	4	未物归原处及正确处理扣4分
整体（15分）	（1）态度和蔼，关心产妇	5	—
	（2）执行"三查九对"	5	
	（3）操作熟练，动作轻巧、稳重、准确	5	

4. 评价

（1）产妇能说出会阴伤口湿热敷的目的，主动配合操作。

（2）严格遵守无菌操作要求，消毒到位。

（3）动作轻巧，关心体贴产妇，产妇无不舒适。

（徐敏）

四、产后乳房护理

（一）目的

（1）刺激泌乳反射，促进乳汁分泌。

（2）促进产妇乳腺管通畅。

（3）减轻乳胀引起的不适。

（4）增加乳头的韧性，避免乳头皲裂。

（5）矫正凹陷的乳头。

（二）适应证

产妇产后乳房胀痛。

（三）操作流程

1. 评估

（1）产妇疾病诊断、病情、分娩经过、产后天数。

（2）产妇对乳房护理的认知程度及心理反应。

（3）产妇乳头发育及乳房充盈情况。

（4）环境舒适度、室温和隐蔽条件。

2．准备

（1）护士：着装整洁，洗手，戴帽子、口罩。

（2）物品：毛巾、温水、快速手消毒液。

（3）环境：注意保暖、遮挡产妇。

（4）产妇：取舒适卧位。

3．操作程序

产后乳房护理操作程序见表 9-12。

表 9-12　产后乳房护理操作程序

项目	步骤	分值	扣分细则
评估 （10 分）	（1）产妇病情	2	产妇疾病诊断、病情、分娩经过、产后天数。漏 1 项扣 0.5 分
	（2）产妇对对产后乳房护理的认知程度及心理反应	2	—
	（3）乳头发育及乳房充盈情况	4	漏 1 项扣 2 分
	（4）二便情况	2	二便情况。漏 1 项扣 1 分
操作前准备 （16 分）	（1）护士准备	4	举止、仪表符合规范，流动水下行"七步洗手法"洗手。漏 1 项扣 2 分
	（2）产妇准备	4	根据产妇病情取舒适体位，身体有支撑，未协助患者摆体位或体位摆放不当扣 2 分；暴露乳房方法不正确扣 2 分
	（3）环境准备	4	温湿度适宜，床帘或屏风遮挡保护隐私，漏 1 项扣 2 分
	（4）物品准备	4	毛巾、温水、快速手消毒液，无床帘时备屏风，漏 1 项扣 0.5 分；放置乱，妨碍操作扣 1 分
乳房护理 （44 分）	（1）热敷乳房	2	热毛巾包乳房方法不正确扣 2 分
	（2）指导产妇按摩乳房	16	按摩手法不正确扣 8 分，按摩方向不正确扣 8 分
	（3）协助按摩乳房	16	按摩手法不正确扣 8 分，按摩方向不正确扣 8 分
	（4）乳头牵引	10	牵引手法不正确扣 10 分

续表 9 – 12

项目	步骤	分值	扣分细则
操作后处理（15分）	（1）观察	6	未观察乳房充盈情况扣3分，未询问产妇感觉扣3分
	（2）整理患者及病床单元	5	未整理患者及病床单元扣5分
	（3）物归原处及正确处理	4	未物归原处及正确处理扣4分
整体（15分）	（1）态度和蔼，关心产妇	5	—
	（2）执行"三查九对"	5	
	（3）操作熟练，动作轻巧、稳重、准确	5	

4．评价

（1）产妇能说出乳房护理的目的，主动配合操作。

（2）注意保暖。

（3）动作轻巧，关心体贴产妇，产妇无不适。

（徐敏）

五、母乳喂养技巧

（一）目的

（1）产妇掌握哺乳时母婴的正确体位。

（2）哺乳结束，产妇无腰背疼痛等不适。

（二）适应证

生产后产妇。

（三）操作流程

1．评估

（1）产妇疾病诊断、病情、分娩经过、产后天数。

（2）产妇对母乳喂养的认知程度及心理反应。

（3）乳头发育及乳房充盈情况，产后准备采用何种喂养方式。

（4）婴儿出生时 Apgar 评分、体重、各器官发育情况。

（5）环境舒适度、室温和隐蔽条件。

2．准备

（1）护士：着装整洁，洗手，戴帽子、口罩。

（2）物品：快速手消毒液，无床帘时备屏风。

（3）环境：注意保暖、遮挡产妇。

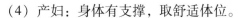

（4）产妇：身体有支撑，取舒适体位。

3. 操作程序

母乳喂养技巧操作程序见表9–13。

表9–13　母乳喂养技巧操作程序

项目	步骤	分值	扣分细则
评估 （8分）	（1）产妇病情	2	产妇疾病诊断、病情、分娩经过、产后天数，漏1项扣0.5分
	（2）产妇对母乳喂养的认知程度及心理反应	2	—
	（3）检查乳头发育及乳房充盈情况	2	产妇乳头发育及乳房充盈情况，漏1项扣1分
	（4）婴儿情况	2	婴儿出生时Apgar评分、体重、各器官发育情况、吸吮情况，漏1项扣0.5分
操作前准备 （14分）	（1）护士准备	4	举止、仪表符合规范，流动水下行"七步洗手法"洗手，漏1项扣2分
	（2）产妇及婴儿准备	4	协助产妇及婴儿取舒适的体位，检查婴儿尿片，漏1项扣2分
	（3）环境准备	4	温湿度适宜，床帘或屏风遮挡保护隐私，漏1项扣2分
	（4）物品准备	2	快速手消毒液，无床帘时备屏风，备物，漏1项扣0.5分
母乳喂养指导 （48分）	（1）侧卧位喂哺法	18	未核对婴儿胸牌及腕带扣2分，产妇抱婴儿方法不正确扣5分，产妇托乳房方法不正确扣5分，婴儿含接不正确扣6分
	（2）坐位喂哺法	16	产妇抱婴儿方法不正确扣5分，产妇托乳房方法不正确扣5分，婴儿含接不正确扣6分
	（3）喂哺后处理	14	乳头拔出方法不正确扣5分；拍婴儿背部，帮助排出气体方法不正确扣5分；婴儿体位不正确扣4分

续表 9 - 13

项目	步骤	分值	扣分细则
操作后处理 (15 分)	(1) 观察记录	6	未评估产妇母乳喂养技巧的掌握情况扣3 分，未记录产妇乳汁分泌及婴儿进食情况扣 3 分
	(2) 整理患者及病床单元	5	未整理患者及病床单元扣 5 分
	(3) 物归原处及正确处理	4	未物归原处及正确处理扣 4 分
整体 (15 分)	(1) 态度和蔼，关心产妇	5	—
	(2) 执行"三查九对"	5	
	(3) 操作熟练，动作轻巧、稳重、准确	5	

4. 评价

(1) 产妇能说出母乳喂养的目的，主动配合操作。

(2) 注意保暖。

(3) 动作轻巧，关心体贴产妇，产妇无不适。

（徐敏）

六、挤奶技巧

（一）目的

(1) 刺激泌乳，采集乳汁喂养婴儿。

(2) 解除乳胀，减轻疼痛。

(3) 在母亲或婴儿生病时保持泌乳。

（二）适应证

(1) 母婴分离者。

(2) 产妇乳房胀痛。

(3) 产妇乳汁不足时刺激泌乳。

（三）操作流程

1. 评估

(1) 产妇疾病诊断、病情、分娩经过、产后天数。

(2) 产妇对母乳喂养的认知程度及心理反应。

(3) 产妇乳头发育及乳房充盈情况。

(4) 环境舒适度、室温和隐蔽条件。

2. 准备

（1）护士：着装整洁，洗手，戴帽子、口罩。

（2）物品：毛巾1条，脸盆、温水（50～60 ℃）、挤奶器、快速手消毒液，无床帘时备屏风。

（3）环境：注意保暖、遮挡产妇。

（4）产妇：取舒适体位。

3. 操作程序

挤奶操作程序见表9-14。

表9-14 挤奶操作程序

项目	步骤	分值	扣分细则
评估 （6分）	（1）产妇病情	2	产妇疾病诊断、病情、分娩经过、产后天数，漏1项扣0.5分
	（2）产妇对母乳喂养的认知程度及心理反应	2	—
	（3）乳头发育及乳房充盈情况	2	产妇乳头发育及乳房充盈情况，漏1项扣1分
操作前准备 （14分）	（1）护士准备	4	举止、仪表符合规范，流动水下行"七步洗手法"洗手，漏1项扣2分
	（2）物品准备	2	毛巾1条、脸盆、温水（50～60 ℃）、挤奶器、快速手消毒液，无床帘时备屏风，漏1项扣0.5分
	（3）环境准备	4	温湿度适宜，床帘或屏风遮挡保护隐私，漏1项扣2分
	（4）产妇准备	4	协助产妇取舒适的体位，正确暴露乳房，漏1项扣2分
手挤奶 （50分）	（1）挤奶前操作	10	未清洁乳房扣5分，热敷方法不正确扣5分，未协助产妇摆体位或体位摆放不当扣10分，挤奶手法不正确扣10分，挤奶后未涂乳汁在乳头上扣10分，奶液处理方法不正确扣5分，未询问产妇感觉扣5分
	（2）协助挤奶	30	
	（3）挤奶后处理	10	

续表 9 – 14

项目	步骤	分值	扣分细则
操作后处理 (15 分)	（1）观察记录	6	未评估产妇挤奶技巧的掌握情况扣 3 分，记录不完整扣 3 分
	（2）整理产妇及病床单元	5	未整理产妇及病床单元扣 5 分
	（3）物归原处及正确处理	4	未物归原处及正确处理扣 4 分
整体 (15 分)	（1）态度和蔼，关心产妇	5	—
	（2）执行"三查九对"	5	
	（3）操作熟练，动作轻巧、稳重、准确	5	

4．评价

（1）产妇了解挤奶的目的及方法。

（2）产妇掌握奶液处理方法。

（3）挤奶动作轻柔。

（徐敏）

第三节　新生儿常用护理技术

一、新生儿断脐术

（一）目的

（1）剪断脐带，终止脐血循环。

（2）结扎脐血管，防止出血。

（二）适应证

所有活产的新生儿。

（三）操作流程

1．评估

（1）产妇的孕周、有无合并症、药物治疗情况、产程情况、羊水情况、胎儿情况、分娩方式。

（2）环境：辐射台、氧气、负压、新生儿复苏物品和断脐用物等是否处于应急可使用状态。

2．准备

（1）护士：着装整洁，戴外科口罩、帽子，消毒洗手。

（2）物品：接新生儿包（中夹巾、小毛巾、弯盘、弯组织剪、小血管钳、脐圈或脐夹）、吸泵或连接好负压吸引管、吸痰管。新生儿复苏物品：负压吸引器或膜式吸引器、胎粪吸引器、新生儿胃管、氧气、简易呼吸囊或其他正压给氧装置如T组合等、喉镜、气管插管、导丝等。

（3）环境：调节室温至25～28℃，预热辐射台温度至32～34℃。

（4）新生儿：新生儿摆仰卧位，注意保暖。

3．操作程序

新生儿断脐术操作程序见表9–15。

表9–15 新生儿断脐术操作程序

项目	步骤	分值	扣分细则
操作前评估（10分）	（1）评估产妇的孕周、有无合并症、药物治疗情况、产程情况、胎儿在宫内的情况、羊水情况	8	评估少1项扣2分，未根据检查、检验项目准备相应物品扣2分
	（2）评估新生儿是否需要行相关检查、检验（如脐血pH值检测、血糖监测，留取口鼻分泌物培养，脐血实验室检查等）	2	
操作前准备（15分）	（1）调节室温，预热辐射台	2	室温不达标扣1分，辐射台温度不达标、未提前预热辐射台/调节手控模式快速加温扣2分
	（2）护士着装整齐，手卫生	2	着装不符合手术室要求，未戴外科口罩扣2分；洗手方法错误扣2分
	（3）打开接新生儿包，加入吸痰管、连接氧管	2	打开接生包、添加吸痰管违反无菌原则扣2分，管道连接错误扣2分
	（4）连接负压吸引装置，调节负压、氧流量及T组合复苏器参数，安装、消毒喉镜	6	负压压力未调节或压力调节错误扣2分，氧流量及T组合复苏器参数未设置或设置错误扣2分，面罩、喉镜片、气管导管型号选择错误扣2分，喉镜未检查性能、未消毒、消毒方法不正确扣2分

续表 9 – 15

项目	步骤	分值	扣分细则
操作前准备 （15 分）	（5）全套复苏物品准备齐全、放置合理	2	物品准备不齐全扣 1 分，摆放不合理扣 1 分
	（6）确定复苏团队	1	团队合作安排欠缺扣 1 分
接新生儿前准备 （8 分）	（1）外科洗手	2	洗手不正确扣 2 分
	（2）穿手术衣	2	手术衣污染扣 2 分
	（3）戴无菌手套	2	违反无菌原则、戴手套顺序错误、未戴手套扣 2 分
	（4）铺消毒巾预热、整理断脐用物	2	铺单手法不对、污染扣 2 分，物品放置杂乱扣 1 分
接新生儿 （10 分）	（1）双手持消毒巾接新生儿，放新生儿于辐射抢救台上	2	接新生儿体位不对、不安全扣 2 分
	（2）根据新生儿情况判断是否需要复苏	2	未评估新生儿情况扣 2 分
	（3）擦干体液，并移除湿巾	4	未及时擦干体液扣 2 分，擦干后未及时将湿布移走扣 2 分
	（4）根据新生儿情况留取相应标本	2	未评估新生儿情况或未留取标本扣 2 分
断脐 （40 分）	（1）根据病情对脐部进行清洁或消毒后再断脐	5	脐带根部受污染未清洁扣 2 分，有宫内感染、未消毒分娩者脐带无消毒扣 5 分
	（2）检查断脐的器械、脐圈是否被污染	5	操作过程中污染未发现扣 5 分
	（3）距离脐根部 1 cm 处钳夹脐带，剪脐，用脐圈/脐夹结扎脐带	20	上钳位置不对/钳破脐带扣 5 分，钳/剪刀尖未向上扣 2 分，剪脐过长或过短扣 2 分
	（4）牵引脐圈并剪除绳扣	5	上脐圈方法不对，圈到皮肤扣 3 分；上脐圈时过度牵拉脐带扣 2 分；未剪牵引绳扣 2 分；未抹血渍扣 2 分；剪脐带时误伤新生儿，为不合格
	（5）检查	5	未检查有无渗血、脐圈滑脱、脐带断裂扣 5 分

续表 9 - 15

项目	步骤	分值	扣分细则
整理 (12分)	(1) 包裹新生儿、摆侧卧位	4	未注意保暖、未注意新生儿安全扣4分
	(2) 整理用物	2	未及时清理器械扣2分；用后物品未分类，不符合消毒隔离要求扣2分
	(3) 脱手术衣、手套	2	脱手术衣、手套错误扣2分
	(4) 调节辐射台温度为肤温模式	4	辐射台处理不恰当扣2分；新生儿烫伤，为不合格
整体 (5分)	(1) 态度	2	不认真、动作不轻柔、无菌观念差扣2分
	(2) 整体	2	操作不熟练，程序错乱、遗漏扣2分
	(3) 完成时间为10分钟	1	超时1分钟扣1分

4．评价

（1）关心爱护新生儿，动作熟练轻巧。

（2）按顺序进行操作，严格遵守无菌技术。

（3）新生儿皮肤无灼伤，保暖良好。

（4）断脐过程中未造成新生儿损伤，脐圈结扎脐带残端长度适宜，无渗血、渗液。

（梁文凤 关桂梅）

二、新生儿复苏术

（一）目的

抢救新生儿的生命，降低新生儿死亡率。

（二）适应证

（1）估计胎儿娩出后可能发生新生儿窒息者，分娩前应做好复苏准备。

（2）所有新生儿出生时均需要进行新生儿复苏术。每个分娩现场，必须确保至少有1名熟练掌握新生儿复苏技术的医务人员在场，负责处理新生儿。

（三）操作流程

1．评估

（1）了解产妇的孕周、有无合并症、药物治疗情况、产程情况、胎儿在宫内的情况，有无高危因素。

（2）评估胎儿娩出后发生新生儿窒息的可能性，是否需要通知儿科医生。

（3）检查辐射台、氧气、负压、新生儿复苏物品是否处于应急可使用状态。准备新生儿复苏区，准备新生儿复苏器械和物品，组建新生儿复苏团队。

2. 准备

（1）护士：着装整洁，戴口罩、帽子，洗手、消毒。

（2）物品：使用复苏器械快速检查表。

A. 保暖：预热辐射台（辐射台设置温度为 32～34 ℃），预热毛巾，检查温度传感器，准备帽子、保鲜膜（<32 周）、预热的床垫（<32 周）等。

B. 清理呼吸道：吸引球、10 号或 12 号吸痰管连接低压吸引器（压力 80～100 mmHg）、胎粪吸引管。

C. 通气：氧流量调至 10 L/min、给氧浓度调至 21%（如果是小于 35 周的早产儿，氧浓度调到 21%～30%）、正压通气复苏装置（复苏气囊、T 组合复苏器）、足月和早产儿的面罩、8 号胃管和大号空针、脉搏氧饱和度仪及传感器、目标氧饱和度值表格。

D. 气管插管：喉镜、镜片（00 号，可选）、导管芯、气管导管、卷尺、气管插管插入深度表、胶布、插管固定装置、剪刀、喉罩气道、注射器。

E. 药物：肾上腺素、生理盐水、脐静脉插管和给药所需物品、纳洛酮、5% 碳酸氢钠、10% 葡萄糖溶液、0.9% 氯化钠溶液等，1 mL 注射器、10 mL 注射器、20 mL 注射器、50 mL 注射器、输液延长管等。

F. 听诊：听诊器、计时器。

（3）环境：调节室温为 25～28 ℃。

（4）新生儿：新生儿摆"鼻吸气位"，注意保暖。

3. 操作程序

新生儿复苏术操作程序见表 9－16。

表 9－16　新生儿复苏术操作程序

项目	步骤	分值	扣分细则
操作前评估（8 分）	评估产妇的孕周、有无合并症、药物治疗情况、产程及羊水情况、胎儿宫内情况	8	评估少 1 项扣 2 分
操作前准备（15 分）	（1）调节室温，预热抢救台	2	室温不达标扣 2 分，辐射台温度不达标扣 2 分
	（2）打开接新生儿包，加入吸痰管、连接氧管	2	添加物品漏项扣 1 分，管道连接错误扣 1 分
	（3）连接负压吸引装置，调节负压、氧气及 T 组合复苏器参数，安装喉镜	6	负压或氧流量调节错误扣 3 分
操作前准备（15 分）	（4）全套复苏器械放置合理	2	复苏器械摆放不合理扣 2 分
	（5）确定复苏团队准备	3	团队合作安排欠缺扣 3 分

续表 9－16

项目	步骤	分值	扣分细则
出生后评估 （7分）	（1）出生时评估：①羊水清吗？②有呼吸或哭声吗？③肌张力好吗？④足月吗？	4	评估漏1项扣1分
	（2）新生儿仰卧头略后仰，摆放"鼻吸气位"	3	体位错误扣3分
建立通畅的气道 （15分）	（1）吸出口、鼻腔内的液体（32周以下的新生儿，先予保暖）	5	顺序为口腔、咽部、鼻腔，顺序错误扣3分；吸引时间超过10秒扣4分
	（2）羊水胎粪污染严重者需要做气管插管，以保证呼吸道通畅	5	未配合气管插管及时完成扣3分
	（3）擦干和刺激：擦干头部、躯干、四肢，拿掉湿毛巾，若无自主呼吸，给予拍打或弹足底或快速有力的摩擦背部2次	5	未及时完成擦干和刺激扣5分
正压通气 （20分）	（1）复苏囊正压通气（有呼吸暂停、喘息样呼吸或心率＜100次/分）	4	通气指征错误扣4分
	（2）正压通气频率（40～60次/分）	5	未判断正压通气是否有效扣2分，挤压呼吸频率错误扣3分
	（3）血氧饱和度监测（传感器应连至右手或右腕部）	3	未及时连接血氧饱和度监测仪或连接错误扣3分
	（4）必要时矫正通气	6	矫正通气步骤错误扣6分
	（5）再次评估	2	评估时间不合适扣2分
维持循环 （12分）	（1）气管插管，胸外按压	6	气管导管型号选择错误扣3分，未判断气管插管位置是否正确扣3分，气管插管前后未持续保持正压通气扣2分
	（2）胸部每按压3次，进行正压呼吸1次	4	按压位置、频率错误扣4分，人工呼吸与心脏按压比例错误扣4分
	（3）再次评估	2	评估时间不合适扣2分
用药 （8分）	在充分正压通气和胸外按压后心率仍小于60次/分可同时给肾上腺素、扩充血容量等药物治疗	8	给错药物剂量，为不合格；未复述口头医嘱、未核对药物，不得分；给药不及时扣5分

续表 9 - 16

项目	步骤	分值	扣分细则
评价观察 （10 分）	（1）复苏每个步骤的前后均需要进行评价	5	未及时评价扣 2 分
	（2）复苏成功后严密监护体温、心率、呼吸、血压、肤色等情况	3	未注意复苏后的监护、保暖和护理扣 3 分
	（3）记录复苏情况	2	未及时记录或记录错误扣 2 分
整理 （5 分）	（1）新生儿：持续监护，保暖，取合适体位	2	复苏后体位摆放错误扣 1 分，复苏后未注意保暖扣 1 分
	（2）用物：按要求分类处理	1	处理污物欠妥扣 1 分
	（3）护士：洗手	2	未做手卫生扣 2 分

4．评价

（1）关心爱护新生儿，动作熟练轻巧、迅速。

（2）配合有序。

（3）能及时评估抢救效果。

相 关 链 接

（1）复苏首先要清除呼吸道内分泌物，保持其通畅，如果黏稠羊水和胎粪堵塞呼吸道时，在喉镜直视下用导管吸出。

（2）气管插管适应证：①羊水胎粪污染新生儿无活力时，需要经气管导管吸引胎粪。②气囊面罩正压通气数分钟不能改善通气或气囊面罩正压人工通气无效者。③需要做胸外按压前先气管插管，有利于正压通气和胸外按压更好配合。④脐静脉途径未建立前，应通过气管导管内给肾上腺素。⑤气管插管的特殊指征：极度早产、需要给表面活性物、怀疑膈疝。

（张萍　关桂梅）

三、新生儿气管插管

（一）目的

（1）清理呼吸道。

（2）辅助呼吸，建立有效的人工呼吸通道。

（3）气管内给药。

（二）适应证

（1）羊水胎粪污染，新生儿无活力（即无呼吸或喘息样呼吸，肌张力低下，心率小于100次/分），需要吸引胎粪。

（2）应用复苏气囊和面罩人工呼吸无效，胸廓不扩张或发绀无缓解。

（3）重度窒息需较长时间加压给氧人工呼吸。

（4）需要气管内给药。

（5）极低出生体重儿。

（6）可疑先天性膈疝。

（三）操作流程

1. 评估

（1）产妇：了解既往病史、有无遗传疾病、孕产史，了解本次妊娠产次、孕周、有无并发症和合并症（妊娠期高血压疾病、糖尿病、心脏病、感染性疾病）、分娩期并发症（胎膜早破、脐带位置异常、胎儿窘迫等）及产前用药等，并了解相关的检查结果。

（2）产妇对新生儿气管插管的认知程度和心理反应。

（3）新生儿：娩出情况、Apgar评分、新生儿行气管插管的指征。

（4）环境：室温和新生儿辐射台的温度是否适宜。

2. 准备

（1）护士：着装整洁，洗手，戴帽子和口罩，戴无菌手套。面向新生儿头端。

（2）物品：①消毒气管插管物品1套（喉镜、气管导管、导芯），将镜片连接到喉镜把柄上，检查喉镜的亮度，导芯插入气管导管，不超过导管端。②吸引装置（负压吸引器、吸球、8F/10F吸痰管、8F鼻饲管），吸引器调节负压为80～100 mmHg。③给氧器械，包括空氧混合仪、面罩、T组合复苏器、新生儿复苏气囊、口管、氧气设备。④其他物品：听诊器、口垫、胶布和剪刀。

（3）环境：室温25～28 ℃，辐射台预热。环境整洁，物品有序摆放在随手可及的位置。

（4）新生儿：用吸球或吸管先清理口咽、后鼻分泌物。

3. 操作程序

新生儿气管插管操作程序见表9-17。

表9-17　新生儿气管插管操作程序

项目	步骤	分值	扣分细则
操作前准备（15分）	（1）调节室温，预热抢救台	2	室温不达标、辐射台温度不达标扣2分
	（2）全套复苏器械放置合理	2	复苏器械摆放不合理扣2分
	（3）打开接新生儿包，加入吸痰管、连接氧管	2	添加物品漏项扣2分，管道连接错误扣2分
	（4）连接负压吸引装置，调节负压、氧气，安装喉镜	6	负压或氧流量调节错误扣2分
	（5）确定复苏团队准备	3	团队合作安排欠缺扣4分

续表 9－17

项目	步骤	分值	扣分细则
评估 （10分）	（1）新生儿仰卧头略后仰，用毛巾快速擦干身上的羊水	5	体位错误扣5分
	（2）评估：①羊水清吗？②有呼吸或哭声吗？③肌张力好吗？④足月吗？	5	评估错误扣5分，先刺激再吸液扣5分
插管 （40分）	（1）根据体重/孕周备好气管内管	5	气管内管准备错误扣5分
	（2）判断插管的深度	5	插管深度判断错误扣5分
	（3）气管插管过程中常压给氧	6	给氧不及时扣5分
	（4）插管： 1）右手拇指、食指和中指提起下颌使口张开； 2）左手持咽喉镜伸入新生儿口腔，显露悬雍垂； 3）将喉镜沿舌背深入至咽部，上抬挑起会厌，暴露声门； 4）右手持气管导管插入声门； 5）导管进入声门1 cm时退出管芯，继续将导管推至估算的长度； 6）退出咽喉镜，固定插管，连接供氧	4 4 4 4 4 4	无判断插管正确扣5分，插管过程中无常压给氧扣5分，喉镜置入方法错误扣5分，负压吸引配合不当扣2分，气管导管固定不牢固扣2分，脱管扣5分，未及时连接供氧扣5分
观察记录 （25分）	（1）判断气管插管位置	10	未注意新生儿情况扣5分
	（2）记录插管的过程和插管的深度	10	未定期观察插管的刻度扣5分，未保持有效通气扣10分
	（3）记录及交接班	5	未做好记录及交接班扣5分
整理 （10分）	（1）新生儿：包裹好新生儿，保暖，取合适体位	3	未按规定处理污物扣2分
	（2）用物：按要求分类处理	5	未注意保暖扣3分，未维持气管插管通畅的体位扣5分
	（3）护士：洗手	2	—

4．评价

（1）护士动作迅速、准确、轻柔。

（2）物品准备齐全，导管、面罩型号选择合适。

（3）新生儿双肺呼吸音清，气道通畅。

气管导管型号的选择见表9-18。

表9-18 气管导管型号的选择

管内径/mm	新生儿体重/g	妊娠周数
2.5	<1 000	<28
3.0	1 000～2 000	28～34
3.5	2 000～3 000	34～38
3.5 或 4.0	>3 000	>38

（张萍 关桂梅）

四、新生儿沐浴（盆浴）

（一）目的

（1）清洁全身皮肤。

（2）促进血液循环。

（3）预防新生儿感染。

（4）使新生儿安静、舒适。

（二）适应证

生命体征稳定的新生儿。

（三）操作流程

1．评估

（1）产妇及其家属对新生儿沐浴的认识。

（2）新生儿情况：包括胎龄、出生时间、体重、分娩经过、进食时间、脐部情况、皮肤情况、有无产伤等。

（3）环境：温湿度是否合适。

2．准备

（1）护士：着装整洁，修剪指甲，洗手。

（2）物品：沐浴巾、擦干巾、衣服、包被、尿片、消毒沐浴盆、新生儿沐浴液、75%酒精、消毒棉签、弯盘、水温计、温水、磅秤、液体石蜡（必要时）、梳子、护臀霜、消毒液等。

（3）环境：关闭门窗，调节室温为26～28 ℃，沐浴台铺上擦干巾。

（4）新生儿：喂奶前后1小时进行。

3．操作程序

新生儿沐浴（盆浴）操作程序见表9-19。

表 9-19 新生儿沐浴（盆浴）操作程序

项目	步骤	分值	扣分细则
评估 (8分)	(1) 评估产妇及其家属对新生儿沐浴的认识	1	未评估产妇对新生儿沐浴的认识扣1分
	(2) 评估新生儿胎龄、出生时间、体重、分娩经过	2	漏1项扣0.5分
	(3) 评估新生儿进食时间	2	未评估进食时间扣2分
	(4) 了解新生儿脐部情况、皮肤情况、有无产伤	3	漏1项扣1分
沐浴前 准备 (10分)	(1) 护士准备：修剪指甲、洗手	2	漏1项扣1分
	(2) 物品准备：沐浴巾、擦干巾、衣服、包被、尿片、消毒沐浴盆、新生儿沐浴液、75%酒精、消毒棉签、弯盘、水温计、磅秤、液体石蜡（必要时）、梳子、护臀霜、消毒液等，备温水（39～41 ℃）	4	漏1项扣0.5分
	(3) 环境准备：调节室温为 26～28 ℃，沐浴台铺上擦干巾	2	未调节室温扣2分
	(4) 新生儿准备：喂奶前后 1 小时进行	2	新生儿沐浴时机不恰当扣2分
洗脸 (8分)	左手托起新生儿头颈部，用腋下夹住新生儿躯干，右手持干湿适中的小毛巾按以下顺序抹洗： (1) 洗眼：从内眦擦向外眦，先清洗无分泌物的眼睛；	2	洗眼顺序不正确扣2分；清洗额部、面部、鼻部，漏1项扣1分；清洗外耳、下颌、颈部，漏1项扣1分；擦洗过程中未更换毛巾部位扣2分
	(2) 清洗额部、面部、鼻部；	3	
	(3) 清洗外耳、下颌、颈部	3	
洗头 (8分)	(1) 托住新生儿头颈部，拇指和中指分别将耳郭折向前方，堵住外耳道	3	未堵住外耳道，水流入耳内扣2分；未洗净头发上的污垢扣2分；头发未擦干扣2分；洗头的水流进盆内扣2分
	(2) 沾湿头发，用洗头液轻轻揉搓，注意洗净头发上的污垢	3	
	(3) 清水洗净，擦干头发	2	

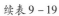

续表 9 - 19

项目	步骤	分值	扣分细则
洗躯干及四肢（20分）	（1）解开衣服，左手握住新生儿左肩及腋下，使头颈部枕于操作者前臂，右手握住新生儿双下肢，将躯干及四肢轻轻放入水中	4	抱新生儿手法不正确扣5分；未注意新生儿的安全，婴儿滑入水中扣10分
	（2）从上至下依次洗：颈部、胸腹部、腋下、双上肢、腹股沟、双下肢、会阴部	8	未分段按顺序进行沐浴，漏1个部位扣1分；未清洗皮肤皱褶部位扣3分；男婴未清洗阴囊及包皮处扣3分；女婴未注意轻柔地分开阴唇，清除阴道分泌物和大、小阴唇的胎脂扣3分
	（3）将新生儿翻身，使其头部趴在操作者的右手臂上，清洗颈后、背部、臀部	8	
擦干（5分）	（1）将新生儿抱至沐浴台上，用擦干巾擦干	3	未擦干身体扣3分
	（2）测量体重	2	测量体重方法不正确扣2分
脐部护理（12分）	（1）用消毒棉签擦干脐带断端的水分	2	未彻底擦干脐部水分或分泌物扣4分
	（2）充分暴露脐部，用消毒棉签从脐根部开始环状向外擦干脐根部和脐轮处的水分或分泌物，至少擦2遍，保持脐部清洁干燥	4	
	（3）观察脐部是否红肿、有无分泌物及异味	3	未根据脐部情况做相应处理扣4分
	（4）若有异常分泌物或异味，按脐炎流程处理	3	
穿衣（6分）	（1）穿尿片、穿衣，包裹新生儿	4	尿片过紧或过松扣2分，穿衣方法不正确扣2分
	（2）核对新生儿腕带与胸卡上的姓名是否一致	2	未核对腕带与胸卡上的姓名是否一致扣2分
观察记录（6分）	（1）观察新生儿的反应、全身皮肤情况、四肢活动情况	2	未观察新生儿反应、全身皮肤情况、四肢活动情况各扣1分
	（2）记录新生儿皮肤黏膜有无黄染、皮疹、瘀点、瘀斑、糜烂等情况	2	未记录新生儿全身皮肤情况扣2分
	（3）记录新生儿脐部情况	2	未记录新生儿脐部情况扣2分
整理（5分）	（1）用物：物品分类处理	3	用物和垃圾处理不符合感控要求扣3分
	（2）洗手	2	未洗手扣2分

续表 9 – 19

项目	步骤	分值	扣分细则
整体 (12 分)	(1) 操作熟练、轻柔	2	动作不轻柔扣 2 分
	(2) 清洁到位	4	清洁不到位扣 4 分
	(3) 注意保暖	2	未注意保暖扣 2 分
	(4) 对异常情况能正确处理	4	有异常情况未进行对症处理扣 4 分

4. 评价

(1) 关爱新生儿，动作轻巧熟练。

(2) 清洁到位，全过程注意保暖。

(3) 新生儿安全、舒适，未出现不良反应。

(4) 能正确做好脐部护理和皮肤护理。

相 关 链 接

新生儿沐浴时，温水对皮肤的良性刺激经皮肤感受器传到中枢神经系统，有益于婴儿的健康发育：有利于增强免疫功能和适应能力；促进食物的消化和吸收；增加舒适感，减少婴儿哭闹，促进睡眠；促进婴儿生长发育。

（刘运霞）

五、新生儿接种卡介苗

（一）目的

预防结核病。

（二）适应证

(1) 一般情况稳定的新生儿。

(2) 出生 24 小时后至 3 个月内的婴儿。

（三）操作流程

1. 评估

(1) 产妇及其家属对接种卡介苗的认知程度和心理反应。

(2) 新生儿的病情：体温是否正常、有无腹泻或病理性黄疸等。

(3) 新生儿的一般情况：出生时间、注射部位皮肤情况。

(4) 环境：是否清洁、温暖、舒适。

2. 准备

(1) 护士：戴口罩，洗手。

(2) 物品：无菌治疗盘、冻干卡介苗、灭菌注射用水、1 mL 注射器、75% 酒精、棉签、弯盘、砂轮。

（3）环境：清洁、舒适、光线好。

（4）新生儿：右侧卧位或平卧位。

3. 操作程序

新生儿接种卡介苗操作程序见表9-20。

表9-20 新生儿接种卡介苗操作程序

项目	步骤	分值	扣分细则
评估 （8分）	（1）产妇及其家属对接种卡介苗的认知程度和心理反应	2	未评估产妇是否签署知情同意书扣2分
	（2）新生儿的病情：体温是否正常、有无腹泻或病理性黄疸等	3	未评估新生儿病情，漏1项扣1分
	（3）新生儿的一般情况：出生时间、注射部位皮肤情况	3	未评估新生儿的一般情况，漏1项扣1分
准备 （10分）	（1）护士：戴口罩，洗手	2	未戴口罩、未洗手各扣1分
	（2）物品：无菌治疗盘、冻干卡介苗、灭菌注射用水、1 mL注射器、75%酒精、棉签、弯盘、砂轮	4	用物不齐，少1项扣0.5分
	（3）环境：清洁、舒适、光线好	2	注射环境不符合要求扣2分
	（4）新生儿：右侧卧位	2	新生儿体位不正确、不舒适各扣1分
查对 （12分）	（1）两人核对医嘱或注射单、注射条码	4	未两人核对医嘱、注射条码各扣2分
	（2）两人核对新生儿出生时间	2	未两人核对新生儿出生时间扣1分
	（3）两人核对并检查药物的名称、剂量、批号、有效期	4	未两人核对并检查药物的名称、剂量、批号、有效期各扣1分
	（4）进入预防接种系统，扫描药物监管码，录入相关信息	2	未扫描监管码扣2分
吸取卡介苗 （10分）	（1）铺无菌治疗盘	2	未铺无菌治疗盘扣2分
	（2）稀释、吸药：吸取0.5 mL注射用水，注入至1支卡介苗安瓿内，放置约1分钟，摇动，充分溶解混匀，用1 mL注射器吸取0.1 mL卡介苗，置无菌治疗盘内	8	未充分摇匀药液扣3分，吸取药液剂量不准确扣5分

续表 9-20

项目	步骤	分值	扣分细则
注射 (30分)	(1) 两人核对新生儿姓名、药名、接种部位，PDA 扫描	6	未两人核对扣3分，核对内容漏1项扣1分
	(2) 选择注射部位：左上臂外侧三角肌中部略下处	4	注射部位不准确扣3分
	(3) 消毒：用75%酒精消毒注射部位	2	消毒液选择错误扣2分，消毒范围小于5 cm扣2分
	(4) 进针：绷紧接种部位，针头斜面呈15°刺入皮内	8	消毒液未干即进针扣2分，未绷紧接种部位扣2分，进针角度、手法不正确扣4分
	(5) 注药：固定针头，注入0.1 mL卡介苗，使形成直径约0.5 cm的皮丘，可见毛孔	6	注射剂量不准确，有漏液扣5分；注射部位无皮丘形成扣3分
	(6) 拔针	4	拔针方法不正确扣4分
健康教育 (6分)	(1) 接种2周后，接种部位出现局部红肿、化脓、溃疡，8～12周结痂，禁止挤压和挑破	3	未告知接种后的正常反应扣2分，未告知异常反应的表现扣2分，未告知接种后的注意事项扣2分
	(2) 若溃疡深，3个月不愈合，或腋下或锁骨下淋巴结肿大超过1 cm，应及时就诊	3	
疫苗处理 (4分)	剩余疫苗和注射器处理：用开水或75%酒精灭活	4	剩余疫苗未按要求处理扣2分，使用后的注射器未抽取开水或酒精进行灭活扣2分
打印签名 (4分)	(1) 再次核对接种信息	2	未再次核对接种信息扣2分
	(2) 打印接种证签名	2	未签名扣2分
整理 (6分)	(1) 新生儿：穿好衣服，注意保暖	2	穿衣动作欠熟练、轻柔扣2分
	(2) 用物：分类处置	2	用物未分类处理扣2分
	(3) 护士：洗手	2	未洗手扣2分
整体 (10分)	(1) 遵循无菌操作	3	违反无菌操作原则扣3分
	(2) 执行"三查九对"制度	3	未执行"三查九对"制度扣3分
	(3) 注射皮丘大小符合要求	4	皮丘大小不符合要求扣4分

4. 评价

(1) 护士熟悉卡介苗接种的适应证和禁忌证。

（2）严格执行"三查九对"制度。

（3）严格按无菌操作规程进行。

（4）注射部位、进针角度和注射剂量准确，无漏液。

（5）注射部位有皮丘形成。

（6）正确处理剩余疫苗及接种后的注射器。

（7）正确向产妇或其家属进行接种卡介苗的健康宣教。

相 关 链 接

（1）卡介苗是一种免疫性的减毒活菌苗，接种后可获得对结核病的免疫力，可预防由结核杆菌引起的结核病。因此，为了有效降低结核病的发病率，在儿童计划免疫程序中规定，凡出生后24小时至3个月内的健康婴儿可直接接种卡介苗。3个月后接种者应先做结核菌素试验，试验为阴性者方可接种。

（2）卡介苗接种的禁忌证：对疫苗所含成分过敏、发热、急性疾病、慢性疾病急性发作期、免疫缺陷、免疫功能低下或正在接受免疫抑制治疗、皮肤病患者等。

（3）接种卡介苗的不良反应有常见不良反应、罕见不良反应和极罕见不良反应。

1）常见不良反应：①接种后2周左右，接种部位可出现红肿浸润，之后化脓，形成一小溃疡，一般8～12周后结痂。一般无须特别处理，注意保持局部清洁，防止继发感染。局部脓肿和溃疡直径大于10 mm，且大于12周仍不愈时，应及时诊治。②接种后，同侧腋下的淋巴结可出现轻微肿大，一般不超过10 mm，1～2个月后消退。③接种后，可出现一过性发热。大多数为轻度发热反应，持续1～2天后可自行缓解，一般无须特别处理；若中度发热或发热时间超过48小时，须进行对症处理。

2）罕见不良反应：罕见不良反应主要是出现严重淋巴结反应，如接种处附近（腋下、锁骨下或颈部淋巴结）出现强反应，局部淋巴结肿大软化成脓疱，应及时诊治。

3）极罕见不良反应：极罕见不良反应有过敏性皮疹、过敏性紫癜、脊髓炎。

（刘运霞）

六、新生儿疾病筛查

（一）目的

（1）通过筛查，早期及时发现新生儿先天性甲状腺功能减退症（congenital hypothyroidism，CH）、苯丙酮尿症（phenylketonuria，PKU）和葡萄糖－6－磷酸脱氢酶缺乏症（glucose-6-phosphate dehydrogenase deficiency，G6PD）、先天性肾上腺皮质增生症（congenital adrenal hyperplasia，CAH）等代谢性疾病，以早期确诊、早期治疗。

（2）避免或减少伤残儿发生，控制出生缺陷。

（3）提高出生人口的素质。

（二）适应证

（1）新生儿出生后72小时。

（2）充分哺乳 8 次以上。

（3）早产儿、低体重儿、正在治疗疾病的新生儿一般不超过出生后 20 天。

（三）操作流程

1．评估

（1）产妇对新生儿疾病筛查的认识和心理反应。

（2）新生儿出生时间，吃奶情况和次数。

（3）采血部位皮肤有无皮损、瘀斑等。

2．准备

（1）护士：戴口罩，洗手。

（2）物品：一次性采血针、75% 酒精、棉签、无菌干棉球、弯盘、采血卡、胶布、采血卡支架、手套。

（3）环境：整洁、安静，适合无菌操作。

（4）新生儿：平卧位，头侧向一边，暴露足跟部。

3．操作程序

新生儿疾病筛查操作程序见表 9－21。

表 9－21　新生儿疾病筛查操作程序

项目	步骤	分值	扣分细则
评估（8分）	（1）产妇对新生儿疾病筛查的认识和心理反应	2	未评估产妇的认知反应和未签署知情同意书各扣 2 分
	（2）新生儿出生时间，吃奶量和次数	4	未评估新生儿出生天数、吃奶时间，漏 1 项扣 2 分
	（3）采血部位皮肤是否有皮损、瘀斑	2	未评估采血部位皮肤扣 2 分
准备（15分）	（1）护士：戴口罩，洗手	2	未戴口罩、未洗手各扣 1 分
	（2）物品：一次性采血针、75% 酒精、棉签、弯盘、采血卡、胶布、采血卡支架、手套	4	用物不齐，少 1 项扣 0.5 分
	（3）环境：整洁、安静，适合无菌操作	2	环境不符合无菌操作要求扣 2 分
	（4）新生儿：平卧位，头侧向一边，暴露足跟部	3	未充分暴露新生儿足跟部扣 3 分
	（5）填写采血卡信息，并两人核对采血卡信息：新生儿姓名、出生日期、体重、性别、喂奶状况、标本采集日期、采血单位和地址、家长住址和电话号码	4	采血卡信息有误或不齐全扣 4 分

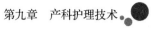

续表 9 – 21

项目	步骤	分值	扣分细则
采血 (40分)	(1) 核对：两人核对采血卡、新生儿腕带与胸卡姓名	4	未两人核对新生儿身份扣4分
	(2) 选择采血部位：新生儿平卧位，暴露足跟部，取足跟内侧或外侧缘	6	体位不当，未注意保暖扣3分；采血部位选择不正确扣4分
	(3) 消毒与进针：用手握住新生儿的踝关节，用75%酒精消毒，待酒精干后，针刺采血部位，进针深度小于3 mm	6	消毒范围小于5 cm扣2分，进针过深、手法不对扣4分，消毒液未干即进针扣2分
	(4) 挤血：轻轻挤压针孔周围，使血液自行流出，用干棉签擦去第1滴血，通过挤压、放松、再挤压，将血液滴到滤纸圆圈上，自然渗透滤纸的正反两面，形成3个血斑，每个血斑直径不小于8 mm，避免重复滴血	20	挤血手法不正确扣6分；未擦去第1滴血扣3分；滤纸触碰采血部位，未让血自然渗透至滤纸上扣3分；血斑直径小于8 mm，未正反面渗透扣5分；滤纸接触皮肤扣2分；挤血用力过度，致采血部位皮肤瘀斑扣6分
采血 (40分)	(5) 按压：采血完毕后，无菌干棉球轻按压采血部位，至出血停止	4	采血后未妥当按压针口扣4分
标本处理 (9分)	(1) 再次核对采血卡与婴儿腕带的姓名	3	未再次核对采血卡与婴儿腕带的姓名扣3分
	(2) 把采血卡放在采血支架悬空自然晾干3小时，至血斑呈深褐色，避免阳光和紫外线照射、烘烤，以及挥发性化学物质等污染	2	血标本卡片未自然晾干，重叠、日晒或污染扣2分
	(3) 晾干后装入塑料袋密封存放于冰箱，对特殊传染性标本，应做好标识并单独包装	2	标本未置于2～8℃的冰箱内保存或传染性标本未单独包装和标记扣2分
	(4) 标本采集后及时寄送，最迟不超过5个工作日	2	—
记录 (2分)	记录采血日期	2	未记录采血日期扣2分
整理 (6分)	(1) 婴儿：穿好衣服、盖好被子	2	婴儿体位不舒适扣2分
	(2) 用物：分类处理	2	污物未按规定分类处理扣2分
	(3) 护士：洗手	2	未洗手扣2分

续表 9 – 21

项目	步骤	分值	扣分细则
整体 (20分)	(1) 遵循无菌操作	3	违反无菌操作原则扣3分
	(2) 执行"三查九对"	3	未执行"三查九对"扣3分
	(3) 一次采血成功	5	未一次采血成功扣5分
	(4) 标本符合要求	4	标本不符合要求扣5分
	(5) 采血部位皮肤无瘀斑	5	采血部位皮肤出现瘀斑扣5分

4．评价

（1）采血部位正确。

（2）护士动作熟练轻巧，采血部位无瘀斑。

（3）血标本符合要求，血斑自然渗透，正反面直径大于 8 mm。

（4）血标本存放符合要求，自然晾干后存放于冰箱保存。

相 关 链 接

（1）先天性甲状腺功能减退症（CH）也称"呆小病"，是一种先天性内分泌代谢病，引起患儿生长发育迟缓、智力落后，造成"呆小症"。先天性甲状腺功能减退症主要使用外源性甲状腺素替代治疗，治疗时间越早效果越好，3 个月内开始治疗基本不影响体格及智力发育。

（2）苯丙酮尿症（PKU）是一种常染色体隐性遗传病，由于苯丙氨酸羟化酶基因突变，苯丙氨酸羟化酶活性降低，不能将苯丙氨酸转化为酪氨酸，导致苯丙氨酸在血液、脑脊液及组织中的浓度升高，影响中枢神经系统发育，导致智力发育落后。该病早期无特异临床表现，可有呕吐、喂养困难，易激惹症状，尿有特殊臭味。早期筛查确诊，予低苯丙氨酸饮食治疗，可正常发育。越早治疗，疗效越好，超过 3 个月开始治疗将给患儿带来不可逆的大脑损害。

（3）葡萄糖 – 6 – 磷酸脱氢酶缺乏症（G6PD）是最常见的 X 连锁不完全显性遗传性溶血病。由于 G6PD 基因突变，导致 G6PD 活性降低，红细胞不能抵抗氧化损伤而被破坏，导致机体出现溶血性贫血、高胆红素血症，严重者可导致胆红素脑病，甚至危及生命。本病重在预防，避免患者摄入可能诱发该病的食物和药物。

（4）先天性肾上腺皮质增生症（CAH）是一组常染色体隐性遗传性疾病，由于类固醇合成酶缺陷，肾上腺皮质多种类固醇类激素合成不足，促肾上腺皮质激素上升，肾上腺皮质增生，前体物质堆积而导致皮质激素缺乏和继发高雄激素等症候群。该病表现为儿童性发育异常和性腺轴功能紊乱，成年后出现肥胖、不孕不育、高血压、肿瘤等远期并发症。21 – 羟化酶缺陷是 CAH 最常见的类型，可引起致命的肾上腺失盐危象，导致新生儿死亡。本病合理管理和治疗，可有效降低远期并发症。

（5）采血必须在新生儿出生后 72 小时、充分哺乳 8 次后进行。原因是新生儿出生后受寒冷刺激，TSH 有一过性生理性增高，出生后 2～3 天才恢复至正常水平，提前采血会使 TSH 值出现假阳性；PKU 要在一定量蛋白质负荷下才反映出苯丙氨酸增高，若无充分哺乳，可使苯丙酮尿症筛查出现假阴性。因此，必须严格把握采血时限。若为低体重儿、危重患儿或特殊疾患的新生儿可延期采血，但一般不超过 20 天。

（刘运霞）

七、新生儿抚触

（一）目的

（1）促进新生儿神经系统的发育，增加新生儿应激能力和情商。
（2）增强免疫功能，提高免疫力。
（3）促进消化吸收，促进生长发育。
（4）密切亲子关系，使新生儿产生安全感。
（5）安抚新生儿的情绪，促进睡眠。
（6）促进新生儿皮肤的新陈代谢和血液循环。

（二）适应证

（1）正常足月新生儿。
（2）孕 34～36 周分娩的早产儿、低体重儿（体重为 2 000～2 500 g）在住院期间无须特殊处置者。
（3）新生儿疾病康复后期者。

（三）操作流程

1．评估
（1）产妇对新生儿抚触的认知程度。
（2）新生儿的健康情况：胎龄、出生时间、出生经过、体重、脐部、进食、皮肤及精神状况等。

2．准备
（1）护士：着装整洁、修剪指甲、取下首饰、洗手。
（2）物品：大毛巾、衣服、包被、尿片、新生儿润肤油，必要时备护臀霜等。
（3）环境：调节室温至 28 ℃左右，室内播放柔和的音乐。抚触台铺上大毛巾。
（4）新生儿：取舒适体位，解开衣服及尿片。

3．操作程序
新生儿抚触操作程序见表 9－22。

表 9 -22 新生儿抚触操作程序

项目	步骤	分值	扣分细则
评估 (6分)	(1) 产妇对新生儿抚触的认知程度	2	未评估产妇对抚触的认知程度扣2分
	(2) 新生儿的健康情况：胎龄、出生时间、出生经过、体重、脐部、进食、皮肤及精神状况等	4	评估新生儿的健康状况欠全面，漏1项扣0.5分
准备 (10分)	(1) 护士：着装整洁、修剪指甲、洗手	3	指甲过长或未洗手各扣1分
	(2) 物品：大毛巾、衣服、包被、尿片、新生儿润肤油，必要时备护臀霜等	3	物品准备不齐全，少1项扣0.5分
	(3) 环境：调节室温至28℃左右，室内播放柔和的音乐。抚触台铺上大毛巾	2	环境不符合要求扣2分
	(4) 新生儿：取舒适体位，解开衣服及尿片	2	新生儿体位不舒适扣2分
抚触 头面部 (8分)	(1) 倒适量的新生儿润肤油于掌心，相互揉搓，使双手温暖	2	顺序不正确扣2分，抚触部位不到位扣2分，未重复3～5次扣1分
	(2) 两拇指从新生儿前额中央分别向两侧轻轻推压至太阳穴，重复3～5次	2	
	(3) 两拇指从下颌中央向脸颊外上方滑行至耳后下方，划出一个"微笑"的形状，3～5次	2	
	(4) 双手掌从前发际抚摸到脑后，止于耳后乳突处，并轻轻按压耳后乳突处，避开囟门，3～5次	2	
抚触 胸部 (6分)	(1) 双手置于新生儿两侧肋缘	2	手法欠到位扣2分，未避开乳腺扣2分
	(2) 右手向新生儿右侧肩部推进，复原；左手向新生儿左侧肩部推进，复原；在胸部划一个交叉，避开乳腺，3～5次	4	
抚触 腹部 (8分)	食指和中指指腹依次从新生儿的右下腹、右上腹、左上腹、左下腹，做顺时针方向滑动，避开脐部，3～5次	8	顺序不正确扣3分，未避开脐部扣2分

· 342 ·

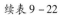

续表 9 - 22

项目	步骤	分值	扣分细则
抚触上肢 (10 分)	(1) 双手握住新生儿上臂,交替从上臂至手腕轻轻挤捏	4	抚触顺序未从近端到远端扣2分;手法欠到位,未注意抚触掌指关节和掌心扣2分;手法欠妥当,未注意保护关节扣2分
	(2) 双手夹住新生儿手臂,由上至下搓滚	3	
	(3) 双手拇指指腹从新生儿手掌心沿对角线方向推进至手指,并提捏各手指关节	3	
抚触 下肢 (10 分)	(1) 双手握住新生儿大腿,交替从大腿根部至脚踝轻轻挤捏,由近端到远端	4	抚触顺序未从近端到远端扣2分;手法欠到位,未注意抚触足背、足底、趾关节扣2分;手法欠妥当,未注意保护关节扣2分
	(2) 双手夹住新生儿下肢,由上至下搓滚	3	
	(3) 两手拇指指腹从新生儿足底根部沿对角线推进至脚趾,并提捏各脚趾关节	3	
抚触 背部 (12 分)	(1) 新生儿取俯卧位,头侧一边	3	翻身方法不正确扣2分,未注意保持新生儿呼吸道顺畅、头未侧一边扣2分,手法欠到位扣2分
	(2) 以脊柱为中分线,双手指腹在脊柱两旁由上至下向外侧滑行,按摩脊柱两旁的肌肉	3	
	(3) 双手交替从头颈部顺着脊柱向下滑动至骶尾部	3	
	(4) 双手在两侧臀部同时做环形抚触	3	
观察 (8 分)	(1) 抚触过程中随时观察新生儿的反应	2	未注意观察新生儿的反应扣2分,未观察皮肤情况扣2分,出现异常情况未能做正确处理扣3分
	(2) 观察是否有吐奶等情况	2	
	(3) 观察皮肤情况	2	
	(4) 出现异常情况及时正确处理	2	
整理 (6 分)	(1) 新生儿:穿好衣服	2	穿衣服动作不熟练扣2分
	(2) 用物:分类归置	2	用物处理不符合要求扣2分
	(3) 护士:洗手	2	未洗手扣2分

续表 9 – 22

项目	步骤	分值	扣分细则
整体 (16 分)	(1) 注意保暖	3	未注意保暖扣 3 分
	(2) 手法轻巧、熟练	5	手法欠轻巧、熟练扣 3 分
	(3) 动作到位，力度适当	5	动作欠到位或力度不当扣 3 分
	(4) 关爱新生儿，与新生儿有目光、语言交流	3	与新生儿无目光、语言交流扣 3 分

4．评价

（1）护士动作轻巧，关爱新生儿。

（2）操作熟练，力度合适，新生儿安全、舒适。

（3）注意保暖，随时观察新生儿的反应。

相 关 链 接

（1）婴儿抚触是运用科学的技巧与方法，通过抚触者的双手对被抚触者的皮肤各部位进行有次序、有手法地抚摸和接触，让大量的、温和的、良好的刺激，通过皮肤这一最大的感受器官传到中枢神经系统，产生生理效应。

（2）抚触禁忌证：①病情危重或因病正在治疗的新生儿。②全身皮疹或有脓疱疮的新生儿。③有皮下出血的新生儿。

（3）抚触的注意事项：①抚触是抚摸和接触，新生儿皮肤娇嫩，用力应适当，使新生儿皮肤微红为宜。②根据新生儿状态决定抚触时间，一般选择在新生儿安静、不饥饿的状态下进行，可安排在沐浴后、喂奶前 30 ～ 60 分钟进行。饥饿或进食后 1 小时内不宜进行抚触。每次 10 ～ 15 分钟，每天 1 ～ 2 次为宜。③抚触过程中注意与新生儿进行语言和情感交流。④若新生儿出现哭闹明显、肌张力增高、发绀等情况应暂停抚触。

（刘运霞）

第十章 妇科护理技术

第一节 妇科常用护理技术

一、阴道抹洗

（一）目的

（1）阴道抹洗可促进阴道血液循环，减少阴道分泌物，缓解局部充血，达到控制和治疗炎症的目的。

（2）妇科术前的常规阴道准备。

（二）适应证

（1）各种阴道炎、宫颈炎的治疗。

（2）子宫切除前或阴道手术前的常规阴道准备。

（三）操作流程

1. 评估

（1）患者疾病诊断、年龄、婚姻状况。

（2）患者对阴道抹洗的认识程度及心理反应。

（3）阴道流血、流液情况，膀胱排空情况。

（4）环境舒适、隐蔽程度。

2. 准备

（1）护士：着装整洁，洗手，戴口罩。

（2）物品：消毒大棉球或大头棉签若干、无菌治疗碗、弯盘、消毒镊子、阴道窥器、一次性手套、一次性妇科检查护垫等，常用消毒液包括0.1%碘附溶液、0.2%苯扎溴铵（新洁尔灭）溶液、2%～4%碳酸氢钠溶液、2.5%乳酸溶液、4%硼酸溶液、

0.5%醋酸溶液、1：5 000 高锰酸钾溶液、0.9%氯化钠溶液等。

（3）环境：注意保暖，遮挡患者。

（4）患者：取膀胱截石位。

3．操作程序

阴道抹洗操作程序见表 10 - 1。

表 10 - 1　阴道抹洗操作程序

项目	步骤	分值	扣分细则
评估 （10 分）	（1）患者病情	1	未评估患者的病情扣 1 分
	（2）患者对阴道抹洗的认知程度	1	未评估患者对阴道抹洗的认知程度扣 1 分
	（3）患者有无性生活	4	未评估患者婚育史、有无性生活各扣 2 分
	（4）有无阴道流血、流液	2	未评估患者是否有阴道流血、流液各扣 1 分
	（5）过敏史	1	未评估患者的过敏史扣 1 分
	（6）二便情况	1	未询问患者二便情况扣 1 分
操作前 准备 （18 分）	（1）护士准备	3	着装不整洁扣 1 分，未自我介绍、未用流动水洗手各扣 1 分
	（2）患者准备	3	患者不了解阴道抹洗的目的及注意事项各扣 0.5 分，患者未垫护理垫、未取截石位各扣 1 分
	（3）环境准备	3	环境欠整洁安静、光线欠明亮各扣 0.5 分，未拉好床帘、未保暖各扣 1 分
	（4）物品准备：无菌圆碗 1 个、弯盘 1 个、妇科棉签 2 包、0.1%安多福溶液、液体石蜡、阴道窥器、垫巾、口罩、手套、裂隙灯	9	漏 1 项扣 0.5 分，棉签未准备充分扣 2 分，未润滑阴道窥器扣 2 分
查对 （8 分）	（1）核对医嘱	2	未核对患者医嘱信息扣 2 分
	（2）确认患者性生活情况	4	未跟患者再次确认其性生活情况扣 4 分
	（3）核对患者的床号、姓名、腕带、住院号	2	妇检室未再次查对患者信息扣 2 分
外阴消毒 （10 分）	（1）消毒顺序：阴阜→两侧大阴唇→两侧小阴唇→尿道口→阴道口	8	消毒顺序错误 1 次扣 2 分
	（2）消毒原则：从上到下，从外到内	2	违反消毒原则各扣 1 分

续表 10 - 1

项目	步骤	分值	扣分细则
阴道灌洗 （27分）	（1）再次核对患者身份	2	未再次核对患者姓名扣2分
	（2）右手撑开小阴唇，左手持阴道窥器，纵向缓缓放置阴道窥器至阴道内后撑开，暴露宫颈位置	4	窥器放置不正确扣2分，未暴露宫颈扣2分
	（3）右手拿消毒妇科棉签，依次消毒宫颈口、两侧阴道后壁	8	消毒宫颈口未单独用一根棉签扣2分，未消毒干净分泌物扣2分，消毒顺序不正确扣4分
	（4）将阴道窥器处于放松状态下在阴道内旋转90°，依次消毒宫颈口、两侧阴道壁	8	未旋转阴道窥器扣4分
	（5）用一支干妇科棉签擦净阴道内消毒液后放松阴道窥器退出阴道	3	未用干棉球或大头棉签由内至外抹干净扣2分，
	（6）用另一支干棉签擦净会阴部消毒液	2	阴道窥器未放松退出阴道扣1分，未用干棉球由上而下将外阴部抹干净扣1分
操作后处理 （17分）	（1）扶患者下床，协助患者穿好裤子	2	未扶患者下床扣1分，未协助患者穿裤子扣1分
	（2）操作后核对	2	操作后未核对扣2分
	（3）垃圾分类处理	3	垃圾分类欠规范扣3分
	（4）关闭裂隙灯	2	未关闭裂隙灯扣2分
	（5）划本、签名	2	未划本、签名各扣1分
	（6）健康教育	2	未健康宣教扣2分
	（7）观察记录	2	未记录阴道分泌物的颜色、性质、量各扣1分
	（8）洗手	2	操作后未洗手扣2分
整体 （10分）	（1）操作熟练、动作稳重、准确、流畅	4	操作欠熟练扣4分
	（2）态度和蔼，关心患者	2	态度生硬扣1分，未关心患者扣1分
	（3）无菌观念强	4	有污染扣4分

4．评价

（1）患者能说出阴道抹洗的目的，主动配合操作。

（2）护士动作轻巧，按抹洗顺序进行操作。

（3）患者舒适，上衣无溅湿，阴道、宫颈清洁。

相 关 链 接

（1）滴虫性阴道炎的患者，用酸性溶液灌洗；假丝酵母菌阴道炎患者，则用碱性溶液灌洗；非特异性阴道炎患者，用一般消毒液或0.9%氯化钠溶液灌洗。

（2）有人进行氧化电位水用于妇科术前阴道消毒的研究，结果显示其消毒效果优于采用0.1%苯扎溴铵（新洁尔灭）或碘附抹洗，得出氧化电位水对阴道黏膜无刺激，对环境无污染，制作方便，可用于妇科术前阴道抹洗的结论。

（3）《美国公共卫生杂志》报道，频繁用洗剂冲洗阴道，容易导致四大问题：

1）盆腔炎症。调查结果显示，女性每月清洗阴道超过1次，患盆腔炎的概率比不清洗阴道的妇女提高73%。这是因为频繁做阴道清洁会破坏阴道的自洁功能，导致病原菌沿宫颈上行至输卵管和子宫，从而导致盆腔炎。

2）真菌感染。美国国家过敏与感染疾病研究所的一项报告指出，外用洗液会让3/4绝经期前后的女性出现真菌感染，使其阴道灼热、外阴红肿、性交疼痛。

3）降低生育能力。美国国家环境健康科学院的研究结果显示，如果每周至少使用1次阴道清洗剂，18～24岁女性的平均怀孕概率会降低50%，25～29岁女性的平均怀孕概率会降低30%。

4）婴儿体重过轻。《美国产科与妇科学杂志》发表的一项研究显示，对于已经怀孕的女性来说，每周使用洗液2～3次会使婴儿出生时平均体重少于2490 g，并且出现健康问题的概率也大大增加。一些专家推测，这可能是因为这类女性的生殖器更容易遭到感染，她们子宫的健康也大受影响。

（谢品燕）

二、阴道填塞

（一）目 的

（1）广泛性全子宫切除术前阴道填塞纱条利于分离膀胱、宫颈及阴道间隙，利于打开输尿管隧道。

（2）阴道出血时压迫止血。

（二）适 应 证

（1）妇科广泛性全子宫切除手术的术前准备。

（2）宫颈癌、滋养细胞肿瘤导致的阴道大出血。

（三）操作流程

1. 评估

（1）患者疾病诊断、有无性生活史、有无月经来潮、生育史、药物过敏史、妇科手术史、传染病史、外阴部位情况及阴道填塞的目的。

（2）患者对阴道填塞的认识程度及心理反应。

（3）阴道流血、流液情况，膀胱排空情况。

（4）环境舒适、隐蔽程度。

2．准备

（1）护士：着装整洁，洗手，戴帽子、口罩。

（2）物品：阴道抹洗用物 1 套、导尿用物 1 套、无菌卷纱 1～2 卷、无菌剪刀（必要时），无床帘时备屏风。

（3）环境：注意保暖、遮挡患者。

（4）患者：不排空膀胱，协助患者脱去裤子，套上裤套，取舒适膀胱截石位。

3．操作程序

阴道填塞操作程序见表 10 - 2。

表 10 - 2 阴道填塞操作程序

项目	步骤	分值	扣分细则
评估 （11 分）	患者疾病诊断、有无性生活史、有无月经来潮、生育史、药物过敏史、妇科手术史、传染病史、外阴部位情况、有无阴道流血、阴道分泌物情况、二便情况等	11	漏 1 项扣 1 分
操作前 准备 （17 分）	（1）护士准备：护士着装整洁，洗手，戴口罩、帽子，向患者解释阴道填塞的目的、方法、临床意义、注意事项及配合要点	5	未核对患者身份、医嘱扣 2 分。 流动水下行"七步洗手法"。漏 1 项扣 1 分
	（2）物品准备：阴道抹洗用物 1 套、导尿用物 1 套、无菌卷纱 1～2 卷、无菌剪刀（必要时），无床帘时备屏风	5	备物漏 1 项扣 0.5 分，放置乱、妨碍操作扣 2 分，消毒液选择不符合要求扣 2 分
	（3）环境准备：清洁、安静、温湿度适宜、光线充足或有足够的照明，有床帘或屏风遮挡	2	未保护患者隐私扣 2 分
操作前 准备 （17 分）	（4）患者准备：在患者臀下铺一次性垫巾，协助患者上妇检床及脱去裤子，更换裤套，取截石位，两腿分开	5	体位不正确扣 3 分，未铺垫巾扣 2 分
外阴冲洗 及导尿 （10 分）	（1）外阴冲洗顺序正确或冲洗干净	2	外阴冲洗顺序不正确或未冲洗干净扣 2 分
	（2）遵守无菌原则	5	违反无菌原则扣 5 分
	（3）导尿操作熟练	3	导尿操作不熟练扣 3 分

续表 10 - 2

项目	步骤	分值	扣分细则
阴道抹洗 （15 分）	消毒顺序：阴阜（耻骨联合上 3 ～ 4 cm）→双侧大阴唇→双侧小阴唇内侧→尿道口→阴道口→右手分开小阴唇，左手持阴道窥器缓缓插入阴道，暴露宫颈→边抹洗边将阴道窥器左右转动，将整个阴道穹隆和阴道侧壁抹洗干净→抹干阴道	15	漏 1 个部位扣 1 分，污染扣 3 分，未戴手套扣 1 分，阴道窥器使用方法不正确扣 2 分，抹洗方法不正确、顺序颠倒扣 2 分，抹洗不彻底扣 3 分，未充分暴露宫颈口扣 3 分
阴道填塞 （15 分）	持无菌镊子钳夹用 0.1% 安多福湿润的无菌卷纱填塞阴道→先将阴道穹隆填满再逐渐沿阴道往外填→直至阴道口，不留无效腔	15	未戴手套扣 1 分，污染扣 3 分，未润滑阴道窥器扣 1 分，填塞时镊子钳尖端暴露扣 3 分，未按顺序填塞卷纱扣 3 分，填塞后留有无效腔扣 3 分，操作后未洗手扣 1 分
操作后处理 （12 分）	（1）操作后核对	2	未操作后核对扣 2 分
	（2）垃圾分类处理	2	未按垃圾分类处理原则处理垃圾扣 2 分
	（3）洗手	2	操作后未洗手扣 2 分
	（4）注意观察及处理	2	未观察及处理扣 2 分
	（5）做好记录（必要时）	2	必要时未做好记录扣 2 分
	（6）健康教育	2	未根据患者病情进行健康教育如导尿后宣教、填塞后不适感等，扣 2 分
整体 （20 分）	（1）操作熟练，动作稳重、准确、流畅	10	操作欠熟练，动作欠轻巧、稳重、准确扣 10 分
	（2）态度和蔼，关心患者	5	态度生硬、不关心患者扣 5 分
	（3）患者体位舒适	5	患者体位不舒适扣 5 分

4. 评价

（1）患者能说出阴道填塞的目的，主动配合操作。

（2）严格遵守无菌操作要求，消毒到位。

（3）护士动作轻巧，关心体贴患者，患者无不舒适。

（郑锦萍）

三、坐浴法

（一）目的

（1）坐浴法的目的是借助水温和药液的作用，促进局部组织的血液循环，减轻外阴局部的炎症及疼痛，使创面清洁，有利于组织的恢复，是阴道炎症、外阴伤口愈合不良的辅助治疗方法。

（2）妇科外阴、阴道手术前的常规准备。

（二）适应证

（1）外阴炎、阴道炎、子宫脱垂、陈旧性会阴裂伤、阴道直肠瘘。

（2）先天性阴道闭锁手术前、阴式全宫手术前。

（3）产后会阴伤口、切口愈合不良。

（三）操作流程

1．评估

（1）患者年龄、疾病诊断、病情、坐浴的目的。

（2）患者对坐浴的认识程度及心理反应。

（3）阴道流血、月经期、孕妇、产后10天内均禁止坐浴。

（4）环境舒适、隐蔽程度。

2．准备

（1）护士：着装整洁，洗手。

（2）物品：坐浴盆、温开水（41～43 ℃）2 000 mL、30 cm高的坐浴架、卫生纸、快速手消毒液。

（3）坐浴药液的配制：

A．滴虫性阴道炎：1∶5 000高锰酸钾溶液、0.5%醋酸溶液、1%乳酸溶液。

B．念珠菌阴道炎：2%～4%碳酸氢钠溶液。

C．老年性阴道炎：0.5%～1.0%乳酸溶液。

D．假丝酵母菌性阴道炎：2%～4%碳酸氢钠溶液。

E．外阴炎、非特异性阴道炎、外阴阴道手术前的准备：1∶5 000高锰酸钾溶液、1∶2 000苯扎溴铵（新洁尔灭）溶液、0.025%碘附溶液，中成药液如洁尔阴洗液、复方黄松洗液等。

（4）环境：注意保暖、遮挡患者。

（5）患者：取坐位。

3．操作程序

坐浴操作程序见表10－3。

表 10-3　坐浴操作程序

项目	步骤	分值	扣分细则
评估 (10 分)	(1) 患者病情情况	2	未评估患者病情扣 2 分
	(2) 患者对坐浴的认知	2	患者对坐浴的目的不清楚扣 2 分
	(3) 患者会阴部皮肤及伤口情况	2	患者会阴部皮肤及伤口情况，漏 1 项扣 1 分
	(4) 患者有无阴道流血	2	患者阴道分泌物情况、有无阴道出血，漏 1 项扣 1 分
	(5) 过敏史	2	患者的过敏史、有无对消毒液过敏，未评估扣 1 分
操作前 准备 (20 分)	(1) 护士准备	4	护士举止、仪表不符合规范扣 4 分
	(2) 物品准备	6	用物欠齐全，少 1 件扣 1 分；物品放置乱扣 2 分
	(3) 环境准备	4	未评估环境扣 3 分
	(4) 患者准备	6	患者不了解操作目的和方法扣 2 分，患者未排空膀胱扣 4 分
配药 (20 分)	(1) 清洁坐浴盆	2	未清洗坐浴盆扣 2 分
	(2) 盛 2 000 mL 41～43 ℃的温开水（水温可按个人喜好调整，但不能过高，以免烫伤）	8	温度不合适扣 4 分，溶液量不符合要求扣 4 分
	(3) 按比例加入药物（注意药液现配现用）	8	溶液浓度不符合要求扣 4 分
	(4) 检查药液颜色	2	未检查药液颜色扣 2 分
坐浴 (30 分)	(1) 核对患者身份	2	未核对患者身份扣 2 分
	(2) 注意室内温度，保暖和遮挡患者	4	室内温度不合适、未注意保暖、未遮挡患者，漏 1 项扣 1 分
	(3) 擦洗干净外阴及肛门	6	未擦洗干净外阴、肛门，漏 1 项扣 3 分
	(4) 全臀和外阴部浸泡于溶液中	6	全臀和外阴部未浸泡于溶液中扣 6 分
	(5) 持续 20 分钟	4	浸泡时间不足扣 4 分
	(6) 嘱患者注意避免烫伤	4	水温过高引起患者不适扣 4 分

续表 10 - 3

项目	步骤	分值	扣分细则
坐浴 (30 分)	(7) 指导患者水温太烫或太冷的处理方法	2	未交代扣 2 分
	(8) 结束后用卫生纸抹干，有伤口者需要用无菌纱布抹干外阴部	2	未协助患者抹干扣 2 分
操作后 处理 (10 分)	(1) 观察患者的脸色、臀部皮肤	2	未观察患者的脸色、臀部皮肤扣 2 分
	(2) 询问患者感觉，协助患者穿好裤子	2	未协助患者穿好裤子扣 2 分
	(3) 操作后核对	2	未操作后核对扣 2 分
	(4) 检查衣裤是否浸湿	2	衣裤浸湿未更换扣 2 分
	(5) 做好记录	2	未记录扣 2 分
整理 (10 分)	(1) 操作熟练，动作稳重、准确、流畅	4	—
	(2) 关心患者，注意安全	2	—
	(3) 用物：倾倒盆内药液至污水池，清洁坐浴盆	2	—
	(4) 晾干坐浴盆	2	—

4. 评价

(1) 患者能说出坐浴的目的，主动配合操作。

(2) 护士配制溶液准确，温度适宜，物品摆放合理。

(3) 衣服无浸湿，患者感到舒适。

相 关 链 接

(1) 热浴：水温在 41～43 ℃，适用于渗出性病变及急性炎性浸润，可先熏后坐浴，持续 20 分钟左右。

(2) 温浴：水温在 35～37 ℃，适用于慢性盆腔炎、手术前准备。

(3) 冷浴：水温在 14～15 ℃，刺激肌肉神经，使其张力增加，改善血液循环。适用于膀胱阴道松弛、性无能及功能性无月经等，持续 2～5 分钟即可。

（王琼娟）

四、阴道或宫颈局部上药

（一）目的

治疗各种阴道炎、慢性子宫颈炎、术后阴道残端。

（二）适应证

各种阴道炎、子宫颈炎或术后阴道残端炎。

（三）操作流程

1．评估

（1）了解患者疾病诊断（阴道炎或子宫颈炎症的严重程度）、有无性生活史、有无月经来潮、生育史、既往用药史、药物过敏史、妇科手术史、传染病史、外阴部位情况及阴道或宫颈上药的目的。

（2）患者对阴道或宫颈上药的认识程度及心理反应。

（3）阴道流血、流液情况，膀胱排空情况。

（4）环境舒适、隐蔽程度。

2．准备

（1）护士：着装整洁，洗手，戴帽子、口罩。

（2）物品：大头棉签若干、无菌圆碗、弯盘、阴道窥器、一次性手套、一次性垫巾、消毒液、污物桶、裤套、手消毒液、纸巾、药物，无床帘时备屏风。

（3）环境：注意保暖、遮挡患者。

（4）患者：排空膀胱。协助患者脱去裤子，套上裤套，取舒适膀胱截石位。

3．操作程序

阴道或宫颈局部上药操作程序见表 10 - 4。

表 10 - 4　阴道或宫颈局部上药操作程序

项目	步骤	分值	扣分细则
评估（11 分）	患者疾病诊断（阴道炎或子宫颈炎症的严重程度）、有无性生活史、有无月经来潮、生育史、既往用药史、药物过敏史、妇科手术史、传染病史、外阴部位情况、有无阴道流血、二便情况等	11	漏 1 项扣 1 分
操作前准备（17 分）	（1）护士准备：着装整洁，洗手，戴口罩、帽子。核对患者身份、医嘱。向患者解释阴道或宫颈上药的目的、方法、临床意义、注意事项及配合要点	5	药物"三查九对"。漏 1 项扣 0.5 分，未查对扣 5 分。流动水下行"七步洗手法"。漏 1 项扣 1 分

续表 10 - 4

项目	步骤	分值	扣分细则
操作前准备（17 分）	（2）物品准备：大头棉签若干、无菌圆碗、弯盘、阴道窥器、一次性手套、一次性垫巾、消毒液、污物桶、裤套、手消毒液、纸巾，无床帘时备屏风	5	备物漏 1 项扣 0.5 分；放置乱，妨碍操作扣 2 分；消毒液选择不符合要求扣 5 分
	（3）环境准备：清洁、安静、温湿度适宜、光线充足或有足够的照明，有床帘或屏风遮挡	2	未保护患者隐私扣 2 分
	（4）患者准备：在患者臀下铺一次性垫巾，协助患者上妇检床及脱去裤子，更换裤套，取截石位，两腿分开	5	体位不正确扣 3 分，未铺垫巾扣 2 分
阴道抹洗（18 分）	消毒顺序：阴阜（耻骨联合上 3～4 cm）→双侧大阴唇→双侧小阴唇内侧→尿道口→阴道口→右手分开小阴唇，左手持阴道窥器缓缓插入阴道，暴露宫颈→边抹洗边将阴道窥器左右转动，使整个阴道穹隆和阴道侧壁抹洗干净→抹干阴道	18	漏 1 个部位扣 2 分；污染扣 3 分；未戴手套扣 1 分；未完全进入阴道，引起患者不适扣 2 分；抹洗方法不正确，未充分暴露宫颈扣 5 分；未做到彻底清洁阴道分泌物扣 5 分
阴道或宫颈上药（19 分）	（1）纳入法：一手分开两侧小阴唇，另一手拇指、食指捏住栓剂，将药物放入至阴道后穹隆，并用长棉签加压片刻直到无排出感为止	8	用药方法不正确（使用纳入法时未将药物塞至阴道后穹隆部，使用擦涂法时药物未均匀涂在子宫颈或阴道病变处，使用喷洒法时未用喷洒器喷洒或将药液洒在带线大棉球上、未将棉球塞于子宫颈部、线尾未留在阴道外等）扣 8 分；药物掉出扣 8 分
	（2）擦涂法：用长棉签蘸取药液，均匀涂在宫颈或阴道病变处	8	
	（3）喷洒法：用喷洒器喷洒或洒药在带线大棉球上，将棉球塞在子宫颈部，棉线尾留在阴道外	2	
	（4）将阴道窥器缓缓取出，抹干外阴，撤出弯盘，协助患者穿好裤子	1	撤出阴道窥器时机不对扣 1 分，未协助患者穿好裤子扣 1 分

续表 10 - 4

项目	步骤	分值	扣分细则
操作后处理（15分）	（1）操作后核对	2	未操作后核对扣2分
	（2）垃圾分类处理	2	未按垃圾分类处理原则处理垃圾扣2分
	（3）洗手	2	操作后未洗手扣2分
	（4）注意观察及处理	2	未观察及处理扣2分
	（5）必要时做好记录	2	未做好记录扣2分
	（6）健康教育	5	未根据患者病情健康教育如使用卫生巾、会阴清洁、用药宣教等，扣5分
整体（20分）	（1）操作熟练，动作稳重、准确、流畅	10	操作欠熟练，动作欠轻巧、稳重、准确，扣10分
	（2）态度和蔼，关心患者	5	态度生硬、不关心患者扣5分
	（3）患者体位舒适	5	患者体位不舒适扣5分

4．评价

（1）患者能说出阴道或宫颈上药的目的，主动配合操作。

（2）药物未掉出。

（3）严格遵守无菌操作要求，消毒到位。

（4）护士动作轻巧，关心体贴患者，患者无不舒适。

（郑锦萍）

五、醋酸戈舍瑞林缓释植入剂皮下注射

（一）目的

（1）治疗子宫内膜异位症：可缓解症状，包括减轻疼痛并减少子宫内膜损伤。

（2）治疗前列腺癌：适用于可用激素治疗的前列腺癌。

（3）治疗乳腺癌：适用于可用激素治疗的绝经前期及围绝经期妇女的乳腺癌。

（二）适应证

（1）前列腺癌。

（2）乳腺癌。

（3）子宫内膜异位症。

（三）操作流程

1．评估

（1）患者及其家属对注射醋酸戈舍瑞林缓释植入剂的目的和注射方法的了解程度。

（2）患者的疾病诊断、病情、年龄、文化程度、心理反应。

（3）患者的注射部位皮肤及皮下组织状况。

（4）环境是否清洁、温暖舒适。

2．准备

（1）护士：着装整洁，评估患者情况，向患者解释操作目的。

（2）用物：注射托盘、无菌治疗巾、药物（醋酸戈舍瑞林缓释植入剂）、安尔碘、棉签、弯盘。

（3）环境：清洁、舒适、光线好，符合无菌操作要求。

（4）患者：体位舒适，取卧位。

3．操作程序

醋酸戈舍瑞林缓释植入剂皮下注射操作程序见表 10 – 5。

表 10 – 5　醋酸戈舍瑞林缓释植入剂皮下注射操作程序

项目	步骤	分值	扣分细则
评估 （10 分）	（1）评估患者病情，评估环境，向患者解释，戴口罩，洗手	2	漏 1 项扣 0.5 分，未评估病情扣 1 分
	（2）患者对药物的认识程度	1	—
	（3）注射部位情况	2	未评估皮下注射部位的皮肤情况扣 2 分
	（4）月经情况	2	未评估月经情况扣 2 分
	（5）过敏史及有无药物禁忌证	2	未评估过敏史及药物禁忌证扣 2 分
	（6）二便情况	1	未评估二便情况扣 1 分
操作前 准备 （15 分）	（1）操作者准备：护士着装整洁，洗手，戴口罩、帽子。核对患者身份、医嘱。向患者解释使用药物的目的、方法、临床意义、注意事项及配合要点。流动水下行"七步洗手法"	8	漏 1 项扣 1 分
	（2）患者准备：体位舒适，取卧位	2	未协助患者摆体位或体位摆放不当扣 2 分
	（3）环境准备：环境清洁、安静、温湿度适宜、光线充足或有足够的照明，有床帘或屏风遮挡	2	未保护孕妇隐私扣 2 分
	（4）物品准备：注射托盘、无菌治疗巾、药物（醋酸戈舍瑞林缓释植入剂）、安尔碘、棉签、弯盘，物品均须在有效期内	3	漏 1 项扣 0.5 分

续表 10 - 5

项目	步骤	分值	扣分细则
操作过程 (60分)	(1) 核对患者姓名、床号、药物	10	未做好"三查九对"扣10分
	(2) 患者取平卧位，双脚屈膝	3	体位不正确扣3分
	(3) 选择注射部位：腹壁	5	注射部位选择不正确扣5分
	(4) 消毒：用0.5%安尔碘消毒注射部位皮肤	2	注射部位污染扣2分
	(5) 检查包装和注射器，观察是否存在损坏；打开包装取出注射器，将注射器斜对着光线略成角度观察，应能看见至少一部分的醋酸戈舍瑞林缓释植入剂	3	未检查药物包装及观察是否损坏扣3分
	(6) 捏住塑料安全夹卡向外拉出并丢弃，除去针套	10	未排气扣10分（注意：无须去除针筒中的气泡，因这样做可能会将植入剂移位或压出）
	(7) 采用无菌操作，在防护套管处握紧注射器，捏起患者皮肤，以小角度（30°~45°）进针，进针时注射针头斜面向上，将注射针缓慢刺入脐下腹前壁处的皮下组织，直至防护套管触及患者的皮肤	10	进针角度不正确扣10分（注意：不得刺入肌肉或腹膜）
	(8) 将针筒的活塞向下推动直至无法推进为止，以便注入植入剂并启动防护套管，若针筒活塞未全部推入则不会启动防护套管，当听到"咔嗒"一声时，防护套管将自动滑下并覆盖针头，可感觉到针头回缩	15	抽回血扣5分 （注意：注射器不可回抽。如果注射针头穿透大血管，则血液将会立即流入针筒中；如果不慎穿透血管，则立即拔掉针头，并更换新针头，另选部位注射）。保护套无回弹扣10分
	(9) 握紧注射器，抽出注射针使防护套管滑下覆盖整个针头，将使用后的注射器弃至指定的锐物收集装置，注射用后用无菌棉签压2~3分钟止血	2	使用后注射器未按要求丢弃扣2分
操作后 处理 (7分)	(1) 协助患者整理衣物及床单元	1	未协助患者整理衣物及床单元扣1分
	(2) 操作后核对	2	未操作后核对扣2分
	(3) 垃圾分类处理	1	未按垃圾分类处理原则处理垃圾扣1分
	(4) 洗手	1	操作后未洗手扣1分
	(5) 健康教育	2	未进行健康教育扣2分

续表 10-5

项目	步骤	分值	扣分细则
整体 （8分）	（1）操作熟练，动作稳重、准确、流畅	3	—
	（2）态度和蔼，关心患者	2	
	（3）核对意识强	3	

4．评价

（1）患者能说出注射药物的目的，主动配合操作。

（2）严格执行"三查九对"制度及遵守无菌操作要求。

（3）护士动作熟练，关心体贴患者，患者无不舒适。

（詹慧旦）

第二节　妇科常用检查护理配合

基础体温测定

（一）目的

（1）了解妇女的基础体温变化情况。

（2）指导避孕与受孕。

（3）协助诊断妊娠。

（4）协助诊断月经失调。

（二）适应证

育龄期妇女。

（三）操作流程

1．评估

（1）患者的病情、年龄、文化程度、婚姻状况。

（2）患者对测定基础体温的认知程度。

2．准备

（1）物品：水银体温计、基础体温单、笔。

（2）患者：睡眠休息后安静状态。

3. 操作程序

基础体温测定操作程序见表 10 - 6。

表 10 - 6　基础体温测定操作程序

项目	步骤	分值	扣分细则
评估 (10 分)	(1) 患者的年龄、文化程度、婚姻状况、病情、意识、治疗情况	2	未评估不给分，漏 1 项扣 2 分；未评估测量部位扣 1 分，未查看皮肤情况扣 1 分；晨醒有活动扣 2 分
	(2) 测量部位及皮肤情况	2	
	(3) 影响测量体温的因素	2	
	(4) 患者的心理状态、合作程度	2	
	(5) 测体温时机	2	
操作前准备 (15 分)	(1) 护士准备	4	操作者着装不整齐扣 2 分，未洗手扣 2 分
	(2) 物品准备	3	未检查体温计扣 2 分，未将体温表水银柱甩至 36 ℃以下扣 1 分
	(3) 环境准备	2	环境欠安静扣 2 分
	(4) 患者准备	6	患者情绪不稳定扣 2 分，体位不舒适扣 2 分，不了解操作的目的及不配合扣 2 分
测量体温 (35 分)	(1) 查对床头卡、患者姓名、腕带，做好解释	5	未核对患者身份、医嘱、腕带各扣 1 分，未做好解释扣 2 分
	(2) 根据患者病情选择合适的体温测量方法（腋下测温、口腔测温、直肠测温）： 1) 腋下测温：擦干腋窝，将体温计水银端放于腋窝深处并紧贴皮肤，10 分钟后取出读数。 2) 口腔测温：将口表水银端斜放于患者舌下，让患者紧闭口唇，切勿用牙咬，用鼻呼吸，3 分钟后取出读数。 3) 直肠测温：患者取侧卧或屈膝仰卧位，露出臀部，润滑肛表水银端，轻轻插入肛门 3 ～ 4 cm，3 分钟后取出读数	30	未选择合适的部位测量扣 5 分，测量前未评估影响因素扣 5 分，测量体温操作不规范扣 15 分，宣教不到位扣 5 分

续表 10-6

项目	步骤	分值	扣分细则
操作后处理（30分）	（1）取出体温计，用纱布擦拭	3	体温计未擦拭扣3分
	（2）检视读数正确，做好记录	7	读数不正确扣5分，未记录扣2分
	（3）正确消毒体温计	5	消毒方法不正确扣5分
	（4）正确绘制体温单	5	体温单绘制不正确扣5分
	（5）将体温表放于安全、固定的地方	3	未将体温表放于安全的地方扣3分
	（6）健康宣教	5	未宣教正确处理体温表意外损坏后防止汞中毒的方法扣5分
	（7）整理床单元	2	未整理床单元扣2分
整体（10分）	（1）操作顺序正确、熟练、轻巧	5	操作不熟练扣5分
	（2）护患沟通良好	5	未进行人文关怀扣5分

4. 评价
（1）患者能说出基础体温测定的目的、方法及注意事项。
（2）患者的基础体温单清晰、准确、全面。

相 关 链 接

（1）基础体温测定可用于判断是否为有排卵月经，此方法在临床上已应用多年，可应用于指导不孕夫妇同房时间、何时行人工授精，并可用来避孕，以及了解药物诱发排卵效果。但从基础体温记录确定何时是排卵日尚有一定困难。大多数学者认为在体温最低日为排卵日。

（2）临床上应用基础体温观察黄体功能是一常用的方法。首先看黄体期长短，若小于12天则可以认为黄体功能不良，或当黄体期体温上升缓慢，或上升温度达不到0.3～0.5 ℃，也均可诊断为黄体功能不全。

（3）利用基础体温诊断早孕：基础体温升高后不下降可用来诊断早期妊娠。有报道，此方法在140次妊娠中准确率达100%，尤其在应用促排卵药后其更能及早提示妊娠可能性。

（谢品燕）

第三节 妇科常用手术护理配合

一、药物流产

（一）目的

终止早期妊娠。

（二）适应证

（1）18～40 岁的健康妇女，自愿要求使用药物终止妊娠，尿 β-HCG 阳性，B 超证实为宫内妊娠，停经 49 天以内。

（2）手术流产高危对象，如宫颈坚硬及发育不全、生殖道畸形及严重骨盆畸形。

（3）多次人工流产史，对手术流产有恐惧和顾虑心理者。

（4）剖宫产术后半年内，哺乳期。

（三）操作流程

1．评估

（1）患者生育史、年龄、病情、末次月经。

（2）患者对药物流产的认识程度及心理反应。

（3）药物过敏史和生命体征。

2．准备

流产药物：米非司酮 150 mg、米索前列醇 600 μg。

3．操作程序

药物流产护理配合操作程序见表 10－7。

表 10－7 药物流产护理配合操作程序

项目	步骤	分值	扣分细则
第一天 （20 分）	（1）向患者解释药物流产目的及配合方法	10	未宣教餐前、餐后 2 小时口服米非司酮 bid×2 d，扣 5 分
	（2）讲解服药方法及药物副反应	10	未宣教口服剂量 25 mg，首剂加倍，扣 5 分

续表 10-7

项目	步骤	分值	扣分细则
第三天 (40分)	(1) 第三天上午到医院门诊口服米索前列醇 600 μg	10	未指导第三天服药方法扣 10 分
	(2) 服药后 2 小时左右，腹痛伴便意者，将排出物排入便盆中	20	未宣教使用便盆扣 20 分
	(3) 服药无效者，指导患者就诊，根据病情加服流产药或留院观察	10	未检查排出胚胎是否完整，未检查者为不合格，扣 10 分
观察记录 (30分)	(1) 完整排出胚胎者观察 30 分钟，阴道流血少于月经量者，回家休息	10	宣教未包括观察阴道流血情况等内容各扣 5 分
	(2) 流血多或排出胚胎不完整者需要行清宫术，予输液，必要时输血、吸氧	10	失血性休克的处理不熟练扣 5 分
	(3) 记录服药量、胚胎排出经过	10	未记录服药量及胚胎排出过程各扣 5 分
整理 (10分)	便盆按常规消毒	10	便盆未消毒、无干燥保存各扣 5 分

4. 评价

(1) 患者如期排出胚胎，阴道流血不多、轻微腹痛。

(2) 患者情绪稳定。

相 关 链 接

(1) 米非司酮作为黄体酮拮抗剂，在体内与黄体酮竞争受体，改变了局部雌、孕激素平衡，干扰了黄体酮对妊娠的支持。同时，米非司酮可刺激子宫蜕膜细胞和内膜间质细胞产生前列腺素，提高子宫平滑肌的敏感性，并且可降低前列腺素代谢酶的浓度，抑制前列腺素分解，使前列腺素浓度增加，从而达到促进子宫收缩、引起流产的目的。

(2) 米索前列醇是一种前列腺素，能激活胶原分解酶的活性，使宫颈中的胶原纤维分解，排列疏松，促使宫颈成熟软化。米索前列醇阴道给药的生物利用度为口服给药的 3 倍，可用于宫腔镜术前、足月引产软化宫颈、产后给药加强宫缩减少出血。

(4) 单独运用米非司酮终止早孕的成功率约为 67%，米非司酮配伍米索前列醇终止妊娠，成功率可达 90% 以上。

(5) 药物流产后阴道出血时间一般持续 10 天至 2 周，最长 1～2 个月。

（谢品燕）

二、人工流产

（一）目的

终止妊娠。

（二）适应证

（1）妊娠 6～10 周内要求终止妊娠而无禁忌证者。
（2）患有心脏病、心力衰竭、慢性肾炎等疾病不宜继续妊娠者。

（三）操作流程

1. 评估
（1）患者疾病诊断、年龄、生育史、尿 HCG 检查和 B 超报告。
（2）患者对人工流产的认识程度及心理反应。
（3）生命体征、血常规、出凝血时间、白带常规检查报告和膀胱排空情况。
（4）环境舒适、隐蔽程度。

2. 准备
（1）护士：着装规范，洗手，戴口罩。
（2）物品：刮宫包（宫颈钳、子宫探针、无齿卵圆钳、有齿卵圆钳、宫颈扩张器 4～8 号、刮匙、弯盘、纱布 2 块、棉球、棉签若干、阴道窥器）、人工流产负压电动吸引器、缩宫素、标本袋、消毒液、无菌大棉球或大头棉签、无菌手套、无菌注射器等。
（3）环境：注意保暖、遮挡患者。
（4）患者：排空膀胱，取截石位。

3. 操作程序
人工流产护理配合操作程序见表 10－8。

表 10－8　人工流产护理配合操作程序

项目	步骤	分值	扣分细则
手术前准备（10 分）	（1）向患者解释操作的方法、目的及可能的感受	4	未解释操作的目的及患者不能配合各扣 2 分
	（2）嘱患者排空膀胱后，取截石位	6	患者未排空膀胱，无遮挡患者，未取舒适体位者各扣 2 分

续表 10 - 8

项目	步骤	分值	扣分细则
负压吸引术配合（60 分）（适用于妊娠 10 周以内者）	（1）常规消毒外阴、阴道，铺无菌孔巾	10	未消毒、未铺孔巾扣 5 分，消毒有污染扣 5 分
	（2）行双合诊复查子宫位置、大小及附件状况	10	未行双合诊复查扣 5 分，妇检有漏项扣 5 分
	（3）用阴道窥器暴露并消毒宫颈及阴道	10	消毒宫颈、阴道不彻底各扣 5 分
	（4）探测宫腔及扩张宫颈	10	未探测宫颈、未扩张宫颈各扣 5 分
	（5）吸管负压吸引	10	未使用负压吸引扣 10 分
	（6）检查吸出物	10	未检查绒毛扣 10 分
钳刮术配合（60 分）（适用于妊娠 11～14 周者）	（1）术前宫颈准备	10	未机械扩张或药物准备扣 10 分，宫颈扩张器不合适扣 10 分，破羊水后未注意孕妇面色、未测量羊水量各扣 5 分，动作粗暴扣 10 分，胎儿骨骼伤及宫壁扣 10 分，手术结束时未核对胎块是否完整扣 10 分
	（2）同负压吸引术的步骤（1）至（4）	10	
	（3）吸头进入宫腔 10 cm 左右，接上负压电吸引器，吸力至 600 mmHg 左右，转动吸头吸破羊膜囊，吸净羊水	10	
	（4）用有齿卵圆钳进入宫腔，钳取胎盘组织	10	
	（5）钳取胎头、胎肢	10	
	（6）保留取出的胎块	10	
观察记录（20 分）	（1）术中观察患者有无出现心律失常、血压下降、出汗、面色苍白、呕吐、头晕、胸闷等症状	5	观察有漏项扣 5 分
	（2）检查宫颈有无活动性出血及宫缩情况，宫缩欠佳者，注射缩宫素	5	未检查宫颈扣 5 分
	（3）记录手术经过，指导用药情况	5	未准确记录标本扣 3 分，未指导服药情况扣 2 分
	（4）组织物按医嘱送检	5	组织物未及时送检扣 5 分
手术后整理（10 分）	（1）协助患者垫好卫生巾，穿上裤子，宣教	3	吸引术后未观察 2 小时扣 3 分
	（2）整理人流室，紫外线消毒	2	环境未消毒扣 2 分
	（3）用物分类处理	3	污物未按规定处置，未清洗、保养负压吸引器各扣 1 分
	（4）洗手	2	未洗手扣 2 分

4．评价

（1）患者能说出人工流产的目的，主动配合操作。

（2）护士配合准确，物品摆放合理。

（3）患者舒适，室温适宜，上衣无浸湿。

相 关 链 接

（1）常用的早期人工流产手术有负压吸引术（吸宫术）和钳刮术两种。负压吸引术适用于妊娠10周以内的妇女；钳刮术适用于妊娠10～14周的妇女，该手术难度大，出血多，对身体有一定影响。手术并不是越早越好，因过早胚胎刚刚发育，还很小，很容易发生空吸或漏吸，造成手术失败或流产不完全。停经40天后，经检查，确诊是宫内妊娠，此时做人工流产手术最合适，手术成功率高，出血也不多，痛苦较轻。

（2）无痛人工流产是指在静脉麻醉下进行的人工流产。随着新型短效静脉麻醉药物的引进，这种人工流产的技术在我国已经十分成熟且安全。此外，人工流产的镇痛方法还可使用宫颈局部麻醉，术前肛门放置吲哚美辛栓、口服镇痛药等，它们能不同程度地减轻手术中患者的痛苦，但不能达到完全无痛。

（3）人工流产并发症有人工流产综合反应、子宫穿孔、吸宫不全、漏吸、术中出血、术后感染、栓塞、宫颈裂伤、宫颈管及宫腔粘连、月经失调、不孕症等。

（4）人工流产禁忌证：①各种急性传染病或慢性传染病急性发作期、患严重的全身性疾病（如心力衰竭、症状明显的高血压、伴有高热的肺结核及严重贫血等）不能承受手术者。②急性生殖器官炎症，如阴道炎、重度宫颈柱状上皮异位、盆腔炎等。③妊娠剧烈呕吐引起的酸中毒尚未纠正者。④术前4小时内，2次体温在37.5℃以上者。

（谢品燕）

三、中期引产

（一）目的

终止妊娠。

（二）适应证

（1）妊娠13周至不足28周患有严重疾病不宜继续妊娠者。

（2）在妊娠早期接触了导致胎儿畸形的因素，检查发现胎儿异常者。

（三）操作流程

1．评估

（1）了解患者疾病诊断、年龄、生育史、B超报告。

（2）生命体征、血常规、尿常规、出凝血时间、白带常规、胸部 X 线、心电图等检查报告和膀胱排空情况。

（3）患者对中期引产的认识程度及心理反应。

（4）环境舒适、隐蔽程度。

2．准备

（1）羊膜腔内注入法：无齿卵圆钳、7 号或 9 号腰椎穿刺针、弯盘、5 mL 注射器、孔巾、纱布、手套等。

（2）羊膜腔外注入法：无齿长镊子、阴道窥器、宫颈钳、敷料镊、胶皮导尿管、5 mL 及 20 mL 注射器、孔巾、纱布、药杯及 10 号丝线等。

（3）水囊引产法：水囊（将消毒后的 2 个避孕套套在一起作为水囊，再将 14 号橡皮导尿管送入避孕套内 1/3，用丝线将囊口捆扎于导尿管上，排空囊内空气后将导尿管末端扎紧备用）、宫颈扩张器 1 套、亚甲蓝、0.9% 氯化钠溶液 500 mL、余同羊膜腔内注入法。

3．操作程序

中期引产护理配合操作程序见表 10 - 9。

表 10 - 9　中期引产护理配合操作程序

项目	步骤	分值	扣分细则
引产前准备（10 分）	（1）向患者解释操作的方法、目的及可能的感受	4	未解释，未取得患者配合扣 2 分；受术者术前 3 天未禁止性生活扣 2 分；患者未排空膀胱、护士未协助摆体位、无保暖、无遮挡各扣 2 分
	（2）嘱患者排空膀胱后，协助取合适体位	6	
羊膜腔内注射引产术配合（60 分）	（1）协助患者取仰卧位，腹部皮肤常规消毒，铺无菌孔巾	15	未协助取仰卧位扣 2 分，消毒不彻底扣 8 分，未铺孔巾扣 5 分
	（2）在选好的穿刺点，用 0.5% 利多卡因行局部浸润麻醉	10	未选择囊性感最明显的部位作为穿刺点扣 10 分
	（3）协助医生将穿刺针从选好的部位垂直进针，通过 3 个抵抗即皮肤、肌鞘、子宫壁后有落空感，用注射器回抽见羊水	15	注射器无回抽扣 5 分，未垂直进针扣 5 分，穿刺次数过多扣 5 分
	（4）将 1% 乳酸依沙吖啶 5 ～ 10 mL 缓慢注入羊膜腔内，而后拔出针头，用无菌纱布覆盖穿刺部位	20	注入药物速度过快扣 10 分，未观察患者面色、呼吸等情况扣 10 分

续表 10 - 9

项目	步骤	分值	扣分细则
羊膜腔外注射引产术配合（60 分）	（1）协助患者取膀胱截石位，常规消毒外阴，铺无菌孔巾	15	患者未摆体位、消毒不彻底、未铺孔巾各扣 5 分
	（2）阴道窥器暴露宫颈，消毒阴道、宫颈，用宫颈钳钳夹宫颈前唇，用敷料镊将无菌导尿管送入子宫壁与胎囊间，将 1% 乳酸依沙吖啶液 10 mL 加注射用水 40 mL 由导尿管注入宫腔	30	乳酸依沙吖啶配制不规范扣 5 分，操作不规范扣 20 分，未宣教 24 小时后取出纱布及导尿管扣 10 分
	（3）折叠并结扎外露的导尿管，放入阴道穹隆部，填塞纱布	15	
水囊引产术配合（60 分）	（1）协助患者取膀胱截石位，常规外阴消毒，铺无菌孔巾	15	严格执行无菌操作，有污染扣 10 分
	（2）阴道窥器暴露宫颈，消毒阴道和宫颈，必要时扩张宫颈口	10	
	（3）用卵圆钳将水囊送入子宫腔，缓慢向水囊内注入无菌的 0.9% 氯化钠溶液 300 ～ 500 mL，并加入数滴亚甲蓝以利于识别羊水或注入液	20	
	（4）折叠导尿管，扎紧后放入阴道穹隆部	15	
观察记录（20 分）	（1）羊膜腔内注射引产术后测量生命体征，观察穿刺点有无渗血、渗液	5	操作后未测量生命体征扣 2 分，未观察穿刺点扣 3 分
	（2）羊膜腔外注射引产和放置水囊 24 小时后或出现规律宫缩时应取出水囊。观察患者的体温、血压	7	未取出水囊扣 5 分，未观察体温、血压各扣 1 分
	（3）观察记录宫缩出现时间和强度，以及阴道流血情况	8	未观察宫缩、阴道流血及排尿情况，未宣教回奶措施各扣 2 分
手术后整理（10 分）	（1）将患者送回病床休息	2	未进行人文关怀扣 2 分
	（2）环境整理、消毒小手术室	4	环境未整理扣 2 分，小手术室未消毒扣 2 分
	（3）物品分类处理	2	污物未按规定处置扣 2 分
	（4）洗手	2	未洗手扣 2 分

4．评价

（1）患者能说出引产的目的，主动配合操作。

（2）护士宫缩判断准确，处理及时，护理要点到位。

（3）患者外阴清洁，无异味，无乳房胀痛。

相 关 链 接

（1）乳酸依沙吖啶引产的原理主要是诱发子宫平滑肌收缩，造成胎盘和蜕膜组织的变性、坏死，继而产生内源性前列腺素诱发子宫收缩。由于中期妊娠宫颈不成熟，持续强烈的宫缩作用与宫口扩张不同步，往往可使宫缩乏力，产程延长。一方面宫缩乏力会造成胎盘、胎膜残留，子宫出血增多；另一方面持续强烈的子宫收缩会使胎儿及其附属物从未充分软化且扩张的宫颈排出，易造成宫颈撕裂及后穹隆破裂。

（2）羊膜腔外注射引产术适应于妊娠 12～14 周，羊水较少，或经腹壁穿刺羊膜腔内注射失败者。常用药物为乳酸依沙吖啶，剂量为 50～100 mg。

（3）引产的禁忌证：①各种全身疾病的急性期。②子宫有瘢痕。③生殖器官急性炎症。④妊娠期间有反复阴道出血及前置胎盘、死胎或过期流产。⑤晚期妊娠还包括重度妊娠高血压疾病、心脏病伴心力衰竭、羊水过多和胎膜早破等。

（4）由于米非司酮可引起与足月妊娠分娩生理过程相似的宫颈成熟、扩张，故在注射乳酸依沙吖啶当天给予米非司酮片 50 mg，每 12 小时 1 次，共服 3 次（共服 6 片）。两者协同作用，从促进子宫收缩、宫颈成熟开始，可加速流产进程、缩短引产时间，减少宫颈裂伤及产后出血，提高引产成功率。

（谢品燕）

四、诊断性刮宫

（一）目的

刮取子宫内膜和内膜病灶行活组织检查，做病理学诊断。

（二）适应证

（1）异常子宫出血或阴道排液，须进一步诊断。

（2）月经失调如功能失调性子宫出血或闭经，需要了解子宫内膜的变化及有无排卵，可行一般诊断性刮宫。

（3）同时怀疑宫颈病变，需要对宫颈管和宫腔行分段诊刮。

（4）清除宫腔内残留组织。

（三）操作流程

1．评估

（1）患者疾病诊断、年龄、婚姻状况、生育史、尿 HCG 检查和 B 超报告。

（2）患者对诊刮术的认识程度及心理反应。

（3）生命体征、血常规、出凝血时间、白带常规等检查报告和膀胱排空情况。

（4）环境舒适、隐蔽程度。

2．准备

（1）护士：着装规范，洗手，戴口罩。

（2）物品：刮宫包、无菌手套、无菌注射器、无菌棉签、装有固定液的标本瓶2～3个、缩宫素（备用）、消毒液等。

（3）环境：注意保暖，调节合适室温，遮挡患者。

（4）患者：排空膀胱，取截石位。

3．操作程序

诊断性刮宫护理配合操作程序见表10－10。

表10－10　诊断性刮宫护理配合操作程序

项目	步骤	分值	扣分细则
刮宫术前准备（20分）	（1）向患者解释操作的方法、目的及可能的感受	5	未做好解释扣5分
	（2）物品准备齐全	8	物品准备不全，缺1项扣2分
	（3）调节合适室温和遮挡患者	2	未注意保暖和遮挡患者扣2分
	（4）嘱患者排空膀胱后，取膀胱截石位	5	患者体位不合适扣4分
刮宫术中配合（50分）	（1）常规消毒外阴、阴道，铺无菌孔巾，配合手术者行双合诊检查子宫位置、大小及附件状况	10	未严格遵守无菌操作扣10分
	（2）配合手术者用阴道窥器暴露宫颈，消毒阴道及宫颈管	20	注意密切观察患者有无出现面色苍白、出冷汗等症状。漏1项扣3分，配合欠及时扣5分，递物不合理1项扣3分
	（3）配合手术者用宫颈扩张器自4号开始逐一扩张宫颈，直到能将刮匙放入宫腔内		
	（4）配合手术者用刮匙由内向外沿宫腔前壁、侧壁、后壁、宫底和两侧宫角部刮取组织		
	（5）指导患者做深呼吸等放松动作，分散其注意力，减轻疼痛	10	指导患者配合，漏1项扣3分
	（6）将刮出的组织装入标本瓶中送检	10	标本处置出错扣10分

续表 10 – 10

项目	步骤	分值	扣分细则
刮宫术后护理 （15 分）	（1）观察记录阴道出血及腹痛情况	5	未注意观察扣 3 分
	（2）记录刮宫过程和组织物情况，组织物送检	5	记录不完整，缺 1 项扣 2 分；组织物未及时送检扣 3 分
	（3）指导患者术后 2 周内禁止性生活及盆浴，保持会阴部清洁，按时间取检查结果后复诊	5	指导缺 1 项扣 2 分
整理 （15 分）	（1）协助患者垫好卫生巾，穿好裤子	4	未协助患者扣 3 分
	（2）整理环境、消毒手术室	4	未整理环境扣 3 分
	（3）用物分类处理	4	污物和用后器械未按规定处置扣 3 分
	（4）洗手	3	未洗手扣 2 分

4．评价

（1）患者能说出诊刮术的目的，主动配合操作。

（2）护士配合规范，物品摆放合理，标本处置准确。

（3）患者舒适，衣服整洁。

相 关 链 接

（1）诊断性刮宫简称"诊刮"，为妇科常用小手术，分一般性诊刮与分段性诊刮。一般性诊刮是指刮取宫腔内容物做病理检查协助诊断；若同时怀疑有宫颈管病变时，需要对宫颈管及宫腔分步进行刮宫，称分段诊刮。

（2）分段诊刮：

1）目的：区分子宫内膜病变与宫颈病变。主要适用于绝经后子宫出血或老年患者疑有子宫内膜癌，且需要了解宫颈管是否被累及时。

2）方法：分段诊刮多在出血时进行，操作时先不探查宫腔深度，以免将宫颈管组织带入宫腔混淆诊断。用小刮匙自宫颈管内口至外口刮 1 周，然后刮匙进入宫腔刮取子宫内膜。刮出宫颈管黏膜及子宫腔内膜组织分别装瓶送检。

（3）不孕症或功能失调性子宫出血患者应在月经来潮 6 小时内刮宫，以判断有无排卵或黄体功能不良。

（4）刮宫过度可伤及子宫肌层，造成子宫内膜炎、宫腔粘连、闭经。

（李绮薇）

五、阴道后穹隆穿刺术

（一）目的

经阴道后穹隆穿刺术进行抽出物的肉眼观察、化验、病理检查，是妇产科临床常用的辅助诊断方法。

（二）适应证

（1）疑有腹腔内出血时，如宫外孕、卵巢黄体破裂等。

（2）疑盆腔内有积液、积脓时，可做穿刺抽液检查以了解积液性质，以及盆腔脓肿的穿刺引流与局部注射药物。

（3）B超引导下行卵巢子宫内膜异位囊肿或输卵管妊娠部位注射药物治疗。

（4）B超引导下经阴道后穹隆穿刺取卵，用于各种助孕技术。

（三）操作流程

1. 评估

（1）患者疾病诊断、年龄、生育史、尿HCG检查和B超报告。

（2）患者对阴道后穹隆穿刺术的认识程度及心理反应。

（3）生命体征、血常规检查报告和膀胱排空情况。

（4）环境舒适、隐蔽程度。

2. 准备

（1）护士：着装规范，洗手，戴口罩。

（2）物品：穿刺包（阴道窥器、宫颈钳、弯盘、纱球、孔巾）、无菌大棉球或大头棉签、无菌手套、无菌9号穿刺针、无菌10 mL注射器、消毒液等。

（3）环境：注意保暖、遮挡患者。

（4）患者：排空膀胱，取截石位。

3. 操作程序

阴道后穹隆穿刺术护理配合操作程序见表10-11。

表10-11 阴道后穹隆穿刺术护理配合操作程序

项目	步骤	分值	扣分细则
穿刺前准备（10分）	（1）向患者解释操作的方法、目的及可能的感受	4	未解释及未取得患者配合各扣2分
	（2）嘱患者排空膀胱后，取截石位	6	患者体位舒适，注意保暖、遮挡患者。漏1项扣2分

续表 10 – 11

项目	步骤	分值	扣分细则
穿刺中配合（70 分）	（1）常规消毒外阴、阴道，铺无菌孔巾	10	术中无护理人员陪伴扣 5 分，未严格无菌操作扣 5 分，穿刺部位不正确扣 10 分，护士配合不及时扣 5 分
	（2）行双合诊检查子宫位置、大小及附件状况	10	
	（3）用阴道窥器充分暴露宫颈及阴道后穹隆并消毒	10	
	（4）用宫颈钳夹持宫颈后唇并向前提拉，充分暴露阴道后穹隆，再次消毒	10	
	（5）穿刺针在宫颈后唇与阴道壁间刺入 2～3 cm，有落空感后边抽吸边退针	20	
	（6）抽吸完毕，拔针，压迫止血	10	
观察记录（14 分）	（1）术中严密观察并记录患者生命体征变化	5	未记录患者生命体征扣 5 分
	（2）术后卧床休息 30 分钟，观察阴道流血、腹痛情况	4	宣教欠全面扣 4 分
	（3）抽出液体注明标记及时送检	2	未及时送检扣 2 分
	（4）记录穿刺经过	3	未准确记录抽出液的量、颜色、性质各扣 1 分
穿刺后整理（6 分）	（1）协助患者穿好裤子	2	未协助患者穿好裤子扣 2 分
	（2）用物分类处置	2	污物未按规定处置扣 2 分
	（3）洗手	2	护士未洗手扣 2 分

4．评价

（1）患者能说出阴道后穹隆穿刺的目的，能配合操作。

（2）护士配合准确，物品摆放合理，抽出液及时送检。

（3）患者舒适，衣服整洁。

相 关 链 接

1．B超引导下经阴道后穹隆穿刺

（1）方法：在B超探头上装导向装置。穿刺时将所需穿刺部位的图像置于穿刺引导线上，穿刺针在宫颈、阴道黏膜交界处下方1 cm处的后穹隆正中处刺入。当针尖触及阴道壁时屏幕上显示针尖回声，沿穿刺引导线迅速进针至病灶中心，然后接上针筒抽吸或注入药物。

（2）适应证：不易确诊的子宫、附件肿瘤，盆腔包块的病理、细胞学检查。

2．阴道后穹隆穿刺结果判断

（1）抽出陈旧性、暗红色血液，放置5分钟以上不凝固为阳性结果，说明有腹腔内出血，多见于异位妊娠。但卵巢黄体破裂或其他脏器如脾破裂亦可引起血腹症，需要结合症状、体征做出临床诊断。

（2）抽出新鲜血液，放置后凝固迅速，提示穿刺针进入血管抽出血液，而非子宫直肠陷凹内的积血，应改变穿刺方向、部位或深度，重新进行穿刺。

（3）抽出小血块或不凝固的陈旧性血液，见于陈旧性异位妊娠。

（4）后穹隆穿刺未抽出血液，不能完全排除异位妊娠。内出血量少、血肿位置高或与周围组织粘连，可出现假阴性结果。

（谢品燕）

六、异位妊娠破裂出血的抢救

（一）目的

及时、有效处理异位妊娠破裂出血。

（二）适应证

异位妊娠破裂出血须紧急抢救者。

（三）操作流程

1．评估

（1）患者的意识状态、年龄、生育史、月经史、尿HCG检查和B超报告。

（2）患者对异位妊娠破裂出血抢救的认识程度及心理反应。

2．准备

（1）护士：着装规范，洗手，戴口罩。

（2）物品：心电监护仪、吸氧装置、静脉留置针、3M薄膜、输液管、林格注射液、采血管、穿刺包（阴道窥器、宫颈钳、弯盘、纱球、孔巾）、无菌大棉球或大头棉签、无菌手套、无菌9号穿刺针、无菌10 mL注射器、消毒液等。

（3）环境：温度适宜，宽敞明亮，利于抢救。

（4）患者：除去患者所有衣裤，更换患者服（情况危急、时间不允许更换的除外，必要时可剪去患者衣物以暴露操作区域)。

3.操作程序

异位妊娠破裂出血抢救护理配合操作程序见表 10 - 12。

表 10 -12　异位妊娠破裂出血抢救护理配合操作程序

项目	步骤	分值	扣分细则
评估 (10分)	(1) 了解患者的意识状态、年龄、生育史、月经史、尿 HCG 检查和 B 超报告、药物过敏史、阴道流血及流液情况	8	观察精神状况、面色、皮温及脉搏情况，检查腹痛情况、阴道流血情况。漏1项扣1分。 评估停经史、药物过敏史，查看患者 B 超及 HCG 检查结果。漏1项扣1分。
	(2) 患者对异位妊娠破裂出血抢救的认识程度及心理反应	2	解释操作目的及配合要点。漏1项扣1分
操作前准备 (15分)	(1) 护士准备	2	护士着装不整洁扣1分，未洗手扣1分，未注意保护隐私扣1分
	(4) 患者准备	4	患者体位不利于操作扣1分，患者未取走随身物品扣2分
	(3) 环境准备	3	操作环境光线、温度不适宜扣1分
	(2) 物品准备：心电监护仪、吸氧装置、静脉留置针、3M 薄膜、输液管、林格注射液、采血管、穿刺包（阴道窥器、宫颈钳、弯盘、纱球、孔巾）、无菌大棉球或大头棉签、无菌手套、无菌9号穿刺针、无菌10 mL 注射器、消毒液	6	漏1项扣0.5分，5分为上限；放置凌乱扣1分
操作过程 (50分)	(1) 将患者安置于妇检床，摆放截石位进行检查，并更换患者服，除去内衣裤	5	摆放体位不合适，不方便操作扣3分；未予更换患者服扣2分
	(2) 配合医生进行阴道后穹隆穿刺	10	配合过程中污染无菌区域扣6分，未注意关心患者感受扣4分
	(3) 建立静脉通道并抽血化验、配血	10	未选择粗大血管、未选择大号留置针扣3分，开放静脉通道时未抽血检验扣4分，患者有休克倾向时未开放双静脉通道扣4分

续表 10-12

项目	步骤	分值	扣分细则
操作过程 (50分)	(4) 予吸氧及心电监护	15	未予心电监护扣5分，或心电监护不正确，错1个位置扣1分；未能准确判断心电监护结果扣5分；未予吸氧扣5分，或吸氧流量调节不正确扣3分
	(5) 询问患者最后一次进食情况，通知患者禁食	5	未通知患者禁食扣3分
	(6) 术前皮肤准备：清洁脐部，开腹手术患者需要会阴部备皮及留置导尿管	5	未清洁脐部扣2分，未进行术前宣教扣5分
操作后处理 (15分)	(1) 协助患者穿好裤子	3	未协助患者穿裤子扣3分
	(2) 环境整洁	2	—
	(3) 污物按规定处置，器械处理规范	3	未按要求分类处理物品扣2分
	(4) 洗手	2	操作完毕未洗手扣2分
	(5) 记录抢救经过	5	未做相应记录扣5分
整体 (10分)	(1) 遵守无菌原则，操作规范	5	违反无菌原则，污染无菌区域扣5分
	(2) 操作过程中适当宣教	3	沟通欠缺，无宣教扣3分
	(3) 关心患者，操作轻柔	2	动作粗鲁，不关心患者扣2分

4. 评价

（1）用物齐全，环境安全。

（2）护士快速准确完成抢救配合及术前准备。

（3）操作过程中与患者进行有效沟通，患者能配合操作。

（谢品燕）

七、阴道成形术

（一）目的

因先天或后天原因导致无阴道、阴道闭锁、阴道横隔、阴道纵隔，通过手术进行人工阴道成形、扩张、横隔切除等，达到排出经血、缓解阵发性腹痛、恢复生育功能等目的。

（二）适应证

有先天性无阴道、阴道闭锁、阴道横隔、阴道纵隔者。

（三）操作流程

1. 评估

（1）患者疾病诊断、年龄、B 超报告（妇科、外科）。

（2）患者对阴道成形术的认识程度及心理反应。

（3）生命体征，血常规、尿常规、出凝血时间、肝功能、肾功能、心电图、胸部 X 线等检查报告。

（4）患者对恢复生育功能的期望。

2. 准备

根据患者的年龄选择适当的阴道模具 2～3 个、避孕套数个、金霉素软膏数支、丁字带等。

3. 操作程序

阴道成形术患者围手术期护理操作程序见表 10-13。

表 10-13　阴道成形术患者围手术期护理操作程序

项目	步骤	分值	扣分细则
肠道准备 （20 分）	（1）术前 3 天低渣半流质饮食，术前 1 天流质饮食	5	饮食宣教欠正确扣 5 分
	（2）术前 3 天予口服甲硝唑或庆大霉素	5	—
	（3）手术前晚及当天早晨予清洁灌肠	10	肠道准备欠充分扣 5 分
模具准备 （10 分）	（1）向患者解释术后模具操作的方法、目的	5	未解释目的扣 2 分，未取得患者理解扣 3 分
	（2）备长度分别为 12 cm、15 cm，直径为 2.5 cm、3.0 cm 的圆柱状木制模具各 1 个，经高压灭菌后备用	5	未准备 2 个模具更换扣 5 分
术前护理 （10 分）	（1）坐浴 3 天	5	坐浴液浓度配制不正确扣 2 分，坐浴后未交代注意事项扣 3 分
	（2）术晨测量生命体征，嘱患者排空膀胱，送手术室	5	术晨未测量生命体征扣 5 分

续表 10 – 13

项目	步骤	分值	扣分细则
术后护理 （40 分）	（1）观察外阴敷料渗血、渗液及小阴唇与尿道水肿情况	6	未观察外阴敷料渗血、渗液、水肿各扣 2 分
	（2）术后第二天拔出阴道碘纺纱	4	—
	（3）术后留置尿管 2 ~ 5 天以保持会阴部干燥、清洁，会阴抹洗每日 2 次	10	会阴抹洗不彻底扣 10 分
	（4）阴道模具需要每天更换，方法是将消毒的木制模具外套避孕套并均匀涂上红霉素软膏后放入人工阴道中	20	未宣教模具的消毒及使用各扣 10 分
出院指导 （20 分）	（1）评估患者是否掌握模具的消毒及放置方法	5	模具处理欠规范扣 5 分
	（2）嘱患者遇到使用腹压情况如咳嗽、排便、打喷嚏时，用手轻压会阴部，以防模具脱落	10	无宣教扣 10 分
	（3）戴模具时间：术后 3 个月内全天戴，每 2 天更换 1 次，并冲洗阴道；术后 4 ~ 6 个月改为晚上戴；青春期女性需要坚持应用模具至结婚有性生活为止	5	未宣教佩戴模具时间扣 5 分

4. 评价

（1）患者能说出阴道模具消毒和更换的目的，能独立完成操作。

（2）护士指导明确。

（3）患者佩带模具舒适。

相 关 链 接

（1）乙状结肠代阴道成形术是治疗先天性阴道畸形的重要手段之一。传统的乙状结肠代阴道成型术必须开腹行肠切除、肠吻合，手术创伤大，术后恢复慢，腹部遗留较大的手术瘢痕。

（2）腹腔镜辅助下腹膜代阴道的成形术是将游离的腹膜下拉成为新的阴道壁，具有愈合快、损伤小、出血少、成功率高的特点。

（3）阴道成形患者的心理特点：强烈的自卑感、恐惧、紧张。由于生殖器畸形这一疾病的特点，决定了这类患者具有很强烈的自卑感，她们认为自己不完美，难以面对现实。甚至有些患者认为自己有罪，有的对自己的生理状态极其不满，她们对周围的事物敏感、多虑、情绪波动大、性格内向，尤其入院后环境的改变，以及对病情、手术缺乏了解，担心手术的安全和预后情况对日常生活、家庭的影响，故通常表现出紧张、恐惧、失眠等。

（谢品燕）

八、腹腔镜手术

（一）目的

利用腹腔镜观察盆腔与腹腔内脏器的形态、有无病变，必要时取活组织行病理学检查，以明确诊断。

（二）适应证

（1）急腹症（异位妊娠、卵巢囊肿破裂、卵巢囊肿蒂扭转等）。

（2）盆腔包块。

（3）子宫内膜异位症。

（4）确定不明原因急、慢性腹痛和盆腔痛的原因。

（5）不孕症。

（6）生育保健措施并发症（如寻找和取出异位宫内节育器、子宫穿孔等）。

（7）有手术指征的各种妇科良性疾病。

（8）子宫内膜癌分期手术和早期子宫颈癌根治术。

（三）操作流程

1．评估

（1）患者疾病诊断、年龄、B超报告（妇科、外科）、膀胱排空情况。

（2）患者对腹腔镜手术的认识程度及心理反应。

（3）生命体征，血常规、尿常规、出凝血时间、生化组合、肝功能、术前筛查组合、白带常规、HCG检查、心电图、胸部X线等检查报告。

（4）环境舒适。

2．准备

（1）护士：着装整洁、规范，洗手，戴口罩。

（2）物品：吸氧装置、体温计、心电监护仪、阴道抹洗用物和静脉输液用物。

（3）环境：清洁、舒适。光线、温度适宜，符合感染控制要求。

（4）患者：知情同意手术，了解手术相关配合事项。

3．操作程序

腹腔镜手术围手术期护理操作程序见表10-14。

表 10 – 14　腹腔镜手术围手术期护理操作程序

项目	步骤		分值	扣分细则
评估 (10分)	(1) 了解患者疾病诊断、年龄、B超报告（妇科、外科）、性生活史、药物过敏史、膀胱排空情况、阴道流血与流液情况		6	评估患者病情、性生活史、药物过敏史、膀胱排空情况、阴道流血情况。漏1项扣1分
	(2) 了解患者对腹腔镜手术的认识程度及心理反应		2	未解释操作目的及配合要点各扣1分
	(3) 核对		2	未核对医嘱及患者各扣1分
操作前准备 (10分)	(1) 护士准备		2	护士着装不整洁扣1分，未洗手扣1分
	(4) 患者准备		2	患者体位不利于操作扣1分，未注意保护隐私扣1分
	(3) 环境准备		2	操作环境光线、温度不适宜扣1分
	(2) 物品准备：吸氧装置、体温计、心电监护仪、阴道抹洗用物和静脉输液用物等		4	漏1项扣0.5分，4分为上限；放置凌乱扣2分
操作过程 (60分)	术前护理	(1) 肠道准备：术前一天口服缓泻剂，晚餐半流质饮食，20点禁食，22点禁饮	5	未口服缓泻剂扣1分，不了解饮食情况扣1分，肠道准备欠充分、未观察大便的情况扣1分，未禁食扣1分、未禁饮扣1分
		(2) 皮肤准备：术前一天，用液体石蜡清洗脐部、阴道抹洗，取下身上首饰、活动性义齿、隐形眼镜等，同时询问月经情况	5	脐部内污垢未清洗干净扣1分，未保护隐私扣1分，未暴露宫颈扣1分，未抹洗干净扣1分，未擦干流出的消毒液扣1分，未取下随身物品扣1分
		(3) 术晨测量生命体征并记录，嘱患者排空二便，带齐药品、物品送手术室	5	术晨未询问有无月经扣1分；术前未测量生命体征，有异常情况（如发热、血压高等）未报告医生各扣1分；患者未排空二便扣1分；送手术前未两人核对、手术物品未带齐各扣1分

续表 10 - 14

项目		步骤	分值	扣分细则
操作过程 （60分）	术后护理	（1）观察患者神志、皮肤、引流、输液情况，腹部敷料渗血、渗液情况，阴道流血情况	5	未评估患者意识扣1分、未查看皮肤情况扣1分，未查看管道、输液、伤口敷料、阴道流血情况各扣1分
		（2）心电监护及吸氧6小时，每30分钟记录一次生命体征	5	未予心电监护扣2分；或心电监护不正确，错1个位置扣1分；未及时记录患者生命体征，有异常情况欠及时处理扣1分；未予吸氧，或吸氧流量调节不正确扣2分；体位不当扣2分
		（3）观察自主排尿情况，嘱患者及时排尿，以防发生尿潴留	5	未留置尿管者、未指导尽早排尿扣5分，或排尿后未查看膀胱区扣5分
		（4）术后6小时进食流质	5	饮食指导不当扣5分
		（5）指导患者床上翻身，观察肛门排气情况，了解肠道功能恢复情况	5	未指导床上活动扣5分
		（6）术后观察有无胸痛、肩痛、上肢疼痛，疼痛严重时可嘱患者取胸膝卧位，让 CO_2 向腹腔聚集，以减少 CO_2 对肋间神经及膈神经的刺激，减轻疼痛	5	术后未宣教腹腔镜的并发症扣5分，或宣教过于简单扣2分
	出院指导	（1）饮食指导：优质蛋白、高纤维素饮食，避免进食活血食物（人参、鹿茸、当归、田七）、辛辣食物，忌烟酒	5	患者不了解饮食注意事项扣5分，或宣教不全面扣5分
		（2）活动指导：避免重体力劳动，禁性生活、盆浴、游泳1个月	5	患者不了解活动注意事项扣5分
		（3）术后按规定时间复诊，不适随诊	5	未交代复诊时间扣2分，未宣教如发热、腹痛、阴道出血过多随时复诊扣3分
操作后处理 （10分）		（1）协助患者穿衣、整理床单元	2	未协助患者穿衣扣1分，未整理患者床单元扣1分
		（2）环境整理	2	未整理环境扣2分
		（3）垃圾分类正确	2	未按要求分类处理物品扣2分
		（4）护士洗手	2	操作完毕未洗手扣2分
		（5）正确及时书写护理记录	2	未做相应记录扣2分

续表 10 – 14

项目	步骤	分值	扣分细则
整体 (10 分)	(1) 遵守无菌原则，操作规范	5	违反无菌原则、污染无菌区域扣 5 分
	(2) 操作过程中适当宣教	3	沟通欠缺、无宣教扣 3 分
	(3) 关心患者，操作轻柔	2	动作粗鲁、不关心患者扣 2 分

4. 评价

(1) 患者能说出腹腔镜诊治术的目的，主动配合操作。

(2) 护士指导明确，能及时发现病情变化。

(3) 患者舒适安全。

（谢品燕）

九、宫腔镜手术

（一）目的

宫腔镜是一种纤维光源的内镜。宫腔镜检查指应用膨宫介质扩张子宫腔，通过插入宫腔的光导玻璃纤维窥镜直视观察子宫颈管、子宫颈内口、子宫腔及输卵管开口的生理与病理变化，以便针对病变组织直观准确取材并送病理检查；同时也可直接在宫腔镜下手术治疗。

（二）适应证

(1) 宫腔镜检查：异常子宫出血、可疑宫腔粘连及畸形、可疑妊娠物残留、影像学检查提示宫腔内占位病变、原因不明的不孕或反复流产、宫内节育器异常、宫腔镜术后相关评估。

(2) 宫腔镜手术：子宫内膜息肉，子宫黏膜下肌瘤及部分影响宫腔形态的肌壁间肌瘤，宫腔粘连，纵隔子宫，子宫内膜切除，宫腔内异物取出如嵌顿的节育器及流产残留物等，宫腔镜引导下输卵管插管通液、注药及绝育术。

（三）操作流程

1. 评估

(1) 患者疾病诊断、年龄、B 超报告（妇科、外科）、膀胱排空情况。

(2) 患者对宫腔镜手术的认识程度及心理反应。

(3) 生命体征，血常规、尿常规、出凝血时间、生化组合、肝功能、术前筛查组合、白带常规、HCG 检查、心电图、胸片等检查报告。

(4) 环境舒适。

2. 准备

(1) 护士：着装整洁、规范，洗手，戴口罩。

(2) 物品：血压计、体温计、阴道抹洗用物和静脉输液用物等。

（3）环境：清洁、舒适。光线温度适宜，符合感染控制要求。

（4）患者：知情同意手术，了解手术相关配合事项。

3．操作程序

宫腔镜手术围手术期护理操作程序见表 10 - 15。

表 10 - 15　宫腔镜手术围手术期护理操作程序

项目	步骤		分值	扣分细则
评估 （10 分）	（1）了解患者疾病诊断，年龄，B 超报告（妇科、外科），性生活史，药物过敏史，膀胱排空情况，阴道流血、流液情况		6	评估患者病情、性生活史、药物过敏史、膀胱排空情况、阴道流血情况，漏 1 项扣 1 分
	（2）患者对宫腔镜手术的认识程度及心理反应		2	未解释操作目的及配合要点各扣 1 分
	（3）核对		2	未核对医嘱及患者各扣 1 分
操作前准备 （10 分）	（1）护士准备		2	护士着装不整洁扣 1 分，未洗手扣 1 分
	（2）物品准备：血压计、体温计、阴道抹洗用物和静脉输液用物等		4	漏 1 项扣 0.5 分，4 分为上限；放置凌乱扣 2 分
	（3）环境准备		2	操作环境光线、温度不适宜扣 1 分
	（4）患者准备		2	患者体位不利于操作扣 1 分，未注意保护隐私扣 1 分
操作过程 （60 分）	术前护理	（1）肠道准备：术前一天晚餐半流质饮食，20 点禁食，22 点禁饮	5	不了解饮食情况扣 1 分；肠道准备不恰当扣 1 分；未禁食扣 1 分；未禁饮扣 1 分；未保护隐私扣 1 分；未暴露宫颈扣 1 分；未抹洗干净扣 1 分；未擦干流出的消毒液扣 1 分；未取下随身物品扣 1 分；术晨未询问有无月经扣 1 分；术前未测量生命体征，有异常情况（如发热、血压高等）未报告医生各扣 1 分；患者未排空二便扣 1 分；送手术前未两人核对、手术物品未带齐各扣 1 分
		（2）皮肤准备：术前一天行阴道抹洗，取下身上首饰、活动性义齿、隐形眼镜等，同时询问月经情况	5	
		（3）术晨测量生命体征并记录，嘱患者排空二便，带齐物品送手术室	5	

续表 10 - 15

项目		步骤	分值	扣分细则
操作过程 (60分)	术后护理	(1) 观察患者神志、皮肤、输液情况、阴道流血情况	5	未评估患者意识扣1分，未查看皮肤情况扣1分，未查看输液、阴道流血情况各扣1分，有异常（阴道出血过多等）未及时报告医生扣1分
		(2) 测量体温、血压、脉搏、呼吸	5	测量体温、血压、脉搏、呼吸。漏1项扣2分。 未及时记录患者生命体征、有异常情况未及时处理扣2分
		(3) 观察自主排尿情况，嘱患者及时排尿，以防发生尿潴留	5	未留置尿管者、未指导尽早排尿扣5分，或排尿后未查看膀胱区扣5分
		(4) 根据手术情况指导患者2小时后普食或术后6小时进食流质	5	饮食指导不当扣5分
		(5) 指导患者床上翻身，观察肛门排气情况，了解肠道功能恢复情况	5	未指导床上活动扣5分
		(6) 指导患者做好个人卫生	5	术后未宣教扣5分，或宣教过于简单扣2分
	出院指导	(1) 饮食指导：优质蛋白、高纤维素饮食，避免进食活血食物（人参、鹿茸、当归、田七）、辛辣食物，忌烟酒	5	患者不了解饮食注意事项扣5分，或宣教不全面扣5分
		(2) 活动指导：避免重体力劳动，禁性生活、盆浴、游泳1个月	5	患者不了解活动注意事项扣5分
		(3) 术后按规定时间复诊，不适随诊	5	未交代复诊时间扣2分，未宣教如发热、腹痛、阴道出血过多随时复诊扣3分
操作后处理 (10分)		(1) 协助患者穿衣、整理床单元	2	未协助患者穿衣扣1分，未整理患者床单元扣1分
		(2) 环境整理	2	未整理环境扣2分
		(3) 垃圾分类正确	2	未按要求分类处理物品扣2分
		(4) 洗手	2	操作完毕未洗手扣2分
		(5) 正确及时书写护理记录	2	未做相应记录扣2分

续表 10 – 15

项目	步骤	分值	扣分细则
整体 (10分)	(1) 遵守无菌原则，操作规范	5	违反无菌原则、污染无菌区域扣5分
	(2) 操作过程中适当宣教	3	沟通欠缺、无宣教扣3分
	(3) 关心患者，操作轻柔	2	动作粗鲁、不关心患者扣2分

4．评价

（1）患者能说出宫腔镜诊治术的目的，主动配合操作。

（2）护士指导明确，能及时发现病情变化。

（3）患者舒适、安全。

（谢品燕）

参 考 文 献

[1] 安力彬，陆虹. 妇产科护理学 [M]. 6 版. 北京：人民卫生出版社，2017.

[2] 丁辉，陈林，邸晓兰. 产后抑郁障碍防治指南的专家共识（基于产科和社区医生）[J]. 中国妇产科临床杂志，2014，15 (6)：572-576.

[3] 成守珍. ICU 临床护理指引 [M]. 北京：人民军医出版社，2013.

[4] 杜亚如. 三角形组织瓣法矫正原发性乳头凹陷 [J]. 实用临床医药杂志，2006，10 (11)：70-71.

[5] 樊尚荣，黎婷. 妊娠合并梅毒的诊断和处理专家共识解读 [J]. 中华产科急救电子杂志，2013，5 (2)：116-117.

[6] 方群，姚书忠，谢红宁，等. 对单绒毛膜双胎中异常胎儿行脐带双极电凝减胎术的研究 [J]. 中华妇产科杂志，2008，43 (3)：166.

[7] 葛可佑，杨晓光，程义勇. 平衡膳食 合理营养 促进健康：解读《中国居民膳食指南 (2007)》[J]. 中国食物与营养，2008 (5)：58-61.

[8] 官红梅. 产科危重症安全性评估内容和评估指标的建立与评价 [J]. 中国临床护理，2015，7 (5)：373-376.

[9] 韩微，樊雅静，黄翠琴，等. 改良早期预警评分在危重孕产妇护理中的应用效果评价 [J]. 上海护理，2016，16 (2)：9-12.

[10] 韩振艳，方群，罗艳敏，等. 介入性产前诊断技术在双胎妊娠中的应用 [J]. 中华围产医学杂志，2011，14 (200)：78.

[11] 姜梅，卢契. 助产士专科培训 [M]. 北京：人民卫生出版社，2019.

[12] 曼内，马滕斯，沃克. 泌乳顾问核心课程 [M]. 3 版. 懿英教育，译. 上海：上海世界图书出版公司，2018.

[13] 梁伟翔，陈智毅，袁文琳，等. 彩色超声引导下早孕期经腹穿刺吸取绒毛活检术的探讨 [J]. 影像诊断与介入放射学，2008，17 (5)：221-223.

[14] 廖灿，潘敏，李冬至，等. B 超引导下的脐静脉穿刺术在产前诊断应用中的安全性研究 [J]. 中华妇产科杂志，2004，39 (12)：813.

[15] 刘晓玲，孙越，许茜. 超声引导下经腹脐静脉穿刺术用于产前诊断的安全性研究 [J]. 中国优生与遗传杂志，2011，19 (4)：49.

[16] 罗艳敏，方群，杨永忠，等. 两种途径绒毛活检在产前诊断中应用的比较 [J]. 中华妇产科杂志，2008，43 (11)：814.

[17] 任钰雯，高海凤. 母乳喂养理论与实践［M］. 北京：人民卫生出版社，2018.

[18] 沈国芳，顾京红，闻恽. 超声引导下脐静脉穿刺取脐血方法探讨［J］. 中华超声影像学杂志，2005（14）：238.

[19] 陶弢，王丽华. 多囊卵巢综合征诊治内分泌专家共识［J］. 中华内分泌代谢杂志，2018，34（1）：1 - 7.

[20] 童笑梅，封志纯. 早产儿母乳喂养［M］. 北京：人民卫生出版社，2017.

[21] 王惠珊. 重视特殊情况下母乳喂养指导［J］. 中国儿童保健杂志，2014，22（2）：113 - 115.

[22] 王立新. 母乳喂养指导手册［M］. 北京：北京科学技术出版社，2012.

[23] 王山米. 孕产妇危急重症的防治和管理实用指导手册［M］. 北京：中国协和医科大学出版社，2007.

[24] 韦莉萍. 公共营养师［M］. 广州：华南理工大学出版社，2015.

[25] 谢幸，苟文丽. 妇产科学［M］. 8 版. 北京：人民卫生出版社，2013.

[26] 谢幸，孔北华，段涛. 妇产科学［M］. 9 版. 北京：人民卫生出版社，2018.

[27] 谢幸. 妇产科护理学［M］. 9 版. 北京：人民卫生出版社，2019.

[28] 阎萍，董晓静，胡丽娜，等. 危急重症孕产妇诊断标准及研究现状［J］. 中国实用妇科与产科杂志，2017，10（33）：1088 - 1090.

[29] 杨慧霞，狄文. 妇产科学［M］. 北京：人民卫生出版社，2015.

[30] 中国妇幼保健协会助产士分会. 会阴切开及会阴裂伤缝合修复技术与缝线材料选择指南（2019）［J］. 中国护理管理，2019，13（3）：453 - 456.

[31] 中华医学会妇产科学分会. 妊娠合并心脏病的诊治专家共识［J］. 中华妇产科杂志，2016，8（49）：561 - 569.

[32] 中华医学会妇产科学分会《中华妇产科杂志》编委会. 临床指南荟萃［M］. 北京：人民卫生出版社，2013.

[33] 中华医学会妇产科学分会妇科内分泌学组. 异常子宫出血诊断与治疗指南［J］. 中华妇产科杂志，2014，49（11）：801 - 806.

[34] 钟进，郭晓玲，邓璐莎，等. 超声引导下经腹脐静脉穿刺术的应用 969 例分析［J］. 中国优生与遗传杂志，2011，19（6）：52.

[35] 周祎，方群，庄广伦. 选择性减胎术的应用［J］. 中华妇产科杂志，2001，36（6）：376.

[36] RENNIE J M. 罗伯顿新生儿学［M］. 4 版. 刘锦纷，主译. 北京：北京大学医学出版社，2008.

[37] HALE T W. 药物与母乳喂养［M］. 12 版. 胡雁，主译. 北京：人民卫生出版社，2006.

[38] ALTUNYURT S, OKYAY E, SAATLI B, et al. Neonatal outcome of fetuses receiving intrauterine transfusion for severe hydrops complicated by Rhesus hemolytic disease［J］. International journal of gynecology and obsterics, 2012, 117 (2)：153 - 156.

[39] BEBBINGTON M W, DANZER E, MOLDENHAUER J, et al. Radiofrequency abla-

tion vs bipolar umbilical cord coagulation in the management of complicated monochorionic pregnancies [J]. Ultrasound in obstetrics & gynecology, 2012, 40 (3): 319 - 324.

[40] BROWN A, LEE M. A descriptive study investigating the use and nature of baby-led weaning in a UK sample of mothers [J]. Maternal & child nutrition, 2015, 7 (1): 34 - 47.

[41] CHOW S, CHOW R, POPOVIC M, et al. The use of Nipple Shields: a review [J]. Frontiers in public health (front public health), 2015 (3): 236.

[42] COUTSOUDIS A, PILLAY K, KUHN L, et al. Method of feeding and transmission of HIV-1 from mothers to children by 15 months of age: prospective cohort study from Durban, South Africa [J]. AIDS, 2001, 15 (3): 379 - 387.

[43] DAFFOS F. A new procedure for fetal blood sampling in uterine: prelim-nary results of 53 cases [J]. American journal of obstetrics and gynecology, 1983, 146 (8): 985.

[44] DENG Y L. British early warning score [J]. Chinese general practice, 2007, 10 (2): 148.

[45] DOAN T, GARDINER A, GAY C L, et al. Breast feeding increases sleep duration of new parents [J]. Journal of perinatal and neonatal nursing, 2007, 21 (3): 200 - 206.

[46] DORHEIM S K, BONDEVIK G T, EBERHARD-GRAN M, et al. Sleep and depression in postpartum women: a population-based study [J]. Sleep, 2009, 32 (7): 847 - 855.

[47] ELLIOTT J P, SAWYER A T, RADIN T G, et al. Large-volume therapeutic amniocentesis in the treatment of hydramnios [J]. Obstetrics and gynecology, 1994 (84): 1025 - 1027.

[48] GOYAL D, GAY C L, LEE K A. Patterns of sleep disruption and depressive symptoms in new mothers [J]. Journal of perinatal and neonatal nursing, 2007, 21 (2): 123 - 129.

[49] HUNTER A G, THOMPSON D, SPEEVAK M. Midtrimester genetic amniocentesis in eastern Ontario: a review from 1970 to 1985 [J]. Journal of medical genetics, 1987, 24 (6): 33.

[50] KENDALL-TACKETT K A, CONG Z, HALE T W. Effect of breastfeeding and formula feeding on sleep duration and rates of depression [J]. Clinical lactation, 2011 (2): 2, 22 - 26.

[51] LANNA M M, RUSTICO M A, DELL'AVANZO M, et al. Bipolar cord coagulation for selective feticide in complicated monochorionic twin pregnancies: 118 consecutive cases at a single center [J]. Ultrasound obstetrics and gynecology, 2012, 39 (4): 407 - 413.

[52] LAWRENCE R A, LAWRENCE R L. Breastfeeding: a guide for the medical profession

［M］. 7th ed. Philadelphia, PA: Mosby-Elsevier, 2010.

［53］ SANUKI J, FUKUMA E, UCHIDA Y. Morphologic study of nipple-areola complex in 600 breasts ［J］. Aesthetic plastic surgery, 2009, 33 (3): 295－297.

［54］ SEEDS J W. Diagnostic mid trimester amniocentesis: how safe ［J］. American journal of obstetrics and gynecology, 2004, 191 (2): 607.

［55］ SEMPLE J L, BAINES C J, SMITH D C, et al. Breast milk contamination and silicone implant: preliminary results using silicon as proxy measurement for silicone ［J］. Plastic and reconstructive surgery, 1998, 102 (2): 528－533.

［56］ STEINBECK I, PERLMAN S. Single fetal death in twin gestations ［J］. Journal of peri-natal medicine, 2013 (41): 65－69.

［57］ STUEBE A M, RICH-EDWARDS J W, WILLETT W C, et al. Duration of lactation and the incidence of type 2 diabetes ［J］. Journal of the American medical association, 2005 (294): 2601－2610.

［58］ SUBBE C P, KRUGER M, RUTHERFORD P, et al. Validation of a modified early warning score in medical admissions ［J］. QJM: an international journal of medicine, 2001, 94 (10): 521.

［59］ TAYLOR J S, KACMAR J E, NOTHNAGLE M, et al. A systematic review of the literature associating breastfeeding with type 2 diabetes and gestational diabetes ［J］. Journal of the American college of nutrition, 2005 (24): 320－326.

［60］ WINER N, DAVID A, LECONTE P, et al. Amniocentesis and amnioinfusion during pregnancy. Report of four complicated cases ［J］. European journal of obsterics & gynecology and reproductive biology, 2001 (100): 108－111.

［61］ WORKOWSKI K A, BERMAN S. Centers for Disease Control and Prevention (CDC). Sexually transmitted diseases treatment guidelines ［J］. Morbidity and mortality weekly report recommendations and reports, 2010, 59 (RR-12): 1－110.

［62］ World Health Organization. Breastfeeding and maternal tu-berculosis ［R］. Update 23. Geneve: World Health Organization, 1998.

［63］ YAMAMOTO M, EL MURR L, ROBYR R, et al. Incidence and impact of perioperative complications in 175 fetoscopy-guided laser coagulations of chorionic plate anastomoses in fetofetal transfusion syndrome before 26 weeks of gestation ［J］. American journal of obstetrics and gynecology, 2005 (193): 1110－1116.

［64］ Subcommittee on Hyperbilirubinemia. Management of hyperbilirubinemia in the newborn infant 35 or more weeks of gestation ［J］. Pediatrics, 2004 (114): 297－316.

附　录

附录1　妇产科常用实验室检验项目及参考值

一、血液

1. 一般检查及物理性质

成分	参考值	成分	参考值
红细胞计数		血细胞比容	
初生儿	$(6.0 \sim 7.0) \times 10^{12}\ L^{-1}$	成人（女）	$0.37 \sim 0.43$
成年（女）	$(3.5 \sim 5.0) \times 10^{12}\ L^{-1}$	孕妇	$0.31 \sim 0.34$
血红蛋白		白细胞计数	
初生儿	$180 \sim 190\ g \cdot L^{-1}$	初生儿	$(15 \sim 22) \times 10^{9}\ L^{-1}$
成年（女）	$110 \sim 150\ g \cdot L^{-1}$	成人（女）	$(4 \sim 10) \times 10^{9}\ L^{-1}$
孕妇	$100 \sim 130\ g \cdot L^{-1}$	孕产妇	$(6 \sim 20) \times 10^{9}\ L^{-1}$
网织红细胞比例		白细胞分类	
初生儿	$0.03 \sim 0.06$	中性粒细胞	$40\% \sim 75\%$
成人（女）	$0.005 \sim 0.015$	嗜酸粒细胞	$0.5\% \sim 8.0\%$
红细胞沉降率（Westergren 法）		嗜碱粒细胞	$0\% \sim 1.0\%$
成人（女）	$0 \sim 20\ mm/h$	淋巴细胞	$20\% \sim 50\%$
血小板计数	$(100 \sim 300) \times 10^{9}\ L^{-1}$	单核细胞	$3.0\% \sim 10.0\%$

2．止血和凝血的检查

项目	参考值	项目	参考值
出血时间（刺皮血）		凝血时间	
Duke 法	1 ～ 3 min	毛细管法（室温）	3 ～ 7 min
Lvy 法	0.5 ～ 7.0 min	玻璃管法（室温）	4 ～ 12 min
Simplate（G-D）法	2.75 ～ 8.00 min	纤维蛋白原	
活化部分凝血活酶时间	34 ～ 45 s	双缩脲法	2 ～ 4 g/L
凝血酶时间	16 ～ 18 s	火箭电泳法	2.2 ～ 3.6 g/L
凝血酶原时间		凝血法	1.95 ～ 3.80 g/L
Quick 一步法	11 ～ 15 s	纤维蛋白降解产物（FDP）	
二步法	18 ～ 22 s	乳胶凝集法	<10 mg/L
		简易法	1：（16 ～ 64）

3．电解质及其他无机物检验

项目	参考值	项目	参考值
钾		离子钙	
初生儿	3.5 ～ 5.1 mmol/L	脐带血	（1.37±0.07）mmol/L
成人	4.1 ～ 5.6 mmol/L	初生儿	1.07 ～ 1.27 mmol/L
钠		成人	1.12 ～ 1.23 mmol/L
初生儿	134 ～ 146 mmol/L	镁（月经期稍高）	0.80 ～ 1.20 mmol/L
成人	136 ～ 146 mmol/L	铁	
氯	100 ～ 106 mmol/L	初生儿	18 ～ 45 μmol/L
无机磷		成人（女）	7 ～ 27 μmol/L
脐带血	1.20 ～ 2.62 mmol/L	总铁结合力	
成人（女）	0.90 ～ 1.32 mmol/L	成人（女）	54 ～ 77 μmol/L
钙总量	2.2 ～ 2.7 mmol/L		

4．有机化合物（代谢物）检验

项目	参考值	项目	参考值
丙酮		白蛋白	35 ～ 50 g/L
半定量法（草酸盐）	阴性（<0.5 mmol/L）	球蛋白	20 ～ 30 g/L
定量法	0.05 ～ 0.34 mmol/L	白蛋白/球蛋白比值	（1.0 ～ 2.0）：1
胆红素总量		铁蛋白	
脐带血	<34 μmol/L	初生儿	25 ～ 200 μg/L
出生后 1 ～ 2 日		成人（女）	12 ～ 150 μg/L
早产儿	<137 μmol/L	肌酐（Jaffe 连续监测或酶法）	
足月儿	<103 μmol/L	脐带血	53 ～ 106 μmol/L

续表

项目	参考值	项目	参考值
生后 3 ～ 5 日		成人（女）	44 ～ 97 μmol/L
早产儿	＜274 μmol/L	尿酸（磷钨酸盐法）	
足月儿	＜205 μmol/L	成人（女）	90 ～ 357 μmol/L
成人（女）	2 ～ 20 μmol/L	尿素	
直接胆红素	0 ～ 6.84 μmol/L	脐带血	7.5 ～ 14.3 μmol/L
蛋白总量		成人	2.5 ～ 6.4 μmol/L
早产儿	36 ～ 60 g/L	葡萄糖（空腹）	
足月儿	46 ～ 70 g/L	成人	3.6 ～ 6.1 μmol/L
成人	60 ～ 82 g/L	孕妇	3.6 ～ 5.6 μmol/L

5. 血液气体、酸碱分析及临床酶学检验

项目	参考值	项目	参考值
二氧化碳结合力		碱性磷酸酶	
成人	22 ～ 29 mmol/L	速率法	40 ～ 160 U/L
酸碱度 pH 37 ℃		比色法（成人）	3 ～ 13U（金氏）
成人	7.35 ～ 7.45	动态法（成人）	20 ～ 110 U/L
谷丙转氨酶	5 ～ 40 U/L	乳酸脱氢酶（乳酸→丙酮酸法）	
谷草转氨酶	＜40 U/L	成人	0.8 ～ 1.5 μmol/L

6. 血临床免疫学检验

项目	参考值	项目	参考值
C - 反应蛋白（速率散射浊度法）	＜8.0 mg/L	HCG	＜3.1 U/L
癌胚抗原	＜5 μg/L	癌抗原 125	＜35 μg/L
甲胎蛋白	＜25 μg/L	肿瘤坏死因子	(43 ± 2.8) μg/L

二、尿液

1. 尿液物理性状及一般检查

项目	参考值	项目	参考值
比重	1.002 ～ 1.030	尿蛋白定量（24 小时）	
尿量（24 小时）	1 500 ～ 2 000 mL	成人	20 ～ 80 mg
酸碱度（pH）	5.0 ～ 7.0	尿沉渣检查	
尿糖定		白细胞	＜5/Hp
新生儿	＜1.11 mmol/L	红细胞	0 ～偶见/HP

续表

项目	参考值	项目	参考值
成人（24 小时）	0.56 ~ 5.00 mmol	上皮细胞	0 ~ 少量/HP
尿胆原定量（24 小时）	0 ~ 5.92 μmol	透明管型	0 ~ 偶见/HP

2. 尿液生化检查

项目	参考值	项目	参考值
钙（24 小时）	2.5 ~ 7.5 mmol	肌酸（24 小时）	0 ~ 608 μmol
钾（24 小时）	51 ~ 102 mmol	尿素氮（24 小时）	357 ~ 535 mmol
钠（24 小时）	130 ~ 260 mmol	尿素（24 小时）	250 ~ 600 mmol
氯化物（24 小时）	170 ~ 255 mmol	尿酸（24 小时）	2.38 ~ 5.95 mmol
酮体定性	阴性	纤维蛋白降解产物	< 0.25 mg/L
肌酐	5.3 ~ 15.9 mmol		

三、内分泌功能测定

1. 下丘脑—垂体

项目	参考值	项目	参考值
促甲状腺激素（TSH）		卵泡刺激素（FSH）	
成人（女）	2.0 ~ 16.8 mU/L	卵泡期	1 ~ 9 U/L
促甲状腺激素释放激素（TRH）	14 ~ 168 pmol/L	排卵期	6 ~ 26 U/L
促肾上腺皮质激素		黄体期	1 ~ 9 U/L
上午 8 时	2.2 ~ 17.6 pmol/L	绝经期	30 ~ 118 U/L
下午 4 时	1.1 ~ 8.8 pmol/L	黄体生成激素（LH）	
催乳激素（PRL）		卵泡期、黄体期	1 ~ 12 U/L
卵泡期	< 1.05 nmol/L	排卵期	16 ~ 104 U/L
黄体期	0.23 ~ 1.82 nmol/L	绝经期	16 ~ 66 U/L
孕头 3 个月	< 3.64 nmol/L	生长激素（GH）	
孕中 3 个月	< 7.28 nmol/L	脐血	0.47 ~ 2.35 nmol/L
孕晚 3 个月	< 18.2 nmol/L	初生儿	0.71 ~ 1.88 nmol/L
绝经期	< 0.91 mU/L	成人（女）	< 0.47 nmol/L
缩宫素	< 3.2 mU/L		

2. 甲状腺

项目	参考值	项目	参考值
三碘甲状腺原氨酸总量（TT$_3$）（血清）		甲状腺素总量（T$_4$）（血清）	
脐带血	0.5 ~ 1.1 nmol/L	初生儿	129 ~ 271 nmol/L
成人（女）	1.8 ~ 2.9 nmol/	孕后 5 个月	79 ~ 227 nmol/L
游离三碘甲状腺	2.16 ~ 6.78 pmol/L	成人（女）	65 ~ 155 nmol/L
原氨酸（FT$_3$）（血清）	2.62 ~ 5.70 pmol/L	游离甲状腺素（FT$_4$）（血清）	10.3 ~ 25.8 pmol/L

3. 肾上腺相关激素

项目	参考值	项目	参考值
17 - 羟皮质类固醇		17 - 酮类固醇总量（24 小时尿）	
成人（女）（血清）	248 ~ 580 nmol/L	成人（女）	21 ~ 52 μmol
成人（女）24 小时尿	5.5 ~ 22.1 μmol	游离皮质醇（24 小时尿）	28 ~ 276 nmol
皮质醇总量（血清）			
上午 8 ~ 9 时	138 ~ 635 nmol/L		
下午 3 ~ 4 时	88 ~ 441 nmol/L		

4. 性激素

项目	参考值	项目	参考值
雌二醇（血清）		黄体酮（血清）	
卵泡期	110 ~ 1830 pmol/L	卵泡期	<3.2 nmol/L
黄体中期	669 ~ 880 pmol/L	黄体期	9.5 ~ 64.0 nmol/L
绝经后	37 ~ 110 pmol/L	绝经期	<3.2 nmol/L
雌三醇（血清）		睾酮（血清）	
成人（女）	<7 nmol/L	卵泡期	<1.4 nmol/L
孕 24 ~ 28 周	104 ~ 594 nmol/L	黄体期	<2.1 nmol/L
孕 29 ~ 32 周	139 ~ 763 nmol/L	绝经期	<1.2 nmol/L
孕 33 ~ 36 周	208 ~ 972 nmol/L		
孕 37 ~ 40 周	278 ~ 1 215 nmol/L		

5. 胎盘激素

项目	参考值	项目	参考值
β - 人绒毛膜促性腺激素（β-HCG）（血清）		胎盘催乳素（血清）	
		成人（女）	<0.5 mg/L
孕 7 ~ 10 日	>5.0 U/L	孕 22 周	1.0 ~ 3.8 mg/L
孕 30 日	>100 U/L	孕 30 周	2.8 ~ 5.8 mg/L
孕 8 ~ 10 日	50 ~ 100 kU/L	孕 42 周	4.8 ~ 12 mg/L
孕 14 周	10 ~ 20 kU/L		

四、精液

项目	参考值	项目	参考值
精液量	≥ 2 mL	活动精子百分率	射精后 60 分钟内≥ 0.50
pH 值	$7.2 \sim 8.0$	精子形态	正常形态 > 0.30
精子数	$\geq 20 \times 10^9$ L^{-1}	白细胞计数	$< 1 \times 10^6$ mL^{-1}

五、羊水

项目	参考值	项目	参考值
羊水量		卵磷脂/鞘磷脂比值	
足月妊娠	$0.8 \sim 1.0$ L	早期妊娠	$< 1 : 1$
雌三醇		足月妊娠	$> 2 : 1$
早期妊娠	< 0.35 μmol/L	血清总胆红素	
足月妊娠	> 2.1 μmol/L	早期妊娠	< 1.28 μmol/L
		足月妊娠	< 0.43 μmol/L

六、其他

项目	参考值	项目	参考值
静脉压	$0.30 \sim 1.42$ kPa （$30 \sim 145$ mmH$_2$O）	脉压	$30 \sim 40$ mmHg
		中心静脉压	$0.59 \sim 0.98$ kPa（$60 \sim 100$ mmH$_2$O）
血压			
收缩压	$90 \sim 139$ mmHg		
舒张压	$60 \sim 89$ mmHg		

附录2　孕周与子宫底高正常值

妊娠周数	手测宫高	尺测宫高
满 12 周	耻骨联合上 $2 \sim 3$ 横指	
满 16 周	脐耻之间	

续表

妊娠周数	手测宫高	尺测宫高
满 20 周	脐下一横指	18（15.3～21.4）cm
满 24 周	脐上二横指	24（22～25.1）cm
满 28 周	脐上三横指	26（22.4～29）cm
满 32 周	脐与剑突之间	29（25.3～32.0）cm
满 36 周	剑突下二横指	32（29.8～34.5）cm
满 40 周	脐与剑突之间	33 cm

附录 3　B 超检查胎儿发育的正常值

一、孕中期 B 超检查胎儿发育的正常值

孕 13 周：双顶径的平均值为（2.52±0.25）cm，腹围的平均值为（6.90±1.65）cm，股骨长为（1.17±0.31）cm。

孕 14 周：双顶径的平均值为（2.83±0.57）cm，腹围的平均值为（7.77±1.82）cm，股骨长为（1.38±0.48）cm。

孕 15 周：双顶径的平均值为（3.23±0.51）cm，腹围的平均值为（9.13±1.56）cm，股骨长为（1.74±0.58）cm。

孕 16 周：双顶径的平均值为（3.62±0.58）cm，腹围的平均值为（10.32±1.92）cm，股骨长为（2.10±0.51）cm。

孕 17 周：双顶径的平均值为（3.97±0.44）cm，腹围的平均值为（11.49±1.62）cm，股骨长为（2.52±0.44）cm。

孕 18 周：双顶径的平均值为（4.25±0.53）cm，腹围的平均值为（12.41±1.89）cm，股骨长为（2.71±0.46）cm。

孕 19 周：双顶径的平均值为（4.52±0.53）cm，腹围的平均值为（13.59±2.30）cm，股骨长为（3.03±0.50）cm。

孕 20 周：双顶径的平均值为（4.88±0.58）cm，腹围的平均值为（14.80±1.89）cm，股骨长为（3.35±0.47）cm。

孕 21 周：双顶径的平均值为（5.22±0.42）cm，腹围的平均值为（15.62±1.84）cm，股骨长为（3.64±0.40）cm。

孕 22 周：双顶径的平均值为（5.45±0.57）cm，腹围的平均值为（16.70±2.23）cm，股骨长为（3.82±0.47）cm。

孕 23 周：双顶径的平均值为（5.80±0.44）cm，腹围的平均值为（17.90±1.85）cm，股骨长为（4.21±0.41）cm。

孕 24 周：双顶径的平均值为（6.05±0.50）cm，腹围的平均值为（18.74±2.23）cm，股骨长为（4.36±0.51）cm。

孕 25 周：双顶径的平均值为（6.39±0.70）cm，腹围的平均值为（19.64±2.20）cm，股骨长为（4.65±0.42）cm。

孕 26 周：双顶径的平均值为（6.68±0.61）cm，腹围的平均值为（21.62±2.30）cm，股骨长为（4.87±0.41）cm。

孕 27 周：双顶径的平均值为（6.98±0.57）cm，腹围的平均值为（21.81±2.12）cm，股骨长为（5.10±0.41）cm。

孕 28 周：双顶径的平均值为（7.24±0.65）cm，腹围的平均值为（22.86±2.41）cm，股骨长为（5.35±0.55）cm。

二、孕晚期 B 超检查胎儿发育的正常值

孕 29 周：双顶径的平均值为（7.50±0.65）cm，腹围的平均值为（23.71±1.50）cm，股骨长的平均值（5.61±0.44）cm。

孕 30 周：双顶径的平均值为（7.83±0.62）cm，腹围的平均值为（24.88±2.03）cm，股骨长的平均值（5.77±0.47）cm。

孕 31 周：双顶径的平均值为（8.06±0.60）cm，腹围的平均值为（25.78±2.32）cm，股骨长的平均值（6.03±0.38）cm。

孕 32 周：双顶径的平均值为（8.17±0.65）cm，腹围的平均值为（26.20±2.33）cm，股骨长的平均值（6.43±0.49）cm。

孕 33 周：双顶径的平均值为（8.50±0.47）cm，腹围的平均值为（27.78±2.30）cm，股骨长的平均值（6.42±0.46）cm。

孕 34 周：双顶径的平均值为（8.61±0.63）cm，腹围的平均值为（27.99±2.55）cm，股骨长的平均值（6.62±0.43）cm。

孕 35 周：双顶径的平均值为（8.70±0.55）cm，腹围的平均值为（28.74±2.88）cm，股骨长的平均值（6.71±0.45）cm。

孕 36 周：双顶径的平均值为（8.81±0.57）cm，腹围的平均值为（29.44±2.83）cm，股骨长的平均值（6.95±0.47）cm。

孕 37 周：双顶径的平均值为（9.00±0.63）cm，腹围的平均值为（30.14±2.17）cm，股骨长的平均值（7.10±0.52）cm。

孕 38 周：双顶径的平均值为（9.08±0.59）cm，腹围的平均值为（30.63±2.83）cm，股骨长的平均值（7.20±0.43）cm。

孕 39 周：双顶径的平均值为（9.21±0.59）cm，腹围的平均值为（31.34±3.12）cm，股骨长的平均值（7.34±0.53）cm。

孕 40 周：双顶径的平均值为（9.28±0.50）cm，腹围的平均值为（31.49±2.79）cm，股骨长的平均值（7.4±0.53）cm。

附录4 中国7岁以下儿童生长发育参照标准

一、7岁以下男童身高（长）标准

单位：cm

年龄	月龄	−3SD	−2SD	−1SD	中位数	+1SD	+2SD	+3SD
出生	0	45.2	46.9	48.6	50.4	52.2	54.0	55.8
	1	48.7	50.7	52.7	54.8	56.9	59.0	61.2
	2	52.2	54.3	56.5	58.7	61.0	63.3	65.7
	3	55.3	57.5	59.7	62.0	64.3	66.6	69.0
	4	57.9	60.1	62.3	64.6	66.9	69.3	71.7
	5	59.9	62.1	64.4	66.7	69.1	71.5	73.9
	6	61.4	63.7	66.0	68.4	70.8	73.3	75.8
	7	62.7	65.0	67.4	69.8	72.3	74.8	77.4
	8	63.9	66.3	68.7	71.2	73.7	76.3	78.9
	9	65.2	67.6	70.1	72.6	75.2	77.8	80.5
	10	66.4	68.9	71.4	74.0	76.6	79.3	82.1
	11	67.5	70.1	72.7	75.3	78.0	80.8	83.6
1岁	12	68.6	71.2	73.8	76.5	79.3	82.1	85.0
	15	71.2	74.0	76.9	79.8	82.8	85.8	88.9
	18	73.6	76.6	79.6	82.7	85.8	89.1	92.4
	21	76.0	79.1	82.3	85.6	89.0	92.4	95.9
2岁	24	78.3	81.6	85.1	88.5	92.1	95.8	99.5
	27	80.5	83.9	87.5	91.1	94.8	98.6	102.5
	30	82.4	85.9	89.6	93.3	97.1	101.0	105.0
	33	84.4	88.0	91.6	95.4	99.3	103.2	107.2
3岁	36	86.3	90.0	93.7	97.5	101.4	105.3	109.4
	39	87.5	91.2	94.9	98.8	102.7	106.7	110.7
	42	89.3	93.0	96.7	100.6	104.5	108.6	112.7
	45	90.9	94.6	98.5	102.4	106.4	110.4	114.6

续表

年龄	月龄	−3SD	−2SD	−1SD	中位数	+1SD	+2SD	+3SD
4岁	48	92.5	96.3	100.2	104.1	108.2	112.3	116.5
	51	94.0	97.9	101.9	105.9	110.0	114.2	118.5
	54	95.6	99.5	103.6	107.7	111.9	116.2	120.6
	57	97.1	101.1	105.3	109.5	113.8	118.2	122.6
5岁	60	98.7	102.8	107.0	111.3	115.7	120.1	124.7
	63	100.2	104.4	108.7	113.0	117.5	122.0	126.7
	66	101.6	105.9	110.2	114.7	119.2	123.8	128.6
	69	103.0	107.3	111.7	116.3	120.9	125.6	130.4
6岁	72	104.1	108.6	113.1	117.7	122.4	127.2	132.1
	75	105.3	109.8	114.4	119.2	124.0	128.8	133.8
	78	106.5	111.1	115.8	120.7	125.6	130.5	135.6
	81	107.9	112.6	117.4	122.3	127.3	132.4	137.6

注：表中3岁前为身长，3岁及3岁后为身高。

二、7岁以下女童身高（长）标准

单位：cm

年龄	月龄	−3SD	−2SD	−1SD	中位数	+1SD	+2SD	+3SD
出生	0	44.7	46.4	48.0	49.7	51.4	53.2	55.0
	1	47.9	49.8	51.7	53.7	55.7	57.8	59.9
	2	51.1	53.2	55.3	57.4	59.6	61.8	64.1
	3	54.2	56.3	58.4	60.6	62.8	65.1	67.5
	4	56.7	58.8	61.0	63.1	65.4	67.7	70.0
	5	58.6	60.8	62.9	65.2	67.4	69.8	72.1
	6	60.1	62.3	64.5	66.8	69.1	71.5	74.0
	7	61.3	63.6	65.9	68.2	70.6	73.1	75.6
	8	62.5	64.8	67.2	69.6	72.1	74.7	77.3
	9	63.7	66.1	68.5	71.0	73.6	76.2	78.9
	10	64.9	67.3	69.8	72.4	75.0	77.7	80.5
	11	66.1	68.6	71.1	73.7	76.4	79.2	82.0

续表

年龄	月龄	-3SD	-2SD	-1SD	中位数	+1SD	+2SD	+3SD
1岁	12	67.2	69.7	72.3	75.0	77.7	80.5	83.4
	15	70.2	72.9	75.6	78.5	81.4	84.3	87.4
	18	72.8	75.6	78.5	81.5	84.6	87.7	91.0
	21	75.1	78.1	81.2	84.4	87.7	91.1	94.5
2岁	24	77.3	80.5	83.8	87.2	90.7	94.3	98.0
	27	79.3	82.7	86.2	89.8	93.5	97.3	101.2
	30	81.4	84.8	88.4	92.1	95.9	99.8	103.8
	33	83.4	86.9	90.5	94.3	98.1	102.0	106.1
3岁	36	85.4	88.9	92.5	96.3	100.1	104.1	108.1
	39	86.6	90.1	93.8	97.5	101.4	105.4	109.4
	42	88.4	91.9	95.6	99.4	103.3	107.2	111.3
	45	90.1	93.7	97.4	101.2	105.1	109.2	113.3
4岁	48	91.7	95.4	99.2	103.1	107.0	111.1	115.3
	51	93.2	97.0	100.9	104.9	109.0	113.1	117.4
	54	94.8	98.7	102.7	106.7	110.9	115.2	119.5
	57	96.4	100.3	104.4	108.5	112.8	117.1	121.6
5岁	60	97.8	101.8	106.0	110.2	114.5	118.9	123.4
	63	99.3	103.4	107.6	111.9	116.2	120.7	125.3
	66	100.7	104.9	109.2	113.5	118.0	122.6	127.2
	69	102.0	106.3	110.7	115.2	119.7	124.4	129.1
6岁	72	103.2	107.6	112.0	116.6	121.2	126.0	130.8
	75	104.4	108.8	113.4	118.0	122.7	127.6	132.5
	78	105.5	110.1	114.7	119.4	124.3	129.2	134.2
	81	106.7	111.4	116.1	121.0	125.9	130.9	136.1

注：表中3岁前为身长，3岁及3岁后为身高。

三、7 岁以下男童体重标准

单位：kg

年龄	月龄	-3SD	-2SD	-1SD	中位数	+1SD	+2SD	+3SD
出生	0	2.26	2.58	2.93	3.32	3.73	4.18	4.66
	1	3.09	3.52	3.99	4.51	5.07	5.67	6.33
	2	3.94	4.47	5.05	5.68	6.38	7.14	7.97
	3	4.69	5.29	5.97	6.70	7.51	8.40	9.37
	4	5.25	5.91	6.64	7.45	8.34	9.32	10.39
	5	5.66	6.36	7.14	8.00	8.95	9.99	11.15
	6	5.97	6.70	7.51	8.41	9.41	10.50	11.72
	7	6.24	6.99	7.83	8.76	9.79	10.93	12.20
	8	6.46	7.23	8.09	9.05	10.11	11.29	12.60
	9	6.67	7.46	8.35	9.33	10.42	11.64	12.99
	10	6.86	7.67	8.58	9.58	10.71	11.95	13.34
	11	7.04	7.87	8.80	9.83	10.98	12.26	13.68
1岁	12	7.21	8.06	9.00	10.05	11.23	12.54	14.00
	15	7.68	8.57	9.57	10.68	11.93	13.32	14.88
	18	8.13	9.07	10.12	11.29	12.61	14.09	15.75
	21	8.61	9.59	10.69	11.93	13.33	14.90	16.66
2岁	24	9.06	10.09	11.24	12.54	14.01	15.67	17.54
	27	9.47	10.54	11.75	13.11	14.64	16.38	18.36
	30	9.86	10.97	12.22	13.64	15.24	17.06	19.13
	33	10.24	11.39	12.68	14.15	15.82	17.72	19.89
3岁	36	10.61	11.79	13.13	14.65	16.39	18.37	20.64
	39	10.97	12.19	13.57	15.15	16.95	19.02	21.39
	42	11.31	12.57	14.00	15.63	17.50	19.65	22.13
	45	11.66	12.96	14.44	16.13	18.07	20.32	22.91
4岁	48	12.01	13.35	14.88	16.64	18.67	21.01	23.73
	51	12.37	13.76	15.35	17.18	19.30	21.76	24.63
	54	12.74	14.18	15.84	17.75	19.98	22.57	25.61
	57	13.12	14.61	16.34	18.35	20.69	23.43	26.68

续表

年龄	月龄	−3SD	−2SD	−1SD	中位数	+1SD	+2SD	+3SD
5岁	60	13.50	15.06	16.87	18.98	21.46	24.38	27.85
	63	13.86	15.48	17.38	19.60	22.21	25.32	29.04
	66	14.18	15.87	17.85	20.18	22.94	26.24	30.22
	69	14.48	16.24	18.31	20.75	23.66	27.17	31.43
6岁	72	14.74	16.56	18.71	21.26	24.32	28.03	32.57
	75	15.01	16.90	19.14	21.82	25.06	29.01	33.89
	78	15.30	17.27	19.62	22.45	25.89	30.13	35.41
	81	15.66	17.73	20.22	23.24	26.95	31.56	37.39

四、7 岁以下女童体重标准

单位：kg

年龄	月龄	−3SD	−2SD	−1SD	中位数	+1SD	+2SD	+3SD
出生	0	2.26	2.54	2.85	3.21	3.63	4.10	4.65
	1	2.98	3.33	3.74	4.20	4.74	5.35	6.05
	2	3.72	4.15	4.65	5.21	5.86	6.60	7.46
	3	4.40	4.90	5.47	6.13	6.87	7.73	8.71
	4	4.93	5.48	6.11	6.83	7.65	8.59	9.66
	5	5.33	5.92	6.59	7.36	8.23	9.23	10.38
出生	6	5.64	6.26	6.96	7.77	8.68	9.73	10.93
	7	5.90	6.55	7.28	8.11	9.06	10.15	11.40
	8	6.13	6.79	7.55	8.41	9.39	10.51	11.80
	9	6.34	7.03	7.81	8.69	9.70	10.86	12.18
	10	6.53	7.23	8.03	8.94	9.98	11.16	12.52
	11	6.71	7.43	8.25	9.18	10.24	11.46	12.85
1岁	12	6.87	7.61	8.45	9.40	10.48	11.73	13.15
	15	7.34	8.12	9.01	10.02	11.18	12.50	14.02
	18	7.79	8.63	9.57	10.65	11.88	13.29	14.90
	21	8.26	9.15	10.15	11.30	12.61	14.12	15.85

续表

年龄	月龄	-3SD	-2SD	-1SD	中位数	+1SD	+2SD	+3SD
2岁	24	8.70	9.64	10.70	11.92	13.31	14.92	16.77
	27	9.10	10.09	11.21	12.50	13.97	15.67	17.63
	30	9.48	10.52	11.70	13.05	14.60	16.39	18.47
	33	9.86	10.94	12.18	13.59	15.22	17.11	19.29
3岁	36	10.23	11.36	12.65	14.13	15.83	17.81	20.10
	39	10.60	11.77	13.11	14.65	16.43	18.50	20.90
	42	10.95	12.16	13.55	15.16	17.01	19.17	21.69
	45	11.29	12.55	14.00	15.67	17.60	19.85	22.49
4岁	48	11.62	12.93	14.44	16.17	18.19	20.54	23.30
	51	11.96	13.32	14.88	16.69	18.79	21.25	24.14
	54	12.30	13.71	15.33	17.22	19.42	22.00	25.04
	57	12.62	14.08	15.78	17.75	20.05	22.75	25.96
5岁	60	12.93	14.44	16.20	18.26	20.66	23.50	26.87
	63	13.23	14.80	16.64	18.78	21.30	24.28	27.84
	66	13.54	15.18	17.09	19.33	21.98	25.12	28.89
	69	13.84	15.54	17.53	19.88	22.65	25.96	29.95
6岁	72	14.11	15.87	17.94	20.37	23.27	26.74	30.94
	75	14.38	16.21	18.35	20.89	23.92	27.57	32.00
	78	14.66	16.55	18.78	21.44	24.61	28.46	33.14
	81	14.96	16.92	19.25	22.03	25.37	29.42	34.40

附录5　中国医院协会患者安全目标（2019版）

目标一　正确识别患者身份

目标二　确保用药与用血安全

目标三　强化围手术期安全管理

目标四　预防和减少健康保健相关感染

目标五　加强医务人员之间的有效沟通

目标六　防范与减少意外伤害

目标七　提升管路安全

目标八　鼓励患者及其家属参与患者安全

目标九　加强医学装备安全与警报管理

目标十　加强电子病历系统安全管理

一、正确识别患者身份

（1）严格执行查对制度，确保对正确的患者实施正确的操作和治疗。识别时应至少使用2种标识确认患者身份，如姓名、病案号、出生日期等，但不包括患者的床号或病房号。

（2）在实施输血等关键治疗时，应采用双人独立核对识别患者身份。

（3）对术中患者，以及精神疾病、意识障碍、语言障碍等特殊患者，应有身份识别标识（如腕带、指纹等）。

（4）鼓励应用条码扫描、人脸识别等身份信息识别技术，但仍需要口头查对。

（5）加强新生儿身份识别管理。

二、确保用药与用血安全

（1）规范药品管理流程，对高警示药品、易混淆（听似、看似）药品有严格的贮存、识别及使用要求。

（2）严格执行麻醉药品、精神药品、医疗用毒性药品、放射性药品等特殊药品，以及药品类易制毒化学品、抗肿瘤药物的使用与管理规范。

（3）规范临床用药医嘱的开具、审核、查对、执行、点评制度及流程。制定并执行药物重整制度及流程。

（4）建立和实施抗菌药物管理的诊疗体系及技术规范。

（5）制定并严格执行静脉用药调配中心操作规范，以及审核、查对、安全配送制度与流程。

（6）建立并严格执行储血、配血、发血、输血制度和流程，落实输血前指征评估和输血后效果评价，实行输血信息系统全流程管理。

三、强化围手术期安全管理

（1）制定并实施择期手术（包括日间手术）必要的术前检查与评估，加强围术期相关学科协作，强化术前、麻醉前病情评估及术后访视等制度的规范落实。

（2）制定并实施统一的手术及有创操作的部位标识流程，由实施手术的医生标记手术部位，标记时应在患者清醒和知晓的情况下进行，并将其纳入术前核对流程予以执行。

（3）建立手术安全核查及手术风险评估制度和流程，落实世界卫生组织手术安全核对表，并提供必需的保障与有效的监管措施。

（4）预防性抗菌药物选择与使用应符合相关规范。

（5）加强围术期疼痛管理。

（6）加强孕产妇安全分娩管理，落实世界卫生组织安全分娩核查表实践指南。

（7）建立完整的标本采集、标识、运输、交接和报告制度，实现标本全流程可追溯管理。

四、预防和减少健康保健相关感染

（1）建立健全医院感染管理组织体系与制度，落实医院感染监控指标并持续改进。

（2）提高医务人员手卫生依从性，为执行手卫生提供必需的设施和有效的监管。

（3）使用合格的无菌医疗用品，遵循无菌操作要求。确保安全注射。安全处理医疗废物。

（4）建立抗菌药物管理和监测机制，制定多重耐药管理制度。

（5）落实呼吸机相关肺炎、血管导管相关感染、导尿管相关尿路感染等器械相关感染的防控措施，加强相应感染监测与反馈。

（6）开展手术部位感染目标性监控，落实相应预防措施。

五、加强医务人员之间的有效沟通

（1）建立医务人员间有效沟通机制，规范信息交接流程，保障相关医疗照护措施落实到位。

（2）加强跨专业协作，倡导多学科诊疗模式，为医务人员提供多种沟通方式和渠道，提升团队合作能力。

（3）建立健全临床"危急值"报告制度，规范并落实操作流程。

（4）建立不良事件自愿报告及强制性报告的制度和流程，倡导从错误中学习，构建公正的患者安全文化。

（5）合理配置人力资源，关注医务人员的劳动强度对患者安全的影响。

（6）防范医院暴力，确保"安全的人员"在"安全的环境"中执行"安全的医疗照护"。

六、防范与减少意外伤害

（1）加强高风险意外伤害人群管理，制定相关风险防范应急预案。

（2）落实跌倒、坠床、压力性损伤、走失等意外事件的风险评估。

（3）识别具有自我攻击风险的患者，评估自我伤害、拒绝饮食、自杀倾向等行为，制定相应防范措施和应急处置预案。

（4）完善意外伤害的报告及处置流程，有效降低伤害程度，改进相关风险防范能力。

（5）加强对患者及其家属意外伤害防范的教育。

七、提升管路安全

（1）建立管路安全的管理制度和风险评估流程。

（2）建立管路事件的监测流程，及时处置管路事件，减少对患者的伤害。

（3）建立管路事件的报告流程并鼓励主动上报，对管路事件的发生原因及时进行分析和改进，有效减少管路事件的发生。

（4）落实非计划拔管风险防范措施，制定相应防范和处置预案，并进行有效演练。

（5）加强对医务人员管路安全的培训，鼓励和教育患者及其家属主动参与管路安全管理。

八、鼓励患者及其家属参与患者安全

（1）提高医务人员对患者参与医疗照护过程重要性的认识，及时有效地与患者及其家属进行信息沟通。

（2）为患者提供多种方式与途径参与医疗照护过程，协助其正确理解与选择诊疗方案。

（3）鼓励患者及其家属主动参与患者身份识别、手术操作部位确认、输液输血、药物使用、患者转运等诊疗过程。

（4）引导患者就诊时提供真实病情和相关信息，注重保护患者隐私。

（5）为患者提供多种形式的患者安全教育培训，帮助和指导患者建立更好的健康意识，提升健康素养。

九、加强医学装备安全与警报管理

（1）建立医学装备安全使用与管理制度。确保急救和生命支持类设备的及时性、可用性和安全性。

（2）建立医学装备安全使用的培训计划，加强对相关医务人员的培训和考核。

（3）加强对医疗设备警报的管理，提升警报管理意识，制定警报设置制度和规范及警报响应和处置流程。

（4）鼓励监测并上报医学装备相关不良事件，鼓励评价医学装备的安全性和有效性。

十、加强电子病历系统安全管理

（1）加强医院电子病历系统的安全等级管理。

（2）加强对电子病历系统的培训，有效避免电子病历系统的使用错误。

（3）加强电子病历系统的登录和使用者权限管理，强化患者隐私保护。

（4）确保录入内容的标准、完整及准确，避免由于复制、粘贴所致的错误。

（5）推行电子病历用药医嘱的闭环管理，建立电子病历用药医嘱知识库。有效应用电子病历信息进行医嘱合理用药规范化审核。

附件 6　广东省 2009 年助产专科十大安全质量目标

一、建立与完善产房接诊制度，提高分诊准确性，确保就诊孕妇安全

（1）科室有孕妇就诊流程及接诊指引。

（2）就诊孕妇应测量生命体征及听胎心音（有条件者行胎心监护）。

（3）核对孕妇孕期资料（孕周、胎次、妊娠经过、血压、尿蛋白、血/尿糖是否正常，有无合并感染性疾病，是否有规律产检及有无妊娠合并症、并发症）。

（4）运用四部触诊手法、阴道/肛门检查、检测宫缩频率与强度等方法评估产程进展情况。

（5）未进入产程的孕妇离院前需要进行详细的就诊指导：告知孕妇若出现破膜、阴道流血增加、胎动减少、宫缩密度增加等情况应及时就诊。

二、严格执行交接班制度及上报制度，提高待产孕妇安全感和安全性

（1）告知待产孕妇床头呼叫器的使用方法，并将呼叫器放置于待产孕妇随手可及处。每班当值助产士向待产孕妇做自我介绍。

（2）交接班内容：孕周、产次、合并症、血压、B 超结果、体重、血糖、尿蛋白及目前产程进展情况等（产检中的异常情况要重点交接）。

（3）接班者即时听胎心音，检查病历是否完整，实时书写护理文书记录。

（4）严密观察，发现以下情况须上报。

1）产程：潜伏期大于 8 小时，活跃期持续 2 小时产程无进展，第二产程超过 1 小时。

2）待产孕妇：子宫收缩过强，间隔时间 <1 分钟，持续时间 >1 分钟；子宫下段出现压痛，病理性缩复环；阴道大量出血；血尿；血压 ≥140/90 mmHg；脉搏 ≥100 次/分；呼吸 ≥24 次/分钟；体温 ≥38 ℃；自觉头晕、头痛、眼花、呕吐、烦躁不安；等。

3）胎儿：胎心率 <120 次/分或 >160 次/分，胎动减少或过频，胎心音减速，胎心基线变异性降低或消失，正弦波型，羊水混浊。

三、严格执行"催产素使用常规"，确保用药安全

（1）用药前：

1）评估血压、宫缩及胎儿情况（胎心监护）。

2）行阴道检查（查记录），排除使用缩宫素的禁忌证。

3）向待产妇解释用药的目的、方法与注意事项。

（2）用药时：

1）做好"三查七对"及床边二人核对。

2）调节好滴速后才加药，加药后充分摇匀。

3）使用输液泵/输液调节器，并定期检测滴速是否正确。

4）用药期间须专人看护。

5）由每分钟6～8滴开始，根据宫缩情况每15～30分钟调整1次滴速，每次增加不能超过4～8滴。

（3）用药后：

1）密切观察血压、胎心音、宫缩、阴道分泌物情况，有条件应持续行胎心监护。

2）若宫缩持续1分钟以上、出现病理收缩环、胎心率改变、过敏反应等应立即停滴缩宫素并报告值班医生。

（4）使用"缩宫素静脉滴注观察记录单"，并实时记录。

四、落实减痛分娩措施，减轻待产孕妇疼痛感

（1）指导呼吸放松技巧，观察有无胸闷、呼吸困难、唇面部麻木等换气过度症状。

（2）陪伴分娩。

（3）向待产孕妇宣教各种分娩镇痛的方法和利弊，指导孕妇选择合适的镇痛方法。

（4）使用药物镇痛前须告知待产妇该类药物可致头晕；用药前排空膀胱，上床栏防止坠床。用药后4小时之内若下床活动应有专人陪护。

（5）按医嘱使用药物镇痛，如杜冷丁、安定。估计胎儿在4小时之内娩出者慎用。

五、加强产程观察，及时发现并处理异常产程

（1）及时评估产程进展：

1）评估宫缩及胎心：潜伏期每2小时评估1次，进入活跃期（宫口开3 cm）后每15～30分钟评估1次（有条件者行持续胎心电子监护），第二产程每5～10分钟评估1次。

2）肛查/阴道检查：潜伏期每2～4小时检查1次；活跃期每2小时检查1次。

3）规律宫缩开始建立产程图，适时绘制产程图（一般宫口开张2～3 cm）。

4）及时记录破膜时间，观察羊水颜色、气味及有无脐带脱垂。

（2）注意异常产程的识别并及时通知医生：潜伏期大于8小时或活跃期持续2小时产程无进展，胎头下降延缓或停滞，第二产程延长或停滞等。

（3）熟悉第二产程的征象（子宫收缩加强；胎先露下降；阴道流出分泌物增多；产妇有排便感，不自主向下屏气；会阴膨隆；等等）。

六、鼓励待产孕妇及其家属参与分娩计划，降低剖宫产率

（1）解释分娩前需要配合的各项检查，如标本留取、胎心监护、肛查/阴道检查、人工破膜等。

（2）讲解待产时须注意的事项，如进食易消化的食物，及时排空膀胱，自数胎动，遇有阴道流血增多、阴道流液、子宫收缩伴便意感时要及时通知助产士。

（3）鼓励亲属陪伴分娩，提倡"一对一责任制助产"服务，与待产妇及家属共同制订分娩计划。

（4）尽可能及时向待产妇及其亲属告知产程进展情况。

七、规范实施助产技术，确保母婴安全

（1）环境、物品及设备：

1）分娩室环境及接产物品符合《医院感染控制》要求。

2）定期检测及保养各种设备（如产床、新生儿抢救台、吸痰器、胎儿监护仪、心电监护仪、输液泵等）的性能。

3）准备接生用物，预热新生儿复苏台，新生儿急救用品的准备与性能检测。

（2）接产人员：

1）经过母婴保健技术培训合格，取得上岗资格证。

2）助产人员严格按照产房职业暴露安全防护指引工作。

3）接生时按外科手消毒方法洗手及遵守无菌技术原则。

（3）胎儿娩出前：

1）产妇采用舒适体位，注意保暖及适当遮盖。

2）持续胎心监护。

3）适时保护会阴，避免正常情况下会阴Ⅲ度裂伤，接生手法正确。

4）观察产妇生命体征、神志、意识、脸色等情况，关注产妇的主诉。

5）胎儿娩出前肩后及时使用缩宫素。

（4）胎儿娩出后：

1）评估子宫收缩的情况（子宫底高度、硬度，阴道流血量与色泽）。

2）胎儿娩出后即于产妇臀下放置聚血盘，准确评估出血量（敷料、纱布类建议采用称重法计算出血量）。

3）确认胎盘胎膜完整性，须有两人共同检查。

（5）接生前后，须两人共清点经阴道接生的器械和敷料数量，并启用"经阴道接生器械敷料清点记录单"记录，确保不发生物品遗留在宫腔及产道内。

八、建立和规范新生儿处置流程，避免因处置不当而导致的新生儿损伤

（1）产房必须有新生儿抢救需要的设备且处于备用状态。

（2）助产士熟悉新版新生儿窒息复苏抢救流程，熟练配合进行新生儿窒息复苏技术。

（3）高危妊娠产妇或产程进展中胎儿出现窘迫情况的，婴儿娩出时须有儿科医生在场协助抢救。

（4）正确填写新生儿记录，注意核实产妇的资料如妊娠并发症、合并症。

九、正确标识新生儿身份，协助建立亲子关系

（1）佩戴腕带及胸卡，同时称呼产妇全名并核对，腕带及胸卡写产妇全名，胸卡写新生儿性别、体重、分娩方式、出生日期与时间。

（2）盖新生儿脚印及母亲大拇指印于新生儿纪录单上，足底纹路及足趾数目印应清晰。

（3）抱新生儿给母亲仔细看：确认腕带及胸卡上产妇的姓名无误，婴儿性别及外观有无异常，并告知出生时间、体重、身长。

（4）协助进行早吸吮、早接触。

十、加强产后观察，预防产后出血

（1）产后即刻监测产妇生命体征，产后2小时内每30分钟监测1次血压、脉搏、呼吸，观察子宫软硬度、子宫底高度、阴道出血量、膀胱充盈情形及会阴伤口情况，注意产后出血、会阴伤口血肿等。

（2）及时更换会阴垫并称重，准确估计出血量；做好保暖；协助采取舒适体位及进食。

（3）转出产房前应记录阴道流血量、会阴伤口状况、是否膀胱过胀等，正确填写"产后（产房）观察记录单"，并到产后区与护士交班。

（4）健康教育：

1）指导与讲解按摩子宫的方法及重要性；教导排空膀胱的重要性，产后6小时排尿。教导注意产褥期卫生，防止产褥期感染；母乳喂养知识宣教。

2）教导产妇于产后第一次下床时，需要体位适应并找人陪伴，以预防昏倒。

附录 7　WHO 安全分娩核查表

1	入院时

孕妇是否需要转诊?
☐ 否
☐ 是, 立即安排

参照各医疗机构标准

是否开始使用产程监护仪?
☐ 是, 宫口开大 4 cm 时使用
☐ 否

当宫口 ≥ 4 cm 时, 宫口扩张速度 ≥ 1 cm/h 开始使用产程监护仪
· 每 30 分钟: 心率、宫缩、胎心率
· 每 2 小时: 体温
· 每 4 小时: 血压

孕妇是否需要开始使用以下药物?

抗生素?
☐ 不需要
☐ 需要, 使用

使用任何药物前需要询问孕妇是否存在过敏史
如果孕妇出现以下情况, 需要给予抗生素治疗:
· 孕妇体温 ≥ 38 ℃
· 既往存在阴道分泌物异味史
· 胎膜破裂超过 18 小时

硫酸镁和降压治疗?
☐ 不需要
☐ 需要, 使用硫酸镁
☐ 需要, 使用降压药

如果孕妇出现以下情况, 需要给予硫酸镁治疗:
· 舒张压 ≥ 110 mmHg , 尿蛋白 3+
· 舒张压 ≥ 90 mmHg , 尿蛋白 2+,
　合并以下症状之一: 严重头痛、视力障碍、上腹疼痛

如果孕妇收缩压 > 160 mmHg , 需要给予降压药治疗
· 降压目标: 血压 < 150/100 mmHg

☐ **确认每一次阴道核查前清洁
　双手并穿戴无菌手套**

☐ **鼓励孕妇陪同人员陪伴分娩过程**

☐ **确保孕妇及其陪同人员在分娩过程中
　需要帮助时, 能及时向医护人员求助**

出现以下情况需要及时求助医护人员:
· 出血
· 剧烈腹痛
· 严重头痛或视力障碍
· 排尿困难
· 产力过大

本核查表并不意味面面俱到, 不能代替病历和产程仪记录。鼓励根据当地医疗实际情况进行补充和修改。
有关推荐使用该核查表的详细信息, 请参考 " WHO 安全分娩清单实施指南": www.who.int/patientsafety。

WHO 安全分娩核查表　　　　　　　　　　　　　　　填写人＿＿＿＿＿＿＿＿＿＿＿＿＿＿＿＿

2 即将分娩前（或剖宫产前）

孕妇是否需要开始使用以下药物?

抗生素?
□ 不需要
□ 需要，使用

使用任何药物前需要询问孕妇是否存在过敏史
如果孕妇出现以下情况，需要给予抗生素治疗：
· 孕妇体温 ≥ 38 ℃
· 既往存在阴道分泌物异味史
· 胎膜破裂超过 18 小时
· 选择剖宫产

硫酸镁和降压治疗?
□ 不需要
□ 需要，使用硫酸镁
□ 需要，使用降压药

如果孕妇出现以下症状，需要给予硫酸镁治疗：
· 舒张压 ≥ 110 mmHg，尿蛋白 3+
· 舒张压 ≥ 90 mmHg，尿蛋白 2+，
　合并以下症状之一：严重头痛、视力障碍、上腹疼痛

如果孕妇收缩压 > 160 mmHg，需要给予降压药治疗
· 降压目标：血压 < 150/100 mmHg

确认床旁必需用品及做好分娩前准备：

孕妇
□ 无菌手套
□ 酒精消毒液或肥皂和清洁水
□ 含有 10 个单位缩宫素的注射器

分娩后孕妇需要护理的相关准备：
确保单胎分娩（非多胎分娩）
1. 分娩后 1 分钟内给予缩宫素
2. 分娩后 1~3 分钟内胎盘娩出
3. 胎盘娩出后按摩子宫
4. 确保子宫开始收缩

新生儿
□ 清洁毛巾
□ 用以断脐的无菌剪刀
□ 吸引器
□ 储氧袋和吸氧面罩

分娩后孕妇需要护理的相关准备：
1. 清洁新生儿，保暖
2. 若新生儿无自主呼吸，给予适当刺激及清理呼吸道
3. 若经上述处理，新生儿仍无自主呼吸：
· 断脐
· 必要时再次清理呼吸道
· 气囊面罩通气
· 寻求帮助

□ 确认助手人选，在必要时寻求帮助

c

本核查表并不意味面面俱到，不能代替病历和产程仪记录。鼓励根据当地医疗实际情况进行补充和修改。
有关推荐使用该核查表的详细信息，请参考 " WHO 安全分娩清单实施指南" ： www.who.int/patientsafety 。
WHO 安全分娩核查表

填写人

3　分娩后 1 小时内

产妇是否存在异常出血?
□ 否
□ 是，寻求帮助

如果产妇出现异常出血：
· 按摩子宫
· 考虑使用更大剂量缩宫素
· 立即静脉补液，注意保暖
· 病因治疗：子宫收缩乏力，胎盘残留，阴道撕裂，子宫破裂

产妇是否需要开始使用以下药物?
抗生素?
□ 不需要
□ 需要，使用

使用任何药物前需要询问孕妇是否存在过敏史
如果分娩过程中人工剥离胎盘或产妇体温 ≥ 38 ℃合并以下情况则需要给予抗生素治疗：
· 寒颤
· 阴道分泌物存在异味史
如果产妇存在 3/4 阴道撕裂，那么可预防性地给予抗生素以防感染。

硫酸镁和降压治疗?
□ 不需要
□ 需要，使用硫酸镁
□ 需要，使用降压药

如果孕妇出现以下症状，需要给予硫酸镁治疗：
· 舒张压 ≥ 110 mmHg，尿蛋白 3+
· 舒张压 ≥ 90 mmHg，尿蛋白 2+，
　合并以下症状之一：严重头痛、视力障碍、上腹疼痛
如果孕妇收缩压 > 160 mmHg，需要给予降压药治疗
· 降压目标：血压 < 150/100 mmHg

新生儿是否需要开始使用以下处理?
转诊?
□ 不需要
□ 需要，立即安排

参照各医疗机构标准

抗生素?
□ 不需要
□ 需要，使用

如果孕妇在分娩过程中使用抗生素治疗感染或新生儿存在以下情况，需要给予新生儿抗生素治疗：
· 呼吸频率 > 60 次 / 分或 < 30 次 / 分
· 胸廓凹陷，呼噜样呼吸或抽搐
· 刺激反应差
· 体温 < 35 ℃（及保暖后体温未回升）或体温 ≥ 38 ℃

特殊护理和监护?
□ 不需要
□ 需要，使用

如果新生儿出现以下情况，则给予特殊护理和监护：
· 早产儿，早产时间 > 1 月
· 出生体重 < 2 500 g
· 需要使用抗生素
· 需要复苏

□ **开始母乳喂养和皮肤接触（母婴状态良好前提下）**

□ **确保产妇及其陪同人员在身体出现危险征象时能寻求帮助**

填写人_____

4 出院前

□ 确保产妇分娩后在医院机构至少观察 24 小时

产妇是否需要开始使用抗生素？
□ 不需要
□ 需要，使用及延迟出院时间

使用任何药物前需要询问孕妇是否存在过敏史
如果黄孕妇出现以下情况，需要给予抗生素治疗：
· 孕妇体温 ≥ 38 ℃
· 既往存在阴道分泌物异味史

产妇血压是否正常？
□ 否，治疗及延迟出院时间
□ 是

如果孕妇出现以下症状，需要给予硫酸镁治疗：
· 舒张压 ≥ 110 mmHg，尿蛋白 3+
· 舒张压 ≥ 90 mmHg，尿蛋白 2+，
　　合并以下症状之一：严重头痛、视力障碍、上腹疼痛

如果孕妇收缩压 > 160 mmHg，需要给予降压药治疗
· 降压目标：血压 < 150/100 mmHg

产妇是否存在异常出血？
□ 否
□ 是，治疗及延迟出院时间

如果产妇脉搏 ≥ 110 次 / 分，血压 < 90 mmHg
· 立即静脉输液，保暖
· 病因治疗（低血容量性休克）

新生儿是否需要开始使用抗生素？
□ 否
□ 是，治疗及延迟出院时间，给予特殊护理

如果新生儿出现以下情况，则给予抗生素治疗：
· 呼吸频率 > 60 次 / 分或 < 30 次 / 分
· 胸廓凹陷，呼噜样呼吸或抽搐
· 刺激反应差
· 体温 < 35 ℃（及保暖后体温未回升）或体温 ≥ 38 ℃
· 无法进行母乳喂养
· 脐部发红扩大至皮肤或存在脓液

新生儿喂养是否良好？
□ 否，建立良好母乳喂养习惯及延迟出院时间
□ 是

□ 向产妇提供和讨论计划生育方案

□ 安排随访计划并确保孕妇及其陪同人员出院后在身体出现危险征象时能寻求帮助

危险征象

孕产妇：
· 出血
· 剧烈腹痛
· 严重头痛或视力障碍
· 呼吸困难
· 发热或寒颤
· 排尿困难
· 上腹疼痛

新生儿：
· 呼吸频率加快或呼吸困难
· 发热
· 异常感冒
· 喂养困难
· 日常活动减少
· 全身皮肤发黄

对核查表中材料的理解和使用取决于读者。世界卫生组织在任何情况下均不对因使用本核查表而造成的损害负责。更多有关信息请访问：www.who.int/patientsafety 。
WHO 安全分娩核查表

填写人＿＿＿＿＿＿＿＿＿＿＿＿＿＿＿＿＿＿＿

附录8　护士条例

第一章　总　则

第一条　为了维护护士的合法权益，规范护理行为，促进护理事业发展，保障医疗安全和人体健康，制定本条例。

第二条　本条例所称护士，是指经执业注册取得护士执业证书，依照本条例规定从事护理活动，履行保护生命、减轻痛苦、增进健康职责的卫生技术人员。

第三条　护士人格尊严、人身安全不受侵犯。护士依法履行职责，受法律保护。

全社会应当尊重护士。

第四条　国务院有关部门、县级以上地方人民政府及其有关部门以及乡（镇）人民政府应当采取措施，改善护士的工作条件，保障护士待遇，加强护士队伍建设，促进护理事业健康发展。

国务院有关部门和县级以上地方人民政府应当采取措施，鼓励护士到农村、基层医疗卫生机构工作。

第五条　国务院卫生主管部门负责全国的护士监督管理工作。

县级以上地方人民政府卫生主管部门负责本行政区域的护士监督管理工作。

第六条　国务院有关部门对在护理工作中做出杰出贡献的护士，应当授予"全国卫生系统先进工作者"荣誉称号或者颁发"白求恩奖章"，受到表彰、奖励的护士享受省部级劳动模范、先进工作者待遇；对长期从事护理工作的护士应当颁发荣誉证书。具体办法由国务院有关部门制定。

县级以上地方人民政府及其有关部门对本行政区域内做出突出贡献的护士，按照省、自治区、直辖市人民政府的有关规定给予表彰、奖励。

第二章　执业注册

第七条　护士执业，应当经执业注册取得护士执业证书。

申请护士执业注册，应当具备下列条件：

（一）具有完全民事行为能力；

（二）在中等职业学校、高等学校完成国务院教育主管部门和国务院卫生主管部门规定的普通全日制3年以上的护理、助产专业课程学习，包括在教学、综合医院完成8个月以上护理临床实习，并取得相应学历证书；

（三）通过国务院卫生主管部门组织的护士执业资格考试；

（四）符合国务院卫生主管部门规定的健康标准。

护士执业注册申请，应当自通过护士执业资格考试之日起3年内提出；逾期提出申请的，除应当具备前款第（一）项、第（二）项和第（四）项规定条件外，还应当在符合国务院卫生主管部门规定条件的医疗卫生机构接受3个月临床护理培训并考核

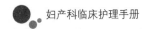

合格。

护士执业资格考试办法由国务院卫生主管部门同国务院人事部门制定。

第八条　申请护士执业注册的，应当向拟执业地省、自治区、直辖市人民政府卫生主管部门提出申请。收到申请的卫生主管部门应当自收到申请之日起20个工作日内做出决定，对具备本条例规定条件的，准予注册，并发给护士执业证书；对不具备本条例规定条件的，不予注册，并书面说明理由。

护士执业注册有效期为5年。

第九条　护士在其执业注册有效期内变更执业地点的，应当向拟执业地省、自治区、直辖市人民政府卫生主管部门报告。收到报告的卫生主管部门应当自收到报告之日起7个工作日内为其办理变更手续。护士跨省、自治区、直辖市变更执业地点的，收到报告的卫生主管部门还应当向其原执业地省、自治区、直辖市人民政府卫生主管部门通报。

第十条　护士执业注册有效期届满需要继续执业的，应当在护士执业注册有效期届满前30日向执业地省、自治区、直辖市人民政府卫生主管部门申请延续注册。收到申请的卫生主管部门对具备本条例规定条件的，准予延续，延续执业注册有效期为5年；对不具备本条例规定条件的，不予延续，并书面说明理由。

护士有行政许可法规定的应当予以注销执业注册情形的，原注册部门应当依照行政许可法的规定注销其执业注册。

第十一条　县级以上地方人民政府卫生主管部门应当建立本行政区域的护士执业良好记录和不良记录，并将该记录记入护士执业信息系统。

护士执业良好记录包括护士受到的表彰、奖励及完成政府指令性任务的情况等内容。护士执业不良记录包括护士因违反本条例及其他卫生管理法律、法规、规章或者诊疗技术规范的规定受到行政处罚、处分的情况等内容。

第三章　权利和义务

第十二条　护士执业，有按照国家有关规定获取工资报酬、享受福利待遇、参加社会保险的权利。任何单位或者个人不得克扣护士工资，降低或者取消护士福利等待遇。

第十三条　护士执业，有获得与其所从事的护理工作相适应的卫生防护、医疗保健服务的权利。从事直接接触有毒有害物质、有感染传染病危险工作的护士，有依照有关法律、行政法规的规定接受职业健康监护的权利；患职业病的，有依照有关法律、行政法规的规定获得赔偿的权利。

第十四条　护士有按照国家有关规定获得与本人业务能力和学术水平相应的专业技术职务、职称的权利；有参加专业培训、从事学术研究和交流、参加行业协会和专业学术团体的权利。

第十五条　护士有获得疾病诊疗、护理相关信息的权利和其他与履行护理职责相关的权利，可以对医疗卫生机构和卫生主管部门的工作提出意见和建议。

第十六条　护士执业，应当遵守法律、法规、规章和诊疗技术规范的规定。

第十七条　护士在执业活动中，发现患者病情危急，应当立即通知医师；在紧急情况下为抢救垂危患者生命，应当先行实施必要的紧急救护。

护士发现医嘱违反法律、法规、规章或者诊疗技术规范规定的，应当及时向开具医嘱的医师提出；必要时，应当向该医师所在科室的负责人或者医疗卫生机构负责医疗服务管理的人员报告。

第十八条　护士应当尊重、关心、爱护患者，保护患者的隐私。

第十九条　护士有义务参与公共卫生和疾病预防控制工作。发生自然灾害、公共卫生事件等严重威胁公众生命健康的突发事件，护士应当服从县级以上人民政府卫生主管部门或者所在医疗卫生机构的安排，参加医疗救护。

第四章　医疗卫生机构的职责

第二十条　医疗卫生机构配备护士的数量不得低于国务院卫生主管部门规定的护士配备标准。

第二十一条　医疗卫生机构不得允许下列人员在本机构从事诊疗技术规范规定的护理活动：

（一）未取得护士执业证书的人员；

（二）未依照本条例第九条的规定办理执业地点变更手续的护士；

（三）护士执业注册有效期届满未延续执业注册的护士。

在教学、综合医院进行护理临床实习的人员应当在护士指导下开展有关工作。

第二十二条　医疗卫生机构应当为护士提供卫生防护用品，并采取有效的卫生防护措施和医疗保健措施。

第二十三条　医疗卫生机构应当执行国家有关工资、福利待遇等规定，按照国家有关规定为在本机构从事护理工作的护士足额缴纳社会保险费用，保障护士的合法权益。

对在艰苦边远地区工作，或者从事直接接触有毒有害物质、有感染传染病危险工作的护士，所在医疗卫生机构应当按照国家有关规定给予津贴。

第二十四条　医疗卫生机构应当制订、实施本机构护士在职培训计划，并保证护士接受培训。

护士培训应当注重新知识、新技术的应用；根据临床专科护理发展和专科护理岗位的需要，开展对护士的专科护理培训。

第二十五条　医疗卫生机构应当按照国务院卫生主管部门的规定，设置专门机构或者配备专（兼）职人员负责护理管理工作。

第二十六条　医疗卫生机构应当建立护士岗位责任制并进行监督检查。

护士因不履行职责或者违反职业道德受到投诉的，其所在医疗卫生机构应当进行调查。经查证属实的，医疗卫生机构应当对护士做出处理，并将调查处理情况告知投诉人。

第五章　法　律　责　任

第二十七条　卫生主管部门的工作人员未依照本条例规定履行职责，在护士监督管理工作中滥用职权、徇私舞弊，或者有其他失职、渎职行为的，依法给予处分；构成犯罪的，依法追究刑事责任。

第二十八条　医疗卫生机构有下列情形之一的，由县级以上地方人民政府卫生主管部门依据职责分工责令限期改正，给予警告；逾期不改正的，根据国务院卫生主管部门规定的护士配备标准和在医疗卫生机构合法执业的护士数量核减其诊疗科目，或者暂停其6个月以上1年以下执业活动；国家举办的医疗卫生机构有下列情形之一、情节严重的，还应当对负有责任的主管人员和其他直接责任人员依法给予处分：

（一）违反本条例规定，护士的配备数量低于国务院卫生主管部门规定的护士配备标准的；

（二）允许未取得护士执业证书的人员或者允许未依照本条例规定办理执业地点变更手续、延续执业注册有效期的护士在本机构从事诊疗技术规范规定的护理活动的。

第二十九条　医疗卫生机构有下列情形之一的，依照有关法律、行政法规的规定给予处罚；国家举办的医疗卫生机构有下列情形之一、情节严重的，还应当对负有责任的主管人员和其他直接责任人员依法给予处分：

（一）未执行国家有关工资、福利待遇等规定的；

（二）对在本机构从事护理工作的护士，未按照国家有关规定足额缴纳社会保险费用的；

（三）未为护士提供卫生防护用品，或者未采取有效的卫生防护措施、医疗保健措施的；

（四）对在艰苦边远地区工作，或者从事直接接触有毒有害物质、有感染传染病危险工作的护士，未按照国家有关规定给予津贴的。

第三十条　医疗卫生机构有下列情形之一的，由县级以上地方人民政府卫生主管部门依据职责分工责令限期改正，给予警告：

（一）未制订、实施本机构护士在职培训计划或者未保证护士接受培训的；

（二）未依照本条例规定履行护士管理职责的。

第三十一条　护士在执业活动中有下列情形之一的，由县级以上地方人民政府卫生主管部门依据职责分工责令改正，给予警告；情节严重的，暂停其6个月以上1年以下执业活动，直至由原发证部门吊销其护士执业证书：

（一）发现患者病情危急未立即通知医师的；

（二）发现医嘱违反法律、法规、规章或者诊疗技术规范的规定，未依照本条例第十七条的规定提出或者报告的；

（三）泄露患者隐私的；

（四）发生自然灾害、公共卫生事件等严重威胁公众生命健康的突发事件，不服从安排参加医疗救护的。

护士在执业活动中造成医疗事故的，依照医疗事故处理的有关规定承担法律责任。

第三十二条　护士被吊销执业证书的，自执业证书被吊销之日起2年内不得申请执业注册。

第三十三条　扰乱医疗秩序，阻碍护士依法开展执业活动，侮辱、威胁、殴打护士，或者有其他侵犯护士合法权益行为的，由公安机关依照治安管理处罚法的规定给予处罚；构成犯罪的，依法追究刑事责任。

第六章　附　　则

第三十四条　本条例施行前按照国家有关规定已经取得护士执业证书或者护理专业

技术职称、从事护理活动的人员，经执业地省、自治区、直辖市人民政府卫生主管部门审核合格，换领护士执业证书。

本条例施行前，尚未达到护士配备标准的医疗卫生机构，应当按照国务院卫生主管部门规定的实施步骤，自本条例施行之日起 3 年内达到护士配备标准。

第三十五条　本条例自 2008 年 5 月 12 日起施行。

附录9　护士执业注册管理办法

第一条　为了规范护士执业注册管理，根据《护士条例》，制定本办法。

第二条　护士经执业注册取得《护士执业证书》后，方可按照注册的执业地点从事护理工作。

未经执业注册取得《护士执业证书》者，不得从事诊疗技术规范规定的护理活动。

第三条　卫生部负责全国护士执业注册监督管理工作。

省、自治区、直辖市人民政府卫生行政部门是护士执业注册的主管部门，负责本行政区域的护士执业注册管理工作。

第四条　省、自治区、直辖市人民政府卫生行政部门结合本行政区域的实际情况，制定护士执业注册工作的具体办法，并报卫生部备案。

第五条　申请护士执业注册，应当具备下列条件：

（一）具有完全民事行为能力；

（二）在中等职业学校、高等学校完成教育部和卫生部规定的普通全日制 3 年以上的护理、助产专业课程学习，包括在教学、综合医院完成 8 个月以上护理临床实习，并取得相应学历证书；

（三）通过卫生部组织的护士执业资格考试；

（四）符合本办法第六条规定的健康标准。

第六条　申请护士执业注册，应当符合下列健康标准：

（一）无精神病史；

（二）无色盲、色弱、双耳听力障碍；

（三）无影响履行护理职责的疾病、残疾或者功能障碍。

第七条　申请护士执业注册，应当提交下列材料：

（一）护士执业注册申请审核表；

（二）申请人身份证明；

（三）申请人学历证书及专业学习中的临床实习证明；

（四）护士执业资格考试成绩合格证明；

（五）省、自治区、直辖市人民政府卫生行政部门指定的医疗机构出具的申请人 6 个月内健康体检证明；

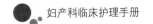

（六）医疗卫生机构拟聘用的相关材料。

第八条　卫生行政部门应当自受理申请之日起20个工作日内，对申请人提交的材料进行审核。审核合格的，准予注册，发给《护士执业证书》；对不符合规定条件的，不予注册，并书面说明理由。

《护士执业证书》上应当注明护士的姓名、性别、出生日期等个人信息及证书编号、注册日期和执业地点。

《护士执业证书》由卫生部统一印制。

第九条　护士执业注册申请，应当自通过护士执业资格考试之日起3年内提出；逾期提出申请的，除本办法第七条规定的材料外，还应当提交在省、自治区、直辖市人民政府卫生行政部门规定的教学、综合医院接受3个月临床护理培训并考核合格的证明。

第十条　护士执业注册有效期为5年。护士执业注册有效期届满需要继续执业的，应当在有效期届满前30日，向原注册部门申请延续注册。

第十一条　护士申请延续注册，应当提交下列材料：

（一）护士延续注册申请审核表；

（二）申请人的《护士执业证书》；

（三）省、自治区、直辖市人民政府卫生行政部门指定的医疗机构出具的申请人6个月内健康体检证明。

第十二条　注册部门自受理延续注册申请之日起20日内进行审核。审核合格的，予以延续注册。

第十三条　有下列情形之一的，不予延续注册：

（一）不符合本办法第六条规定的健康标准的；

（二）被处暂停执业活动处罚期限未满的。

第十四条　医疗卫生机构可以为本机构聘用的护士集体申请办理护士执业注册和延续注册。

第十五条　有下列情形之一的，拟在医疗卫生机构执业时，应当重新申请注册：

（一）注册有效期届满未延续注册的；

（二）受吊销《护士执业证书》处罚，自吊销之日起满2年的。

重新申请注册的，按照本办法第七条的规定提交材料；中断护理执业活动超过3年的，还应当提交在省、自治区、直辖市人民政府卫生行政部门规定的教学、综合医院接受3个月临床护理培训并考核合格的证明。

第十六条　护士在其执业注册有效期内变更执业地点等注册项目，应当办理变更注册。

但承担卫生行政部门交办或者批准的任务及履行医疗卫生机构职责的护理活动，包括经医疗卫生机构批准的进修、学术交流等除外。

第十七条　护士在其执业注册有效期内变更执业地点的，应当向拟执业地注册主管部门报告，并提交下列材料：

（一）护士变更注册申请审核表；

（二）申请人的《护士执业证书》。

注册部门应当自受理之日起 7 个工作日内为其办理变更手续。

护士跨省、自治区、直辖市变更执业地点的，收到报告的注册部门还应当向其原执业地注册部门通报。

省、自治区、直辖市人民政府卫生行政部门应当通过护士执业注册信息系统，为护士变更注册提供便利。

第十八条　护士执业注册后有下列情形之一的，原注册部门办理注销执业注册：

（一）注册有效期届满未延续注册；

（二）受吊销《护士执业证书》处罚；

（三）护士死亡或者丧失民事行为能力。

第十九条　卫生行政部门实施护士执业注册，有下列情形之一的，由其上级卫生行政部门或者监察机关责令改正，对直接负责的主管人员或者其他直接责任人员依法给予行政处分：

（一）对不符合护士执业注册条件者准予护士执业注册的；

（二）对符合护士执业注册条件者不予护士执业注册的。

第二十条　护士执业注册申请人隐瞒有关情况或者提供虚假材料申请护士执业注册的，卫生行政部门不予受理或者不予护士执业注册，并给予警告；已经注册的，应当撤销注册。

第二十一条　在内地完成护理、助产专业学习的香港特别行政区、澳门特别行政区及台湾地区人员，符合本办法第五条、第六条、第七条规定的，可以申请护士执业注册。

第二十二条　计划生育技术服务机构护士的执业注册管理适用本办法的规定。

第二十三条　本办法下列用语的含义：

教学医院，是指与中等职业学校、高等学校有承担护理临床实习任务的合同关系，并能够按照护理临床实习教学计划完成教学任务的医院。

综合医院，是指依照《医疗机构管理条例》《医疗机构基本标准》的规定，符合综合医院基本标准的医院。

第二十四条　本办法自 2008 年 5 月 12 日起施行。